Medizinische Gerätekunde
für klinische Anwender

Medizinische Gerätekunde für klinische Anwender

Klinische Praxis · Technische Grundlagen
Rechtliche Rahmenbedingungen

Herausgegeben von Jonas Hähnel

Unter Mitwirkung von
Friedrich Wilhelm Ahnefeld, Wolfgang Friesdorf, Bernhard Schwilk,
Heinrich Siebeneich

Mit Beiträgen von
Elisabeth Amann-Schäfer, Anke Fattroth, Eduard Kehrberger,
Thomas Marx, Dieter Pohland, Christian Seefelder

198 Abbildungen · 18 Tabellen

Ferdinand Enke Verlag Stuttgart 1991

Dr. med. Jonas Hähnel
Universitätsklinik für Anästhesiologie
Steinhövelstraße 9, D-7900 Ulm

CIP-Titelaufnahme der Deutschen Bibliothek

Medizinische Gerätekunde für klinische Anwender: klinische
Praxis, technische Grundlagen, rechtliche Rahmenbedingungen
/ hrsg. von Jonas Hähnel. Unter Mitw. von Friedrich Wilhelm
Ahnefeld . . . Mit Beitr. von Elisabeth Amann-Schäfer . . . –
Stuttgart: Enke 1991
   ISBN 3-432-99211-4
NE: Hähnel, Jonas [Hrsg.]; Amann-Schäfer, Elisabeth

Zu besonderem Dank verpflichtet sind die Autoren Frau *Astrid Püschel*, die die zur Erstellung dieses Bandes erforderlichen Schreibarbeiten wie immer prompt und zuverlässig erledigt hat.

Ebenso wird den beteiligten Firmen für das bereitwillige Entgegenkommen bei der Zurverfügungstellung des Bildmaterials und der Durchsicht der betreffenden Manuskriptpassagen gedankt.

Die Wiedergabe von Gebrauchsnamen, Handelsnamen oder Warenbezeichnungen in diesem Werk berechtigt auch ohne besondere Kennzeichnung nicht zu der Annahme, daß solche Namen im Sinne der Warenzeichen- und Markenschutz-Gesetzgebung als frei zu betrachten wären und daher von jedermann benutzt werden dürften.

Kurzbeschreibungen einzelner medizinisch-technischer Geräte sind als Hilfestellung für eine erste Orientierung gedacht. Für eine qualifizierte Anwendung ohne Aufsicht durch erfahrene Kräfte bleibt die Kenntnis der vollständigen Gebrauchsanweisung unverzichtbar.

Wo in diesem Buch Medikamente und ihre Dosierung erwähnt werden, wurden diese Angaben nach dem derzeitigen Wissensstand bei Fertigstellung des Werkes formuliert. Es wird dennoch geraten, bei Arzneimittelverordnungen jeweils die Beipackzettel der Präparate zu prüfen, um in eigener Verantwortung festzustellen, ob die Dosierungsempfehlungen und Kontraindikationen gegenüber den Angaben in diesem Buch abweichen.

Das Werk, einschließlich aller seiner Teile, ist urheberrechtlich geschützt. Jede Verwertung außerhalb der engen Grenzen des Urheberrechtsgesetzes ist ohne Zustimmung des Verlages unzulässig und strafbar. Das gilt insbesondere für Vervielfältigungen, Übersetzungen, Mikroverfilmungen und die Einspeicherung und Verarbeitung in elektronischen Systemen.

© 1991 Ferdinand Enke Verlag, P.O. Box 10 12 54, D-7000 Stuttgart 10 — Printed in Germany

Satz: SDV Saarbrücker Druckerei und Verlag GmbH, D-6600 Saarbrücken, Schrift: 9/10 Times, System Mopas
Druck: C. Maurer, D-7340 Geislingen

Inhalt

	Einleitung	1
1	Administrative Rahmenbedingungen der Gerätesicherheit	2
1.1	Rechtliche Vorgaben	2
1.2	Aufgaben und Verantwortungsbereiche	6
1.3	Realisierung der Medizingeräteverordnung	9
1.4	Weiterführende Literatur	17
2	Allgemeine Aspekte der Sicherheit medizinisch-technischer Geräte	18
2.1	Herausgeber sicherheitstechnischer Regeln	18
2.2	Sicherheit beim Einsatz von elektrischem Strom in medizinisch genutzten Räumen	19
2.3	Sicherheit im Umgang mit medizinisch genutzten Gasen und Dämpfen	24
2.4	Sicherheit im Gerätekreislauf: Gerätepflege und -hygiene	28
2.5	Bildzeichen und SI-Einheiten	29
2.6	Weiterführende Literatur	31
3	Spezieller Teil	32
3.1	Monitore und EKG-Schreiber	32
3.1.1	Überwachte Vitalparameter, Meßtechnik und Anwendungsregeln	32
3.1.1.1	Elektrokardiogramm	33
3.1.1.2	Plethysmographisches Pulsmonitoring	34
3.1.1.3	Intravasale Druckmessung	35
3.1.1.4	Intrakranielle Druckmessung	38
3.1.1.5	Überwachung der Körpertemperatur	39
3.1.1.6	Elektroenzephalogramm	40
3.1.2	Monitore	41
3.1.2.1	Diascope 521	41
3.1.2.2	Diascope 1	42
3.1.2.3	Sirecust 311	43
3.1.2.4	Sirecust 341	44
3.1.2.5	Sirecust 401	46
3.1.2.6	Sirecust 402	46
3.1.2.7	Sirecust 404-1	47
3.1.2.8	Sirecust 1280/1281	50
3.1.2.9	HP CMS-Patientenmonitor	55
3.1.3	EKG-Schreiber	60
3.1.3.1	Cardiovit AT-6	61
3.1.4	Weiterführende Literatur	65
3.2	Nichtinvasive Blutdruckmessung	65
3.2.1	Meßmethode der Dinamap-Blutdruckmonitore	66
3.2.1.1	Dinamap 845 XT	67
3.2.1.2	Dinamap 1846/8100	68
3.3	Messung des Herzzeitvolumens	70
3.3.1	Grundlagen	70
3.3.2	Cardiac Index Computer SP1435	71
3.3.3	Weiterführende Literatur	74
3.4	Defibrillatoren	75
3.4.1	Indikationsstellung und Funktionsprinzip	75
3.4.2	Praktisches Vorgehen	75
3.4.3	Gerätebeschreibungen	78
3.4.3.1	Lifepak 5	79
3.4.3.2	Theracard PM	81
3.4.4	Weiterführende Literatur	83
3.5	Passagere und externe Herzschrittmacher	83
3.5.1	Allgemeine Gerätebeschreibung und Indikationsstellung	83
3.5.2	Einzelgeräte	84
3.5.2.1	Externer Schrittmacher 146/146 F	84
3.5.2.2	Pace 100 H	86
3.5.2.3	Externer bifokaler Schrittmacher EDP 30	86
3.5.2.4	Nichtinvasiver transthorakaler Demand-Schrittmacher Pace 500 D	87
3.5.3	Allgemeine Hinweise zur Anwendungs- und Funktionssicherheit	89
3.6	Intraaortale Ballongegenpulsation	90
3.6.1	Indikationsstellung und Funktionsprinzip	90
3.6.2	Intraaortale Ballonpumpe „System 90"	90
3.6.3	Weiterführende Literatur	97
3.7	Beatmungsgeräte	98

3.7.1	Notfall- und Transportbeatmungsgeräte	108		3.10.3	Alarmeinrichtungen	198
				3.10.4	Einzelne Infusionspumpen	199
3.7.1.1	Beatmungsbeutel Mark III	108		3.10.4.1	Infusomat II	199
3.7.1.2	Babybeatmungsbeutel Model R	112		3.10.4.2	Infusomat secura	202
3.7.1.3	Notfall-Beatmungsgerät Oxylog	112		3.10.4.3	Imed Serie 922	203
				3.10.4.4	Imed Serie 960	208
3.7.2	Langzeitbeatmungsgeräte	115		3.10.5	Einzelne Infusionsspritzenpumpen	209
3.7.2.1	Babylog 1 HF	121				
3.7.2.2	Elektronikventilator EV-A	131		3.10.5.1	Perfusor secura	209
3.7.2.3	Evita	133		3.10.5.2	Perfusor secura FT	210
3.7.2.4	Servo Ventilatoren	138		3.10.5.3	Program 1	212
3.7.2.5	SIMV-Pulmolog	144		3.10.6	PCA-Pumpe Prominjekt	215
3.7.2.6	Universalventilatoren UV 1 / UV 2	147		3.10.7	Kontrollierte enterale Zufuhr von Nährlösungen	219
3.7.2.7	Zusatzgeräte	148		3.10.7.1	Nutromat S / Päd S	219
3.7.2.7.1	Gasmischer	148		3.10.8	Weiterführende Literatur	221
3.7.2.7.2	Atemgasbefeuchter	150				
3.7.2.7.3	Sauerstoffmeßgeräte	154		3.11	Geräte zur Elektrostimulation	222
3.7.2.7.4	Geräte zur Beatmungsdruck- und Atemvolumenüberwachung	156		3.11.1	Transkutane elektrische Nervenstimulation (TENS)	222
				3.11.1.1	Verwendungszweck	222
				3.11.1.2	Wirkungsmechanismus	222
3.7.3	Geräte zur Atemtherapie	162		3.11.1.3	Applikationsdeterminanten der TENS	222
3.7.3.1	Inhalog 1 und 2	162				
3.7.3.2	CPAP 84	165		3.11.1.4	Bauteile eines TENS-Gerätes	222
3.7.3.3	Ultraschallvernebler U 0805	165		3.11.1.5	Zubehör	223
3.7.4	Narkosebeatmungsgeräte	166		3.11.1.6	Elemente zur Bedienung und zur Anzeige	223
3.7.4.1	Zusatz- und Überwachungsgeräte	169				
				3.11.1.7	Praktisches Vorgehen beim Geräteeinsatz	223
3.7.4.2	Anästhesieventilator AV 1	176				
3.7.4.3	Narkosespiromat 656	178		3.11.1.8	Wartung	224
3.7.4.4	Ventilog / Ventilog 2	183		3.11.1.9	Checkliste bei Problemen	224
3.7.5	Geräte zur Hochfrequenzbeatmung	184		3.11.1.10	Gefahren, Sicherheitsaspekte	224
				3.11.1.11	Geräteauswahl	225
3.7.5.1	Universal-Jet-Ventilator AMS 1000	184		3.11.1.12	Einzelne TENS-Geräte	225
				3.11.1.12.1	Cefar dual	225
3.7.6	Weiterführende Literatur	186		3.11.1.12.2	Cefar mini	225
				3.11.1.12.3	TENS 2000	226
3.8	Pulsoximetrie	186		3.11.1.12.4	EPIX TENS-System	226
3.8.1	Funktionsprinzip und Anwendungsweise	186		3.11.2	Elektrostimulatoren für die Relaxometrie	227
3.8.2	Einzelgeräte	188				
3.8.2.1	Pulsoximeter Modell N-100 E	188		3.11.2.1	Verwendungszweck	227
3.8.2.2	Accusat	190		3.11.2.2	Hintergrund und Rahmenbedingungen	227
3.8.3	Weiterführende Literatur	192				
3.9	Kapnometrie	193		3.11.2.2.1	Physiologie	227
3.9.1	Allgemeines	193		3.11.2.2.2	Pharmakologie	227
3.9.2	Einzelgeräte	194		3.11.2.2.3	Elektrophysiologische Gegebenheiten	227
3.9.2.1	Kapnometer 47210A	194				
3.9.3	Weiterführende Literatur	196		3.11.2.2.4	Klinischer Rahmen für den Einsatz von Stimulationsgeräten zur Relaxometrie	228
3.10	Infusiontherapie	196				
3.10.1	Allgemeines	196				
3.10.2	Möglichkeiten der Regelung	197		3.11.2.3	Applikationsdeterminanten der Stimulation	228
3.10.2.1	Schwerkraftinfusion	197				
3.10.2.2	Gepumpte Infusion	198		3.11.2.4	Bauteile des Stimulationsgerätes	228

3.11.2.5	Zubehör	228	3.14.1.2	Überprüfung des Gerätes	246
3.11.2.6	Elemente zur Bedienung und Anzeige	228	3.14.1.3	Routinebetrieb	246
3.11.2.7	Klinische Anwendung der Stimulationsgeräte	228	3.14.1.4	Fehlermöglichkeiten und Gefahren	246
3.11.2.7.1	Praktisches Vorgehen beim Geräteeinsatz	228	3.14.1.5	Reinigung und Wartung	246
			3.14.2	Weiterführende Literatur	246
3.11.2.7.2	Typische Situationen für den gezielten Einsatz eines Stimulators	229	3.15	Flexible Bronchoskope	246
			3.15.1	Allgemeine Gerätebeschreibung	246
3.11.2.8	Beurteilung der Relaxation	230	3.15.2	Indikationen zur Bronchoskopie in der Anästhesie und Intensivmedizin	248
3.11.2.8.1	Blockformen	230			
3.11.2.8.2	Ausmaß der Blockade	230			
3.11.2.9	Wartung	231	3.15.3	Praktisches Vorgehen	248
3.11.2.10	Checkliste bei Problemen	231	3.15.4	Reinigung und Wiederaufbereitung	249
3.11.2.11	Gefahren und Sicherheitsaspekte	231	3.15.5	Gerätespezifikationen	250
			3.15.6	Weiterführende Literatur	250
3.11.2.12	Gerätebeschreibung Neurostim T 4, Typ 219 D	231	3.16	Geräte zur Unterstützung der Temperaturhomöostase	251
3.11.3	Stimulationsgeräte zur Lokalisierung peripherer Nerven	232	3.16.1	Astotherm IFT 200 und IFT 220	251
3.11.3.1	Verwendungszweck	232			
3.11.3.2	Wirkungsmechanismus	232	3.17	Anti-Dekubitus-Systeme	253
3.11.3.3	Applikationsdeterminanten der Nervenstimulation	232	3.18	Laborgeräte	254
			3.18.1	Analysemethoden	254
3.11.3.4	Bauteile des Stimulators	232	3.18.1.1	Glukosebestimmung mittels Teststreifen	254
3.11.3.5	Zubehör	233			
3.11.3.6	Elemente für Bedienung und Anzeige	233	3.18.1.2	Natrium	255
			3.18.1.3	Kalium	255
3.11.3.7	Praktisches Vorgehen beim Geräteeinsatz	233	3.18.1.4	Calcium	255
			3.18.1.5	Hämatokrit	255
3.11.3.8	Wartung	233	3.18.1.6	Hämoglobin	255
3.11.3.9	Checkliste bei Problemen	233	3.18.1.7	Blutgasanalyse einschließlich Säure-Basen-Status	256
3.11.3.10	Gefahren und Sicherheitsaspekte	234			
			3.18.1.8	Kolloidosmotischer Druck	256
3.11.3.11	Gerätebeschreibung Stimuplex S	234	3.18.2	Einzelgeräte	257
			3.18.2.1	Reflolux II	257
3.11.4	Weiterführende Literatur	234	3.18.2.2	Stat Profile	259
3.12	Thoraxdrainagesysteme	235	3.18.2.3	Onkometer BMT 921	262
3.12.1	Grundlagen	235	3.18.3	Weiterführende Literatur	264
3.12.2	Drainagesysteme	235	4	**Anhang**	265
3.13	Hämofiltration	238	4.1	Text der Verordnung über die Sicherheit medizinisch-technischer Geräte (Medizingeräteverordnung — MedGV) vom 14. Januar 1985	265
3.13.1	Grundlagen	238			
3.13.2	Gerätebeschreibung NFG 05 SN	239			
3.13.3	Weiterführende Literatur	244			
3.14	Neugeborenenversorgung	244	4.2	Muster einer Dienstanweisung zur Durchführung der Medizingeräteverordnung	273
3.14.1	Reanimationsplatz Ohio NICC	244			
3.14.1.1	Gerätebeschreibung	244		**Sachregister**	278

Herausgeber- und Mitarbeiterverzeichnis

Anschriften der Herausgeber:

Dr. med. *Jonas Hähnel*
Universitätsklinik für Anästhesiologie
Steinhövelstraße 9, D-7900 Ulm

Prof. Dr. med. *Friedrich Wilhelm Ahnefeld*
Universitätsklinik für Anästhesiologie
Steinhövelstraße 9, D-7900 Ulm

Dr. med. Dipl.-Ing. *Wolfgang Friesdorf*
Universitätsklinik für Anästhesiologie
Steinhövelstraße 9, D-7900 Ulm

Dr. med. *Bernhard Schwilk*
Universitätsklinik für Anästhesiologie
Steinhövclstraße 9, D-7900 Ulm

Heinrich Siebeneich
Universität Ulm, Klinikum
Medizintechnik
Steinhövelstraße 9, D-7900 Ulm

Anschriften der Mitarbeiter:

Elisabeth Amann-Schäfer, Fachschwester
für Anästhesie und Intensivpflege
Universitätsklinik für Anästhesiologie
Steinhövelstraße 9, D-7900 Ulm

Anke Fattroth, Fachschwester für Anästhesie
und Intensivpflege
Universitätsklinik für Anästhesiologie
Steinhövelstraße 9, D-7900 Ulm

Dr. med. *Eduard Kehrberger*
Abteilung für Anästhesie und Intensivmedizin
Krankenhaus Sankt Elisabeth
Elisabethenstr. 15, D-7980 Ravensburg

Dr. med. *Thomas Marx*
Universitätsklinik für Anästhesiologie
Steinhövelstraße 9, D-7900 Ulm

Dr. med. *Dieter Pohland*
Klinik für Anästhesiologie und Intensivmedizin
der Dr.-Horst-Schmidt-Kliniken
der Landeshauptstadt Wiesbaden
Ludwig-Erhard-Str. 100, D-6200 Wiesbaden

Dr. med *Christian Seefelder*
Universitätsklinik für Anästhesiologie
Steinhövelstraße 9, D-7900 Ulm

Einleitung

Dieses Handbuch wendet sich an Angehörige aller medizinischen Berufsgruppen, deren Alltag vom Umgang mit zahlreichen medizinisch-technischen Geräten geprägt wird. Davon sind neben „traditionell" geräteintensiven Bereichen wie der Anästhesie und Intensivmedizin in zunehmendem Maße auch periphere Stationen und weitere Funktionsbereiche in und außerhalb des Krankenhauses betroffen.

Medizinisch-technische Geräte haben in ihrer Eigenschaft als Hilfsmittel ärztlicher Diagnostik und Therapie eine lange Tradition. Die von der stürmischen Entwicklung der Mikroelektronik geprägten Fortschritte während der letzten zwei bis drei Jahrzehnte nehmen demgegenüber eine relativ kurze Zeitspanne ein. Dennoch hat die Komplexität medizinisch-technischer Geräte innerhalb dieses vergleichsweise kurzen Zeitraumes derart zugenommen, daß eine Überforderung der Anwender droht. Wenn von dieser Entwicklung statt des erhofften Nutzens für die Patienten nicht eine zusätzliche Gefährdung ausgehen soll, ist eine konsequente Einweisung und Schulung der Anwender unumgänglich. Welche Möglichkeiten stehen hierfür zur Verfügung?

Das übliche Vorgehen besteht bislang in einer Einweisung des neuen Mitarbeiters und Anwenders „vor Ort", also während des laufenden Geräteeinsatzes am Patienten, der dadurch eher zur „Versuchsperson" wird. Das Studium der Gebrauchsanweisungen - obwohl für den gefahrlosen und qualifizierten Geräteeinsatz auch weiterhin unverzichtbar - wird aufgrund einer meist breiten und technisch orientierten Darstellungsweise nur allzu gern hintangestellt.

Das vorliegende Handbuch kann und will keine Gebrauchsanweisung ersetzen, sondern versteht sich als Beitrag, neue Anwender medizinisch-technischer Geräte bereits vor ihrem klinischen Einsatz mit einem ausreichenden Grundverständnis über den gesamten Themenkomplex auszustatten.

Mittels einer knappen Zusammenfassung der wesentlichsten Funktionsmerkmale und Eigenschaften einzelner Geräte soll eine rasche Orientierung ermöglicht werden.

Des weiteren sollen sicherheitstechnische Grundkenntnisse vermittelt und durch einen entsprechenden Vorspann über jeweils funktionsverwandte Geräte ein Mindestmaß an „Gerätegruppen-Wissen" behandelt werden. Obwohl beide Wissensbereiche für die qualifizierte und sichere Anwendung medizinisch-technischer Geräte essentiell sind, werden sie bislang innerhalb der Ausbildungsgänge der verschiedenen medizinischen Berufsgruppen nur unzureichend berücksichtigt. Im Interesse einer möglichst gerafften Darstellung werden Informationen, die für eine ganze Gruppe von funktionsverwandten Geräten relevant sind, häufig nicht redundant angeboten, so daß sich beim ersten Gebrauch das vollständige Durcharbeiten einzelner Kapitel empfiehlt.

Die rechtliche Verankerung der Gerätesicherheit wird im Überblick dargestellt.

Schließlich sollen Erfahrungen aus dem alltäglichen Umgang mit medizinisch-technischen Geräten, insbesondere im Hinblick auf spezifische Gefahren und Fehlerquellen, besondere Berücksichtigung finden, da derartige Hinweise den Betriebsanleitungen häufig nicht ohne weiteres zu entnehmen sind. Das Sammeln solcher Erfahrungen kann mit dem vorliegenden Buch nicht abgeschlossen sein; diesbezügliche Ergänzungen aus dem Leserkreis sind daher jederzeit herzlich willkommen.

A07:16865BE001.95

1 Administrative Rahmenbedingungen der Gerätesicherheit

Über Unfälle mit bleibenden Schädigungen oder gar Todesfolge beim Einsatz medizinisch-technischer Geräte wurde in den letzten Jahren wiederholt mit großer Resonanz in der Öffentlichkeit berichtet. Darüber hinaus muß von einer hohen Dunkelziffer bei Zwischenfällen mit weniger gravierenden Folgen ausgegangen werden. Während sich die daraufhin unternommenen gesetzlichen Bemühungen zur Verminderung derartiger Gefahren zunächst auf die Beseitigung technischer Unzulänglichkeiten konzentrierten, fand im weiteren Verlauf auch das wachsende Bewußtsein über die hohe Bedeutung von Anwenderfehlern in den Gesetzes- und Verordnungstexten seinen Niederschlag.

1.1 Rechtliche Vorgaben

Hinsichtlich der historischen Entwicklung gesetzlicher Regelungen zur Gerätesicherheit ist zunächst eine im Jahre 1929 von der internationalen Arbeitsorganisation vorgebrachte „Empfehlung betreffend der Verantwortlichkeit für Schutzvorrichtungen an Maschinen mit mechanischem Kraftantrieb" erwähnenswert. Zur gleichen Zeit wurde im deutschen Reichstag der Entwurf eines Arbeitsschutzgesetzes zur Beratung vorgelegt. Befürchtungen über eine mögliche Beeinträchtigung des technischen Fortschritts durch ein solches Gesetz und im weiteren Verlauf der zweite Weltkrieg bewirkten, daß eine entsprechende gesetzliche Regelung erst 1968 als **„Gesetz über technische Arbeitsmittel" (GtA, im Sprachgebrauch „Maschinenschutzgesetz")** Gestalt gewinnen konnte. Bis dahin bildeten die aufgrund der Gewerbeordnung ergangenen Arbeitsschutzvorschriften und die auf der Reichsversicherungsordnung basierenden Unfallverhütungsvorschriften der Berufsgenossenschaften die Grundlage für den technischen Arbeitsschutz.

Im Jahre 1979 wurde eine Novelle dieses Gesetzes, das seither die Kurzbezeichnung „**Gerätesicherheitsgesetz**" (**GSG**) trägt, mit umfangreichen Ergänzungen verabschiedet. Die Ergänzungen, welche im vorliegenden Zusammenhang besondere Bedeutung haben, betreffen die umfassende Ermächtigung des Bundesministers für Arbeit und Sozialordnung zum Erlaß von Verordnungen über medizinisch-technische Geräte (§ 8a GSG), wovon in Gestalt der „Verordnung über die Sicherheit medizinisch-technischer Geräte" (s.u.) Gebrauch gemacht wurde, sowie eine Überarbeitung der Normen- und Prüfstellenverzeichnisse im Anhang der „Allgemeinen Verwaltungsvorschrift zum Gesetz über technische Arbeitsmittel". Auf diese sicherheitstechnischen Normen, die die Präzisierung der im Gesetzestext unterstellten „allgemein anerkannten Regeln der Technik" darstellen, soll im Abschnitt 2.1 noch ausführlicher eingegangen werden, soweit sie medizinisch-technische Geräte betreffen.

Die Durchführung des Gesetzes und der davon abgeleiteten Verordnungen obliegt den nach Landesrecht zuständigen Behörden, d.h. in aller Regel den Gewerbeaufsichtsämtern.

Die oben skizzierten Erweiterungen der GtA-Novelle im Hinblick auf medizinisch-technische Geräte wurden u.a. von einem Gutachten der Zentralstelle für Sicherheitstechnik, Strahlenschutz und Kerntechnik (ZfS) des Landes Nordrhein-Westfalen beeinflußt. Infolge eines Todesfalls im Zusammenhang mit dem Einsatz einer elektrischen Infusionspumpe wurde durch dieses Institut eine systematische Marktkontrolle durchgeführt, die zum Teil erhebliche Sicherheitsmängel zu Tage förderte. Im gleichen Zeitraum, also etwa ab Mitte der 70er Jahre, wurde auch innerhalb der Deutschen Gesellschaft für Anästhesiologie und Intensivmedizin (DGAI) nachdrücklich an der Weiterentwicklung der Anwendungssicherheit medizinisch-technischer Geräte in diesem Fachbereich gearbeitet. Der Schwerpunkt lag dabei gleichermaßen auf einer Verbesserung der technischen Eigenschaften als auch auf einer Intensivierung von Einweisung und Schulung der Anwender medizinisch-technischer Geräte.

Vor dem Hintergrund dieser Entwicklung ist die am 01.01.1986 in Kraft getretene **Verordnung über die Sicherheit medizinisch-technischer Geräte (Medizingeräteverordnung - MedGV)** zu sehen. Die Medizingeräteverordnung ist gegenüber den ihr zugrundeliegenden gesetzlichen Regelungen zur Gerätesicherheit vor allem dadurch gekennzeichnet, daß sich die angestrebte Schutzwirkung nicht nur auf die **gefahrlose Handhabung** eines Gerätes erstreckt, sondern in besonderem Maße auch auf die **Funktions- und Anwendungssicherheit** abzielt. Der Verordnungstext ist im Anhang wiedergegeben.

Im ersten Abschnitt der Verordnung wird vor allem der persönliche und sachliche Geltungsbereich angesprochen. Der **persönliche Geltungsbereich** bestimmt sich nach den Ermächtigungsgrundlagen, d.h. § 8a Gerätesicherheitsgesetz sowie § 24 Gewerbeordnung. Während das Gerätesicherheitsgesetz eine Verpflichtung für Hersteller, Importeur und Händler bedingt, verpflichtet die Aufnahme medizinisch-technischer Geräte als Nummer 10 in der Liste „Überwachungsbedürftige Anlagen" in § 24 Absatz 3 der Gewerbeordnung auch den Betreiber. Diese Verankerung beschränkt gleichzeitig den Geltungsbereich auf medizinisch-technische Geräte, die gewerblichen oder wirtschaftlichen Zwecken dienen, wodurch diese Bestimmungen nicht auf Privatpersonen anzuwenden sind. Betreiber eines medizinisch-technischen Gerätes ist der Inhaber der Sachherrschaft über das Gerät, z. B. der Krankenhausträger oder Praxisinhaber, nicht, wer die tatsächliche Gewalt über das medizinisch-technische Gerät als Anwender ausübt. Der Betreiber muß nicht Eigentümer des Gerätes sein (Beispiel: Leihgerät).

Der **sachliche Geltungsbereich** erstreckt sich auf medizinisch-technische Geräte, die dem unmittelbaren oder mittelbaren Gesundheitsschutz in der Humanmedizin oder Zahnheilkunde dienen. Daraus ergibt sich eine Einbeziehung von Laborgeräten. Gerätekombinationen, die ein medizinisch-technisches Gerät im Sinne der Verordnung enthalten, führen dazu, daß alle per se nicht dieser Verordnung unterliegenden Geräte der Kombination ebenfalls von dieser Verordnung erfaßt werden (Beispiel: Computer, mit dem ein medizinisch-technisches Gerät angesteuert wird). Des weiteren werden Geräte erfaßt, die zwar nicht hauptsächlich, aber auch zu medizinischen Zwecken verwendet werden können (Beispiel: Eisfönen zur Dekubitusprophylaxe mit Haarfön). Somit ergeben sich Berührungspunkte zum Lebensmittel- und Bedarfsgegenständegesetz und im Hinblick auf Implantate auch Überschneidungen mit dem Arzneimittelgesetz. Röntgenanlagen unterliegen gleichzeitig der Röntgenverordnung und der Medizingeräteverordnung.

Die in § 2 der MedGV vollzogene **Einteilung medizinisch-technischer Geräte in vier Gruppen** ist im Hinblick auf die in den folgenden Abschnitten geregelten und je nach Gruppenzugehörigkeit recht unterschiedlichen Sicherheitsvorkehrungen von besonderer Bedeutung. Für die Zuordnung einzelner Geräte zu diesen Gruppen steht neben den im Verordnungstext genannten Kriterien ein entsprechendes Verzeichnis zur Verfügung, das beim Bundesarbeitsministerium geführt wird.

Gruppe 1 umfaßt Geräte, die primär lebenserhaltende Funktion haben bzw. eine besondere Gefährdung verursachen können. Sie werden im Anhang der Verordnung detailliert aufgeführt. **Gruppe 2** bilden die energetisch betriebenen Implantate (Beispiel: implantierbarer Herzschrittmacher, Blasenstimulator, energetisch betriebene, implantierbare Pumpe), während andere Implantate dem Arzneimittelgesetz unterliegen. Alle übrigen energetisch betriebenen medizinisch-technischen Geräte bilden die **Gruppe 3**, **Gruppe 4** umfaßt die nicht energetisch betriebenen.

EKG-Monitore, die prinzipiell die Möglichkeit einer intrakardialen Meßwertableitung bieten und nicht durch einen am Gerät angebrachten Hinweis ausdrücklich von dieser Verwendung ausgeschlossen sind, sind der Gruppe 1 zuzurechnen.

In allen Zweifelsfällen bezüglich der Verwendbarkeit von Einmalartikeln, Verschleißteilen und Zusätzen an einem Grundgerät ist auf das Vorhandensein einer entsprechenden Kompatibilitätsbescheinigung zu achten.

Der zweite Abschnitt befaßt sich mit Vorschriften für das Inverkehrbringen und Ausstellen medizinisch-technischer Geräte. Diese Vorschriften richten sich an Hersteller und Importeure. Je nach Gruppenzugehörigkeit werden darin unterschiedliche Anforderungen an medizinisch-technische Geräte erhoben:

Für Geräte aller Gruppen ist die Übereinstimmung mit den allgemein anerkannten Regeln der Technik zu fordern, ebenso eine verständliche Beschriftung oder aber die Verwendung genormter Bildzeichen für Stellteile und eine Gebrauchsanweisung in deutscher Sprache, die bei Geräten der Gruppe 4 allerdings entfallen kann, soweit der bestimmungsgemäße Gebrauch als evident oder allgemein bekannt vorausgesetzt werden kann.

Geräte der Gruppen 1 bis 3 müssen Angaben über den Hersteller oder Importeur, Typ und Fabriknummer tragen.

Geräte der Gruppen 1 und 3 zur dosierten Anwendung von Energie und Arzneimitteln müssen seit 01.01.1988 über eine Warneinrichtung für den Fall einer gerätebedingten Fehldosierung verfügen.

Für Geräte der Gruppe 1 und 2, mit deren serienmäßiger Herstellung nach dem 01.01.1986 begonnen wurde, muß eine Bauartzulassung durch die jeweils zuständige Landesbehörde vorliegen. Der Bauartzulassung hat eine Bauartprüfung durch eine der in § 17 des Verordnungstextes beschriebenen Prüfstellen vorauszugehen. Die Zulassung ist mit der Auflage verbunden, das Gerät innerhalb bestimmter Fristen wiederkehrenden sicherheitstechnischen Kontrollen unterziehen zu lassen. Für Geräte zur klinischen Erprobung besteht eine Ausnahmeregelung.

Für Geräte der Gruppe 2 ist eine Begleitkarte in zweifacher Ausfertigung zu führen, die neben Angaben zum Fabrikat Raum für Eintragungen zum Datum der Implantation, zu Angaben über den Implanteur und nachfolgenden Kontrolluntersuchungen vorsieht.

Der dritte Abschnitt der Verordnung enthält Vorschriften für das Errichten und Betreiben medizinisch-technischer Geräte. Er beinhaltet insbesondere das Ziel, Gefahren bei der Anwendung medizinisch-technischer Geräte zu verringern und die erforderliche Anwender- und Patientensicherheit zu gewährleisten. Verantwortlich für die Erfüllung der Schutzvorschriften ist primär der Betreiber (Definition s.o.). Will der Betreiber seiner Überwachungspflicht wirksam nachkommen, so wird er je nach Betriebsart und Betriebsgröße verantwortliche Personen bestellen, falls es ihm nicht möglich ist, die Schutzpflicht persönlich - soweit es sich um eine natürliche Person handelt, bei juristischen Personen durch einen Beauftragten - zu erfüllen. Die Anforderungen richten sich im einzelnen wiederum nach der Gruppenzugehörigkeit der Geräte:

Da sich die Handhabung von Geräten der Gruppe 2 im Regelfall auf die Implantation und anschließende Funktionskontrollen beschränkt, werden diese Geräte von den Vorschriften des dritten Abschnittes nicht speziell erfaßt.

Für die Geräte der Gruppen 1, 3 und 4 ist zunächst der bestimmungsgemäße Betrieb nach den Vorschriften der Verordnung, den Arbeitsschutz- und Unfallverhütungsvorschriften sowie den allgemein anerkannten Regeln der Technik zu gewährleisten. Auf diese Normen soll im Abschnitt 2.1 noch besonders eingegangen werden. Des weiteren ist für diese Geräte die ausschließliche Anwendung durch geeignetes Personal (gewährleistet durch entsprechende Ausbildung oder vergleichbare Kenntnisse und praktische Erfahrungen) und ein Funktionstest vor jeder Anwendung verpflichtend. Geräte der Gruppen 1 und 3 dürfen nur durch Personal der o.g. Qualifikation angewendet werden, das zuvor unter Einbeziehung der Gebrauchsanweisung am Gerät in die sachgerechte Handhabung eingewiesen worden ist. Über diese Geräte ist ein Bestandsverzeichnis zu führen, Unfälle mit Personenschaden, die sich beim Betrieb dieser Geräte ereignet haben, sind der zuständigen Behörde anzuzeigen.

Für Geräte der Gruppe 1 gelten darüber hinaus folgende Vorschriften: Der Betrieb ist nur mit Bauartzulassung, die regelmäßige sicherheitstechnische Kontrollen zur Auflage hat, und nach Funktionsprüfung und Ersteinweisung des für den Betrieb des Gerätes Verantwortlichen durch den Hersteller oder Lieferanten statthaft. Für jedes Gerät ist ein Gerätebuch zu führen, das die in § 13 näher bestimmten Angaben enthält. Dieses Gerätebuch ist ebenso wie die Gebrauchsanweisung für den Anwender jederzeit zugänglich aufzubewahren.

Der vierte Abschnitt enthält neben Hinweisen auf die zur Bauartprüfung anerkannten Prüfstellen und den einzubeziehenden Kreis von Sachverständigen Sonderbestimmungen über Geräte des Bundes.

Normadressaten für **die im fünften Abschnitt behandelten Ordnungswidrigkeiten** können primär Hersteller, Importeur, Händler oder Betreiber sein. Durch entsprechende Beauftragung können jedoch auch Führungskräfte der Anwender miteinbezogen werden.

Gemeinsam mit dem Betreiber werden diese Anwender dann beispielsweise durch entsprechende **Dienstanweisungen** ihrer Aufsichtspflicht gegenüber nachgeordneten Beschäftigten nachkommen. Als Muster ist im Anhang die für das Ulmer Universitätsklinikum gültige Dienstanweisung zur Umsetzung der MedGV abgedruckt.

Die Verabschiedung einer solchen Dienstanweisung erscheint unverzichtbar, da ohne verbindlich formulierte Zuständigkeiten und Verantwortlichkeiten die Tendenz besteht, auch eindeutig in der Zuständigkeit des Betreibers liegende Aufgaben über den „Delegationsweg" an Chefärzte und nachgeordnete Mitarbeiter weiterzureichen (s. Abschnitt 1.2).

In jedem Fall ist aber auch die Mithilfe aller Anwender zur Erfüllung der Anzeigepflichten bei Unfällen mit Personenschaden im Zusammenhang mit dem Einsatz medizinisch-technischer Geräte oder bei Feststellung eines Gerätedefektes erforderlich, da dieser Personenkreis in der Regel als erster Kenntnis von entsprechenden Vorkommnissen erlangt.

Die im ehemals sechsten Abschnitt behandelten **Übergangs- und Schlußvorschriften** (bisherige §§ 22-24) enthalten durchweg Fristen, die für das Gebiet der „alten" Bundesländer mittlerweile abgelaufen sind. Diese Bestimmungen bilden in der aktuellen Fassung einen **neuen siebten Abschnitt** mit den §§ 28-30.

Der **aktuelle sechste Abschnitt** (neue §§ 22-27) enthält die **Überleitungsregelungen aus Anlaß der Herstellung der Einheit Deutschlands.** Diese Bestimmungen sind teilweise recht verklausuliert. Daher werden im folgenden noch die betreffenden **„Erläuterungen zu den Anlagen zum Vertrag zwischen der Bundesrepublik Deutschland und der Deutschen Demokratischen Republik über die Herstellung der Einheit Deutschlands vom 31. August 1990 - Einigungsvertrag -"** übernommen:

Zu § 22

Satz 1 gibt den Betreibern medizinisch-technischer Geräte Zeit, um die Gerätebücher (§ 13 der Medizingeräteverordnung) einzurichten und die Aufbewahrung der Gebrauchsanweisungen und Gerätebücher (§ 14 der Medizingeräteverordnung) zu regeln. Satz 2 stellt klar, daß die Medizingeräteverordnung im übrigen in dem in Artikel 3 des Vertrages genannten Gebiet mit dem Wirksamwerden des Beitritts in Kraft tritt, und zwar mit den inhaltlichen Maßgaben der §§ 23 bis 27.

Zu § 23

Die Vorschrift erfaßt Zulassungen nach § 4 der Verordnung über den Verkehr mit medizintechnischen Erzeugnissen vom 27. Januar 1987 (GBl. I Nr. 4 S. 23) und Ausnahmegenehmigungen nach § 12 der Ersten Durchführungsbestimmung vom 3. August 1987 zur Verordnung über den Verkehr mit medizintechnischen Erzeugnissen (GBl. I Nr. 19 S. 200). Die Weiterführung klinischer Erprobungen von medizinisch-technischen Geräten der Gruppen 1 und 2 am Menschen bedarf der Ausnahmegenehmigung nach § 5 Abs. 10 der Medizingeräteverordnung.

Zu § 24

Absatz 1 entspricht einem praktischen Bedürfnis im Hinblick auf die Aufrechterhaltung einer qualifizierten medizinischen Versorgung in dem in Artikel 3 des Vertrages genannten Gebiet. Die Vorschrift gilt für alle der Medizingeräteverordnung unterliegenden medizinisch-technischen Geräte. Absatz 2 beschränkt die Anwendung der Vorschriften anderer einschlägiger Verordnungen nach § 24 der Gewerbeordnung entsprechend den für diese Verordnungen in der Anlage I zum Vertrag bestimmten Maßgaben. Durch Absatz 3 wird klargestellt, daß der Weiterbetrieb und die Inbetriebnahme der unter Absatz 1 fallenden medizinisch-technischen Geräte nicht zu Lasten von Patienten oder anderen Personen gehen darf. Auch diese Geräte dürfen zum Beispiel nicht betrieben werden, wenn sie Mängel aufweisen, durch die Patienten, Beschäftigte oder Dritte gefährdet werden können (§ 6 Abs. 1 Satz 2 der Medizingeräteverordnung). Unberührt bleiben auch die besonderen Anforderungen nach anderen Rechtsvorschriften und den dazu im Vertrag und seinen Anlagen getroffenen Regelungen, zum Beispiel für den Weiterbetrieb von Röntgeneinrichtungen.

Zu § 25

Satz 1 stellt klar, daß die Frist für die erstmalige Durchführung der sicherheitstechnischen Kontrollen spätestens am 1. Januar 1992 beginnt. Aus Satz 2 folgt, daß zwischen der letzten Prüfung nach den bisherigen Vorschriften und der erstmaligen Durchführung der sicherheitstechnischen Kontrollen keine längere Frist liegen darf, als sie bei weiterer Anwendung der bisherigen Vorschriften zulässig wäre. Bis zur Anwendung des § 11 ist die elektrotechnische Sicherheit dieser Geräte der Gruppe 1 weiter nach den einschlägigen Fachbereichstandards der Deutschen Demokratischen Republik (TGL 200-0619/08 und TGL 200-0624) zu prüfen. Für medizinisch-technische Geräte der Gruppe 1, die ab dem Tag des Wirksamwerdens des Beitritts errichtet und in Betrieb genommen werden und den Vorschriften der Medizingeräteverordnung entsprechen, wie sie schon bisher gegolten hat, gilt § 11 der Medizingeräteverordnung ab der Inbetriebnahme.

Zu § 26

Die Vorschrift gibt Zeit zur Erstellung des Bestandsverzeichnisses. Bis dahin sind die medizinisch-technischen Geräte der Gruppen 1 und 3 weiter auf der Grundlage der bisherigen Regelungen zu erfassen (siehe Verfügungen und Mitteilungen des Ministeriums für Gesundheitswesen der Deutschen Demokratischen Republik 1987 Nr. 1 S. 2). Die gesonderte Erfassung der medizinisch-technischen Geräte, die im Rahmen der Soforthilfe der Bundesregierung bereitgestellt werden, bleibt hiervon unberührt.

Zu § 27

Absatz 1 stellt klar, welche Stichtage für die Anwendung des § 28 — bisher § 22 — der

Medizingeräteverordnung in dem in Artikel 3 des Vertrages genannten Gebiet maßgebend sind. Der für die Anwendung des § 28 Abs. 1 der Medizingeräteverordnung im bisherigen Geltungsbereich der Medizingeräteverordnung maßgebende Stichtag wurde im Interesse einer einheitlichen Rechtsanwendung beibehalten. Absatz 2 präzisiert die Anforderungen an den Nachweis der regelmäßigen Wartung nach § 28 Abs. 2 Satz 2 der Medizingeräteverordnung. Die Regelung entspricht zum Teil den für den bisherigen Geltungsbereich der Medizingeräteverordnung auf Verwaltungsebene getroffenen Durchführungsbestimmungen (Grundsätze für die sicherheitstechnische Prüfung nach § 22 Abs. 2 der MedGV, BArbBl. 4/1987 S. 39) und berücksichtigt die organisierte Eigenwartung in Krankenhäusern (siehe Verfügungen und Mitteilungen des Ministeriums für Gesundheitswesen der Deutschen Demokratischen Republik 1982 Nr. 3 S. 36). Absatz 3 gibt ausreichend Zeit, um die sicherheitstechnische Einzelprüfung der prüfpflichtigen Geräte einschließlich der Erteilung der Prüfbescheinigungen fristgerecht durchzuführen.

Diese einführenden Bemerkungen zur Medizingeräteverordnung können keinen juristischen Fachkommentar ersetzen. Für detailliertere Fragestellungen sei auf das Verzeichnis weiterführender Literatur verwiesen.

Entsprechendes gilt für **Bestimmungen des Eichwesens.** Soweit sie für hier beschriebene Geräte von Belang sind, wird in den zugehörigen Abschnitten des 3. Kapitels kurz darauf hingewiesen.

1.2 Aufgaben und Verantwortungsbereiche

Die Einhaltung der Medizingeräteverordnung im klinischen Alltag bemißt sich vor allem nach den damit verbundenen Aufgabenstellungen und Verantwortlichkeiten. Diesen wiederum liegt die Trias

**sichere Handhabung,
sichere Funktion,
sichere Anwendung**

zugrunde. Die Forderung nach gefahrloser Handhabung und primärer Funktionstüchtigkeit eines Gerätes ist eng mit dessen sicherheitstechnisch orientierter Konstruktionsweise verbunden und richtet sich somit grundsätzlich an den Personenkreis, der das Gerät herstellt oder in Verkehr bringt. Dieser Sichtweise tragen die Verpflichtungen aus dem zweiten Abschnitt der Medizingeräteverordnung Rechnung: Bauartzulassung, verständliche Beschriftung von Stellteilen und Gebrauchsanweisung in deutscher Sprache.

Die Übergabe des Gerätes vom Hersteller, Importeur oder Lieferanten an die für den Betrieb des Gerätes verantwortlichen Personen bedeutet eine wesentliche Schnittstelle. Vor Inbetriebnahme muß das Gerät einer nochmaligen Funktionsprüfung am Betriebsort unterzogen und die für den Betrieb verantwortlichen Personen in die sachgerechte Handhabung eingewiesen werden.

Im weiteren Verlauf ergibt sich eine Schwerpunktverlagerung von Aspekten der konstruktiv-technischen Sicherheit zu denen der Funktions- und Anwendungssicherheit. Dies kommt in den Vorschriften des dritten Abschnitts der Medizingeräteverordnung zum Ausdruck und bedeutet primär für den Betreiber, die darin gestellten Anforderungen an eine entsprechende

**Qualifikation der Anwender,
Geräteinstandhaltung und
Dokumentation**

verantwortlich zu gewährleisten. Handelt es sich beim Betreiber, wie z. B. im Falle eines Praxisinhabers, um eine einzige Person, so hat diese sämtliche Aufgaben allein zu erfüllen. In anderen Fällen können sich diese Anforderungen bereits an zahlreiche Vertreter des Betreibers richten, so z. B. im Falle einer Klinikverwaltung als Beauftragter des Krankenhausträgers.

Die **Erfüllung der Instandhaltungspflichten,** welche primär lediglich als „sicherheitstechnische Kontrollen", nicht jedoch als „Wartung" (s. S. 28) vorgeschrieben sind, kann über entsprechende Wartungsverträge mit den Herstellerfirmen, durch die Anstellung von Medizintechnikern an der betreffenden Institution oder durch die Einrichtung eines technischen Service-Zentrums erfolgen. Welcher Lösung der Vorzug zu geben ist, richtet sich vor allem nach der Größe der Betreiberorganisation.

Die **Aufgaben der Dokumentation** beinhalten die Erfassung und laufende Aktualisierung der Angaben, wie sie zur Führung der Gerätebücher vorgeschrieben sind. Je nach Größe der Betreiberorganisation kann dies im Hinblick auf Personalfluktuation und Umfang des Geräteparks einen erheblichen Aufwand darstellen. Die Erfüllung der Dokumentationspflichten wird hier vielfach nur noch mit Hilfe der elektronischen Datenverarbeitung möglich sein. Dementsprechend ist zu akzeptieren, wenn das „Gerätebuch" in solchen Fällen nicht mehr „jederzeit den mit der Anwendung beauftragten Personen zugänglich" ist, zumal die darin enthaltenen Angaben für den einzelnen Anwender normalerweise von geringem Interesse sind.

Trotz des unter Umständen enormen quantitativen Aufwandes sind die Aufgabenbereiche der Instandhaltung und Dokumentation inhaltlich relativ überschaubar. Vor allem bei größeren Institutionen bietet sich zweckmäßigerweise die Erfüllung dieser Pflichten durch eine zentrale, direkt dem Betreiber unterstellte Einrichtung an. Dies schließt eine Mitarbeit der Anwender z. B. bei der Strukturierung der notwendigen initialen Bestandsaufnahme nach sinnvollen Untereinheiten der Gesamtinstitution nicht aus.

Demgegenüber gestalten sich Definition und Realisicrung der zur **Anwendungssicherheit** erforderlichen Bedingungen erheblich schwieriger. Ganz allgemein beinhaltet dies die ständige Verfügbarkeit notwendigen Informationsmaterials über die eingesetzten Geräte und die erforderliche **Qualifikation des bedienenden Personals**. Während die Medizingeräteverordnung der erstgenannten Bedingung mit der relativ präzisen Forderung Rechnung trägt, daß die Gebrauchsanweisungen jederzeit den mit der Anwendung beauftragten Personen zugänglich zu sein haben (§ 14 MedGV), läßt der Verordnungstext mit § 6 Absatz 3 und § 10 Absatz 1 einen relativ breiten Interpretationsspielraum hinsichtlich der Qualifikation von Anwendern und einweisendem Personal.

Wenn in § 6 Absatz 3 MedGV unterstellt wird, daß Personen „aufgrund ihrer Ausbildung ... die Gewähr für eine sachgerechte Handhabung bieten" können, so müßte dies auf Absolventen einer Krankenpflegeausbildung oder eines Medizinstudiums vorrangig zutreffen. Gleichzeitig ist aber zu konstatieren, daß trotz der Berücksichtigung naturwissenschaftlicher Grundlagenfächer in diesen Ausbildungsgängen eine praxisorientierte, auf Anwendungssicherheit ausgerichtete Medizingerätekunde wenig repräsentiert ist. Somit erscheint es unumgänglich, daß sich der primär verantwortliche Betreiber zumindest stichprobenartig von der entsprechenden Qualifikation der ihm unterstellten Anwender medizinisch-technischer Geräte überzeugt.

Da bei größeren Institutionen der Betreiber meist durch Mitarbeiter der Verwaltung repräsentiert wird, ist für diese Beurteilung eine Beauftragung leitender Kräfte aus dem medizinischen Bereich unumgänglich. Diese Verantwortlichkeit wird in aller Regel den Chefärzten und von diesen vielfach an weitere erfahrene Kräfte des ärztlichen und nichtärztlichen Personals delegiert. Darüber hinaus erscheint die eigenverantwortliche Erarbeitung bereichsbezogener Lehr- und Lernmaterialien unumgänglich, solange keine Bestätigung von offizieller Seite dergestalt vorliegt, daß mit erfolgreichem Abschluß der oben genannten und weiterer Ausbildungsgänge die erforderliche Anwenderqualifikation im Sinne der Medizingeräteverordnung erworben wird.

Darüber hinaus ist in jedem Fall die nach § 10 Absatz 1 geforderte Einweisung auch qualifizierter Mitarbeiter in sämtliche Geräte der Gruppen 1 und 3 des betreffenden Bereichs zu gewährleisten.

Der im Vorangegangenen skizzierten organisatorischen, inhaltlichen und materiellen „Bringschuld" der für den Betrieb medizinisch-technischer Geräte verantwortlichen Personen steht eine „Holschuld" aller nachgeordneten Anwender gegenüber: Diese haben sich innerhalb einer angemessenen Frist anhand der bestehenden Einweisungs- und Schulungsangebote mit den in ihrem Arbeitsbereich eingesetzten medizinisch-technischen Geräten vertraut zu machen und nach Ablauf dieser Zeitspanne die vollständige Einweisung zu bestätigen. Darüber hinaus besteht eine wesentliche Pflicht der einzelnen Anwender darin, „sich vor der Anwendung eines Gerätes der Gruppen 1,3 oder 4 von der Funktionssicherheit und dem ordnungsgemäßen Zustand des Gerätes zu überzeugen" (§ 6 Absatz 4 MedGV).

Seine Zusammenfassung findet der in diesem Abschnitt behandelte Sachverhalt im Muster einer „Dienstanweisung zum Betrieb und zur Anwendung medizinisch-technischer Geräte" nach *Lippert* und *Weißauer*:

„Die unmittelbaren Pflichten zur vorbeugenden Gefahrenabwehr und zur Beachtung der damit im Zusammenhang stehenden Ordnungsvorschriften der MedGV obliegen dem Krankenhausträger. Zivil- und strafrechtlich haftet aber in erster Linie derjenige, der durch eine schuldhafte Fehlleistung bei der Anwendung der Geräte einen Körperschaden oder den Tod eines Menschen verursacht" (Übernahmeverschulden) „sowie derjenige, der durch Mängel bei der ihm obliegenden Anleitung und Überwachung von Mitarbeitern deren Fehlleistungen schuldhaft ermöglicht hat" (Organisationsverschulden).

Die Verwaltung

stellt in der Verantwortlichkeit des Betreibers die für die Einhaltung der Einweisungs-, Instandhaltungs- und Dokumentationspflichten notwendigen personellen, organisatorischen und sachlichen Voraussetzungen für alle Bereiche zur Verfügung.

Die Einrichtung zentraler Schulungsangebote, die Wahrnehmung wiederkehrender Instandhaltungsaufgaben und die zentrale Führung von Bestandsverzeichnissen und Gerätebüchern sind ebenfalls hier anzusiedeln.

Streng abteilungsbezogene Anteile dieser Aufgaben werden delegiert an die Chefärzte als

Geräteverantwortliche

Diese sorgen im Rahmen der Gesamtkonzeption für eine Umsetzung der Verpflichtungen in ihrem Zuständigkeitsbereich und überzeugen sich stichprobenartig von der Einhaltung. Zur Unterstützung bestimmen sie bereichserfahrene Kräfte aus dem ärztlichen und pflegerischen Bereich (z. B. Oberärzte und Pflegedienstleitung) als

Gerätebeauftragte

Auch dieser Personenkreis wird sich in der Regel nicht um die Einhaltung jeglicher Detailaufgaben kümmern können und daher für logisch abgrenzbare Funktionseinheiten wie Stationen, Ambulanzbereiche und OP-Trakte gut eingearbeitete Pflegekräfte und Ärzte als

Standortleiter

zur Wahrnehmung der Detailaufgaben heranziehen. Zu nennen sind hier insbesondere die auf den Funktionsbereich bezogenen Einweisungsaufgaben, die Meldung von Geräte- und Mitarbeiterfluktuation und Zwischenfällen an die zuständigen Stellen und die Veranlassung von Reparaturen bei Funktionsstörungen.

Der bisher skizzierte Rahmen umreißt die **Bringschuld** von seiten der Institution. Dem steht eine **Holschuld** aller

Mitarbeiter

gegenüber, sich über den eigenen Einweisungsbedarf zu orientieren und die vorhandenen Angebote zu seiner Deckung zu nutzen. Vor jeder Anwendung eines medizinisch-technischen Gerätes hat sich der Anwender von der Funktionstüchtigkeit des Gerätes zu überzeugen. Funktionsstörungen und Zwischenfälle mit Personenschäden müssen gemeldet werden.

Abb. 1.2-1 Strukturen und Verantwortlichkeiten bei der Umsetzung der MedGV

1.3 Realisierung der Medizingeräteverordnung

Nachdem in den beiden vorangegangenen Abschnitten der rechtliche Rahmen skizziert und Verantwortungsbereiche abgesteckt wurden, soll nunmehr die konkrete Umsetzung der aus der Medizingeräteverordnung abzuleitenden Verpflichtungen am Beispiel des Ulmer Universitätsklinikums verfolgt werden.

Entsprechend der Größe dieser Institution wurde der Aufgabenbereich der Instandhaltung medizinisch-technischer Geräte einer zentralen, dem Betreiber direkt unterstehenden medizintechnischen Einrichtung übertragen. Die Medizintechnik nimmt gleichzeitig die zentralen Dokumentationsaufgaben wahr, d.h. sie führt EDV-gestützt die für Gruppe-1-Geräte vorgeschriebenen Gerätebücher und ist damit letztendlicher Adressat aller zur laufenden Aktualisierung erforderlichen Angaben über die im jeweiligen Einsatzbereich tätigen Mitarbeiter und den Bestand im Einsatz befindlicher Geräte.

In beschränktem Umfang wurden auch dem Betreiber direkt unterstehende Mitarbeiter mit der Wahrnehmung zentraler Einweisung- und Schulungsaufgaben im Sinne der Anwendungssicherheit beauftragt.

Die personelle und sachliche Ausstattung dieser zentralen Einrichtungen reicht jedoch keineswegs dazu aus, die Erfüllung sämtlicher Aufgaben im Detail zu ermöglichen. Basierend auf der in Abschnitt 1.2 bereits angedeuteten Möglichkeit wurden daher die Chefärzte der Teilkliniken und Sektionsleiter zur Erfüllung der betreffenden Aufgaben in den ihnen unterstellten Bereichen herangezogen.

Zweckmäßigerweise wurden diese **Bereiche zunächst in logische Funktionseinheiten unterteilt,** im Falle der Universitätsklinik für Anästhesiologie beispielsweise in die verschiedenen Op-Bereiche, die Intensivstationen und die verschiedenen Ambulanzbereiche.

Anhand einer **initialen Aufnahme des Gerätebestandes** innerhalb der Einzelbereiche ließ sich der Einweisungsbedarf für die in diesen Bereichen tätigen Mitarbeiter klar bestimmen.

Aus der Personalfluktuation einerseits und der Anschaffung neuer Geräte andererseits ergibt sich ein **permanenter Einweisungs- und Schulungsbedarf.** Für die **laufende Aktualisierung der begleitend vorgeschriebenen Dokumentation** in Form der Gerätebücher stehen für sämtliche der eben genannten Vorgänge entsprechende Formulare zur Verfügung, die der Medizintechnik als zentraler Dokumentationsstelle zuzuleiten sind (s. Abb. 1.3-1 bis 1.3-7).

Zur Entlastung der Abteilungsleiter als „**Geräteverantwortliche**" wurden erfahrene Pflegekräfte und Ärzte als „**Gerätebeauftragte**" zur Supervision und Gewährleistung eines reibungslosen Ablaufes für jeweils mehrere Funktionsbereiche bestellt. Zur Erfüllung der Einzelaufgaben wurde für jede Funktionseinheit ein bereichserfahrener „**Standortleiter**" ausgewählt (s. Abb. 1.2-1).

Diese Standortleiter stellen die bevorzugte Zielgruppe für die Aktivitäten der direkt dem Betreiber unterstellten Schulungskräfte dar. Die Standortleiter sollen daraufhin in ihrem Funktionsbereich eine wesentliche Multiplikatorfunktion für die Geräteeinweisung wahrnehmen. Durch die Möglichkeit zum Aufbau eines Schulungszentrums hat die Wahrnehmung dieser Aufgaben eine wesentliche Erleichterung erfahren.

Trotz dieses grundsätzlich funktionsfähigen Konzeptes lehrt die Erfahrung allerdings, daß die laufende Aktualisierung der Dokumentation und die Motivation der Mitarbeiter zur Wahrnehmung der Schulungsangebote permanenter Anstöße bedarf, die am besten durch einen eigens dafür abgestellten Mitarbeiter der Verwaltung zu gewährleisten wären.

Während sich der Einweisungsbedarf bei „altgedienten" Mitarbeitern des jeweiligen Funktionsbereichs bzw. Gerätestandorts vielfach auf die Klärung weniger, ganz spezieller Fragestellungen reduzieren dürfte, stellt die Einweisung von Berufsanfängern oder Neulingen in geräteintensiven Bereichen spezielle Anforderungen, auf die an dieser Stelle noch gesondert einzugehen ist.

Diese neuen Mitarbeiter müssen sich nicht nur mit der Bedienung einer großen Zahl unterschiedlicher medizinisch-technischer Geräte vertraut machen, sondern vielfach auch die dazu erforderlichen Vorkenntnisse ausbauen, da eine umfassende Vermittlung dieses Wissens innerhalb der jeweiligen Ausbildungsgänge nicht ohne weiteres vorausgesetzt werden kann, wie weiter oben schon ausgeführt wurde. Grundsätzlich kann nur von einer ausreichenden Verfügbarkeit medizinisch-naturwissenschaftlicher Grundkenntnisse ausgegangen werden. Zum qualifizierten Einsatz medizinisch-technischer Geräte sind darüber hinaus aber noch folgende Wissensbereiche einzubeziehen:
Sicherheitstechnische Grundkenntnisse
Gerätegruppen-Wissen
Gerätetyp-Wissen

Universitätsklinikum Ulm

ERSTEINWEISUNG UND INBETRIEBNAHME EINES GERÄTES

Gerätemodell/-typ: _____

Standort: _____ Geräteverantwortlicher: _____

Datum: _____ Einweisender: _____

Funktionsprüfung durch: _____

Ersteingewiesene Personen:

Ausb.	Name	Vorname	Standort	Unterschrift

Ausb.:
FA... Facharzt   A... Assistenzarzt   FP... Fachpflege
K.... Kurs   S... Pflegekraft   H.... MTA/Arzthelferin

Einweisung nach MedGV § 9.
Original verbleibt am Standort.
Durchlag an die zuständige Medizintechnik.

Abb. 1.3-1 Formblatt zur laufenden Aktualisierung der Gerätebücher

Universitätsklinikum Ulm

E I N W E I S U N G   D E S   P E R S O N A L S

Gerätemodell/-typ: _____

Standort: _____

Datum: _____   Einweisender: _____

(Einweisung in seiner Freizeit durchgeführt?   JA ☐   NEIN ☐   )

T E I L N E H M E R

Ausb.	Name	Vorname	Standort	Unterschrift

Ausb.:
FA... Facharzt   A... Assistenzarzt   FP... Fachpflege
K.... Kurs   S... Pflegekraft   H.... MTA/Arzthelferin

Einweisung nach MedGV § 10.
Original verbleibt am Standort.
Durchlag an die zuständige Medizintechnik.

Abb. 1.3-2 Formblatt zur laufenden Aktualisierung der Gerätebücher

Universitätsklinikum Ulm

E I N W E I S U N G   I N   M E H R E R E   G E R Ä T E

Standort: _____

Name : _____   Vorname : _____

Medizinische Ausbildung :   (bitte ankreuzen)

Facharzt/-ärztin   ☐   Kurs   ☐

Assistenzarzt/-ärztin   ☐   Schwester/Pfleger   ☐

Fachpflege   ☐   Arzthelfer/-in   ☐

Gerätemodelle/-typen: _____

_____

_____

_____

_____

Datum: _____   Eingewiesener: _____

                       Einweisender: _____

Einweisung nach MedGV § 10, Verpflichtung gemäß Dienstanweisung.
Orginal verbleibt am Standort.
Durchschlag an die zuständige Medizintechnik.

Abb. 1.3-3 Formblatt zur laufenden Aktualisierung der Gerätebücher

Universitätsklinikum Ulm

EINWEISUNG IN ALLE GERÄTE
EINES STANDORTES

Name : _____   Vorname : _____

Medizinische Ausbildung : (bitte ankreuzen)

Facharzt/-ärztin ☐   Kurs ☐

Assistenzarzt/-ärztin ☐   Schwester/Pfleger ☐

Fachpflege ☐   Arzthelfer/-in ☐

Ich bestätige hiermit, daß ich in alle Geräte, die laut Geräteliste

      am Standort: _____

eingesetzt werden, eingewiesen worden bin.

Datum: _____ Eingewiesener: _____

Standortleiter/Geräteverantwortlicher: _____

Verpflichtung gemäß Dienstanweisung.
Original verbleibt am Standort.
Durchschlag an die zuständige Medizintechnik.

Abb. 1.3-4 Formblatt zur laufenden Aktualisierung der Gerätebücher

Universitätsklinikum Ulm

P E R S O N A L F L U K T U A T I O N

Ausbildung (Ausb.):
Facharzt/-ärztin = FA   Assistenzarzt/-ärztin = A   Fachschwester/pfleger = FP
Kursteilnehmer/-in = KT   exam. Krankenschwester/-pfleger = S   MTA/Arzthelfer/-in = MA

Standort:
Bei Ärzten am Michelsberg differenziert in: OP-Bereiche, Intensiv, Schmerzambulanz, Notarzt

Art (der Veränderung):
Neueinstellung = N   Wechsel = W   Ausscheidung = A

Name	Vorname	Ausb.	neuer Standort	Art

Datum: _____   Unterschrift: _____

Original verbleibt am Standort.
Durchschlag an zuständige Medizintechnik.

Abb. 1.3-5 Formblatt zur laufenden Aktualisierung der Gerätebücher

Universitätsklinikum Ulm

```
┌─────────────────────────────────┐
│        GERÄTEFLUKTUATION        │
└─────────────────────────────────┘
```

☐ Neulieferung

☐ Gerät von anderem Standort

☐ Aussonderung eines Gerätes

Abteilung: _____

Geräteverantwortlicher: _____

Unterschrift: _____ Tel.: _____

Auftragsnummer: _____

Hersteller: _____

Lieferant: _____

Geräteart: _____

Modell/Typ: _____

Geräteumfang: _____

Geräte-Nr./Serien-Nr.: _____ Ident.-Nr. _____

Inventarnummer: _____

Gerätegruppe MedGV ☐   ☐   ☐
                    1   2   3

Standort des Gerätes: _____

Lieferdatum: _____

Für jede Neulieferung eines Gerätes senden Sie bitte dieses Formular, eine Gebrauchsanweisung und bei Gerätegruppe 1 MedGV eine Bauartzulassung an die zuständige Medizintechnik.

Abb. 1.3-6 Formblatt zur laufenden Aktualisierung der Gerätebücher

Universitätsklinikum Ulm

FUNKTIONSSTÖRUNGEN / GLEICHARTIGE

BEDIENUNGSFEHLER

Gerätemodell/-typ: _____

Standort: _____ Topesnr.: _____

Datum: _____ Standortleiter: _____

Funktionsstörung:

Beschreibung: _____
_____
_____

gleichartige Bedienfehler:

Beschreibung: _____
_____
_____

Funktionsstörungen/Funktionsausfall mit Personenschaden:

Beschreibung: _____
_____
_____

Nach MedGV § 13, gemäß Dienstanweisung.
Original verbleibt am Standort.
1. Durchschlag an zuständige Geräteverantwortlichen.
2. Durchschlag an zuständige Medizintechnik.

Abb. 1.3-7 Formblatt zur laufenden Aktualisierung der Gerätebücher

In Abstimmung mit den Bedürfnissen der einzelnen Fachbereiche und Berufsgruppen ist daher die Vermittlung dieser Kenntnisse in Form einer entsprechend strukturierten **Propädeutik** empfehlenswert. Dies bedeutet wiederum am Beispiel der Ulmer Universitätsklinik für Anästhesiologie, daß für Anfänger in der Pflege ebenso wie im ärztlichen Bereich eine sechsmonatige Einarbeitungsphase vorgesehen wird.

Neue Pflegekräfte auf der anästhesiologischen Intensivstation werden für die ersten vier Wochen nur in enger Anbindung an bereichserfahrene Kräfte eingesetzt. Die gesamte Einarbeitungszeit beträgt ein halbes Jahr, währenddessen ein detaillierter Einarbeitungskatalog abzuarbeiten ist, der auch die Einweisung in die Geräte des Standortes enthält. Am Ende dieses Halbjahres wird die vollständige Einweisung in den Gerätepark erst dann bestätigt, wenn der Kursteilnehmer in der Lage ist, seinerseits eine Einweisung für die betreffenden Geräte zu geben.

Fachkursteilnehmern werden während ihrer zweijährigen Weiterbildung regelmäßig Geräteschulungen angeboten. Für jedes am Standort betriebene Gerät ist ein Testat abzulegen, am Ende der Weiterbildung eine Geräteprüfung.

Die neuen ärztlichen Mitarbeiter durchlaufen eine jeweils 14-tägige Abordnung zur Medizintechnik und zum Pflegebereich. Sie sollen sich während dieser Zeit einen Eindruck vom typischen Ablauf eines Gerätezyklus und der Durchführung laufender Funktionskontrollen verschaffen. Gleichzeitig erfolgt die Einweisung in die medizinisch-technischen Geräte des ersten Einsatzbereiches anhand der Gebrauchsanweisung. Für die Zukunft ist der Einsatz geeigneter Simulatoren für die ersten Anwendungsversuche anzustreben. Die folgenden fünf Monate beinhalten die zunehmend selbständige Anwendung medizinisch-technischer Geräte am Patienten unter Aufsicht eines erfahrenen Kollegen (Tutor).

Neulinge beider Berufsgruppen erhalten zu Beginn eine vollständige Liste medizinisch-technischer Geräte ihres ersten Einsatzbereiches. Nach Ablauf der Einarbeitungsphase ist die lückenlose Einweisung in diese Geräte zu bestätigen.

Neue Mitarbeiter, die bereits über entsprechende Berufserfahrung verfügen, orientieren sich anhand dieser Listen über eventuell bestehende Lücken. Der ergänzende Einweisungsbedarf ist dann innerhalb einer Frist von wenigen Wochen mit Hilfe des Standortleiters oder des für den ersten Einsatzbereich zuständigen Gerätebeauftragten abzudecken. Abschließend erfolgt auch hier die Bestätigung in eine vollständige Einweisung.

Das vorliegende Handbuch versteht sich hierbei als Grundlage zur Vermittlung der oben angesprochenen sicherheitstechnischen Grundkenntnisse und für eine Auswahl entsprechenden Gerätegruppen-Wissens. Demgegenüber ist das notwendige Gerätetyp-Wissen in erster Linie durch die Einweisung am Gerät anhand der Gebrauchsanweisung zu vermitteln.

1.4 Weiterführende Literatur

Bundesanstalt für Arbeitsschutz: Gerätesicherheitsgesetz (GSG) - Vorschriften, Verzeichnisse, Erlasse 1986. Wirtschaftsverlag NW, Bremerhaven 1986

Hähnel, J., Friesdorf, W., Ahnefeld, F.W.: Einweisung und Schulung für die Anwendung medizinisch-technischer Geräte: Rahmen eines Gesamtkonzeptes. mt-Medizintechnik 109 (1989) 128-133

Jeiter, W.: Das neue Gerätesicherhcitsgesetz - Gesetz über technische Arbeitsmittel. C. H. Beck, München 1980

Jung, K.: Verordnung über die Sicherheit medizinisch-technischer Geräte. Kohlhammer, Köln 1986

Menke, W.: Neuordnung des Eichwesens in der Heilkunde. Dt. Ärztebl. 85 (1988) B 2063-2064

N.N.: Gerätesicherheit - Vorschriften und Verzeichnisse. Ministerium für Arbeit, Gesundheit, Familie und Sozialordnung Baden-Württemberg, Stuttgart 1986

N.N.: Gewerbeordnung. C. H. Beck, München 1989

Nink, R.: Die neue Eichordnung - Verpflichtungen für Hersteller und Anwender medizinischer Meßgeräte. mt-Medizintechnik 109 (1989) 137-139

Nöthlichs, M.: Sicherheitsvorschriften für medizinisch-technische Geräte - Ergänzbarer Kommentar und Textsammlung. Erich Schmidt, Berlin 1985

Reinhard, S.: Wartungsdienste im Eichwesen. mt-Medizintechnik 108 (1988) 130-134

Weißauer, W.: Die Medizingeräteverordnung. Anästh. Intensivmed. 27 (1986) 129-136

2 Allgemeine Aspekte der Sicherheit medizinisch-technischer Geräte

2.1 Herausgeber sicherheitstechnischer Regeln

Auf die „anerkannten Regeln der Sicherheitstechnik" wird in den eingangs dargestellten Gesetzes- und Verordnungswerken vielfach Bezug genommen. Darunter sind alle - häufig der Anwendererfahrung entwachsenen - Richtlinien zu verstehen, die unter Einbeziehung medizinischer, hygienischer, technischer und ergonomischer Erkenntnisse ein Höchstmaß an Sicherheit beim Umgang mit den betreffenden Gerätschaften gewährleisten. Hierbei ist neben den unmittelbaren Eigenschaften eines individuellen Gerätes auch dessen Umgebung in Betracht zu ziehen. **Die konstruktiv-technische Sicherheit eines Gerätes an sich ist somit aufs engste mit Aspekten des sicheren Raumes, der sicheren Medienversorgung, der hygienischen und Anwendungssicherheit verwoben.**

Die Vielzahl an Herausgebern sicherheitstechnischer Regelwerke und der darin enthaltenen Einzelbestimmungen ist beträchtlich. Ihre Entstehung ist auf eine ebensolche Mannigfaltigkeit unterschiedlicher Anwendungsbereiche zurückzuführen. Durch das Gesetz über technische Arbeitsmittel bzw. Gerätesicherheitsgesetz wird auf diese Einzelbestimmungen insofern zugegriffen, als sie in Form mehrerer **Verzeichnisse im Anhang der „Allgemeinen Verwaltungsvorschrift zum Gesetz über technische Arbeitsmittel"** einzeln aufgeführt und laufend aktualisiert werden. Im Verzeichnis A werden dabei hauptsächlich die Richtlinien folgender inländischer Normungsorganisationen aufgelistet:

DIN	Deutsches Institut für Normung
DNA	Deutscher Normenausschuß, jetzt: Deutsches Institut für Normung DIN
DVGW	Deutscher Verein des Gas- und Wasserfaches
VDE	Verband Deutscher Elektrotechniker
VDI	Verein Deutscher Ingenieure
VdTÜV	Vereinigung der Technischen Überwachungsvereine

Im Verzeichnis B werden vorrangig die Unfallverhütungsvorschriften (UVV) der gewerblichen und landwirtschaftlichen Berufsgenossenschaften sowie der gemeindlichen Unfallversicherungsträger geführt. Damit sind die UVV nicht mehr bloßes Satzungsrecht, sondern erhalten kraft Gesetzes öffentlich-rechtliche Wirksamkeit über den Kreis der BG-Mitglieder hinaus:

BAGUV	Bundesarbeitsgemeinschaft der Unfallversicherungsträger der öffentlichen Hand
GUV	Sammlung der Unfallverhütungsvorschriften der BAGUV
HVBG	Hauptverband der gewerblichen Berufsgenossenschaften
VBG	Sammlung der Unfallverhütungsvorschriften des HVBG

Die Verzeichnisse C und D sind für ausländische bzw. internationale Normen reserviert, Verzeichnis C speziell für französische Normen. Entsprechende Herausgeberorganisationen sind z.B.:

AFNOR	Association Française de Normalisation
CEN	Committée Européen de Normalisation
CENELEC	Committée Européen de Normalisation Électrotechnique
IEC	International Electrotechnical Commission
ISO	International Organization of Standardization

Eine ganze Reihe von Normen dieser Organisationen haben während der letzten Jahre Eingang in deutsche Normenkataloge gefunden. Insbesondere im Hinblick auf die kurz bevorstehende Verwirklichung des europäischen Binnenmarktes ist der gesamte Bereich der Normung auf verschiedenen Ebenen stark in Bewegung geraten. Naheliegenderweise versuchen einzelne Staaten und große Firmen ihren nationalen Normen im Interesse möglichst geringer Anpassungsarbeiten und -kosten in möglichst großem Umfang zu internationaler Geltung zu verhelfen. Der künftige Einfluß der einzelnen Normungsorganisationen auf die konkrete Ausgestaltung von Bauteilen und Geräten ist derzeit somit schwer abzuschätzen.

Wie unter 1.1 angedeutet, waren in **Arbeitsschutz- und Unfallverhütungsvorschriften** sicherheitstechnische Richtlinien bereits vor Inkrafttreten gesetzlicher Regelungen fixiert. Bei der zuständigen Berufsgenossenschaft für Gesundheitsdienst und Wohlfahrtspflege ist eine Sammlung speziell auf den medizinischen und verwandte Bereiche ausgerichteter Unfallverhütungsvorschriften verfügbar. Ganz speziell auf die Anwendung medizinisch-technischer Geräte ausgerichtet ist allerdings keine dieser Unfallverhütungsvorschriften. Bemerkenswert erscheint jedoch § 3 der UVV „Gesundheitsdienst":
(1) Der Unternehmer darf mit der Bedienung von medizinischen Geräten, die bei ihrer Anwendung zu einer Gefährdung von Beschäftigten oder Patienten führen können, nur Personen beschäftigen, die in der Bedienung des jeweiligen Gerätes unterwiesen und über die dabei möglichen Gefahren und deren Abwendung ausreichend unterrichtet sind.
(2) Der Unternehmer hat dafür zu sorgen, daß die Betriebsanleitungen für die Geräte jederzeit von den Beschäftigten eingesehen werden können.

Hier wurden also bereits Jahre vor Inkrafttreten der MedGV inhaltlich identische Forderungen festgelegt.

Weiteres Material dieser Berufsgenossenschaft, das sich mit der Sicherheit in Operationssälen sowie mit Richtlinien zur Narkosemittelabsaugung beschäftigte, wird jetzt nicht mehr herausgegeben, da diese Bereiche von laufend aktualisierten DIN- und VDE-Bestimmungen abgedeckt werden.

Verstreut in den umfangreichen Normenkatalogen inländischer Herausgeberorganisationen finden sich ebenfalls zahlreiche Richtlinien, die speziell auf den medizinischen Bereich ausgerichtet sind. Die Kenntnis und Einhaltung dieser Bestimmungen ist allerdings hauptsächlich für den Produktionsbereich von Bedeutung. Entsprechende Kataloge kommen auch bei der Bauartprüfung medizinisch-technischer Geräte zur Anwendung. Diesbezüglich besonders interessierte Leser seien auf das Literaturverzeichnis am Ende dieses Kapitels verwiesen.

Üblicherweise werden sich Anwender medizinisch-technischer Geräte nicht für den Wortlaut sicherheitstechnischer Normen interessieren, zumal diese sich oftmals mit der Beschaffenheit von Bauteilen unterhalb der Bedienoberfläche befassen. Im folgenden soll daher der mehr pragmatische Ansatz verfolgt werden, wesentliche Sicherheitsregeln beim Umgang mit elektrischem Strom in medizinisch genutzten Räumen und beim Einsatz medizinischer Gase und Dämpfe zu beschreiben.

2.2 Sicherheit beim Einsatz von elektrischem Strom in medizinisch genutzten Räumen

Vorrangige Gefahr beim Umgang mit elektrischem Strom, insbesondere im Kontext medizinischer Anwendung, ist die **Auslösung maligner Herzrhythmusstörungen** bis hin zum Kammerflimmern durch einen unkontrollierten Stromfluß über das Herzmuskelgewebe mit entsprechender Depolarisation des Membranpotentials. Neben dieser unmittelbaren Vitalbedrohung rangieren weitere ungewollte **Stromwirkungen auf erregbare biologische Strukturen (Rezeptoren, Nerven- und Muskelzellen)** oder auch die **Gefahr von Verbrennungen und Verkochungen** nach Einwirkung höherer Energien.

Schließlich muß über diese Gefahren für Patient und Anwender hinaus an die Möglichkeit der Beschädigung von Installationen und Gebäuden durch unkontrolliert wirksame elektrische oder daraus transformierte Energieformen gedacht werden.

Alle Vorkehrungen, die ein höchstmögliches Maß an elektrischer Sicherheit anstreben, zielen daher auf die **Verhinderung eines unkontrollierten Stromflusses** ab. Zum besseren Verständnis der hierfür geeigneten Maßnahmen seien kurz einige Grundlagen rekapituliert:

Jeglicher Stromfluß hat grundsätzlich das Vorhandensein einer **Ladungsdifferenz** und einer hinreichend **leitenden Verbindung** zum Ausgleich zwischen den unterschiedlichen Ladungsträgern zur Voraussetzung. Diese Ladungsdifferenz wird je nach Zusammenhang auch „**Potential**" oder „**Spannung**" genannt.

Im Begriff „Potential" kommt besonders zum Ausdruck, daß hier Energie zur „potentiellen" Verrichtung einer Arbeit bereitgestellt wird. Diese Bereitstellung kann an den Polen einer Gleichstrombatterie ebenso erfolgen wie an der Kollektorableitung eines Wechselstromgenerators im Kraftwerk.

Im Gegensatz zur Batterie mit ihrer konstanten Polung erzeugt der Wechselstromgenerator einen Spannungsverlauf mit sinusförmigen Positiv- und

Negativauslenkungen. Elektrischer Bezugspunkt ist stets das Umgebungspotential, allgemein „Erde" genannt.

Auf ihrem Weg zwischen Kraftwerk und Endverbraucher wird die erzeugte Wechselspannung auf die haushaltsüblichen 220 V herabtransformiert (s. Abb. 2.2-1). Prinzipiell unverändert geblieben ist jedoch der Umstand, daß an einem Pol der Steckdose die sinusförmige Wechselspannung anliegt, während der „Nulleiter" über die Erdverbindung gewissermaßen den Stromkreis zum Kraftwerk schließt. Genaugenommen wird der Stromkreis erst dann geschlossen, wenn ein „Verbraucher", also ein elektrisches Gerät, über seine Steckverbindung den spannungsführenden Pol der Steckdose - auch „Phase" oder im Fachjargon „heißer" Leiter genannt - mit dem Nulleiter verbindet.

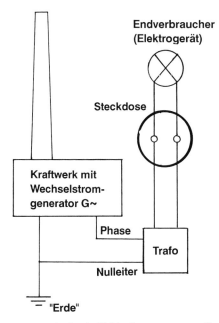

Abb. 2.2-1 Prinzipschaltbild „Stromversorgung"

Der Strom muß sich nun keineswegs ausschließlich die vorgesehenen Leitungsbahnen von Elektroinstallation, Netzteilen der Geräte und Nulleiter halten, sondern kann prinzipiell über jegliches umgebende Material oder auch einen lebenden Organismus zur Erde abfließen (Abb. 2.2-2). Mit der Frage, wie solchen „Abwegen" vorzubeugen ist, haben wir wieder unseren Ausgangspunkt erreicht.

Zunächst gilt es, die Versorgungsspannung auf bestimmte Bauteile innerhalb eines elektrischen Gerätes - in ihrer Gesamtheit als „Netzteil" bezeichnet - zu beschränken. Dabei wird insbesondere mit Hilfe einer **Isolierung der spannungsführenden Leiter (Betriebsisolierung)** angestrebt, das einer Anwender- oder Patientenberührung zugängliche Gerätegehäuse „berührungsspannungsfrei" zu erhalten. Hierfür steht zunächst die einfache oder doppelte Isolierung der spannungsführenden Leiter mit nichtleitendem Material zur Verfügung. Damit läßt sich jedoch insbesondere beim Einsatz höherfrequenter Wechselspannung nicht verhindern, daß es zu einer sogenannten „kapazitiven" Aufladung des Gerätegehäuses kommt („C" in Abb. 2.2-2), die bei einer Berührung leitender Oberflächen über Anwender oder Patienten abfließen kann.

Gegen diese Gefahr richtet sich die Installation eines **zusätzlichen Schutzleiters oder -kontaktes („Schukostecker"),** der eine zusätzliche leitende Verbindung von sehr geringem Widerstand zwischen Gehäuse und Erde schafft (s. Abb. 2.2-5). Die übliche Farbkodierung für den Schutzleiter ist eine grün-gelbe Streifung, der Nulleiter ist üblicherweise mit blauem Kunststoffmaterial isoliert, die Phase mit braunem oder schwarzem. Hiervon weichen Installationen, insbesondere in älteren Gebäuden, jedoch häufig ab.

Mit diesen geräteseitigen Schutzeinrichtungen kann jedoch noch keineswegs gewährleistet werden, daß sich nicht durch den gleichzeitigen Einsatz weiterer elektromedizinischer Geräte an einem Patienten oder innerhalb eines Raumes sowie durch elektrostatische Aufladungen unterschiedliche Potentialniveaus innerhalb eines medizinisch genutzten Raumes, insbesondere aber zwischen dem Patienten bzw. Anwender und der übrigen Umgebung aufbauen.

So kann beispielsweise die gleichzeitige Berührung von Patient und korrekt geerdetem medizinisch-technischem Gerät durch einen Anwender eine fatale Abflußmöglichkeit für eine solche Potentialdifferenz bieten. Noch leichter ist ein solcher Stromfluß möglich, wenn der Patient über den Anwendungsteil eines elektromedizinischen Gerätes direkt mit dessen Schutzerde verbunden ist (s. Abb. 2.2-3). Aus diesem Grunde ist man während der letzten Jahre dazu übergegangen, elektromedizinische Geräte nur noch mit isoliertem Anwendungsteil („Schwebende Kopplung" bzw. „floating in-/output") zu bauen, sofern dies mit der angestrebten Gerätefunktion vereinbar ist.

Dies schließt aber noch immer nicht die Gefahren durch eine Überbrückung unterschiedlicher Potentialniveaus aus. Aus diesem Grunde sollen alle Baumaterialien und Einrichtungsgegenstände

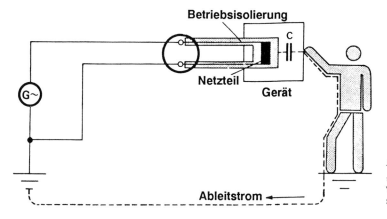

Abb. 2.2-2 Prinzipschaltbild „Betriebsisolierung", „kapazitive Aufladung" und „Ableitstrom"

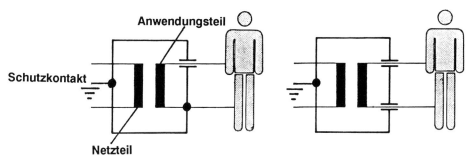

Abb. 2.2-3 Patient über Gerätegehäuse/Schutzleiter geerdet

Abb. 2.2-4 Isolierter Anwendungsteil („Schwebende Kopplung")

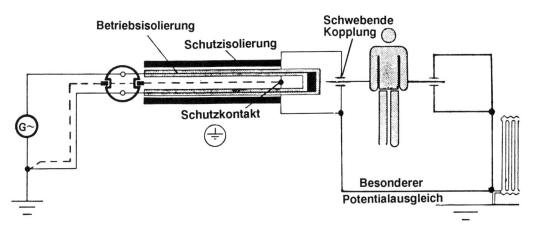

Abb. 2.2-5 Bestandteile des „sicheren Gerätes"

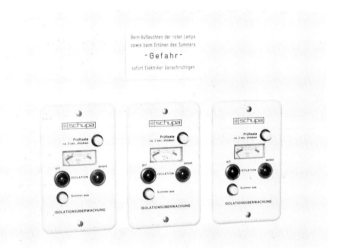

Abb. 2.2-6 Erdschlußüberwachungsgeräte

medizinisch genutzter Räume, also beispielsweise auch Fußböden, über eine gewisse Leitfähigkeit zum - wenn auch langsamen - Ausgleich von Potentialdifferenzen verfügen (hinsichtlich der Explosionsgefahr durch elektrostatische Funkenentladung s. Abschnitt 2.3).

Zusätzlich müssen bei intra- oder epikardialer Anwendung medizinisch-technischer Gerätschaften Potentialausgleichsleitungen zwischen den verschiedenen Geräten und der Installation des Raumes angebracht werden. Für diesen „**besonderen Potentialausgleich**" verfügen medizinisch-technische Geräte in aller Regel über entsprechende Anschlußbolzen.

Der **Aspekt des „sicheren Raumes"** betrifft noch weitere Elemente der Gesamtinstallation. Nach VDE 0107 werden medizinisch genutzte Räume in drei Klassen eingeteilt, nämlich 1, 1E und 2E, wobei das „E" für „Ersatzstromversorgung" steht. Räume der Klasse 1E sind dadurch gekennzeichnet, daß in ihnen Geräteteile chirurgisch eingebracht werden, kleine Chirurgie betrieben oder auch endoskopiert wird.

Bei einem Ausfall der Netzversorgung muß eine unabhängige Ersatzstromversorgung - meist schwere Dieselaggregate - innerhalb von 15 s die erforderliche Betriebsspannung wiederherstellen („**allgemeine Ersatzstromversorgung - AEV**").

Die Klasse 2E umfaßt unter anderem Operationssäle mit Nebenräumen, Herzkatheterplätze und Intensivüberwachungs- und -therapieeinheiten. Hier muß die Ersatzstromversorgung („**besondere Ersatzstromversorgung - BEV**") bereits 0,5 s nach Netzausfall zur Verfügung stehen; dies wird üblicherweise durch eine Anzahl großer Akkumulatoren gewährleistet.

Steckdosen, die gegebenenfalls von der AEV versorgt werden, weisen eine grüne Farbe auf, BEV-Steckdosen sind orange. Es empfiehlt sich daher, darauf zu achten, Geräte je nach ihrer Bedeutung für die Aufrechterhaltung von Vitalfunktionen an die entsprechenden Steckdosen anzuschließen. Allerdings ist auch bei kurzzeitigem Stromausfall zu berücksichtigen, daß vorgewählte Parametereinstellungen und Alarmfunktionen verlorengegangen sein können, sofern die Geräte nicht über entsprechende Pufferbatterien verfügen.

Die Räume der Klasse 2E weisen noch eine weitere anwenderrelevante Besonderheit auf: Ihre Steckdosen sind - vergleichbar mit dem isolierten Anwendungsteil eines elektromedizinischen Gerätes - über Transformatoren schwebend mit dem Versorgungsnetz gekoppelt. Dies bedeutet, daß beispielsweise beim Versagen einer Netzteilisolierung die volle Betriebsspannung auf einem Gerätegehäuse anliegen kann, ohne daß dieser Kurzschluß das Durchbrennen einer Sicherung verursacht. Diese Lösung wurde gewählt, damit nicht während einer laufenden Operation das Narkosebeatmungsgerät, die Operationsfeldbeleuchtung oder ähnlich wichtige Einrichtungen gänzlich ausfallen können. Statt dessen leuchtet in einem solchen Fall die rote Kontrollampe der in diesen Räumen installierten „**Erdschlußüberwachungsgeräte**" (Abb. 2.2-6) und es erfolgt eine (unterdrückbare) akustische Warnung. **Gegebenenfalls sollte die Operation dann unverzüglich zu Ende gebracht und fachmännische Hilfe in Anspruch genommen werden; das Berühren von Gerätegehäusen sollte bis dahin, wo immer möglich, vermieden werden.**

Je nach Verwirklichung der oben skizzierten prinzipiellen Schutzmöglichkeiten werden elektrische Geräte in unterschiedliche **Schutzklassen** eingeteilt:

Schutzklasse I umfaßt Geräte mit Schutzkontakt oder Anschlußmöglichkeit für einen besonderen Potentialausgleich.

Schutzklasse II bilden Geräte, deren versorgungsspannungsführende Leiter bzw. Netzteil doppelt oder verstärkt isoliert sind.

Schutzklasse III: Diese Geräte werden von vornherein mit einer niedrigen Versorgungsspannung betrieben (MSELV - Medical Safety Extra Low Voltage).

Während sich die vorangegangene Einteilung mehr an der technischen Realisation der Sicherheitsvorkehrungen orientiert, richtet sich die folgende Geräteklassifikation mehr nach dem Grad der Wirksamkeit, kenntlich an der höchstzulässigen Berührungsspannung:

Typ B: Geräte der Schutzklassen I - III, die nur für äußere und innere Anwendung am Patienten, nicht jedoch für unmittelbare Anwendung am Herzen zugelassen sind.

Typ BF: Wie Typ B, jedoch mit isoliertem Anwendungsteil, aber nicht zur intrakardialen Anwendung.

Typ CF: Geräte der Schutzklassen I oder II bzw. Geräte mit interner Stromquelle insgesamt mit besonders niedriger Berührungsspannung und isoliertem Anwendungsteil, so daß eine intrakardiale Anwendung möglich ist.

Nach diesen Ausführungen wird unmittelbar verständlich, daß sich die regelmäßigen sicherheitstechnischen Kontrollen für elektromedizinische Geräte im wesentlichen darauf konzentrieren,
1. die Wirksamkeit der vorhandenen Schutzeinrichtungen zu überprüfen und
2. das Vorhandensein unzulässig hoher Ableitströme beim Einsatz des individuellen Gerätes auszuschließen.

ad 1: Hierzu erfolgt vor allem die Messung des Schutzleiterwiderstandes, der einige Zehntel Ohm nicht übersteigen darf; zusätzlich kann die Messung des Isolationswiderstandes vorgenommen werden: Dieser Widerstand sollte sich im Giga-Ohm-Bereich bewegen.

ad 2: Da die Messung von Ableitströmen über Netzteil, Gehäuse und Anwender bzw. Patient während des klinischen Einsatzes von elektromedizinischen Geräten kaum durchführbar ist, wird diese Überprüfung als Messung des „Ersatz-Ableitstromes" unter standardisierten Bedingungen durchgeführt. Für all diese Messungen sind entsprechende Grenzwerte festgelegt, je nachdem, ob das Gerät für intra- bzw. perikardiale Anwendung vorgesehen ist oder nicht. Wichtig ist außerdem, zu verfolgen, wie sich die entsprechenden „ersten Werte" bei Indienststellung eines Gerätes im Laufe des „Gerätelebens" verändern; beispielsweise kann ein deutlich abnehmender Isolationswiderstand auf einen drohenden Kurzschluß hinweisen.

Die dritte „Säule" der elektrischen Sicherheit neben dem sicheren Raum und dem sicheren Gerät ist die sichere Anwendung. Dabei sind die hier kurz angeschnittenen Grundlagen ebenso zu berücksichtigen, wie die Kenntnis einzelner Bedienelemente am individuellen Gerät (s. Kapitel 3):

— Vor jeder Anwendung eines elektrisch betriebenen medizinisch-technischen Gerätes ist grundsätzlich eine Sichtprüfung auf äußerlich erkennbare Beschädigungen an Gehäuse, Kabeln und Steckern vorzunehmen.

— An allen Erdschlußüberwachungsgeräten muß die grüne Kontrollampe leuchten, bei intra- oder unmittelbar perikardialer Anwendung sind die Verbindungen für den besonderen Potentialausgleich herzustellen.

— Speziell bei Indienststellung eines Gerätes ist zu überprüfen, ob die vorgewählte Betriebsspannung mit der Netzspannung übereinstimmt.

— Wird eine größere Menge Flüssigkeit über ein nicht flüssigkeitsdichtes Gerät verschüttet (Kennzeichnung s. Abschnitt 2.5), ist ein Weiterbetrieb ausgeschlossen.

— Entsprechendes gilt für ein herabgefallenes Gerät; grundsätzlich ist Sorge dafür zu tragen, daß Personen durch evtl. herabfallende Geräte nicht getroffen werden können.

— Gibt ein einzelnes Gerät Netzausfallsalarm bei ungestörtem Weiterbetrieb benachbarter Geräte, ist an eine durchgebrannte Gerätesicherung zu denken.

Ausreichend hochfrequente Wechselströme führen zu keiner Depolarisation erregbarer Membranen. Daher geht die Gefahr beim Einsatz von **Hochfrequenz(HF)-Chirurgiegeräten** hauptsächlich von Verbrennungen durch einen zu kleinflächigen Erdabstrom aus (die Erdung ist in diesem besonderen Fall funktionsnotwendig). Dementsprechend sind folgende Anwendungsregeln zu beachten:

— Die „neutrale Platte" muß mit ganzer Fläche der Haut anliegen und ordnungsgemäß konnektiert sein.

— Die neutrale Platte feuchtigkeitsgeschützt möglichst nah am Einsatzgebiet der differenten Elektrode (Kauter-Handstück) plazieren.

— Weitere kleinflächige Erdungen vermeiden (EKG mit Erdableitung, Rahmen des OP-Tisches etc.) oder, wo unvermeidbar, mit korrekt plazierter neutraler Platte zusammenschalten.

— Keine Nadelelektroden (EKG, EEG usw.).

— Mindestens 15 cm Abstand zwischen Einsatzgebiet der differenten Elektrode und EKG-Ableitung (aufgrund der hohen Frequenz tritt auch bei Isolation des Anwendungsteils eine ausgeprägte kapazitive Kopplung mit dem Gerätegehäuse auf).

— Leistung so niedrig wie möglich, Zuleitungen so kurz wie möglich.

— Eine spezielle Gefährdung bedeutet die Anwendung von HF-Chirurgiegeräten auch für **Schrittmacherträger:** Bei Demand-Schrittmachern (s. Abschnitt 3.5) kann das Kautersignal als elektrische Herzaktion fehlinterpretiert werden und eventuell erforderliche Schrittmacherimpulse bleiben aus. Bei größeren Feldstärken sind sogar Umprogrammierungen und Hardware-Defekte am Schrittmacher möglich.

Abhilfe kann hier das Auflegen eines Magneten schaffen, wodurch der Schrittmacher in den festfrequenten Modus geht. Wenn irgend möglich, sollte bei Schrittmacherträgern gar nicht oder zumindest nur bipolar koaguliert werden, wodurch sich auch die Probleme mit der Neutralelektrode erübrigen.

Neben der bereits erwähnten VDE-Norm 0107 befassen sich vor allem die Bestimmungen 0750 bis 0753 mit Aspekten der elektrischen Sicherheit in der Medizin.

2.3 Sicherheit im Umgang mit medizinisch genutzten Gasen und Dämpfen

Die Versorgung mit Gasen zur medizinischen Anwendung kann grundsätzlich über eine **zentrale Versorgungsanlage** mit entsprechendem Ringleitungssystem oder über eine dezentrale **Flaschenversorgung** am individuellen Gerät erfolgen. Auch bei einer zentralen Gasversorgungsanlage wird Lachgas in der Regel in Form von zusammengeschalteten Flaschenbatterien bereitgehalten. Für Sauerstoff kann diese Form der Versorgung ebenfalls gewählt werden, alternativ können größere Tanks für Flüssigsauerstoff oder eine eigene Sauerstofferzeugungsanlage betrieben werden. Für medizinische Druckluft ist eine institutionseigene Versorgungsanlage ebenso die Regel wie der Betrieb von Vakuumpumpen.

An medizinische Gase werden hinsichtlich der Freiheit von Staub, Wasserdampf, Schmierstoffverunreinigungen sowie Beimengungen von Fremdgasen hohe Anforderungen gestellt. Eine hauseigene Druckluftanlage muß daher neben geeigneten Filtern über Kühlaggregate zur Kondensation der Luftfeuchtigkeit und ein Kompressorsystem verfügen. Dadurch wird verständlich, daß die Bereitstellung medizinischer Druckluft pro Volumeneinheit in der Regel erheblich höhere Kosten verursacht als die Bereitstellung von Sauerstoff.

Nachdem sich in der Vergangenheit immer wieder Verdachtsmomente für gesundheitsschädliche bzw. teratogene Effekte bei chronischer Inhalationsanästhetikaexposition ergeben hatten, wurden sicherheitstechnische Vorschriften zur **Narkosegasfortleitung** mittlerweile innerhalb der DIN 13 252 festgelegt. Diese Norm befaßt sich im übrigen eingehend mit den Eigenschaften von Narkosegeräten.

Die Narkosegasfortleitung ist meist als Ejektorabsaugung realisiert (Wasserstrahlpumpenprinzip, s. Abschnitt 3.12). Daneben wird eine zentrale Vakuumanlage mit Vakuumpumpen und -tanks für die Sekret- und Operationsfeldabsaugung betrieben.

Durch **gasartspezifische Steckkupplungen und farbcodierte Schlauchverbindungen** zwischen Gasentnahmestelle und Gerät (DIN 13 260) sind Verwechslungsmöglichkeiten bei der Versorgungsgaszuleitung ebenfalls weiter reduziert worden. Insbesondere nach Anbringen neuer Schlauchzuleitungen oder nach Arbeiten an der zentralen Versorgungsanlage muß aber immer noch die Gefahr einer Verwechslung einkalkuliert werden (s. untenstehende Tabelle).

Darüber hinaus gibt es noch eine Kombinationsverbindung, deren Steckkupplung sowohl in Sauerstoff- als auch Druckluftentnahmestellen paßt; die Farbcodierung an Druckschlauch und Steckkupplung ist dementsprechend blau-gelb.

Werden Sauerstoff und Lachgas aus Stahlflaschen am Gerät entnommen, so muß eine **ausreichende Füllmenge** gewährleistet sein. Während der Sauerstoff als hochkomprimiertes Gas vorliegt und sich die Füllmenge daher proportional zu dem am Manometer ablesbaren Flaschendruck verhält, liegt Lachgas - abgesehen von der über dem Flüssigkeitsspiegel auftretenden Gasphase - in flüssigem Aggregatzustand vor.

Solange flüssiges Lachgas vorhanden ist, bleibt der Manometerdruck konstant bei etwa 50 bar, entsprechend dem Dampfdruck von Lachgas bei Zimmertemperatur. Der Druck in einer Lachgasflasche sinkt somit erst ab, wenn alles flüssige Lachgas verbraucht und der Gasvorrat damit nahezu erschöpft ist (s.u.). Der Gasvorrat muß daher durch Wiegen der Flasche und Abzug des Leergewichtes ermittelt werden.

Demgegenüber folgt der Vorrat an gasförmigem Sauerstoff dem *Boyle-Mariotte'schen* Gesetz: $P \times V$ = const. Das verfügbare Volumen an Sauerstoff unter atmosphärischem Druck (1 bar) ergibt sich somit aus: Flaschenvolumen Flaschenvolumen [l] × Flaschendruck [bar].

Natürlich kann das *Boyle-Mariotte'sche* Gesetz auch auf die isolierte Gasphase in der Lachgasflasche angewendet werden. Dies bedeutet beispielsweise, daß in einer 11 l Lachgasflasche, in der soeben das letzte flüssige Lachgas in die Gasphase überführt wurde, noch ein Restvorrat von $11 \times 50 = 550$ l Lachgas zur Verfügung steht.

Je nach Frischgasflow ist mit dieser Restmenge noch ein mehrstündiger Narkosebetrieb zu gewährleisten; der Druck im Zylinder muß dann allerdings laufend registriert und die Flasche ohne weiteren Verzug ersetzt werden.

Sauerstoff-Flaschen werden üblicherweise auf einen Druck von maximal 200 bar befüllt; aus Sicherheitsgründen ist ein Austausch der Zylinder anzuraten, sobald der Flaschendruck unter 50 bar abgesunken ist.

Sowohl die Gasentnahme aus Stahlzylindern als auch die Gasentnahme aus einer üblicherweise unter etwa 5 bar stehenden Zentralversorgung erfordert die Verwendung eines **Druckreduzierventils.** Mit diesen Reduzierventilen können zum einen Schwankungen des Versorgungsdruckes und der Strömungsgeschwindigkeit weitgehend geglättet werden, zum anderen verhindern sie einen Rückschlag aus einer gleichzeitig verfügbaren Flaschenversorgung in die zentrale Gasversorgung.

Vor allem diese Rückschlagventile sind empfindliche Elemente der Gaszuleitung, deren Beschädigung zu einem abrupten Druckausgleich unter hoher Hitzeentwicklung und Explosionsgefahr führen kann. Daher auch diesbezüglich einige **Sicherheitsregeln:**

— Gasflaschen müssen zuverlässig gegen Umfallen gesichert werden.
— Sauerstoff-Flaschen dürfen nicht zusammen mit leicht entzündlichen Stoffen gelagert werden, Hitzeeinwirkung muß ausgeschlossen sein.
— Ventilhandräder und Rändellräder müssen von Hand ohne Zuhilfenahme von Zangen o.ä. zu bedienen sein.
— Alle Leitungswege und Stellteile müssen frei von Schmiermitteln bleiben (Explosionsgefahr!).

Der letztgenannte Punkt deutet auf einen weiteren wesentlichen Sicherheitsaspekt beim Umgang mit medizinisch genutzten Gasen und Dämpfen, nämlich den **Brand- und Explosionsschutz.**

	Steckkupplung, Form des Ansatzstückes	Farbe der Schlauchzuleitung und der Steckkupplung
Sauerstoff	sechseckig	blau
Druckluft	quadratisch (weite Innenbohrung)	gelb
Lachgas	rund	grau
Vakuum	quadratisch (enge Innenbohrung)	weiß

Beurteilung der Explosionsgefahr

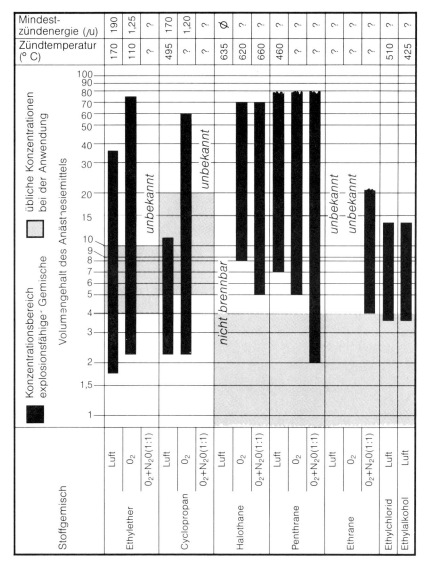

Abb. 2.3-1 Konzentrationsbereiche zündfähiger Gemische mit Anästhetika (Berufsgenossenschaft für Gesundheitsdienst und Wohlfahrtspflege, Merkblatt 639: „Brand- und Explosionsschutz im Gesundheitsdienst")

Brennbare Gase und Dämpfe brennbarer Flüssigkeiten bedingen in Anwesenheit verbrennungsfördernder Gase grundsätzlich eine hohe Explosionsgefahr, da hier die erforderliche Durchmischung in besonderem Maße gewährleistet ist.

Neben dem Vorhandensein einer Zündquelle stellt auch das vorliegende Mischungsverhältnis einen wesentlichen Faktor dar, da dessen Zündfähigkeit nur innerhalb eines mehr oder weniger großen Bereiches besteht.

Dieser Sachverhalt kommt in Abbildung 2.3-1 speziell für die in der Anästhesie verwendeten Gase und Dämpfe zum Ausdruck.

Unberücksichtigt bleiben demgegenüber Explosionsgefahren durch die Verwendung von Äthylenoxid zur Gassterilisation, da es sich hierbei um einen eigenen Anwendungsbereich handelt.

Als **Zündquellen** kommen neben dem Einsatz von HF-Chirurgiegeräten und Lasern alle in der Umgebung befindlichen Elektrogeräte aber auch elektrostatische Funkenentladungen in Frage. Aus explosionsgefährdeten Bereichen (Zonen G und M, s.u.) sind alle derartigen Zündquellen fernzuhalten.

Explosionsgefährdete Bereiche werden unterteilt in solche der Zone G („Umschlossene medizinische Gassysteme"; zusätzlich deren Umgebung bis 5 cm, wenn die Gefahr von Diskonnektionen, Materialalterung oder -bruch besteht) und solche der Zone M („Medizinische Umgebung", konkret: innerhalb eines Pyramidenstumpfes unter der OP-Auflagefläche mit einer 30° nach außen geneigten Begrenzung, sofern brennbare Hautreinigungs- oder Desinfektionsmittel verwendet werden, ferner in der Umgebung zwischen 5 und 25 cm um die Zone G, wenn diese durch die genannten Fehlermöglichkeiten in der Gasführung bedingt ist und schließlich im Umkreis von 25 cm um den Sprühstrahl einer brennbaren Flüssigkeit). Bei ausreichend leistungsfähiger Klimaanlage (abhängig von Luftwechselzahl und Umluftanteil) entsteht keine Zone M.

Als praxisrelevante Konsequenzen aus diesen eher theoretisch anmutenden Bestimmungen zum Brand- und Explosionsschutz im Gesundheitsdienst seien folgende **Hinweise und Sicherheitsregeln** zusammengefaßt:
— Lachgas ist wie Sauerstoff ein verbrennungsförderndes Gas.
— Soweit bekannt, sind Gemische der gegenwärtig verbreiteten Inhalationsanästhetika Halothan, Enfluran und Isofluran in den erreichbaren Konzentrationsbereichen in einer Sauerstoff-/Lachgasatmosphäre nicht explosiv. Im Hinblick auf besondere Umstände (z.B. brennbare biogene Gase) kann dies jedoch keine Sicherheitsgarantie bedeuten.
— Die Verwendung leicht entzündlicher Lösungsmittel (alkoholische Desinfektionsmittel, Wundbenzin etc.) ist auf ein absolut unverzichtbares Minimum zu reduzieren.
— Sämtliche Einrichtungsbestandteile und verwendeten Materialien sollten über eine begrenzte Leitfähigkeit zum Ausgleich elektrostatischer Aufladungen verfügen.
— Mehrere Funktionskomponenten eines Gerätes oder Gerätekombinationen müssen so angeordnet sein, daß die sauerstoffführenden Teile unter den elektrisch betriebenen Komponenten angebracht sind (reiner Sauerstoff ist geringfügig schwerer als Luft und sinkt daher zu Boden).

In den Zonen G und M dürfen elektrische Geräte nur betrieben werden, wenn sie eine entsprechende „Anästhesiemittelprüfung" bestanden haben.

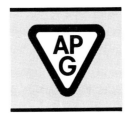

Zeichen auf grünem, 2 cm breitem und mindestens 4 cm langem Band

Abb. 2.3-2 Genormtes Bildzeichen für erlaubten Betrieb in Zone G (und M)

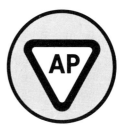

Zeichen auf grünem Punkt von 2 cm Durchmesser

Abb. 2.3-3 Genormtes Bildzeichen für erlaubten Betrieb in Zone M

Elektrische Geräte, die in diesen Bereichen nicht betrieben werden dürfen, sind häufig durch einen roten Punkt gekennzeichnet

2.4 Sicherheit im Gerätekreislauf: Gerätepflege und -hygiene

Medizinisch-technische Geräte, die einen Patienten während seiner Behandlung in einem bestimmten Funktionsbereich begleitet haben, müssen vor ihrem nächsten Einsatz unabhängig von den nach MedGV vorgeschriebenen sicherheitstechnischen Kontrollen ganz unterschiedliche **Aufbereitungsprozeduren** durchlaufen. Dies kann von der einfachen Oberflächenwischdesinfektion eines Monitors bis zur mehrstufigen Wiederaufbereitung eines Langzeitbeatmungsgerätes reichen und geht mit Maßnahmen der Funktionskontrolle Hand in Hand. Dazu einige Begriffsdefinitionen nach DIN 31 051:
— Inspektion: Feststellen des Ist-Zustandes
— Wartung: Maßnahmen zur Bewahrung des Soll-Zustandes
— Instandsetzung: Maßnahmen zur Wiederherstellung des Soll-Zustandes
— Instandhaltung: Inspektion, Wartung, ggf. Instandsetzung

Nicht selten beinhaltet eine solche Wiederaufbereitung mehrere Transport- und Reinigungsvorgänge, das Abrüsten einzelner Funktionskomponenten, Ersatz von Einmal- und Verschleißartikeln, Desinfektion und Sterilisation, Wiederaufrüsten, fachmännische Funktionskontrolle, adäquate Lagerung bzw. Bereithaltung und schließlich eine aktuelle Funktionskontrolle unmittelbar vor dem nächsten Einsatz. Die Mannigfaltigkeit der an unterschiedlichsten Geräten durchzuführenden Instandhaltungsarbeiten läßt die Einrichtung eines entsprechenden „Gerätepflegezentrums" auch für kleinere Institutionen dringend angeraten erscheinen.

Der Anwender befindet sich dabei sicherlich in der Gefahr, die Vielzahl der für eine optimale Gerätepflege und -hygiene erforderlichen Tätigkeiten aus dem Blickfeld zu verlieren. Dennoch ist die qualifizierte Durchführung dieser Arbeiten durch oftmals unbekannte Mitarbeiter einer medizinischen Institution für einen letztendlichen Behandlungserfolg ebenso unerläßlich, wie die qualifizierte Anwendung des Gerätes an sich.

Auch die in diesem Zusammenhang relevanten Aspekte der Hygiene werden von zahlreichen Vorschriften und Normen flankiert. Bedeutsam und zweckmäßig erscheint dabei wiederum aus VBG 103 (UVV „Gesundheitsdienst") die Verpflichtung zur Erstellung eines detaillierten Hygieneplanes für die einzelnen Arbeitsabläufe:

„§ 9. Der Unternehmer hat für die einzelnen Arbeitsbereiche entsprechend der Infektionsgefährdung Maßnahmen zur Desinfektion, Reinigung und Sterilisation sowie zur Ver- und Entsorgung schriftlich festzulegen und ihre Durchführung zu überwachen."

Im Hinblick auf medizinisch-technische Geräte, Zubehör, Instrumente und sonstige Hilfsmittel ist somit für jeden einzelnen Gegenstand die entsprechende Verfahrensweise festzulegen. Dabei ist zunächst zu entscheiden, ob die fraglichen Gegenstände für eine Wiederaufbereitung überhaupt in Frage kommen.

Zur Vermeidung weiterer Keimverschleppung und Kontamination hat jedem Wiederaufbereitungsprozeß eine Desinfektion voranzugehen.

Anschließend muß eine Reinigung von grober Verschmutzung durch Blut, Körperflüssigkeiten, Schleim usw. erfolgen, da die Wirksamkeit anschließender Desinfektions- bzw. Sterilisationsverfahren unter solchen Verschmutzungen nicht gewährleistet ist.

Insbesondere der **Sterilisationserfolg** ist in regelmäßigen Abständen durch biologische und laufend durch chemische Indikatoren zu überprüfen. Schließlich ist eine adäquate Lagerung des Sterilgutes und Überwachung von Verfallsfristen zu gewährleisten.

Üblicherweise werden Desinfektionsmittel primär nach pharmakologischen oder mikrobiologischen Gesichtspunkten klassifiziert und beurteilt. Im Hinblick auf medizinisch-technische Geräte ist demgegenüber die Kenntnis der **Materialverträglichkeit** von besonderer Bedeutung. Gerade bei medizinischen Großgeräten verursacht die Vielfalt der verwendeten Materialien erhebliche Schwierigkeiten bei der Wahl eines geeigneten Desinfektionsverfahrens. Dementsprechend können hierfür nur wenige allgemeingültige Empfehlungen gegeben werden. Es ist an die Hersteller zu appellieren, die verfügbaren Möglichkeiten in den Gebrauchsanweisungen vollständig und unmißverständlich festzulegen.

Einige grundsätzliche Vorgaben sind dennoch zu treffen:
— Eine Oberflächenwischdesinfektion mit Detergentienlösung ist in aller Regel möglich. Sofern keine Dichtigkeit garantiert wird, ist das Eindringen von Reinigungsflüssigkeit insbesondere an Fugen und Stellteilen zu vermeiden. Aufgrund der Brand- bzw. Explosionsgefahr und ihrer Aggressivität gegenüber Lacken und Kunststoffen kommt die Verwendung von Lösungsmitteln kaum in Frage.

Mit einer derartigen Oberflächenwischdesinfektion kann vielfach bereits eine weitgehende Dekontamination erreicht werden. Bakteriologische Untersuchungen an Narkosegeräten ergaben, daß vielfach eine starke Kontamination der patientennahen Oberflächen bestand, während Kreisteil und Absorber nur selten kontaminiert waren. Dies legt ein besonderes Gewicht auf hygienisch einwandfreie Verhaltensweisen der Anwender.
— Wo immer möglich, sollten einzelne Funktionskomponenten und Zubehör der gründlichen Reinigung in einem Spülautomaten zugeführt werden. Die dabei erreichten Temperaturen werden jedoch nicht von allen Materialien toleriert.
— Aufgrund guter Wirksamkeit und Umweltverträglichkeit ist für eine Sterilisation die Autoklavierung mit gespanntem Wasserdampf - sofern materialverträglich - vorzuziehen. Bei Gummiteilen ist dabei allerdings mit einer Nachvulkanisation und vorzeitigen Alterung des Materials zu rechnen.
— Für thermolabile Materialien bleibt häufig keine andere Wahl als die der Gassterilisation. Aufgrund hoher Explosivität, Toxizität und der Tendenz zur Anreicherung im Sterilgut mit der Konsequenz langer Auslüftzeiten erweist sich die Verwendung von Äthylenoxid als besonders problematisch.

Besonders zur Desinfektion medizinischer Großgeräte scheint eine bessere Praktikabilität beim Einsatz von Formaldehyd und Ammoniak zur anschließenden Neutralisation gegeben. Für eine adäquate Kondensation des Formaldehyddampfes und damit die Gewährleistung eines optimalen Desinfektionserfolges muß das Aufbereitungsgut absolut **trocken und auf Umgebungstemperatur abgekühlt sein (Elektrogeräte!).** Flüssigkeitsreste im Aufbereitungsgut begünstigen außerdem die Bildung von Desinfektionsmittelrückständen und damit die Gefahr allergischer oder toxischer Reaktionen bei der nächsten Anwendung.

Aufgrund der Vielfalt der Anforderungen müssen diese Richtlinien sehr allgemein gehalten bleiben. Auf die Vorgehensweisen bei einzelnen Geräten wird in Kapitel 3 entsprechend näher eingegangen. Spezielle Hinweise über jeweils empfohlene Desinfektionsmittel sind einer Liste nach den „Richtlinien für die Prüfung chemischer Desinfektionsmittel" der Deutschen Gesellschaft für Hygiene und Mikrobiologie zu entnehmen.

2.5 Bildzeichen und SI-Einheiten

2.5.1 Bildzeichen

Teilweise nach DIN IEC 601 Teil 1 / VDE 0750 Teil 1

Symbol	Bedeutung
∼	Wechselstrom
3∼	Dreiphasen-Wechselstrom
3N∼	
⎓	Gleichstrom
≂	Allstrom (Gleich- und Wechselstrom)
⏚	Schutzleiteranschluß
⏚	Erde (Betriebserde)
N	Anschlußpunkt für den Mittelleiter an festangeschlossenen Geräten
▽	Potentialausgleich
☐	Gerät der Schutzklasse II
💧	Tropfwassergeschützt
⚠	Spritzwassergeschützt
💧💧	Wasserdicht
⚠	Achtung, siehe Begleitpapiere
○	Aus (Trennung vom Netz)

Symbol	Bedeutung
I	Ein (Verbindung mit dem Netz)
(Figur)	Typ B
(Figur)	Typ BF
(Herz)	Typ CF
AP	Gerät mit Anästhesiemittelprüfung
AP G	Gerät mit Anästhesiemittelprüfung der Klasse G
(Blitz)	Hochspannung
⚠ 2·⏚	Achtung, zusätzlicher Schutzleiter erforderlich
⚠	Nicht ionisierende Strahlung
(Symbol)	Funkschutzzeichen
15.22 / 81.01	Zulassungszeichen

mehr gültigen Einheiten des *Système International d'Unités* (SI) in der Medizin noch keineswegs vollständig durchsetzen.

Während durch die Ergebnisprotokolle klinisch-chemischer Analysen bei Konzentrationsangaben eine partielle Umgewöhnung erreicht werden konnte und sich als Einheit der Wärmemenge statt der Kalorie allmählich das Joule durchsetzt (1 cal = 4,1868 J), erfolgen vor allem Druckangaben immer noch bevorzugt in alten Einheiten.

Auch Angaben in Charrière halten sich hartnäckig (1 Charrière (Ch.) = 1 French (Fr.) = 1/3 mm).

Für hämodynamische Berechnungen ist gelegentlich noch zu beachten, daß 1 dyn = 10^{-5} N.

Das SI beruht auf folgenden Basisgrößen bzw. -einheiten:

Basisgröße	Basiseinheit Name	Zeichen
Länge	Meter	m
Masse	Kilogramm	kg
Zeit	Sekunde	s
elektrische Stromstärke	Ampere	A
Temperatur (thermodynamische Temperatur)	Kelvin	K
Stoffmenge	Mol	mol
Lichtstärke	Candela (sprich Candéla)	cd

Die abgeleitete SI-Einheit für den Druck (Kraft pro Fläche) ist das Pascal (Pa), das sich wie folgt aus den Basiseinheiten herleitet:

$$1 \text{ Pa} = 1 \text{ N/m}^2 = 1 \text{ J/m}^3 = 1 \text{ kg/(s}^2\text{m)}$$

2.5.2 SI-Einheiten

Obwohl die längste der in der „Ausführungsverordnung zum Gesetz über Einheiten im Meßwesen" festgelegten Übergangsfristen bereits zum 31.12.1977 abgelaufen ist, konnten sich die nun-

Daneben besitzt auch noch die Einheit „Bar" (1 bar = 10^5 Pa) gesetzliche Gültigkeit. Die entsprechenden Umrechnungsfaktoren für alte Druckeinheiten gehen aus folgender Aufstellung hervor:

	1 Pa	1 bar	1 atm	1 Torr	1 at	1 mmWS
1 Pa	1	10^{-5}	$0,987 \cdot 10^{-5}$	$0,750 \cdot 10^{-2}$	$1,020 \cdot 10^{-5}$	$1,020 \cdot 10^{-1}$
1 bar	10^5	1	0,987	750	1,020	$1,020 \cdot 10^4$
1 atm	$1,013 \cdot 10^5$	1,013	1	760	1,033	$1,033 \cdot 10^4$
1 Torr	$1,333 \cdot 10^2$	$1,333 \cdot 10^{-3}$	$1,316 \cdot 10^{-3}$	1	$1,360 \cdot 10^{-3}$	$1,360 \cdot 10$
1 at	$9,807 \cdot 10^4$	$9,807 \cdot 10^{-1}$	0,968	736	1	$1,000 \cdot 10^4$
1 mmWS	9,806	$9,806 \cdot 10^{-5}$	$0,968 \cdot 10^{-4}$	$0,736 \cdot 10^{-1}$	$1,000 \cdot 10^{-4}$	1

2.6 Weiterführende Literatur

Böckmann, R.-D.: Normung - Nicht nur eine Aufgabe der Hersteller. mt-Medizintechnik 108 (1988) 204-205

Brinkmann, K., Scharfer, H. (Hrsg.): Der Elektrounfall. Springer, Berlin-Heidelberg-New York 1982

Daschner, F.: Das neue Arzneimittelgesetz - Einwegmaterial und Resterilisation. Das Krankenhaus 12/1988, 580-581

Elms, Th.: Von der elektrischen Sicherheit zur Funktionssicherheit. mt-Medizintechnik 106 (1986) 52-57

Keuskamp, D.H.G. (Deutsche Bearbeitung: *Kettler, D.):* Anästhesiologie und Intensivmedizin für Schwestern und Pfleger. Springer, Berlin-Heidelberg-New York 1979

Kilian, J.: Desinfektion und Sterilisation von Narkosegeräten und -zubehör. In: „*Benzer, H., Frey, R., Hügin, W., Mayrhofer, O.:* Anästhesiologie, Intensivmedizin und Reanimatologie Springer, Berlin-Heidelberg-New York 1982

Kilian, J.: Das Gerätepflegezentrum. mt-Medizintechnik 104 (1984) 41-44

Kommission des Bundesgesundheitsamtes „Erkennung, Verhütung und Bekämpfung von Krankenhausinfektionen": Krankenhausinfektionen. Bundesgesundhbl. 28 (1985) 185-188

Linner, M.-Th.: Aspekte der Ätylenoxid-Gassterilisation - Zusammenfassung einer Podiumsdiskussion vom 28.01.1987. Hyg. + Med. 12 (1987) 551-555

Linner, M.-Th.: Umgang mit sterilem Einmalmaterial, Herstellung - Sterilisation - Wiederverwendung unter besonderer Berücksichtigung der Arzneimittelgesetzänderung ab 1988. Hyg. + Med. 13 (1988) 325-334

N.N.: Brand- und Explosionsschutz im Gesundheitsdienst (Merkblatt 639). Berufsgenossenschaft für Gesundheitsdienst und Wohlfahrtspflege, Hamburg 1985

N.N.: VBG 103/Unfallverhütungsvorschrift „Gesundheitsdienst". Berufsgenossenschaft für Gesundheitsdienst und Wohlfahrtspflege, Hamburg 1986

N.N.: Medizingeräteverordnung - Grundsätze für die Bauartprüfung medizinisch-technischer Geräte der Gruppen 1 und 2. BArbBl. 1/1986, 55-64

Schweres, M., Hagemann, H. (Hrsg.): Belastung und Beanspruchung des Anästhesiepersonals durch Narkosegase. IADM-Verlag, Duisburg 1988

Spicher, G.: Erläuterungen zu den Empfehlungen des Bundesgesundheitsamtes zur Durchführung der Sterilisation. Bundesgesundhbl. 31 (1989) 343-346

Wallroth, C.F.: DIN 13 252 - Inhalationsnarkosegeräte. mt-Medizintechnik 104 (1984) 46-49

3 Spezieller Teil

Es sei an dieser Stelle nochmals darauf hingewiesen, daß die nun folgenden Kurzbeschreibungen einzelner Geräte vor allem die rasche Orientierung unter besonderer Berücksichtigung typischer Schwierigkeiten beim Einsatz des jeweiligen Gerätes bezwecken und daher nicht die Kenntnis der regulären Gebrauchsanweisung ersetzen können.

Soweit medizinische Grundkenntnisse angesprochen werden, beinhalten auch sie nur notwendigste Praxisbezüge, während für ein umfassendes Verständnis das Studium der entsprechenden Standardliteratur unverzichtbar bleibt.

3.1 Monitore und EKG-Schreiber

Monitore stellen die technische Weiterentwicklung einer ursprünglich rein klinischen Überwachung des Patienten dar. Speziell in der Anästhesie und Intensivmedizin ergab sich diese Entwicklung fast zwangsläufig aus einer möglichen Beeinträchtigung von Vitalfunktionen unter den Bedingungen einer Narkose bzw. aus dem Wesen der Intensivmedizin als Stützung oder vorübergehender Ersatz insuffizienter Vitalfunktionen.

Die anfänglich rein klinische Überwachung mit Hilfe der fünf Sinne nahm ihren Weg über die Einbeziehung einfacher Hilfsmittel, wie des präkordialen Stethoskopes, bis hin zu den heute verfügbaren Elektronikmonitoren, deren Leistungsbreite Hand in Hand geht mit der Kompliziertheit ihrer Bedienung.

Die manchmal geradezu verspielte Vielfalt dieser modernen Überwachungsgeräte an möglichen Parameterableitungen und Darstellungsweisen sollte jedoch nicht den Blick dafür trüben, daß die klinische Beurteilung und Plausibilität jeglicher Monitoranzeige und Alarmmeldung nach wie vor erste Priorität hat. Ein Monitor entlastet lediglich die Pflegekraft oder den Arzt in ihrer Überwachungsaufgabe, kann diese jedoch keinesfalls ersetzen.

3.1.1 Überwachte Vitalparameter, Meßtechnik und Anwendungsregeln

Die hier getroffene Auswahl bei der Beschreibung von Monitorfunktionen bzw. überwachten Vitalparametern ist bis zu einem gewissen Grad willkürlich, da eine **anhaltende Integrationstendenz** von ursprünglich isoliert angebotenen Überwachungsgeräten zu beobachten ist. Beispiele hierfür sind Pulsoximeter, Kapnometer, Computer zur Berechnung des Herzzeitvolumens u.a., denen in diesem Manual eigene Abschnitte gewidmet werden, obwohl sie bereits vielfach als auswechselbare Module eines Monitors realisiert sind. Der **Vorteil einer Vereinheitlichung von Bedienlogik und Alarmphilosophie** dürfte bei dieser Entwicklung den **Nachteil einer immer höheren Komplexität der Monitoreinheit** überwiegen, solange der Anwender durch eine wohlüberlegte Benutzerführung vor einer Überforderung bewahrt wird und es in der Folge tatsächlich zu einer Reduktion der Vielfalt sonstiger Überwachungsgeräte kommt.

Grundsätzliche Anforderungen an einen Monitor bestehen in jedem Fall in einer verläßlichen optischen und akustischen Alarmgebung bei Über- bzw. Unterschreitung von Grenzwerten, die natülich vom Anwender entsprechend vorzuwählen und zu aktivieren sind. Essentiell sind darüber hinaus eine möglichst hohe Stabilität von Referenzwerten, was allerdings primär von der Beschaffenheit der Meßfühler (Sensoren) abhängt, und die zuverlässige Erkennung geräteseitiger Störungen.

Zur Erfassung und Darstellung eines Meßwertes bedarf es prinzipiell eines Meßfühlers, der das erfaßte Signal über eine bestimmte Meßstrecke hinweg an eine Registriereinheit weiterleitet, wo das Signal, gegebenenfalls nach Verstärkung, in analoger oder digitaler Weise zur Darstellung gebracht wird. Für die verschiedenen Verstärker- und Darstellungsfunktionen bedarf die Registriereinheit darüber hinaus einer gesonderten Energieversorgung. Mag auch die Registriereinheit bei leistungsfähigen Geräten stets in ein und demselben Monitor bestehen, so unterscheidet sich die gesamte **Meßkette** je nach untersuchtem Parameter in dem dazugehörigen Meßfühler samt Meßstrecke.

3.1.1.1 Elektrokardiogramm

Neben der nichtinvasiven Blutdruckmessung, auf die in Abschnitt 3.2 gesondert eingegangen wird, hat die kontinuierliche EKG-Ableitung als Basismonitoring, dem alle Patienten unabhängig von ihrer Zugehörigkeit zu einer bestimmten Risikogruppe unterzogen werden, allgemeine Verbreitung gefunden.

Das Elektrokardiogramm registriert elektrische Phänomene bei der Depolarisation der Herzmuskulatur, die durch ein gleichzeitig entstehendes elektrisches Feld auch an der Körperoberfläche als Summationseffekt abgreifbar sind. Einzelheiten der Physiologie von Membranpotential und Erregungsausbreitung werden in den Ausbildungscurricula der verschiedenen medizinischen Berufsgruppen üblicherweise relativ eingehend dargestellt, so daß hier auf eine Rekapitulation dieser Sachverhalte verzichtet werden kann.

Es sei jedoch an dieser Stelle einmal mehr betont, daß das EKG nur elektrische Phänomene der Herzmuskulatur erfaßt, ohne eine Aussage über deren mechanische Effektivität im Sinne einer ausreichenden Pumpfunktion des Herzens zu ermöglichen. Demgegenüber besteht die primäre Aufgabe des EKG-Monitorings darin, das Vorhandensein von Spannungsschwankungen, die ihrer Konfiguration nach als Herzkammeraktivität interpretierbar sind und innerhalb einer gewissen Frequenzbreite auftreten, laufend zu überwachen. In Abhängigkeit von der Qualität der Ableitung können darüber hinaus etwaige Rhythmusstörungen differenziert und Abweichungen einzelner Streckenabschnitte von einem normalen Kurvenverlauf erkannt werden. Für diese letztgenannten Zwecke erweist sich allerdings die EKG-Schreibung auf Papier meist als unverzichtbar.

Die zur EKG-Ableitung heute allgemein üblichen Silber-Silberchlorid-Klebeelektroden berücksichtigen Aspekte der Meßtechnik und der elektrischen Sicherheit. In bezug auf Letzteres wird auf Abschnitt 2.2 verwiesen. Die Übertragung des elektrischen Signals von der Körperoberfläche auf den metallischen Leiter des Elektrodenkörpers und des Verbindungskabels zum Monitor erfolgt in der anpassungsfähigen Form eines Elektrolytgels. Die Verwendung von Silberchlorid (AgCl) als Beschichtung des Elektrodenkörpers ist bedeutsam für die Aufhebung einer störenden Polarisationsspannungsdrift, die bei alleiniger Auflage der versilberten Basisplatte des Elektrodenkörpers auf dem Elektrolytgel (meist KCl) wirksam wäre. Polarisationsspannungsänderungen machen sich durch ein „Auswandern" des Kurvenzuges aus dem Bildschirm bzw. Registrierpapier bemerkbar.

Die **Elektrodenplazierung** am Körper richtet sich - ebenso wie die Wahl des Verbindungskabels zum Monitor - danach, wieviele und welche EKG-Ableitungen zur Darstellung gebracht werden sollen und danach, ob gleichzeitig ein Monitoring der Atemfrequenz nach der Impedanzmethode durchgeführt werden soll.

Die wählbaren EKG-Ableitungen orientieren sich üblicherweise an den traditionellen Ableitungen nach *Einthoven* und *Goldberger* (Extremitätenableitungen) sowie den Brustwandableitungen nach *Wilson* (s. Abb. 3.1.1-1 und 3.1.1-2). Der

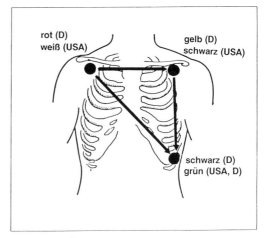

Abb. 3.1.1-1 Übliche Elektrodenpositionierung für eine Dreipunktableitung

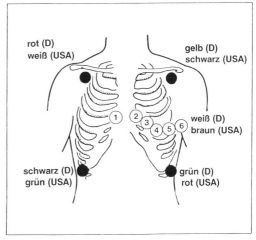

Abb. 3.1.1-2 Extremitätenableitungen mit einer nach individuellen Bedürfnissen wählbaren Brustwandableitung

Anwender sollte sich jedoch nicht von der Vielzahl der möglichen Ableitungen beirren lassen. Wesentlich ist, daß jede dieser Ableitungen von einer unterschiedlichen Position aus Potentialdifferenzen innerhalb ein- und desselben elektrischen Feldes registriert, welches mit dem Ablauf der elektrischen Herzaktion einhergeht. Gut erkennbare Ausschläge auf dem Monitorschirm haben kräftige Potentialdifferenzen zwischen den differenten Ableitelektroden zur Voraussetzung. Diese Voraussetzung ist bei einer Ableitung in Richtung der sogenannten „elektrischen Herzachse", die im wesentlichen mit der anatomischen Herzachse, entsprechend Ableitung II nach *Einthoven*, übereinstimmt, meist besonders gut gegeben. Die Position einer eventuellen Brustwandableitung richtet sich nach dem besonders gefährdeten Myokardbezirk, soweit ein solcher von vorn herein bekannt ist, ansonsten Ableitung „V_5".

Bei entsprechender Lokalisation des OP-Gebietes können darüber hinaus Abwandlungen der oben skizzierten Normalpositionen erforderlich werden. Grundsätzlich jedoch sollten die differenten Elektroden immer unter größtmöglicher Annäherung an die elektrische Herzachse und unter Einrahmung der Herzregion angebracht werden.

Besondere Vorkehrungen bei gleichzeitiger Anwendung eines Elektrokauters wurden bereits unter Abschnitt 2.2 beschrieben. Zusätzlich ist hier zu bemerken, daß manche EKG-Kabel einen Übertragungsschutz gegen die Störeinflüsse des hochfrequenten Wechselstroms aus dem Elektrokauter bieten. Mit diesen Kabeln ist dann jedoch keine gleichzeitige Respirationsüberwachung nach der - ohnehin relativ störanfälligen - Impedanzmethode möglich.

Bei Funktionsstörungen sind folgende Fehlerquellen auszuschließen:

— Patientenhaut nicht ausreichend vorbereitet (Behaarung, Schweiß, Schmutz, Fett usw.)
— Klebeelektroden ungünstig positioniert (über kräftiger Muskulatur oder Knochenvorsprüngen), neutrale Bezugselektrode zu weit von den differenten Elektroden entfernt.
— Elektroden-Haut-Kontakt instabil: Elektrodengel eingetrocknet, Elektrodenhaftung unzureichend (Desinfektionslösung!) usw.
— Insuffiziente Verbindung zwischen Elektroden und Kabel bzw. Kabel und Monitor, Kabelbruch.
— Starke Artefaktüberlagerung auf der Kurvendarstellung durch die vorgenannten Störmöglichkeiten oder weitere Ursachen wie z. B. fehlende Aktivierung eines Frequenzfilters, Wahl des Modus „Diagnose" anstelle von „Monitoring", unzureichende Abschirmung eines Elektrokauters oder eines weiteren Netzkabels (50 Hz Netz-„Brumm"), unruhiger Patient usw.
— Ungenügende Kurvenausschläge können neben den vorgenannten Gründen auf einer ungünstigen Ableitungswahl oder einer unzureichenden Amplitudenverstärkung beruhen.
— Bei Doppelzählung ist häufig die T-Welle ähnlich hoch wie die R-Zacke; eine veränderte Elektrodenplazierung oder die Wahl einer anderen Ableitung schaffen meist Abhilfe.
— Besondere Gefahren bestehen bei Schrittmacherträgern: Die Schrittmacherimpulse unterdrücken u.U. die Erkennung von Alarmbedingungen, die Frequenzzählung kann ebenso wie die Arrhythmieerkennung erschwert sein.

Neben den bereits erwähnten Aspekten der elektrischen Sicherheit ist an den Schutz des Patienten vor möglicherweise herabfallenden Geräten (Zug am Ableitungskabel usw.) und an die Aktivierung der Alarmfunktionen nach Festlegung angemessener Alarmgrenzen zu erinnern. **Diese grundsätzlichen Vorkehrungen gelten für alle überwachten Parameter; sie werden im folgenden nicht mehr eigens wiederholt.**

3.1.1.2 Plethysmographisches Pulsmonitoring

Die plethysmographische Pulskontrolle erlaubt eine einfache hämodynamische Erfolgskontrolle der im EKG beobachteten elektrischen Herzaktivität. Das Meßprinzip weist eine gewisse Verwandtschaft zu dem der Pulsoximetrie auf (s. Abschnitt 3.8), indem ein am Finger oder anderweitig gut durchbluteten Hautareal angebrachter Infrarotstrahler auf das Gewebe gerichtet ist und ein in unmittelbarer Nachbarschaft befindlicher Detektor die pulssynchrone Schwankung von Absorption bzw. Reflexion wahrnimmt (Reflexionsplethysmographie, Abb. 3.1.1-3).

Andere plethysmographische Verfahren registrieren primär mechanisch den mit der Durchblutung wechselnden Füllungszustand von umschlossenem Gewebe.

In Verbindung mit der sog. „Servo-Manometrie" als eigentlichen Meßprinzip erhofft man sich von derartigen Verfahren in absehbarer Zeit auch eine leistungsfähige Möglichkeit der nichtinvasiven Blutdruckmessung, auch bei hypotensiven Zuständen.

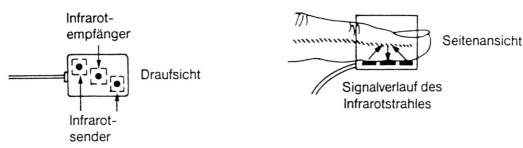

Abb. 3.1.1-3 Funktionsprinzip und Anwendung eines reflexionsplethysmographischen Pulsrezeptors

Die Vorteile der Plethysmographie liegen in ihrer einfachen Handhabung, der fehlenden Invasivität und ihrer, wenn auch beschränkten, Fähigkeit zu Aussagen über die Suffizienz der Gewebeperfusion.

Schwierigkeiten bei der Anwendung können abgesehen von technischen Defekten in aller Regel auf eine zu lockere oder zu feste Anbringung des Aufnehmers zurückgeführt werden. Ersteres begünstigt Fehlregistrierungen durch unzureichende Reflexion oder Umgebungseinstrahlung, letzteres kann die Perfusion vollständig zum Erliegen bringen.

3.1.1.3 Intravasale Druckmessung

Die intravasale Druckmessung spielt für das hämodynamische Monitoring vor allem dort eine große Rolle, wo in Ermangelung risikoärmerer indirekter Verfahren vergleichbarer Validität keine andere Wahl besteht (zentraler Venendruck, pulmonalvaskuläre Drucke) oder eine grundsätzlich verfügbare indirekte Methode auf Grund besonderer Umstände versagt (z.B. arterielle Druckmessung während extrakorporaler Zirkulation, im Schockzustand, bei kardialer Instabilität oder bei kurzfristig hohem Volumenumsatz u.a.).

Die Indikationsstellung für ein invasives Druckmonitoring und die davon ableitbaren Aussagen stellen ebenso wie die jeweils anzuwendenden Punktionstechniken und die damit verbundenen Risiken per se große Themenbereiche dar, wofür auf das Verzeichnis weiterführender Literatur verwiesen wird. An dieser Stelle soll vor allem den technischen Aspekten nachgegangen werden.

Der erforderliche Rezeptor kann entweder selbst in das Gefäßsystem eingebracht werden („Catheter-Tip-Manometer") oder wird, was bislang gängiger ist, mittels eines kommunizierenden Flüssigkeitssystems mit dem Intravasalraum verbunden. In jedem Fall besorgt ein Druckwandler die Umsetzung des mechanischen Signals in ein elektrisches (Abb. 3.1.1-4).

Im Falle der Druckübertragung über eine kommunizierende Flüssigkeitssäule bildet die Meßanordnung von intravasalem Katheter, Zuleitungsschlauchsystem und Druckwandler ein **schwingungsfähiges System** mit einer bestimmten Eigenfrequenz und einem spezifischen Dämpfungsfaktor. Ziel muß es daher sein, die Schwingungscharakteristik der Meßanordnung so zu gestalten, daß störende Überlagerungen auf den intravasalen Druckpuls soweit als möglich ausgeschlossen werden.

Von Bedeutung ist dabei, daß das physiologische Drucksignal mit Oberschwingungen Frequenzkomponenten bis zu 30 Hz enthält. Die Eigenfrequenz des Übertragungssystems sollte daher mindestens um den Faktor 1,5 über diesem Grenzwert liegen, um eine **Signalverfälschung durch Resonanzphänomene** möglichst auszuschließen. Eine unzureichende Dämpfung des System bei nahe am physiologischen Frequenzspektrum befindlicher Eigenfrequenz führt zu überhöhten Ausschlägen und störenden Nachschwingungen. Eine zu hohe **Dämpfung** führt demgegenüber zu einer verfälschenden Glättung rascher Schwankungen im Druckverlauf (s. Abb. 3.1.1-5).

Die **Eigenfrequenz** ist proportional zur Querschnittsfläche des Schlauchsystems und umgekehrt proportional zu dessen Länge und Elastizität. Somit müßte für die erwünschte hohe Eigenfrequenz ein relativ großkalibriges und starrwandiges Schlauchsystem von möglichst geringer Länge gewählt werden.

Demgegenüber ist der **Dämpfungsfaktor** proportional der Elastizität und Länge des System und umgekehrt proportional zur dritten Potenz des Radius.

Die optimale Gestaltung des Übertragungssystems bedarf somit der wohlüberlegten Abstimmung seiner Komponenten hinsichtlich günstiger

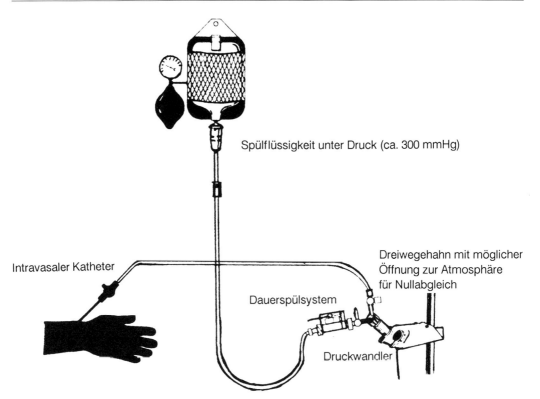

Abb. 3.1.1-4 Meßanordnung zur invasiven Druckregistrierung über ein kommunizierendes Schlauchsystem

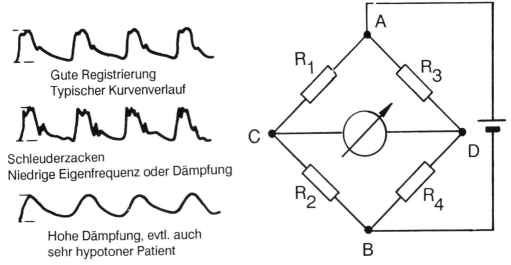

Abb. 3.1.1-5 Gute und beeinträchtigte intraarterielle Druckregistrierungen

Abb. 3.1.1-6 *Wheatstone*-Brücke

Eigenfrequenz und Dämpfungseigenschaften. Vor einer willkürlichen Modifikation der Systemkomponenten durch den Anwender muß daher gewarnt werden.

Der zugehörige mechanoelektrische Wandler hat als wesentliches Funktionselement eine dem Flüssigkeitsraum anliegende Membran („Druckdom"), deren drucksynchrone Auslenkungen zur Dehnung und damit Widerstandsänderung von Drähten oder Halbleiterkristallen führen. Diese Drähte oder Halbleiter sind wiederum Elemente einer *Wheatstone'schen* Brückenschaltung wie sie in Abbildung 3.1.1-6 schematisch dargestellt ist.

Im abgeglichenen Zustand ($R_1:R_2 = R_3:R_4$) besteht keine Spannungsdifferenz zwischen den Punkten C und D; in diesem Fall bewegt sich der Kathodenstrahl des Monitors auf der Nullinie. Die Proportion der Widerstände R_1 und R_2 wird in Abbildung 3.1.1-7 in äquivalenter Weise durch einen Schleifkontakt erzeugt, was gleichzeitig eine Einrichtung zum Nullabgleich darstellt.

Kommt es nun durch eine Auslenkung der Druckwandlermembran zu einer Änderung der Widerstände R_3 oder R_4, resultiert ein proportionaler Stromfluß zwischen C und D, was auf dem Monitor als entsprechende Kurvenauslenkung zu beobachten ist.

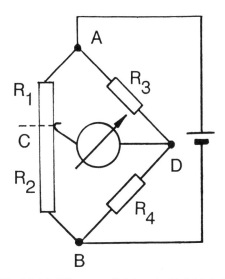

Abb. 3.1.1-7 *Wheatstone*-Brücke mit Abgleicheinrichtung

Ein sorgfältiger und reproduzierbarer Nullabgleich ist insbesondere bei Messung im Niederdrucksystem (ZVD !) für die Gewinnung aussagekräftiger Meßwerte unabdingbar. Es wird daher insbesondere vor jeder ZVD-Messung ein erneuter Nullabgleich empfohlen. Dazu wird üblicherweise in unmittelbarer Nachbarschaft zum Druckdom ein Dreiwegehahn in das Übertragungssystem integriert. Für einen Nullabgleich wird dann der Schenkel zum Patienten verschlossen, die Flüssigkeitskammer des Druckdoms zur Atmosphäre hin geöffnet und ein entsprechend gekennzeichneter Taster am Grundgerät bzw. Druckmodul betätigt (s. Abb. 3.1.1-4).

Diese Öffnung zur Atmosphäre - und nicht die Druckwandlermembran ! - muß sich stets auf Höhe des rechten Vorhofs, d.h. zwischen dem zweiten und dritten Fünftel des ventrodosalen Thoraxdurchmessers befinden. Aufgrund der biologischen Variabilität der Vorhofposition und des im Vergleich zu den zu erwartenden Druckwerten relativ breiten Referenzbereichs des ZVD ist auf eine peinliche Einhaltung dieser Richtlinien zu achten, wenn man zumindest für eine Verlaufskontrolle brauchbare Meßwerte erhalten will. Dazu müssen auch eventuelle Umlagerungen des Patienten zwischen zwei Messungen berücksichtigt werden (einfaches Hilfsmittel: Infusionsbesteck wie üblich mit Flüssigkeit füllen, Rollenklemme schließen, Einstechdorn abbrechen, Tropfkammer mit Pflaster so am Patiententhorax ankleben, daß der Flüssigkeitsspiegel in Höhe des rechten Vorhofs steht, anderen Spiegel im freien Schenkel des Schlauchsystems als „Wasserwaage" zum Nachregulieren verwenden).

Resultiert beim Versuch eines Nullabgleichs trotz korrekter Vorgehensweise und fehlerfreier Kabelverbindungen keine stabile Nullinie, so kann dem in seltenen Fällen ein Defekt des Druckwandlers zugrundeliegen.

Weitere **Störeinflüsse** lassen sich vor allen an einem atypischen Kurvenverlauf auf dem Monitor erkennen:

— Ein nahezu sinusförmiger Verlauf insbesondere der arteriellen Druckkurve ist meist Hinweis auf eine erhöhte Dämpfung durch Luftblasen im System oder koagulierte Blutspuren. Letzterem wird bei den meisten Systemen durch eine kontinuierliche Spülung mit niedrigem Flow zu begegnen versucht. Ein niedrig dosierter Heparinzusatz in der Spüllösung kann darüber hinaus hilfreich sein, es besteht jedoch eine anhaltende Diskussion darüber, inwieweit dann Blutproben aus dem arteriellen Zugang trotz Verwerfens der ersten Milliliter für Gerinnungsanalysen unbrauchbar werden.

— Lockere Konnektionen zwischen den verschiedenen Elementen des Übertragungssystems bedingen neben der Gefahr eines Blut-

verlustes ebenso eine gesteigerte Dämpfung des Systems.
— Resonanzüberlagerungen durch eine zu niedrige Eigenfrequenz des Systems oder eine zu geringe Dämpfung sind vor allem dann zu vermuten, wenn die intravasal registrierten Druckwerte mehr als 30 mmHg über dem Ergebnis einer nichtinvasiven Referenzmessung liegen. Ein weiteres Indiz dafür sind auf dem Monitor zu beobachtende Nachschwingungen nach abruptem Unterbrechen der Druckspülung.
— **Kommt ein erweitertes hämodynamisches Monitoring mittels Pulmonalarterienkatheter zum Einsatz, so muß stets die pulmonalarterielle Druckkurve einwandfrei zur Darstellung gebracht werden; andernfalls besteht die Gefahr, daß der Katheter unbemerkt in Wedge-Position geht und einen Lungeninfarkt hervorruft (s. a. S. 70).**

Liegt der Wedge-Druck bei ungewöhnlich glattem Kurvenverlauf über dem diastolischen Pulmonalarteriendruck, kann sog. „Overwedging" vorliegen. Dabei wird die Katheteröffnung durch den Ballon verlegt oder gegen die Gefäßwand gepreßt, was falsch hohe Druckwerte erzeugt. Anliegende Katheter können im übrigen bei jeglicher intravasalen Druckmessung zu Fehlmessungen führen.

Bezüglich weiterer Einzelheiten zur Herzzeitvolumenbestimmung mittels Pulmonalarterienkatheter wird auf Abschnitt 3.3 verwiesen.

Bei absolut ungestörter Aufzeichnung erlaubt der Kurvenverlauf einer intravasalen Druckmessung auch Rückschlüsse auf Schlagvolumen, myokardiale Kontraktilität und peripheren Widerstand. Aufgrund der vielfältigen und komplexen Störmöglichkeiten muß eine Interpretation intravasaler Druckkurven allerdings grundsätzlich mit besonderer Bedachtsamkeit erfolgen.

3.1.1.4 Intrakranielle Druckmessung

Bei zahlreichen pathologischen Zuständen ist die Kenntnis des intrakraniellen Druckes (= intracranial pressure - ICP) für Diagnostik und Therapie von hohem Stellenwert.

So kann z.B. in der Traumatologie die klinisch-neurologische Beurteilbarkeit durch eine primäre Bewußtlosigkeit oder die Notwendigkeit einer frühen operativen Versorgung in Narkose weitgehend ausgeschlossen sein, so daß einzig die kontinuierliche Messung des intrakraniellen Druckes Hinweise auf ein sich entwickelndes Hirnödem oder ein intrakranielles Hämatom geben kann.

Ebenso ist die Kenntnis des intrakraniellen Druckes nach ischämisch-hypoxischen Zuständen (Insult, Zustand nach Reanimation usw.), bei entzündlichen Affektionen des Gehirns, nach metabolischen Entgleisungen oder Vergiftungen u.a. von Interesse.

Posttraumatisch ist die Indikation zur Implantation einer Hirndrucksonde bei einem Glasgow-Coma-Score von ≤ 7 prinzipiell gegeben. Individuelle Umstände sind natürlich in die Entscheidung miteinzubeziehen.

Meßtechnisch stehen zur Ermittlung des ICP grundsätzlich mehrere Möglichkeiten zur Verfügung:

— Die intraventrikuläre Druckmessung hatte als meßtechnisch einfache Methode bislang relativ weite Verbreitung erfahren. Nachteilig ist das relativ hohe Infektionsrisiko, die Voraussetzung eines neurochirurgisch versierten Operateurs und das Versagen der Methode bei eng aneinander liegenden Ventrikelwänden unter hohen Hirndrucken.
— Intrazerebrale Druckmessung, bislang im Experimentalstadium.
— Subdurale Druckmessung; wegen hohen Infektionsrisikos bei mäßiger Verläßlichkeit kaum verbreitet.
— Epidurale Messung: Immer noch relativ vulnerable Meßtechnik, jedoch niedriges Infektionsrisiko und operativ verhältnismäßig einfach (s. Abb. 3.1.1-8).
— Die früher vielfach auch praktizierte lumbale Druckmessung dürfte aufgrund unsicherer Meßwerte und der Einklemmungsgefahr bei gesteigertem Hirndruck als obsolet zu betrachten sein.

Wie der Aufstellung zu entnehmen ist, überwiegen die Vorteile der **epiduralen Druckmessung**, weswegen diese Methode hier eingehender geschildert werden soll.

Zunächst wird - bei einseitigen Prozessen bevorzugt über der betroffen Hemisphäre - ca. 3 - 4 cm lateral der Mittellinie die Galea aponeurotica an der Stirn-Haar-Grenze inzidiert, das Periost von der Kalotte abgeschoben und ein mindestens 7 mm (besser 10 - 11 mm) großes Bohrloch gesetzt. Anschließend wird die Dura unter Wahrung ihrer Integrität mit ausreichendem Spielraum von der Schädelinnenwand abgelöst.

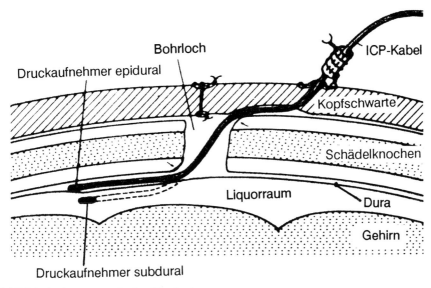

Abb. 3.1.1-8 Prinzip der extrazerebralen Hirndruckmessung

In der Zwischenzeit wurde die aufblasbare Membran des Druckrezeptors mit 0,2 - 0,4 ml Luft evtl. unter Eintauchen in sterile Kochsalzlösung auf Dichtigkeit überprüft und danach die Luft wieder abgezogen. **Keinesfalls darf Flüssigkeit zum Aufdehnen der Membran verwendet werden!**

Die intakte Sonde wird dann in den vorbereiteten Kanal zwischen Dura und Kalotte so eingebracht, daß die aufblasbare **Membran zur Dura hin** weist. Das ICP-Kabel sollte bevorzugt über einen gesonderten Kanal durch die Kopfschwarte nach außen geleitet werden.

Nach Verschluß der Inzision und Befestigung des Kabels mit einigen durchgreifenden Nähten erfolgt der Nullabgleich der Sonde, wozu über den Prüfkanal erneut 0,2 - 0,4 ml Luft eingebracht werden und daraufhin die Nullabgleichstaste am Monitor zu betätigen ist. Bis zum Abziehen der eingebrachten Luft muß eine stabile Nullinie bestehen, danach kommt die Hirndruckkurve mit ihren typischen pulssynchronen Schwankungen zur Darstellung.

Meßtechnik und Notwendigkeit der Nachkalibration wegen einer insbesondere zu Anfang ausgeprägten Nullpunktabtrift (Wassereinlagerung!) entsprechen dem in Abschnitt „Intravasale Druckmessung" Ausgeführten. Auf folgende **Möglichkeiten einer Fehlmessung** ist besonders hinzuweisen:

— Ist ein Defekt der aufblasbaren Membran erst nach Implantation aufgetreten, so zeigt sich dies in einer Unmöglichkeit zum Nullabgleich bei sofort ins Positive abweichendem Kathodenstrahl.
— Durch ein zu knapp vom Knochen abgelöstes Duraareal oder ein unter Spannung stehendes Rezeptorkabel (Naht, zu kleines Bohrloch) können durch die Duraspannung an sich oder eine verkippte Sonde falsch hohe Meßwerte erzeugt werden.
— Springende Kurvenverläufe oder diskontinuierliche Extremwerte deuten auf Wackelkontakte oder Defekte der Meßbrücke.
— Auf die besonders initial bestehende Notwendigkeit zum häufigen Nullabgleich wurde bereits hingewiesen.

3.1.1.5 Überwachung der Körpertemperatur

Zahlreiche Situationen in der medizinischen Versorgung begünstigen eine Auskühlung der Patienten. Andererseits sind häufig Patienten mit hyperthermen Episoden zu behandeln.

Sowohl Hypo- wie Hyperthermie bedingen durch Gegenregulationsversuche bzw. Stoffwechselsteigerung eine erhebliche Mehrbelastung vor allem des Herz-Kreislauf-Systems, was einen diesbezüglich vorgeschädigten Organismus unter Umständen überfordert. Darüber hinaus zeichnen sich vor allem ausgeprägtere Zustände von Hypothermie durch eine Begünstigung von Herzrhythmusstörungen aus.

Insbesondere bei Säuglingen und Kleinkindern besteht aufgrund des ungünstigen Verhältnisses von Körperoberfläche zur Körpermasse die

Gefahr einer raschen Überforderung der Möglichkeiten einer Gegenregulation.

Bei Patienten mit erhöhtem intrakraniellen Druck muß durch Fieber mit einer weiteren Verschlechterung der Situation gerechnet werden.

Diese und weitere Zustände verlangen die laufende Überwachung der Körpertemperatur, um gegebenenfalls frühzeitig Gegenmaßnahmen ergreifen zu können.

Für eine Langzeitüberwachung der Körpertemperatur stehen heute weithin Temperaturfühler zur Verfügung, deren Meßwerte digital auf einem Monitor zur Darstellung gebracht werden. Die Spitze der Temperatursonde besteht dabei meistens aus einer Metalloxydverbindung mit Halbleitereigenschaften (Thermistor), deren Halbleiterwiderstand sich mit der Temperatur nach einer bestimmten Charakteristik ändert. Die Zuleitungen zum Halbleitersensor verlaufen innerhalb einer Kunststoffummantelung. Daneben stehen auch Metallsensoren zur Verfügung, deren Vorzug in einer nahezu linearen Temperaturcharakteristik besteht.

Temperaturfühler wurden für die unterschiedlichsten Meßorte entwickelt. Für die klinische Routine durchgesetzt haben sich aber hauptsächlich nasal bzw. rektal einzubringende Meßfühler, oder auch solche, die auf der Hautoberfläche festzukleben sind. Bei letzterer Applikation muß bereits mit einer relativ unsicheren Registrierung gerechnet werden.

Neben dem hygienischen Aspekt einer klaren Unterscheidbarkeit der Meßfühler für die unterschiedlichen Meßorte ist aus sicherheitstechnischer Sicht vor allem darauf hinzuweisen, daß das Einbringen der Sonden in Körperöffnungen im Hinblick auf die Perforationsgefahr mit besonderer Vorsicht erfolgen muß. **Darüber hinaus muß bei gleichzeitiger Anwendung eines Elektrokauters unbedingt darauf geachtet werden, daß die Kunststoffummantelung der Temperatursonde intakt ist. Andernfalls besteht die Möglichkeit einer Erdung über diesen Defekt mit der Gefahr von Verbrennungen (s.a. Abschnitt 2.2).**

Thermistoren weisen keine langzeitstabile Meßgenauigkeit auf. Daher unterliegen medizinische Elektrothermometer der Pflicht zur Nacheichung alle zwei Jahre. Quecksilber-Glas-Thermometer müssen demgegenüber nicht nachgeeicht werden.

3.1.1.6 Elektroenzephalogramm

Das Elektroenzophalogramm (EEG) stellt einen Summationseffekt vorwiegend synaptischer Potentiale der Pyramidenzellschichten des cerebralen Cortex (Schichten II, III und V) dar. In der neurologischen Diagnostik - und auch zur Hirntodfeststellung - wird das EEG üblicherweise über 8 - 16 Kanäle monopolar (jede differente Elektrode gegen eine Bezugselektrode) oder bipolar (jeweils zwei benachbarte Elektroden gegeneinander) abgeleitet. Die Ableitung kann wie beim EKG nichtinvasiv und invasiv (Nadelelektroden) über Silber-/Silberchlorid-Grenzflächen erfolgen, ist jedoch aufgrund der schwachen Signale (Maximum im Bereich von 200µV) noch erheblich störanfälliger.

Die **Interpretation** erfolgt traditionell nach bestimmten Frequenzbändern (Alpha-, Beta-, Theta-, Delta-Rhythmus mit weiteren Modifikationen), nach deren zeitlicher Repräsentanz bzw. Regelmäßigkeit und nach der Amplitude. **Physiologischerweise variieren diese Muster mit unterschiedlicher Vigilanz; von daher war es naheliegend, sich bereits relativ kurze Zeit nach der Erstbeschreibung dieser Methode Gedanken darüber zu machen, ob das EEG auch zur Steuerung der Narkosetiefe bzw. für die Beurteilung einer ausreichenden Sedierung zu verwenden sei.**

Bis heute wurden bereits zahlreiche Erkenntnisse über die spezifischen EEG-Effekte einzelner Narkotika und Sedativa sowie die diesbezüglichen Auswirkungen anderweitiger Beeinträchtigungen der Vitalfunktionen zusammengetragen. In der üblicherweise bestehenden Komplexität ihres Zusammenwirkens scheint das EEG jedoch bislang keine einfach erhältlichen und zugleich verläßlichen Aussagen für die Narkoseführung zu ermöglichen, zumal schwer bestimmbar ist, mit welchem Kurvenbild eine für die individuelle Situation „ausreichende Narkosetiefe" korreliert.

Weitere Anwendungsgebiete für ein kontinuierliches EEG-Monitoring einschließlich der Registrierung evozierter Potentiale stellen neben bestimmten Operationen (Carotis- und Wirbelsäulenchirurgie, neurochirurgische Eingriffe, beispielsweise zur Ausschaltung epileptischer Foci u.a.) die verschiedensten zerebralen Affektionen hinsichtlich einer optimalen Therapieplanung und sensiblen Verlaufskontrolle dar. Gegenüber einer diagnostischen EEG-Ableitung wird hier üblicherweise mit lediglich bis zu 4 Elektroden gearbeitet. Allerdings dürfte die Methode auch für diese Zwecke zumindest außerhalb neurologisch-neurochirurgischer Fachbereiche noch nicht das Stadium der Routineanwendung erreicht haben. Insgesamt jedoch zeigen sich hier interessante Ansätze für die weitere Entwicklung.

3.1.2 Monitore

Angesichts der Vielfalt auf dem Markt angebotener Monitor-Baureihen und der noch umfangreicheren Auswahl an Einzeltypen können die folgenden Gerätebeschreibungen nur eine punktuelle und willkürliche Auswahl bedeuten, mit der keinerlei Bevorzugung zum Ausdruck gebracht werden soll.

Eine prinzipielle Unterscheidung ist zwischen Kompaktgeräten unveränderlicher Konfiguration und solchen Geräten zu treffen, bei denen die Zusammenstellung überwachter Parameter durch austauschbare Module variabel ist. Bezüglich der Zugehörigkeit zu Gruppe 1 oder 3 nach MedGV wird auf Seite 3 verwiesen.

Hinsichtlich der **Gerätesicherheit** kann für alle nachfolgend beschriebenen Geräte auf die allgemeinen Ausführungen in Kapitel 2 verwiesen werden.

Zu vermeiden ist insbesondere auch die enge Nachbarschaft zu starken elektromagnetischen oder Magnetfeldern (Röntgenanlagen, Tomographen, Transformatoren oder Motoren etc.) sowie die Exposition gegenüber starker Wärmeentwicklung.

Schrittmacherpatienten sollten auch an Monitoren mit leistungsfähigen Schrittmacher-Erkennungsalgorithmen nie allein durch das EKG, sondern immer in Verbindung mit Puls- oder Druckmonitoring überwacht werden. Dies gilt ganz besonders, wenn der Einsatz weiterer hochfrequenter Spannungsquellen am gleichen Patienten unverzichtbar ist und tatsächlich fehlende Schrittmacherimpulse vortäuschen könnte, wie z.B. bei transkutaner elektrischer Nervenstimulation (TENS, s. Abschnitt 3.9) oder bipolarer Koagulation mit einem HF-Chirurgiegerät (bei Schrittmacherträgern ohne zwingende Umstände niemals monopolar koagulieren!).

Zu Beginn sollen hier einfachere Kompaktgeräte dargestellt werden, die ausschließlich eine EKG-Überwachung ermöglichen.

3.1.2.1 Diascope 521 (Simonsen & Weel)

Auf diesem Gerät kann eine EKG-Ableitung mit Hilfe eines 1-Kanal-Oszilloskops bei fester Ablenkgeschwindigkeit von 25 mm/s zur Darstellung gebracht werden. Daneben erfolgt die digitale Herzfrequenzanzeige in einem Meßbereich zwischen 30 und 250 Schlägen/min.

Die Bedienelemente des Gerätes gehen aus Abbildung 3.1.2-1 hervor:

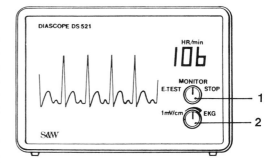

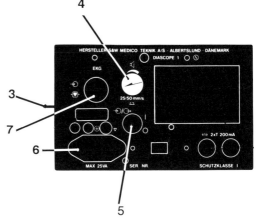

Abb. 3.1.2-1 Diascope DS 521, Vorder- und Rückansicht

Der Drehschalter (1) muß für den Überwachungsbetrieb in Stellung „MONITOR" positioniert sein; dabei ist ein 50 - 60 Hz-Frequenzfilter aktiviert.

In Stellung „E.TEST" ist dieser Frequenzfilter inaktiviert. Erscheinen in dieser Stellung ausgeprägte 50 Hz-Netzüberlagerungen, so daß die R-Zacke kaum mehr wahrnehmbar ist, so müssen die Klebeelektroden erneuert bzw. besser positioniert werden.

In „STOP"-Stellung wird der Kurvenzug angehalten, in Stellung „MONITOR" wieder freigegeben.

Drehknopf (2) ist der Amplitudenregler, am linken Anschlag entspricht eine Auslenkung von 1 cm = 1 mV.

Von den Stiften (3) an der Seite des Gerätes läßt sich ein 1 mV-Testsignal mit einer Frequenz von 120/min abgreifen.

Auf der Geräterückseite befinden sich der Lautstärkeregler (4), der Netzschalter (5), die Anschlußbuchse für den Netzstecker (6) und die Anschlußbuchse für das Elektrodenkabel (7).

Nach Inbetriebnahme des Gerätes erscheint auf dem Monitor zunächst als Digitalanzeige „888", dann die entsprechende Herzfrequenz und die EKG-Kurve.

Besonders hinzuweisen ist darauf, daß bei diesen Geräten keine Grenzwertüberwachung und dementsprechend auch keine Alarmmeldung möglich ist.

3.1.2.2 Diascope 1 (Simonsen & Weel)

Dieses Gerät unterscheidet sich von dem vorangegangenen durch zusätzliche und auf der Vorderseite etwas anders konfigurierte Bedienelemente sowie insbesondere durch die Möglichkeit einer Frequenzüberwachung und gegebenenfalls Alarmmeldung. Außerdem ist das Gerät mikroprozessorgesteuert und verfügt über ein umfangreiches Service-Testprogramm.

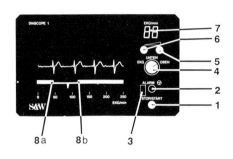

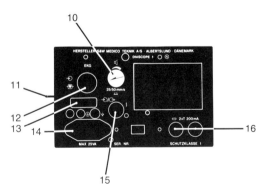

Abb. 3.1.2-2 Diascope 1, Vorder- und Rückansicht

Durch konsekutives Drücken der Taste (1) kann der Kurvenzug auf dem Bildschirm angehalten und wieder freigegeben werden.

(2) ist die Alarmtaste, mit der ein Ein- oder Ausschalten der Alarmüberwachung erfolgt. Nach dem Einschalten des Gerätes ist die Alarmüberwachung inaktiviert, die Lampe (3) leuchtet als Hinweis diesbezüglich, die Grenzwertanzeige ist ausgeblendet. Nach Alarmaktivierung erlischt die Lampe, die Alarmgrenzen werden auf dem Monitor eingeblendet.

Mit dem Funktionswähler (4) können entweder die obere oder untere Alarmgrenze zur Grenzwertverstellung oder der EKG-Kurvenzug zur Amplitudenverstellung angewählt werden; im letzteren Fall kann zwischen drei Amplitudenverstärkungen gewählt werden, im ersteren erscheinen die Alarmgrenzen als blinkende Digitalanzeige. Mit den Tasten „UP" (5) und „DOWN" (6) können die angewählten Parameter nach oben oder unten verstellt werden. Währenddessen werden diese Werte auf der Digitalanzeige (7) dargestellt.

Die Grenzwertanzeige (8a und b) erfolgt in analoger Darstellung unterhalb der EKG-Kurve.

Die seitlichen Testsignalstifte (11) entsprechen denen beim Diascope 521.

Die Bedienelemente auf der Geräterückseite weisen zwischen den beiden Gerätetypen kleine Unterschiede auf: Hier ist insbesondere der Regler (10) zu nennen, mit dem beim Diascope 1 durch einfaches Drehen die Lautstärke des Piepstones verstellt und durch Drücken die Ablenkgeschwindigkeit auf 50 mm/s erhöht werden kann.

(12) EKG-Anschlußbuchse, (13) Anschlußbuchse zur Kommunikation mit weiteren Geräten, (14) Netzeingang, (15) Netzschalter, (16) Sicherungen.

Bei einem Elektrodendefekt unterschiedlicher Ursache ertönt ein Warnton und es erscheint die Fehlermeldung „INOP". Diese Warnhinweise erlöschen nach Behebung der Ursache.

3.1.2.3 Sirecust 311 (Siemens)

Dieses Gerät ist auch in einer Version „311 B" mit Batteriebetrieb erhältlich. Für eine Akku-Betriebszeit von ca. 4 Stunden ist eine Ladezeit von etwa 10 Stunden einzuhalten. Eine unzureichende Batteriespannung wird durch eine rote Kontrollampe „BATT" angezeigt. Die übrigen Anzeige- und Bedienelemente sind bei den beiden Typen identisch.

Das Gerät besitzt eine fest eingestellte Grenzwertüberwachung: Es wird Alarm gegeben, wenn für 4 - 5 s keine R-Zacke erkennbar ist oder eine Herzfrequenz von 150/min überschritten wird. Durch kurzes Drücken der Taste (14) kann die Alarmmeldung vorübergehend (ca. 1 min) unterdrückt werden; in diesem Fall blinkt die Anzeige „OFF". Wird die Taste (14) länger als ca. 2 s gedrückt, ist der Alarm ganz abgeschaltet; in diesem Fall leuchtet die Anzeige „OFF" kontinuierlich. Durch erneutes Drücken der Taste (14) kann der Alarm reaktiviert werden.

Die folgenden drei Geräte weisen bereits eine zunehmende Leistungsbreite und entsprechend kompliziertere Bedienung auf, sind aber noch streng in Kompaktbauweise gehalten.

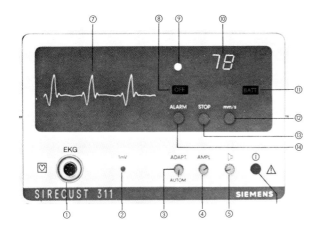

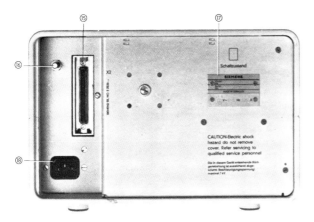

Abb. 3.1.2-3 Sirecust 311/311 B, Vorder- und Rückansicht

Beschreibung der Bezugszahlen
Frontplatte
① Anschluß EKG-Patientenkabel
② „1 mV"-Taste
③ Drehknopf für Eingangsempfindlichkeit mit Schaltstellung „Automatik"
④ Amplitudenregler
⑤ Lautstärkeregler für akustische Rhythmusmeldung
⑥ Netztaste EIN/AUS
⑦ Sichtschirm
⑧ Leuchtfeld (rot) meldet: Grenzwertüberwachung / Alarm ausgeschaltet
⑨ Anzeigelampe (grün) blinkt im Rhythmus jeder Herzaktion
⑩ Meßwertanzeige
⑪ Anzeigefeld „BATT." leuchtet, wenn die Batterie geladen werden muß (nur bei SIRECUST 311 B)
⑫ Taste für Bilddurchlaufgeschwindigkeit (25 oder 50 mm/s)
⑬ „STOP"-Taste zum Anhalten des Kurvenzuges auf dem Sichtschirm (Einfrieren)
⑭ Taste „ALARM" zum Quittieren von Grenzwertalarmen

Rückseite
⑮ Signalausgänge (Anschlußleiste)
⑯ Erdungsbolzen
⑰ Typenschild
⑱ Netzanschluß

3.1.2.4 Sirecust 341 (Siemens)

Auch bei diesem Gerät ist mit dem 341 R ein Subtyp erhältlich, der sich von der Grundausführung durch einen zusätzlichen 1-Kanal-Schreiber unterscheidet. Diese Registriereinrichtung hat eine fest eingestellte Schreibgeschwindigkeit von 25 mm/s.

Das Gerät besitzt in der Grund- und in der Registrierausführung auch die Möglichkeit zum Batteriebetrieb. Bei Monitorbetrieb und gelegentlichen Registrierphasen ist in aufgeladenem Zustand ein mindestens 3-stündiger Betrieb möglich. Die Ladezeit einer völlig entladenen Batterie beträgt etwa 16 Stunden.

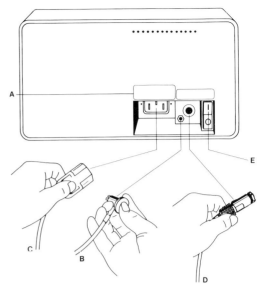

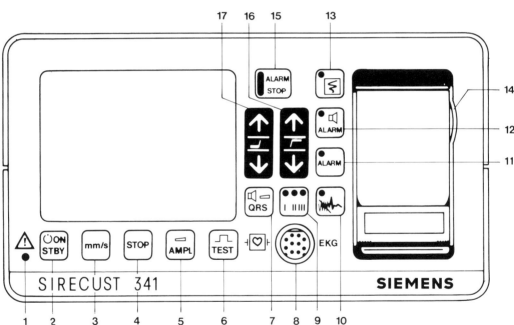

Abb. 3.1.2-4 Sirecust 341, Vorder- und Rückansicht

(1) Netzkontrolle, leuchtet grün bei Netzbetrieb (rückwärtigen Netzschalter einschalten!), erlischt bei Batteriebetrieb.
(2) „ON-STBY"-Taste, muß ca. 2 s für das An- und Abschalten betätigt werden; wenn das Gerät mit dieser Taste abgeschaltet wurde, der rückwärtige Netzschalter jedoch eingeschaltet ist, leuchtet die grüne Kontrollanzeige (1) weiterhin, ebenso kann die Batterie in diesem Zustand geladen werden.
(3) Wahl der Ablenkgeschwindigkeit 25 oder 50 mm/s.
(4) Stop-Taste zum Einfrieren des Kurvenzuges wie beim Sirecust 311; in der Version 341 R kann der aktuelle Kurvenzug während der Stop-Funktion auf der Registriereinheit mitgeschrieben werden.
(5) Während automatisch eine mittlere Verstärkung der EKG-Amplitude angewählt wird, kann mit dieser Taste eine manuelle Einstellung in 8 Stufen erfolgen.
(6) Darstellung eines 1 mV-Kalibrierimpulses.
(7) Lautstärkeregler für das akustische QRS-Signal; durch kurzfristiges Drücken kann das akustische Signal vollständig abgeschaltet werden, durch anhaltenden Druck erfolgt eine laufende Steigerung der Lautstärke.

(8) Buchse für Stecker des Patientenkabels
(9) Wahlschalter für die Ableitung I, II oder III nach *Einthoven;* bei Inbetriebnahme wird automatisch Ableitung I gewählt.
(10) Frequenzfiltertaste; bei Aktivierung des Filters leuchtet die Diode im Tastenfeld.
(11) Wird diese Taste für ca. 2 s gedrückt, so ist die gesamte Patientenüberwachung einschließlich des Registrierstarts im Alarmfall abgeschaltet; die Diode im Tastenfeld erlischt, das Symbol „HF" im Monitorfeld wird invertiert. Durch nochmaliges Drücken wird die Patientenüberwachung wieder eingeschaltet, das Symbol „HF" regulär dargestellt.
(12) Durch Drücken dieser Taste für ca. 2 s kann der akustische Alarm abgeschaltet werden; in diesem Fall erlischt die Diode im Tastenfeld. Reaktivierung durch erneutes Drücken dieser Taste.
(13) Registrierer-Start/Stop-Taste beim 341 R. Die Registriergeschwindigkeit beträgt 25 mm/s. Durch längeren Tastendruck (ca. 2 s) kann der automatische Registriererstart im Alarmfall unterdrückt werden, die Leuchtdiode im Tastenfeld erlischt.
(14) Registrierpapierhalterung (Papierwechsel s.u.)
(15) Betätigung dieser Taste unterdrückt den akustischen Alarm für ca. 2 min. Wird die Alarmursache zwischenzeitlich behoben, kann durch erneutes Drücken die akustische Alarmmeldung reaktiviert werden.
(16) Tastenfelder zum Herauf- oder Herabsetzen der oberen Alarmgrenzen der Herzfrequenz. Bei Inbetriebnahme wird automatisch ein oberer Grenzwert von 150/min vorgewählt.
(17) Tastenfelder zum Herauf- oder Herabsetzen der unteren Alarmgrenzen der Herzfrequenz. Bei Inbetriebnahme wird automatisch ein unterer Grenzwert von 50/min vorgewählt.

Geräterückseite:
(A) Typenschild
(B) Erdungsbolzen
(C) Netzanschluß
(D) Schnittstelle für Signalerweiterung (Rufanlage, zusätzliche Registriereinheit etc.)
(E) Netzschalter

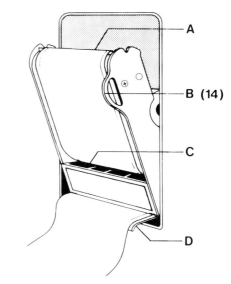

Abb. 3.1.2-5 Wechseln des Registrierpapiers

Bei einigen Stör- oder Alarmfällen erscheinen spezifische Fehlermeldungen

„ASY" erscheint auf dem Bildschirm, wenn der Abstand zwischen zwei vom Gerät erkannten QRS-Komplexen mehr als 4 s beträgt, was als Asystolie interpretiert wird. Neben dieser optischen wird eine akustische Alarmmeldung ausgelöst.

Bei Überschreitung der vorgegebenen Grenzwerte zur Herzfrequenzüberwachung springt das Symbol „HF" zwischen normaler und invertierter Darstellung hin und her, gleichzeitig wird akustischer Alarm gegeben.

Bei Meßbereichsüberschreitung der Herzfrequenz über 300/min erscheinen neben dem akustischen Alarm als optische Alarmanzeige drei Sternchen.

Bei Störungen der EKG-Ableitung (s. Abschnitt 3.1.1.1) erscheint die Fehlermeldung „L".

Wird unter Batteriebetrieb eine nachlassende Batteriespannung registriert, so erscheint ein Batteriesymbol auf dem Bildschirm, gleichzeitig wird ein akustischer Alarm ausgelöst, der mit der Taste (15) vollständig gelöscht werden kann. Das Batteriesymbol auf dem Bildschirm bleibt stehen, nach Auftreten dieses Alarms ist ein Weiterbetrieb für noch ca. 30 min möglich.

Besonderheiten bei Schrittmacherträgern

Die Schrittmacherimpulse werden bei der digitalen Herzfrequenzangabe nicht mitgezählt, die Schrittmacherspikes sind jedoch auf dem Bildschirm erkennbar. Eigenerregte QRS-Komplexe werden durch ein Blinken des Herzsymbols angezeigt, schrittmacherinduzierte durch ein Sternchen. Die Erkennung von Schrittmacherimpulsen kann nur bei bestimmten Signalformen und innerhalb gewisser Frequenzgrenzen erfolgen (s.u. „Technische Daten" für das jeweilige Gerät) und erfordert gelegentlich eine Korrektur der Elektrodenplazierung.

Zum Einlegen einer neuen Rolle Registrierpapier muß die Halterung am Griff B (bzw. (14) in Abb. 3.1.2-4) herausgeklappt und der Rest der alten Rolle vorsichtig herausgezogen werden, wobei die Rollenhalter nach außen federn. Nach Einsetzen der neuen Rolle wird der Papieranfang mit der bedruckten Seite nach oben über die Schreibkante A geführt, die gesamte Halterung bis zum Einrasten wieder in das Gerät geklappt und der Papieranfang zwischen den Antriebsrollen C hindurchgeschoben, wobei die Registriertaste (13) kurz zu betätigen und das Blech D leicht nach unten zu drücken ist.

Ein automatischer Start des Registrierers erfolgt bei „klinischen", nicht jedoch bei technischen Alarmen. Die Schreiblänge beträgt in diesen Fällen ca. 40 cm, entsprechend 16 s.

3.1.2.5 Sirecust 401 (Siemens)

Dieses Gerät weist gegenüber dem vorher beschriebenen eine weiterentwickelte Elektronik auf, die sich dem Anwender unter anderem in einem aufwendigeren Self-Check zu erkennen gibt. Hinsichtlich der Bedienelemente und -logik bestehen demgegenüber große Ähnlichkeiten, so daß hier lediglich auf die anwenderrelevanten Unterschiede eingegangen werden soll:

— Neben der Möglichkeit zur EKG-Ableitung bietet das Gerät die Anschlußmöglichkeit für einen plethysmographischen Pulsaufnehmer; je nach vorgesehener Registrierung muß mit einer gesonderten Taste zwischen „EKG" oder „PULS" umgeschaltet werden.
— Die Testfunktion kann nur bei angeschlossenem Patientenkabel ausgeübt werden.
— Der 50 Hz-Frequenzfilter wird durch Betätigen der Taste „DIAG" ausgeschaltet; in diesem Fall leuchtet eine gelbe Diode im Tastenfeld.
— Durch kurzes Drücken der Registriertaste kann für einen vorgewählten Zeitraum eine Registrierung gestartet werden, sofern der Monitor an eine Zentraleinheit angeschlossen ist. Durch Drücken über 2 s erfolgt eine kontinuierliche Registrierung, bis diese Taste erneut betätigt wird.

3.1.2.6 Sirecust 402 (Siemens)

Auch diese Geräte werden in zwei Versionen angeboten, wobei ein Typ wegen der Möglichkeit zur Respirationsüberwachung nach der Impedanzmethode **nicht für den Betrieb im OP-Bereich** vorgesehen ist (s. Abschnitt 3.1.1.1), während der andere Gerätetyp für den Einsatz im OP-Bereich statt dieser Respirationsüberwachung eine plethysmographische Pulsüberwachung erlaubt.

Diese Monitore nehmen eine gewisse Zwischenstellung zwischen den beiden vorbeschriebenen und der weiter unten aufgeführten 404-Serie ein, insofern es sich noch streng um Kompaktgeräte handelt, die Leistungsbreite aber durch 2-Kanal-Darstellung mehrerer Parameter bereits beträchtlich ist.

Aufgrund dieser Ähnlichkeiten wird hinsichtlich der Bedienelemente und -logik wiederum auf die Typen Sirecust 341 und 404 verwiesen. Folgende Besonderheiten sollen jedoch erwähnt werden:

— Wahlweise 2-Kanal-Speicheroszilloskop zur Darstellung zweier Parameter oder Kaskadenschaltung von Kanal 1 nach Kanal 2
— Zusätzliche klinische und technische Alarme für die jeweils überwachten Vitalparameter
— Die Stop-Taste beeinflußt stets beide Kanäle gemeinsam
— Durch Drücken der sogenannten „TRANSFER"-Taste oder automatisch in einer Alarmsituation wird der Kurvenzug von Kanal 1 nach Kanal 2 überführt und eingefroren, wobei die Überwachung des anderen Parameters in Kanal 2 nicht unterbrochen wird. Durch erneutes Betätigen dieser Taste kann die Überführung wieder aufgehoben werden; in der Betriebsart „KASKADE" findet bei Alarm jedoch kein Transfer statt. Durch konsekutives Betätigen der „KASKADEN"-Taste erfolgt ein Hintereinanderschalten der Kanäle 1 und 2 bzw. die Aufhebung dieser Funktion.
— Als Sonderausstattung kann der Sirecust 402 auch mit einer Trendfunktion versehen werden, die während einer Alarmsituation nicht angewählt werden kann.
— Mit Hilfe der „RESP/PRESS"-Taste kann entweder die Respirations- oder die Druckkurve im zweiten Kanal zur Darstellung gebracht werden.
— Neben der Impedanzmethode kann die Respirationsüberwachung auch über eine Thermistor-Sonde erfolgen. Die Größe des Meßbereiches ist für beide Methoden unterschiedlich.
— Unterhalb der Anschlußbuchse für den Druckaufnehmer befindet sich eine Schraube zur Kalibration mit einem Eichmanometer.
— Vor einem Null-Abgleich der Druckmessung muß zur Temperaturstabilisierung das Gerät mindestens 5 min in Betrieb gewesen sein.

— Bei Geräten mit Trendfunktion kann der im Kanal 2 erfaßte Trendparameter individuell gewählt werden.

3.1.2.7 Sirecust 404-1 (Siemens)

Die Sirecust-Monitore der Baureihe 404 weisen nunmehr eine klare Modularität dergestalt auf, daß der Anwender die Zusammenstellung überwachter Parameter vor jedem Einsatz durch eine individuelle Modulauswahl nach seinen Bedürfnissen modifizieren kann. Mit den ca. 20 verschiedenen Modulen besitzt dieses 4-Kanal-Speicheroszilloskop bereits ein derartiges Leistungsspektrum, daß sich eine eingehende Besprechung in dem hier vorgegebenen Rahmen weitgehend ausschließt. Detailliert soll daher lediglich auf die Bedienelemente des Grundgerätes eingegangen werden:

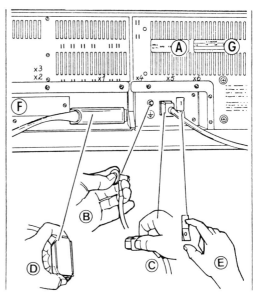

Abb. 3.1.2-6 Sirecust 404-1, Vorder- und Rückansicht

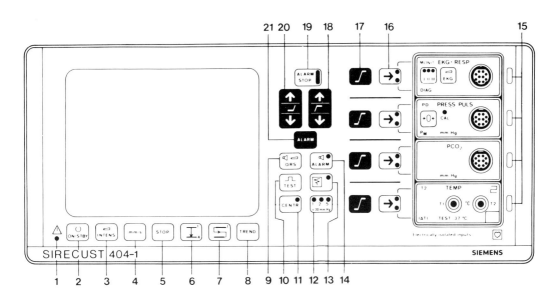

(1) Netzkontrolle bei angeschlossenem Gerät und Einschalten des rückwärtigen Netzschalters (E).
(2) „ON-STBY"-Taste zum Ein- bzw. vorübergehenden Abschalten; nach dem Ausschalten sind die individuell gewählten Überwachungsparameter und Grenzwerte für einige Sekunden gespeichert.
(3) Taste zur manuellen Einstellung der Bildhelligkeit; grundsätzlich wird sie nach Raumbeleuchtung automatisch geregelt.
(4) Wahltaste für die Ablenkgeschwindigkeit zwischen 12,5 (langer Tastendruck), 25 und 50 mm/s (Umschalten durch kurzen Tastendruck).

(5) „STOP"-Taste zum simultanen Einfrieren aller 4 Kurvenzüge.
(6) Transfer-Taste zur Überführung des Kurvenzuges aus Kanal 1 nach Kanal 4; die Überwachung des ursprünglich in Kanal 4 aufgezeichneten Parameters wird dabei nicht unterbrochen.
(7) Kaskaden-Taste: Je nach Dauer des Tastendruckes läuft der Kurvenzug aus Kanal 1 zunächst in Kanal 4 ein, anschließend in Kanal 3 und von dort nach Kanal 4 und schließlich über Kanal 2 und 3 nach Kanal 4. Gelöscht wird die Kaskadenschaltung durch erneuten kurzen Druck auf die Kaskadentaste.

(8) Mit dieser Taste wird die Trendfunktion aufgerufen: aus insgesamt 12 überwachten Parametern können 8 für die Trenddarstellung ausgewählt werden, die abgebildete Trendzeit beträgt entweder 2, 4, 8 oder 24 Stunden. Während einer Alarmsituation können keine Trendinformationen aufgerufen werden. Durch Betätigen der Trend-Taste werden nicht nur die Verläufe entsprechend der vorgewählten Einstellungen zur Darstellung gebracht; gleichzeitig wird quasi eine untergeordnete Ebene der Bedienoberfläche verzweigt, so daß einige der Folientasten im Sinne von Multifunktionstasten („soft keys") mit anderen Funktionen belegt werden, als in der obersten Bedienebene. Die für eine individuelle Auswahl von Trendparametern, Darstellungsbereichen und Trendzeiten erforderlichen Bedienschritte sind somit relativ aufwendig, so daß hierfür auf die Gebrauchsanweisung verwiesen werden muß.

(9) QRS-Signal-Lautstärkeregler; bei kurzem Betätigen wird die akustische QRS-Meldung abgeschaltet, durch längeren Druck stufenweise gesteigert.

(10) „TEST"-Taste; durch Betätigen dieser Taste kann eine Funktionsprüfung des Gerätes ausgelöst werden, sie ist jedoch nur wirksam, wenn ein Patient angeschlossen ist. Währenddessen wird automatisch der akustische Alarm für 15 s unterdrückt.

(11) „CENTR"-Taste: Ist der Monitor über die Systemschnittstelle (D) auf der Rückseite des Gerätes mit anderen Monitoren oder einer Zentraleinheit verbunden, so kann mit der CENTR-Taste das Bild der Zentrale bzw. eines anderen alarmgebenden Monitors auf das individuelle Gerät geholt werden. Die gelbe Diode in der CENTR-Taste leuchtet, um darauf hinzuweisen, daß nicht die Vitalwerte des an diesem Monitor angeschlossenen Patienten auf dem Bildschirm angezeigt werden. Anhand der gleichzeitig angegebenen Bettnummer kann festgestellt werden, bei welchem Patienten gegebenenfalls eine Alarmsituation aufgetreten ist. Durch erneutes Drücken dieser oder irgendeiner anderen Taste kann das fremde Bild wieder gelöscht werden. Tritt beim angeschlossenen Patienten eine Alarmsituation auf, erscheinen in jedem Fall die aktuellen Kurven und Meßdaten dieses Patienten. Die CENTR-Taste ist am alarmgebenden Monitor solange inaktiviert, bis der Alarm mit der „ALARM STOP"-Taste quittiert wurde.

(12) Meßbereichswahltaste für die Druckkurvendarstellung: Ein Basisfaktor von 30 mm Hg multipliziert mit dem bzw. den unter leuchtenden Dioden bezeichneten Faktoren ergibt den aktuellen Meßbereich.

(13) Registrier-Taste zum Start eines Schreibers, sofern der Monitor an eine entsprechende Zentraleinheit angeschlossen ist. Je nach momentaner Situation des Gesamtsystems sind auch hier relativ vielfältige Variationsmöglichkeiten im Verhalten der Registriereinheit zu beachten, so daß auch hier, ähnlich wie bei der Trendfunktion, für einen vollständigen Überblick auf die Gebrauchsanweisung verwiesen werden muß.

(14) Taste zum Abschalten des akustischen Alarms (s.u.); gegebenenfalls leuchtet die Diode im Tastenfeld.

(15) Mit diesen Tasten wird die Arretierung zum Wechseln oder Entfernen des zugehörigen Moduls gelöst.

(16) Durch diese „Modulmodus"-Tasten können in Verbindung mit dem jeweils eingesetzten Modul unterschiedliche Meßwertdarstellungen aufgerufen werden.

(17) Taste zum Aufrufen der vorgewählten Alarmgrenzen je nach rechts daneben eingesetztem Modul. Eine Veränderung der bisherigen Grenzwerte kann anschließend mit den Tasten (18) und (20) erfolgen.

(18) Tasten zum Einstellen des oberen Grenzwertes des jeweils angewählten Parameters.

(19) Taste zur Unterdrückung des akustischen Alarms für 2 min; die roten Dioden im Tastenfeld leuchten in diesem Fall kontinuierlich. Die Alarmunterdrückung wird automatisch nach 2 min aufgehoben oder durch erneutes Drücken der Taste reaktiviert. Tritt bis dahin eine neue Alarmsituation auf, so wird ebenfalls erneut Alarm gegeben.

(20) Tasten zum Einstellen des unteren Grenzwertes des jeweils angewählten Parameters.

(21) Taste zum Aktivieren bzw. Abschalten des jeweils angewählten akustischen und optischen Alarms (s.u.).

Geräterückseite:
(A) und (G) Typenschilder mit Artikel- bzw. Seriennummer
(B) Erdungsbolzen
(C) Netzkabelbuchse
(D) Systemschnittstelle
(E) Netzschalter
(F) Schnittstelle für systemfremde Signalerweiterungen

Hinsichtlich der **Alarmfunktionen** sind folgende allgemein gültigen Feststellungen zu treffen:

Beim Einschalten des Gerätes ist lediglich der Alarm für die Herzfrequenz mit den Grenzen 50-150/min automatisch aktiviert, für jeden anderen Parameter ist der Alarm folgendermaßen zu aktivieren: Nach einem ersten Druck auf eine der Tasten (17) erscheint je nach eingesetztem Modul links auf dem Bildschirm ein blinkendes Symbol zwischen dem oberen Grenzwertepaar; mit Hilfe der Tasten (18) und (20) können diese Grenzwerte nunmehr verändert werden.

Durch erneuten Druck auf die entsprechende Taste (17) wird das untere Grenzwertepaar in gleicher Weise aktiviert. Für jedes angewählte Grenzwertepaar kann mit Hilfe der Taste (21) der akustische und optische Alarm ein- (die Parameteranzeige wird regulär dargestellt) oder ausgeschaltet werden (die Parameteranzeige wird invers dargestellt). In dieser Situation kann durch mehr als 2 s währenden Druck auf die Taste (14) der akustische Alarm für den jeweiligen Parameter aus- (die Diode im Tastenfeld leuchtet nicht mehr) oder wieder eingeschaltet werden (Diode im Tastenfeld leuchtet).

Ein weiterer Druck auf die entsprechende Taste (17) läßt die Grenzwertanzeige wieder verschwinden. Bei ausgeschaltetem akustischen Alarm springt die betreffende Parameteranzeige gegenenfalls zwischen regulärer und inverser Darstellung hin und her.

Die einzelnen Alarmmeldungen sind in einer **dreistufigen Alarmhierarchie** eingeteilt. In der niedrigsten Alarmstufe ertönt innerhalb der ersten 20 s keine akustische Warnung. Wird jedoch die zugrundeliegende Störung innerhalb dieser Zeit nicht behoben, geht der Alarm in die nächst höhere Stufe über. Alarmmeldungen der ersten Stufe sind im einzelnen

L Elektrodenfehler oder Kabelbruch
U Unterbrechung der Signalübertragung zwischen Modul und Grundgerät
A Artefakt, beispielsweise Muskel- bzw. Bewegungsartefakte
F Zeigt bei alleiniger Meldung einen Modulfehler an, in Verbindung mit einer Code-Zahl wird ein spezifischer Defekt angezeigt.
*** Meßbereichsüberschreitung

Die zweite Alarmstufe wird ausgelöst, wenn eine der vorgenannten Störungen länger als 20 s besteht oder eine Grenzwertüberschreitung bei aktivierter Alarmüberwachung vorliegt. Dies führt zu einem intermittierenden akustischen Signal (Gong), die Dioden im Feld der Taste (19) blinken, der Alarm wird gegebenenfalls an die Zentraleinheit gemeldet und startet die automatische Registrierung. Außerdem wird die Kurve von Kanal 1 nach Kanal 4 transferiert. Besteht eine Alarmsituation der Stufe 2 wiederum länger als 20 s fort, so wird ein Alarm der Stufe 3 ausgelöst.

Eine Alarmmeldung der Stufe 3 zeichnet sich am deutlichsten durch den Daueralarmton aus. Im Gegensatz zu den ersten beiden Alarmstufen ist ein Alarm der Stufe 3 nicht selbstlöschend, sondern erfordert stets die Quittierung mit der Taste (19). Transfer, Meldung an eine Zentraleinheit und automatischer Registriererstart entsprechen der Stufe 2.

Spezifische Alarmmeldungen der Stufen 2 und 3 betreffen:
APN Bei ausbleibender Respirationserkennung nach Ablauf der maximal tolerierten Apnoe-Zeit.
S Bei Störungen in der Kommunikation mit einem Servo-Ventilator oder Servo-Alarm

A Bei abnormalem EKG
ASY Bei einem größeren Zeitintervall als 4 s zwischen zwei erkannten QRS-Komplexen.

Hinsichtlich der **Modulbestückung** besitzen folgende Hinweise Allgemeingültigkeit:

— Zum Einsetzen bzw. Auswechseln der Module muß das Gerät nicht ausgeschaltet werden.
— Ein auszuwechselndes Modul wird durch Druck auf die rechts davon angeordnete Taste (15) aus seiner Arretierung gelöst, das neue Modul wird eingeschoben, bis es einrastet.
— Nach dem Einsetzen eines Moduls wird der Bildschirm kurz dunkel; das Gerät prüft, welche Parameter über dieses Modul überwacht werden.
— Handelt es sich um neue, bislang nicht überwachte Vitalparameter so erscheinen für ca. 20 s links im Bildschirm die automatisch vorgewählten Grenzwerte, in der Mitte für ca. 15 s eine Testkurve und rechts die entsprechende Wertbezeichnung. Wie oben bereits ausgeführt, ist lediglich beim EKG-Modul die Alarmüberwachung automatisch aktiviert.
— Wird für einen bereits überwachten Parameter lediglich das Modul gewechselt, so erscheinen die bisherigen Grenzwerte; auch die bislang gespeicherten Trenddaten gehen nicht verloren.

Einzelne Bedienelemente und Eigenschaften individueller Module können im folgenden nur grob gestreift werden; für eine umfassende Darstellung muß wiederum auf die Gebrauchsanweisung verwiesen werden.

— Alle Module, die eine EKG-Überwachung erlauben, sollten dem 1. Kanal zugeordnet werden, damit vor allem eine automatische Aktivierung der Alarmüberwachung gewährleistet ist. Weitere Hinweise sind den Abschnitten 3.1.1 und 3.1.2.4 zu entnehmen.
— Bei der Respirationsüberwachung bedeutet die untere Alarmgrenze die bis zur Alarmauslösung maximal tolerierte Apnoe-Zeit.
— Bei Verwendung eines Moduls zur Drucküberwachung erfolgen Nullabgleich (Drucktaste) und gegebenenfalls auch Kalibrierung anhand einer im Modul befindlichen Kalibrierschraube unter Verwendung eines Eichmanometers in analoger Weise, wie beim Sirecust 402 (s. Abschnitte 3.1.1.3 und 3.1.2.6) beschrieben.

Die **Darstellung der Druckkurven** auf dem Bildschirm kann entweder **relativ** zu den vorgewählten Alarmgrenzen oder **absolut** innerhalb des mit der Taste (12) (Abb. 3.1.2-6) vorgewählten Meßbereichs erfolgen.
— Die Funktionsfähigkeit der Temperatursonden kann durch Betätigen der Taste (8) (Abb. 3.1.2-6) leicht überprüft werden: Es muß für T1 und gegebenenfalls auch T2 jeweils 37°C erscheinen.
— Ist bei einem kombinierten Temperatur- und Druckmodul nur der Druckwandler angeschlossen, so werden 2 Druckwerte am rechten Bildrand angezeigt (systolischer und wahlweise diastolischer oder mittlerer Blutdruck), ist zusätzlich eine Temperatursonde angeschlossen, so können systolischer und diastolischer Blutdruck mit Hilfe der zugehörigen Modulmodustaste im Monitorfeld zur Darstellung gebracht werden.
— Ein Ventilatormodul kann in Verbindung mit einem entsprechend kommunikationsfähigen Servo-Ventilator betrieben werden. **Die Grenzwertüberwachung ist dabei allerdings grundsätzlich am Ventilator vorzunehmen.** Auf dem Monitor können je nach Betätigung der auf dem Modul befindlichen Wahltaste Druck- oder Flowkurven zur Darstellung gebracht werden; je nach Kombination dieser Wahltaste und der dazugehörigen Modulmodustaste können die numerischen Werte von 4 Beatmungsparametern angezeigt werden. In einer aufwendigeren Ausführung dieses Moduls können durch einen weiteren Wahlschalter insgesamt 8 verschiedene Parameterwerte abgefragt werden.
— Das Modul zur Registrierung des Herzzeitvolumens (HZV) erlaubt die Kurvendarstellung der Bluttemperatur und die gängigen hämodynamischen Berechnungen. Für letzteres ist die Eingabe der entsprechenden biometrischen Daten des jeweiligen Patienten, der Kathetergröße, der Injektatmenge sowie eines aus der Begleitdokumentation zu entnehmenden Anpaßfaktors erforderlich.
Aus Sicherheitsgründen ist außerdem wichtig, daß die Registrierung der Injektattemperatur nur durch ein zweites Temperaturmodul am gleichen Grundgerät erfolgen darf; andernfalls besteht die Gefahr eines herznahen Ausgleichs von Potentialdifferenzen über 2 an unterschiedlichen Geräten angeschlossene Temperaturfühler mit der Möglichkeit zur Auslösung maligner Rhythmusstörungen (s. Abschnitt 2.2). Wird zur Bestimmung der **Injektattemperatur ein Doppeltemperaturmodul verwendet, darf aus demgleichen Grund der zweite Anschluß nicht zur Temperaturmessung an einer anderen Körperstelle verwendet werden.**
— Bei Verwendung eines pCO_2-Moduls ist eine Aufwärmzeit von ca. 5 min einzuhalten. Desweiteren ist darauf zu achten, daß die Kalibrierzahl des Signalaufnehmers mit der Zahl übereinstimmen muß, die nach Betätigen der „TEST"-Taste (10) in Abb. 3.1.2-6 auf dem Bildschirm erscheint. Da der Registrieralgorithmus bei diesen Geräten den CO_2-Gehalt des Inspirationsgemisches gleich Null voraussetzt, kann hierbei keine Rückatmung erkannt werden.

3.1.2.8 Sirecust 1280/1281 (Siemens)

Die Sirecust-Monitore der Baureihen 700 (Kompaktgeräte), 900 und 1200 (jeweils modulare Bauweise) weisen in sich wiederum eine nahezu identische Bedienlogik auf, so daß sie beispielhaft an den Typen 1280/1281, als den Geräten mit der bislang größten Leistungsbreite besprochen werden können. Diese beiden Geräte unterscheiden sich dabei lediglich durch die Bildschirmausstattung (1280: monochrom, 1281: mehrfarbig).

In beiden Fällen handelt es sich um 8-Kanal-Monitore, deren Verhalten je nach installierter Software-Version variiert werden kann. **Die folgenden Ausführungen beziehen sich auf die Software-Version VB1-CXD nach dem Stand vom Juli 1988; die verfügbare Modulbestückung bezieht sich ebenfalls auf diesen Zeitpunkt.**

Auch bei diesen Geräten ist der Leser besonders darauf hinzuweisen, daß der hier vorgegebene Rahmen nur einen groben Abriß erlaubt, da sich eine mehrere hundert Seiten umfassende Gebrauchsanweisung nur durch entsprechende Vergrößerung auf wenige Seiten komprimieren läßt.

Gleichzeitig stellt sich an diesem Beispiel die Problematik der modernen Medizintechnik besonders deutlich dar, insofern sich diese Geräte trotz und gerade wegen ihrer unbestrittenen Leistungsbreite auf die Grenzen ihrer Anwendbarkeit zubewegen. Nur durch die konsequente Einweisung in einen möglichst langlebigen Gerätepark bei weitestgehender Vermeidung einer sachlich unbegründeten Vielfalt bei Geräten für denselben Zweck läßt sich diese Leistungsbreite zum Nutzen der Patienten und zur Befriedigung der Anwender ausschöpfen.

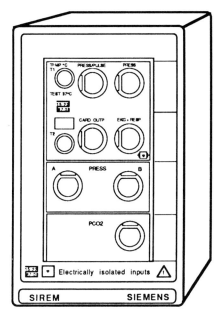

Abb. 3.1.2-7 Modulbox „Sirem" mit eingesetztem Polymed-, Doppeldruck- und pCO_2-Modul

Bei den Monitoren Sirecust 1280/1281 fällt zunächst eine Trennung zwischen der eigentlichen Monitoreinheit und der Modulbox „Sirem" auf.

Diese Modulbox kann getrennt vom Grundgerät relativ patientennah aufgestellt werden, so daß die Wege der verschiedenen Sensorzuleitungen bei Bedarf verhältnismäßig kurz gehalten werden können.

Die Modulbox stellt insgesamt 4 Einschubpositionen für die weiter unten bezeichneten Module zur Verfügung, die registrierten Signale erfahren in den Modulen eine A/D-Wandlung und werden anschließend unter elektrischer Trennung über ein Infrarot-„Fenster" an die Modulbox übertragen. Für die Verbindung zum Grundgerät ist dann nur noch ein Kabel notwendig.

Bei den Modulen besteht zum o.g. Entwicklungsstand Auswahlmöglichkeit zwischen dem sogenannten „Polymed"-Modul sowie Modulen für Druck, Doppeldruck, Druck/Puls, Temperatur, Temperatur/Druck, Temperatur/EEG, Ventilation und pCO_2. Mit Ausnahme des Polymed- und des Doppeldruckmoduls können die Module auch für Sirecust-Monitore der Baureihe 404 verwendet werden. Umgekehrt jedoch dürfen alle übrigen für die 404er Baureihe verfügbaren Module beim genannten Entwicklungsstand nicht in die Modulbox der 1280er Monitore eingesetzt werden. Die laufende Entwicklung zielt darauf ab, eine solche Kompatibilität zwischen diesen Baureihen zu ermöglichen.

Das **Polymed-Modul** besetzt stets die beiden oberen Einschubpositionen in der Modulbox und erlaubt die Verarbeitung folgender Parameter: 4-Kanal-EKG, Respiration, zwei invasive Drucke mit Systole, Diastole und Mitteldruck (alternativ zum zweiten Druck: Puls), zwei Temperaturwerte und Temperaturdifferenzen sowie Herzzeitvolumen (HZV) inklusive Bluttemperatur.

Aus den drei Extremitätenableitungen I, II und III nach *Einthoven* (der vierte EKG-Kanal ist einer Brustwandableitung vorbehalten) lassen sich die drei übrigen Extremitätenableitungen aVL, aVR und aVF berechnen. Darüber hinaus erlaubt der Einsatz dieses Moduls eine Arrhythmieüberwachung, eine ST-Segmentanalyse und hämodynamische Berechnungen.

Alle übrigen Module besetzten stets die beiden unteren Einschubpositionen.

Zum Modulwechsel ist in der entsprechenden Höhe eine rechts vom Modul befindliche Balkentaste zu drücken, beim Polymed-Modul die zweite von oben.

Die Bedienelemente auf den Frontplatten der Module, soweit sie auch mit den 404er Monitoren verwendet werden, haben in Verbindung mit der Modulbox Sirem keine Funktion; jegliche Bedienung erfolgt hier an der Monitorgrundeinheit.

Die Möglichkeit zum Betrieb weiterer Systemkomponenten (weitere Monitore, Zentraleinheit, Registriereinheit) und ihre Kommunikation über ein entsprechendes Netzwerk soll hier nur angedeutet werden.

Zur Inbetriebnahme ist das Grundgerät auf der Geräterückseite mit dem Netzschalter X1 einzuschalten. Wenn unmittelbar danach noch kein Patient überwacht werden soll, kann der Monitor mit Hilfe der Fixtaste unten rechts auf „Bereitschaft" geschaltet werden (s. Abb. 3.1.2-10); durch Betätigen dieser Taste erscheint allerdings zunächst das **„Entlaß-Menü"**, in dem durch Druck auf die Bildschirmtaste „Entlassen/Ja" die Bildschirmanzeige dann tatsächlich abgeschaltet wird. Im Falle einer vorangegangenen Patientenüberwachung werden auf diesem Wege sämtliche Patientendaten und individuellen Einstellungen des Anwenders gelöscht, beim Wiedereinschalten für die nächste Anwendung kehrt der Monitor zu seinen Grundeinstellungen zurück.

Die Bedienung des Monitors geschieht von verschiedenen Bedienebenen aus, zu denen mit Hilfe einer entsprechenden Menüführung verzweigt wird.

Große Bereiche des Bildschirms arbeiten dabei als Folientasten („touch screen") wechselnder Belegung („soft keys").

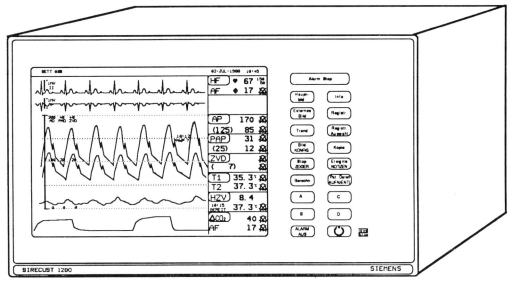

Abb. 3.1.2-8 Sirecust 1280/1281, Frontansicht mit typischem Hauptbild

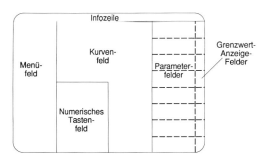

Abb. 3.1.2-9 Bildschirmeinteilung beim Hauptbild

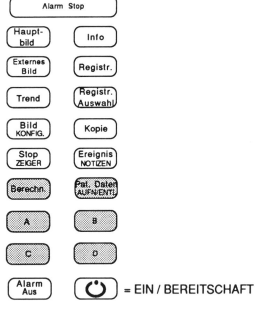

Abb. 3.1.2-10 Fixtasten

Von zentraler Bedeutung für einen Einstieg in die Menüverzweigung sind dabei die maximal acht umrandeten Abkürzungen der Parameterbezeichnungen in den Parameterfeldern (s. Abb. 3.1.2-8 und 9). Durch Druck auf eine der Folientasten über diesen Parameterbezeichnungen, die in diesem Sinne als Hauptmenü aufzufassen sind, wird in das erste Untermenü des jeweiligen Parameters verzweigt.

Am linken Bildschirmrand erscheint daraufhin ein zusätzliches Menüfeld, weiter rechts im Bedarfsfall ein zusätzliches numerisches Tastenfeld. Eingaben im numerischen Tastenfeld werden grundsätzlich durch die Taste „EING" abgeschlossen.

Auf dem restlichen Bildschirmanteil bleibt jedoch auch während der Verzweigung die Kurvenaufzeichnung erhalten.

Auf Trendbildern oder externen Monitorbildern eines anderen Bettplatzes erfolgt eine jeweils andersartige Bildschirmaufteilung.

Die in den entsprechenden Feldern aufgeführten Parameter mit Grenzwerten und Alarmstatus richten sich automatisch nach der **Modulkonfigu-**

ration bzw. den **Grundeinstellungen** beim Einschalten, die vom Anwender nach individuellen Bedürfnissen zu modifizieren sind.

Die Rückkehr zum ursprünglichen Hauptbild, wie beispielhaft in Abb. 3.1.2-8 angedeutet, erfolgt aus jeder Menüposition heraus durch die Fixtaste „Hauptbild" (Abb. 3.1.2-10).

Unabhängig vom jeweils angewählten Parameter-Menübaum erfolgt die Rückkehr von einem tiefer gelegenen Untermenü zum nächsthöheren über Druck auf die Bildschirmtaste „ZURÜCK" im Menüfeld.

Weitere regelmäßig anzutreffende Menüfunktionen betreffen die **Grenzwerteinstellung** und die **Alarmaktivierung** für den jeweiligen Parameter. Andere Menüfunktionen sind parameterspezifisch oder werden durch eine der Fixtasten rechts vom Bildschirm aufgerufen; die Mannigfaltigkeit dieser Tastenbelegungen verbietet eine eingehende Darstellung im vorliegenden Rahmen.

Neben den vielfach variablen Bildschirmtasten weist der Monitor rechts vom Bildschirm noch eine Reihe sogenannter **Fixtasten** auf. Davon sind bei der Software-Version VB1-CXD die Tasten „Ereignis/Notizen", „Berechnungen", „Patientendaten", „A", „B", „C" und „D" noch ohne Funktion. Die übrigen Fixtasten sind wie folgt belegt:

„**Alarm Stop**": Unterdrücken eines akustischen Alarms für 1 min; sofern innerhalb dieser Zeit die Alarmursache beseitigt wird, ist der Alarm damit quittiert, andernfalls setzt der Alarm nach 1 min wieder ein. Sogenannte „selbsterlöschende" Alarme müssen nicht unbedingt mit dieser Taste quittiert werden, sie sistieren nach Beseitigung der Alarmursache.

„**Hauptbild**" ermöglicht die Rückkehr zur obersten Bedienebene aus jeder Menüverzweigung heraus.

„**Info**": Mit Hilfe dieser Taste kann eine Bildschirmseite aufgerufen werden, auf der die grundsätzlichen Bedienschritte und der prinzipielle Bildschirmaufbau erläutert werden. Für die Zukunft ist eine Erweiterung zur detaillierten Erklärung einzelner Funktionen geplant.

„**Externes Bild**": Mit dieser Taste wird ein Menü zur Auswahl der Bildschirminhalte aller kommunizierenden Monitore aufgerufen. Zu beachten ist, daß ein zwischenzeitlich auftretender Alarm am eigenen Bett nicht automatisch zur Darstellung der dazugehörigen Kurvenverläufe führt. Diese sind gegebenenfalls durch die Taste „Hauptbild" aufzurufen.

„**Registr.**", „**Registr.Auswahl**" und „**Kopie**" werden gemeinsam besprochen, da sie für eine gegebenenfalls gewünschte Dokumentation in Papierform in engem Zusammenhang stehen:

Mit der Fixtaste „**Registr.**" wird eine Registrierung mit den Startbedingungen des Monitors (zeitlich begrenzt, 25 mm/s) unmittelbar ausgelöst. Diese Startbedingungen können wiederum im Menü „Registrerer Definition", welches über die Fixtaste „Bild/Konfig." erreichbar ist, vom Anwender variiert werden.

Durch Betätigung der Fixtaste „**Registr.Auswahl**" erscheint das Menü „Registrierer-Wahl", in dem Registriereinstellungen definiert werden können, die nur für die unmittelbar folgende Registrierung Gültigkeit besitzen.

Mit Hilfe der Fixtaste „**Kopie**" kann der momentane Bildschirminhalt unmittelbar kopiert werden, sofern eine Registriereinheit „Siredoc 220" angeschlossen ist. Auch Trendbilder können auf diese Weise in Papierform festgehalten werden. Die Funktion „Kopie" ist jedoch nicht möglich in Verbindung mit der Registriereinheit „Siredoc 60".

„**Trend**": Mit dieser Fixtaste können Trendbilder aufgerufen werden, wobei die Anordnung der Trendparameter auf dem Bildschirm ebensowenig wie die Parameterbezeichnungen für die Trendkurven vom Anwender verändert werden können. Für den Anwender variabel sind dagegen das Trendfenster (3, 9 oder 24 Stunden), die Abtastrate (30, 60 oder 120 s/Bildpunkt) und die Wahl von Maximal-, Minimal- oder Mittelwerten für die Aufzeichnung der Trendkurven.

Die Trendbilder enthalten darüber hinaus Ereignismarkierungen, deren zugehörige Meldungen über den Trendzeiger im Untermenü „Event/Notizen/Alarme" abgefragt werden können.

„**Bild/Konfig.**" ruft Auswahlmenüs zahlreicher praxisrelevanter Einstellungsgrößen auf, wie z. B.:

— Wahl des gewünschten Startprogramms für die Darstellung von Kurven und Meßwerten auf dem Bildschirm.
— Wahl der Ablenkgeschwindigkeit.
— Helligkeitseinstellung einzelner Bildkomponenten.
— Lautstärkeeinstellung für QRS-Ton, akustischen Alarm und Tasten„klicks".
— An- und Abschalten der Grenzwertdarstellung.
— Auslösen von Testsignal für EKG, HZV, Druck und Temperatur.
— Angabe der installierten Software-Version.
— Einstellen von Datum und Uhrzeit.
— Durchführung von Service- und Wartungsfunktionen über kennwortgeschützte Menüs.
— Registrierdefinitionen.

Für Einzelheiten wird auf die Gebrauchsanweisung verwiesen.

„Stop/Zeiger": Durch Betätigen dieser Taste werden auf dem Bildschirm alle dynamischen Kurven angehalten, gleichzeitig erscheint das zugehörige Menü. Der Anwender kann nunmehr mit Hilfe eines durch Cursor-Tasten steuerbaren Zeigers von ihm gewünschte Werte des pulmonal-arteriellen Verschluß- und enddiastolischen Druckes mit Hilfe zugeordneter „MEMO"-Tasten für Trendmarkierungen oder hämodynamische Berechnungen abspeichern. **Innerhalb dieser Funktion bedingt ein Druck auf die Fixtaste „Hauptbild" ausnahmsweise die vollständige Abbildung der angehaltenen Kurvenzüge, durch erneutes Drücken der Fixtaste „Stop/Zeiger" werden die Kurven wieder freigegeben.**

„Alarm aus": Mit dieser Fixtaste werden sämtliche Alarme abgeschaltet, als Warnung erscheint im Kurvenfeld des Bildschirms die Meldung „Alarme aus".

Diese Funktion ist zwar zweckmäßig, wenn beispielsweise beim Betten Fehlalarme durch anhaltende Bewegungsartefakte zu erwarten sind oder der Patient vorübergehend vollständig von den Parameterableitungen dekonnektiert werden muß, gleichzeitig beinhaltet sie aber auch die Gefahr, daß diese Taste versehentlich für die Quittierung eines Alarms im Sinne der „Alarm stop"-Taste verwendet wird oder ein ursprünglich bewußtes Abschalten aller Alarme im weiteren Verlauf nicht mehr aufgehoben wird. Diese Funktion kann daher in der ursprünglichen Konzeption durch den Kundendienst auch gänzlich gesperrt werden. Spätere Versionen reaktivieren die Alarme selbsttätig nach Ablauf einer vorgegebenen Zeitspanne.

Auf die Fixtaste „Ein/Bereitschaft" wurde weiter oben bereits eingegangen; anzufügen bleibt noch, daß ein Ausschalten ebenso wie jegliche Unterbrechung der Stromzufuhr zum Monitor in Abhängigkeit von der jeweiligen Ursache nach unterschiedlichen Zeiten unterschiedliche **Verluste individuell vorgenommener Einstellungen** hervorruft. Nach einem solchen Ereignis müssen wichtige Einstellungen daher unmittelbar überprüft werden.

Das **Alarmierungssystem** beim Sirecust 1280/1281 weist, ähnlich wie bereits bei den Monitoren der 404er Baureihe beschrieben, ein abgestuftes Alarmsystem auf:

H-Alarm	Hinweis	Tiefer Dauerton
E-Alarm	Ernster Alarm	Hoher Dauerton
L-Alarm	Lebensbedrohender Alarm	Folge von zwei verschiedenen Tönen

Ein sehr hoher Dauerton zeigt außerdem interne Gerätefehler an.

Zusätzliche optische Meldungen bestehen in einem Blinken der betroffenen Parameterbildschirmtaste, darüber hinaus erscheint eine Meldung in der Info-Zeile (s. Abbildung 3.1.2-9) oder im Kurvenfeld.

Mögliche Alarme bei der Parameterüberwachung setzen selbstverständlich eine vorausgehende Aktivierung in den zugehörigen Parametermenüs voraus. Ein nicht aktivierter Alarm wird durch eine durchkreuzte Glocke im Parameterfeld symbolisiert, bei aktivierten Alarmen erscheinen an dieser Stelle die aktuellen Alarmgrenzen.

Neben spezifischen Alarmmeldungen, die sich meist auf Grenzwertüber- bzw. -unterschreitungen beziehen und in der Regel selbsterklärend sind, können folgende allgemeinen Alarmmeldungen auftreten:

L	Elektrode abgelöst
A	Artefakt
U	Patientenkabel nicht angeschlossen oder Modul nicht eingesetzt
S	Statische Messung (bei Drucküberwachung)
F	Fehler in der Temperatursonde oder im zugehörigen Schaltkreis
+ + +	Meßbereichsüberschreitung
– – –	Meßbereichsunterschreitung

Bei angeschlossener Registriereinheit wird durch einen E- oder L-Alarm automatisch eine 20-s-Registrierung gestartet.

Bei vereinzelt auftretenden **Funktionsstörungen** im Sinne von Programmfehlern ist grundsätzlich der Versuch eines Neustarts durch Aus- und Wiedereinschalten gerechtfertigt. Führt dies jedoch nicht zum Erfolg oder wiederholen sich derartige Fehler in kurzen Abständen, ist der Monitor nicht weiter zu verwenden und fachmännische Hilfe in Anspruch zu nehmen.

In größeren Abständen kann auch eine Neueinrichtung der Bildschirmtasten notwendig werden, wenn der Druckpunkt merklich von der zugehörigen Markierung des Tastenfeldes abgedriftet ist. Dazu müssen innerhalb von 30 s nach Einschalten des Monitors die linke obere Bildschirmecke und anschließend die auf dem Bildschirm erscheinenden Markierungspunkte gedrückt werden. Danach ist der Monitor erneut aus- und wieder einzuschalten.

Abschließend sei nochmals darauf hingewiesen, daß im Interesse einer überschaubaren Darstellung an dieser Stelle nicht näher auf die Erfassung und Verarbeitung einzelner Vitalparameter eingegangen wird.

Obwohl sich die Monitore Sirecust 1280/1281 bereits durch eine relativ aufwendige Benutzerführung auszeichnen, bleibt insbesondere für Funktionen mit vergleichsweise komplexen Bedienschritten (z. B. HZV-Messung und hämodynamische Berechnungen) die Konsultation der ausführlichen Begleitdokumentation unverzichtbar.

3.1.2.9 HP CMS-Patientenmonitor (Hewlett-Packard)

Die CMS-Monitore entsprechen von Leistungsbreite und Bedienkonzeption her der zuvor beschriebenen Sirecust-Baureihe 1280/81. Die klar erkennbare Unterteilung in Sichtschirm, Recheneinheit und Fernbedien-Tastatur erinnern an eine gängige PC-Ausstattung.

Den folgenden Ausführungen über das CMS-System liegt die weitgehend unveränderte Hersteller-Information zugrunde.

Der CMS-Monitor bietet bei modularer Konzeption Netzwerk- und Datenmanagementfunktionen. Die Module verschiedener CMS-Monitortypen sind untereinander austauschbar.

Der CMS-Monitor besteht aus drei Komponenten, die zusammengefügt oder getrennt voneinander installiert werden können:

— Bildschirmkomponente mit Bedienfeld
— Parametermodule in entsprechender Halterung
— Prozessorkomponente.

Das Bedienungsfeld der CMS-Monitore enthält wiederum Festtasten und Softtasten. Die Funktion der Softtasten wird in den zugeordneten Feldern am unteren Bildschirmrand angegeben. Ohne entsprechende Angabe haben die Softtasten keine Funktion.

Die **Festtasten** haben stets nur die auf der Taste angegebene Funktion, wobei zwei Arten von Festtasten zu unterscheiden sind:
— Die blau beschrifteten Festtasten in der oberen Reihe sind „Zugangstasten": Jede dieser Tasten führt in eine Bedienungsebene, in der Einstellungen und Änderungen vorgenommen werden können.
— Die grau beschrifteten Festtasten in der unteren Reihe sind „**Aktionstasten**", die unmittelbar jene Funktion ausführen, die in der Tastenaufschrift angegeben ist.

Die Festtasten und ihre Funktionen

Alarme — Nach Drücken dieser Taste können Sie die Alarmfunktion ein- oder ausschalten, Alarmgrenzen überprüfen oder ändern, und die Lautstärke des Alarmtons einstellen.

Betten-Übersicht — Nach Drücken dieser Taste können Sie Daten von anderen Betten in Ihrer Pflegegruppe anschauen.

Geräte-Konfig. — Nach Drücken dieser Taste können Sie bestimmte Merkmale des Gerätes konfigurieren

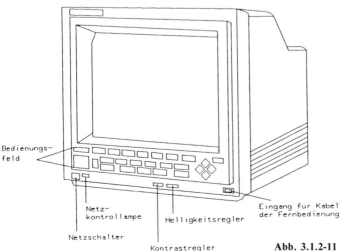

Abb. 3.1.2-11 CMS-Monitor, Bildschirmkomponente

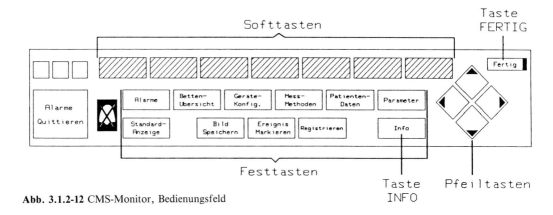

Abb. 3.1.2-12 CMS-Monitor, Bedienungsfeld

Meß-Methoden — Nach Drücken dieser Taste können Sie Meßmethoden wie die HZV- und PAWP-Messung einstellen und durchführen.

Patienten-Daten — Nach Drücken dieser Taste können Sie Patienten aufnehmen, Verlaufsdaten (Trends) anschauen, hämodynamische Berechnungen vornehmen, und Arrhythmie-Funktionen durchführen.

Parameter — Nach Drücken dieser Taste können Sie Parameter-Einstellungen vornehmen oder ändern.

Bild Speichern — Durch Tastendruck werden alle angezeigten Kurven zum Standbild eingefroren. Die Anzeige von Störungen, Alarmen und numerischen Werten wird nicht beeinflußt. Die Überwachung läuft im Hintergrund weiter.

Ereignis Markieren — Durch Tastendruck wird unterhalb der Trendkurven ein Ereignis markiert.

Registrieren — Auf Tastendruck werden gewählte Kurven auf einem angeschlossenen Schreiber aufgezeichnet.

Pfeiltasten — Es gibt vier Pfeiltasten: ▼, ▲, ◄ und ►. Sie können nur dann benutzt werden, wenn sie leuchten. Mit Hilfe der Pfeiltasten können Sie zwischen verschiedenen Bereichen des angezeigten Bildes hin- und herrücken, um Einstellungen vorzunehmen oder zu ändern, Meßmethoden durchzuführen oder die Bildschirmanzeige zu ändern.

Taste Fertig — Die Taste **Fertig** hat nur dann eine Funktion, wenn sie leuchtet. Wenn sie gedrückt werden muß, erscheint auf dem Schirm eine entsprechende Aufforderung.

Taste Info — Nach Drücken der Taste **Info** werden Informationen über die mit einem Pfeil markierte Softtaste angezeigt.

Die Bedienung muß nicht unmittelbar an der Monitoreinheit erfolgen, sondern kann auch über eine **Fernbedien-Tastatur** geschehen, auf der sich die gleichen Soft- und Festtasten wie im Bedienungsfeld befinden. Außerdem enthält die Fernbedienung alphanumerische Tasten zur Eingabe von Buchstaben und Ziffern, Satzzeichen und Rechensymbolen.

Die alphanumerischen Texttasten befinden sich in der unteren Hälfte der Fernbedienung zur

— Eingabe von Ziffern und Rechensymbolen (weiße Beschriftung): Einfach die gewünschte Taste drücken
— Eingabe von Buchstaben und Satzzeichen (blaue Beschriftung): Blaue Umschalttaste drücken (Lämpchen in der Taste leuchtet) und die gewünschten Buchstaben und Satzzeichen eintippen. Das Lämpchen erlischt erst bei erneutem Drücken der blauen Umschalttaste. Die Funktionen von Soft- und Festtasten bleiben bei eingeschalteter Umschalttaste unverändert.

Die **Parametermodule** stellen weitere wesentliche Funktionselemente dar. Jedes Parametermodul hat eine oder mehrere Festtasten.

Die mit dem Namen des Parameters beschriftete Festtaste ist die „**Konfigurationstaste**", **mit der man direkt in die Konfigurationsebene für diesen Parameter gelangt,** d.h. man überspringt die sogenannte „erste Bedienungsebene" (s. Abbildung 3.1.2-15). Befindet man sich in der Konfigurationsebene, so leuchtet das Lämpchen oberhalb der betreffenden Konfigurationstaste.

Die Eingänge an den Parametermodulen haben die gleiche Farbe wie der Stecker des daran anzuschließenden Rezeptors oder Patientenkabels.

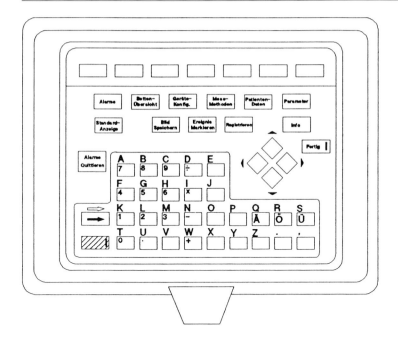

Abb. 3.1.2-13 CMS-Monitor, Fernbedienung

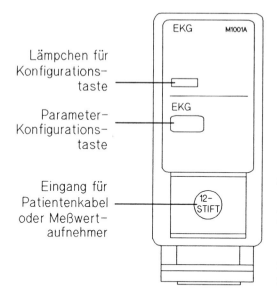

Abb. 3.1.2-14 CMS-Monitor, Parameter-Modul

Zur Unterbringung der Parametermodule stehen zwei verschiedene **Modulhalterungen** zur Verfügung:

— **Integrierte Modulhalterung** an der Vorderseite der Prozessorkomponente
— **Separate Modulhalterung:** Eine oder mehrere separate Halterungen können beispielsweise am Bettgestell oder anderswo angebracht werden.

Die benötigten Parametermodule werden nach Bedarf in die Halterung eingesetzt.

Auch die CMS-Monitore sind auf verschiedenen Ebenen zu bedienen, die an gleichfalls wechselnden Bildschirmanzeigen erkennbar sind: **Standardanzeige, Auswahlfenster und Arbeitsfenster.** Sie stehen wie folgt miteinander in Verbindung:

Die **Standardanzeige** zeigt die Kurven und numerischen Werte der Parameter, die für die Überwachung gewählt wurden, daneben auch Alarm- und Störmeldungen, Bettnummer, Datum und Uhrzeit.

Die Position der Kurven auf dem Bildschirm kann konfiguriert werden. Die Position der numerischen Werte ist vorgegeben und kann nicht geändert werden.

Dieser Darstellungsmodus kann stets mit der Festtaste „Standardanzeige" erreicht werden.

Das **Auswahlfenster** ist die erste Bedienungsebene, von wo aus gewünschte Maßnahmen oder Funktionen gewählt werden.

Zugang zum Auswahlfenster verschaffen die blau beschrifteten Festtasten auf dem Bedienungsfeld oder der Fernbedienung.

Wenn das Auswahlfenster auf dem Schirm erscheint, ist die unterste Zeile der Softtastenfelder mit Leuchtbalken hell unterlegt und damit

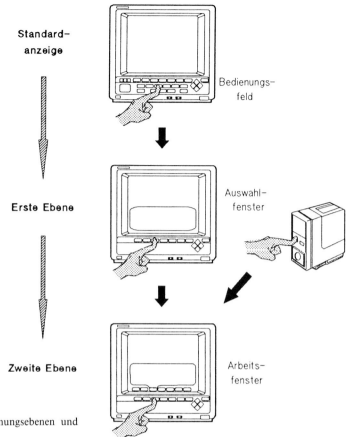

Abb. 3.1.2-15 CMS-Monitor, Bedienungsebenen und Bildschirmanzeigen

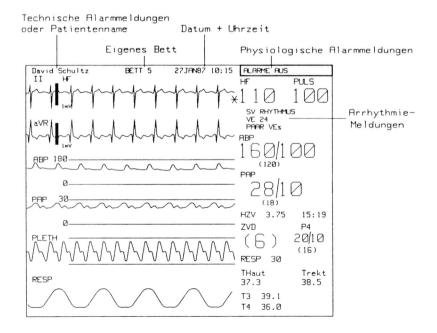

Abb. 3.1.2-16 CMS-Monitor, Standardanzeige

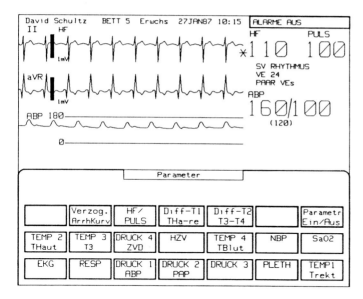

Abb. 3.1.2-17 CMS-Monitor, Auswahlfenster

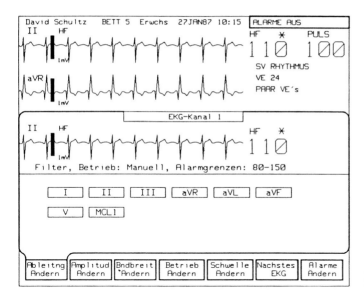

Abb. 3.1.2-18 CMS-Monitor, Arbeitsfenster

aktiviert. Der Leuchtbalken kann innerhalb des Auswahlfensters zeilenweise verschoben werden.

Im Auswahlfenster erscheint außerdem ein Pfeil, der innerhalb der hell unterlegten Zeile von Feld zu Feld springt. Dieser Pfeil ist hilfreich bei Eingabe über die Fernbedienung.

Das **Arbeitsfenster** ist die zweite Bedienungsebene. Darin können Parameter- und Bildschirmeinstellungen vorgenommen und bestimmte Messungen durchgeführt werden.

Für jeden Parameter und jede Meßmethode gibt es eine Reihe von Arbeitsfenstern.

Der Zugang zu dieser zweiten Bedienungsebene erfolgt entweder über das Auswahlfenster oder für den betreffenden Parameter durch Drücken der Konfigurationstaste am zugehörigen Parametermodul.

Zur Rekapitulation

Zugang zum Auswahlfenster:

1. Die blau beschriftete Festtaste für die gewünschte Funktion drücken.
2. Wenn das Auswahlfenster erscheint, ist stets die unterste Zeile der Softtastenfelder mit

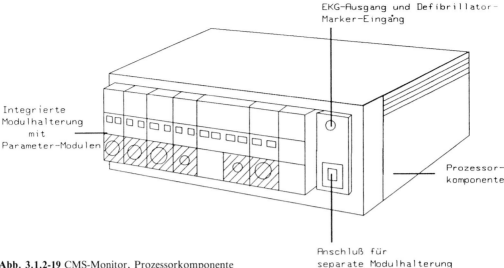

Abb. 3.1.2-19 CMS-Monitor, Prozessorkomponente

Leuchtbalken hell unterlegt. Den Leuchtbalken auf die Zeile rücken, die das Softtastenfeld für den gewünschten Parameter oder die gewünschte Funktion enthält. Hierzu entweder die gleiche Festtaste noch einmal drücken oder die Pfeiltasten verwenden, sofern sie leuchten.

3. Die Softtaste für den gewünschten Parameter oder die gewünschte Funktion drücken. Jetzt wird das zugehörige Arbeitsfenster angezeigt.

Zugang zum Arbeitsfenster:

Der Zugang zu einem Arbeitsfenster für einen Parameter erfolgt entweder über das Auswahlfenster oder mit der Konfigurationstaste am Parametermodul als direktem Weg.

Der Zugang zum Arbeitsfenster für andere Funktionen wie Gerätekonfiguration oder Bettenübersicht ist nur über das Auswahlfenster möglich.

Im Arbeitsfenster werden einzelne Bereiche oder Felder durch Leuchtbalken hervorgehoben. Der Leuchtbalken kennzeichnet die geltenden Einstellungen für den gewählten Parameter oder die gewählte Funktion.

Die Leuchtbalken im Arbeitsfenster werden entweder bewegt, um zum nächsten Arbeitsfenster weiterzublättern oder weil eine Einstellung geändert werden soll:

— Um zum nächsten Arbeitsfenster weiterzublättern, wird die Softtaste gedrückt, deren Beschriftung die gewünschte Funktion angibt.
— Um eine Einstellung zu ändern, wird erneut die Taste für das Arbeitsfenster gedrückt, bis die gewünschte Einstellung hell unterlegt ist. Hierzu können auch die Pfeiltasten verwendet werden, sofern sie leuchten.

Die Signale der überwachten Parameter werden an die **Prozessorkomponente** übertragen, dort verarbeitet und in Form von Kurven und numerischen Werten auf dem Schirm angezeigt.

An der Prozessorkomponente kann eine Modulhalterung für die Parametermodule angebracht werden. Wie weiter oben bereites angedeutet, gibt es auch die Möglichkeit einer separaten Modulhalterung; in diesem Fall kann an der Prozessorkomponente eine glatte Blende angebracht werden.

3.1.3 EKG-Schreiber

Die Typenvielfalt unter den EKG-Schreibern dürfte noch ausgeprägter sein als unter den EKG-Monitoren, da im Hinblick auf erstere auch ein entsprechend größerer Markt durch den verbreiteten Einsatz in den Praxen niedergelassener Ärzte vorhanden ist. Anderseits ist die Bedienung eines EKG-Schreibers im Vergleich zu leistungsfähigen Monitoren in der Regel immer noch vergleichsweise überschaubar, so daß im vorliegenden Rahmen lediglich ein Gerätetyp exemplarisch besprochen werden soll.

Mit Rücksicht auf eventuelle therapeutische Konsequenzen und die häufig erwünschte Möglichkeit zum Vergleich von EKG-Schrieben, die in unterschiedlichen zeitlichen Abständen aufgezeichnet wurden, ist eine **minutiöse Befolgung der Regeln zur Elektrodenplazierung unerläßlich.** Schon mancher „ungewöhnliche" Lagetyp oder „bedrohliche" ST-Strecken-Veränderungen haben sich als Auswirkungen vertauschter Ableitungskabel oder atypischer Ableitungspositionen entpuppt.

Für eine korrekte Aufzeichnung der Standardableitungen (I, II und III nach *Einthoven*, aVR, aVL und aVF nach *Goldberger* und V_1 bis V_6 nach *Wilson*) seien daher folgende Plazierungsregeln rekapituliert (s.a. Abb. 3.1.1-2):

Extremitätenableitungen:

Rot: rechter Arm
Gelb: linker Arm
Grün: linkes Bein
Schwarz: rechtes Bein

Bei besonderen Situationen (Verletzung, Zustand nach Amputation) ist nichts dagegen einzuwenden, die betreffende Ableitung im Bereich des Extremitätenansatzes am Körperstamm anzubringen.

Als Positionen für die Brustwandableitungen nach *Wilson* gelten:

V_1: 4. Intercostalraum rechts am Sternalrand
V_2: 4. ICR links am Sternalrand
V_4: 5. ICR in der Medioclavicularlinie
V_3: zwischen V_2 und V_4
V_6: 5. ICR in der vorderen Axillarlinie
V_5: zwischen V_4 und V_6

Besonderheiten ergeben sich auch, wenn in Verbindung mit einem Tretkurbel- oder Laufbandergometer ein **Belastungs-EKG** aufzuzeichnen ist. Diese Methode ist zwar zur Beurteilung der Koronarreserve und der Dignität von Rhythmusstörungen sehr wertvoll, allerdings auch nicht ganz ungefährlich, insbesondere, wenn der Patient tatsächlich ausbelastet wird.

Indikationsstellung, Beurteilung, gegebenenfalls rechtzeitiger Abbruch und Beherrschung von Komplikationen bedürfen daher der Anwesenheit versierter Mitarbeiter und einer entsprechenden Ausrüstung.

Erwähnenswert erscheint in diesem Zusammenhang auch, daß Ergometer im Rahmen der Neuordnung des Eichwesens nunmehr mit einem sogenannten „Konformitätsnachweis" in Verkehr zu bringen sind. Mit der Konformitätsprüfung weist der Hersteller nach, daß das ausgelieferte Gerät in seinen meßtechnischen Eigenschaften mit den Anforderungen der Zulassung übereinstimmt; dadurch entfallen Erst- und Nacheichungen. An ihre Stelle tritt im Falle der Ergometer die Pflicht zur Wartung alle zwei Jahre.

3.1.3.1 Cardiovit AT-6 (Schiller)

Dieser EKG-Schreiber erlaubt sowohl Netz- als auch Akku-Betrieb. Für Netzbetrieb und Akku-Aufladung (daher auch bei Nichtgebrauch mit dem Netz verbunden lassen!) ist der grüne Netzschalter (8) einzuschalten.

Das Einlegen bzw. Wechseln von Registrierpapier ist der Abbildung 3.1.3-2 zu entnehmen.

Nach Betätigen der Taste „ON" (6) ist das Gerät betriebsbereit.

Batteriebetrieb wird durch kontinuierliches Leuchten einer grünen Kontrollampe rechts neben der „ON"-Taste kenntlich gemacht. Wenn diese Kontrollampe zu blinken beginnt, ist ein Weiterbetrieb noch für ca. eine halbe Stunde möglich.

Das Wiederaufladen einer vollständig entladenen Batterie benötigt ca. 12 Stunden, nach 3 Stunden Ladezeit ist der Akku jedoch bereits zu ca. 80 % regeneriert.

Die wesentlichsten Bedienschritte und Bedienelemente gehen in Verbindung mit der Abbildung 3.1.3-1 aus einer **Kurzbedienungsanleitung** hervor, die im folgenden unverändert übernommen wird.

Automatische EKG-Aufnahme:

1. Patient anschließen
2. CARDIOVIT AT-6 mit Taste **ON** einschalten
   → EKG-Aufzeichnung auf Bildschirm kontrollieren
3. Patientendaten eingeben: Buchstabe **P** drücken und Tabelle ausfüllen
4. Taste **START** drücken
   → EKG wird mit allen Angaben im vorprogrammierten Format ausgedruckt
5. Kopien: Taste **COPY** drücken
6. Gerät ausschalten, Patient von den Elektroden befreien

Manuelle EKG-Aufnahme:

1. Patient anschließen
2. CARDIOVIT AT-6 mit Taste **ON** einschalten
   → EKG-Aufzeichnung auf Bildschirm kontrollieren
3. Umschalten mit Taste **M**, rote Kontrollampe **MAN** leuchtet auf, gewünschte Ableitungsgruppe mit Hilfe der Taste **F>**, Empfindlichkeit, Registriergeschwindigkeit wählen

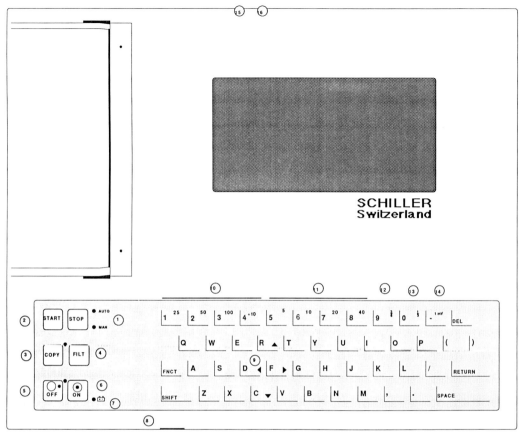

Abb. 3.1.3-1 Cardiovit AT-6, Aufsicht

Funktionstasten:

(1) Taste **STOP** beendet den Ausdruck des EKGs

(2) Taste **START**:
Automatikbetrieb: Die letzten 10s des EKGs werden abgespeichert, ausgewertet und im gewählten Format und mit den gewünschten Informationen ausgedruckt
Manueller Betrieb: EKG-Ausschrieb wird gestartet

(3) Taste **COPY**: Umschalten von manuellem auf Automatikbetrieb oder Kopieren im Automatikbetrieb

(4) Taste **FILT** zum Ein- und Ausschalten des Myogrammfilters.

(5) **OFF**-Taste zum Ausschalten des Gerätes

(6) **ON**-Taste zum Einschalten des Gerätes

(7) **Batterieanzeige:**
Leuchten der Kontrollampe = Batteriebetrieb
Blinken der Kontrollampe = Batterie ist entladen
(am Netz anschließen mit Netzschalter ein!)

(8) **Netzschalter:** Immer eingeschaltet lassen, für Netzbetrieb und zum Wiederaufladen der Batterie

(9) Tasten zum Wählen der Ableitungen. Die Tasten **D** und **F** dienen zur Wahl der Ableitungsgruppe. Mit den Tasten **C** und **R** werden die einzelnen Ableitungen im 1-Kanal-Monitor-Betrieb angewählt

(10) Tasten zum Wählen der **Registriergeschwindigkeit**. Die letzte Taste rechts dividiert die entsprechenden Werte der übrigen Tasten durch 10. Für eine Aufzeichnungsgeschwindigkeit von 5 mm/s muß also sowohl die Taste 50 mm/s als auch die Divisionstaste gedrückt werden

(11) Tasten zum Wählen der **Empfindlichkeit**

(12) Taste zum Wählen der Anzahl ausgedruckter Ableitungen

(13) Taste zum Wählen der Anzahl der auf dem Bildschirm gezeigten Ableitungen

(14) 1mV-Taste zur manuellen Kalibrierung

(15) Netzanschluß

(16) Anschluß für Erdungskabel

4. Patientendaten eingeben: Buchstabe **P** drücken und Tabelle ausfüllen
5. Taste **START** drücken
   → EKG wird ausgedruckt
6. Während der Aufzeichnung können Abteilungsgruppe, Empfindlichkeit und Registriergeschwindigkeit jederzeit verändert werden.
7. Mit Taste **STOP** Aufzeichnung abbrechen
8. Umschalten auf Automatikbetrieb: Taste **COPY** drücken, die letzten 10 Sekunden des EKGs werden abgespeichert und mit den gewählten Angaben ausgedruckt.
9. Gerät ausschalten, Patient von Elektroden befreien

Sobald unten auf dem Papier der Hinweis zur Erneuerung des Papieres erscheint, muß ein neues Faltpaket eingelegt werden. (Nach dem ersten Erscheinen der Papierendanzeige sind noch 100 cm Papier vorhanden!)

- Papierfachlöser drücken, Papiertisch aufklappen und aus den Scharnieren herausheben.

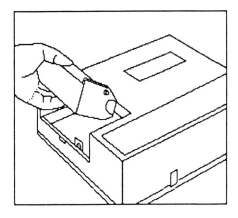

- Papierrest mit Hilfe der Cellophan-Lasche herausheben.

- Oberstes Blatt vom neuen Faltpaket um 3 cm zurückfalten. Neues Faltpaket einlegen.

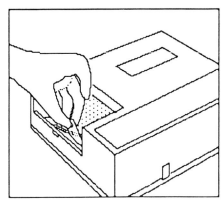

- Papieranfang hochziehen, Papiertisch wieder einführen und Papier um Führungsrolle legen.

- Papiertisch zuklappen, leicht andrücken, bis Papierfachlöser einrastet.

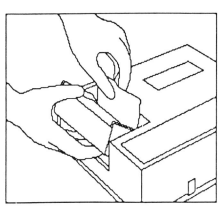

Abb. 3.1.3-2 Einlegen des Registrierpapiers

Rhythmusaufzeichnung:

1. Patient anschließen
2. CARDIOVIT AT-6 mit Taste **ON** einschalten
   → EKG-Aufzeichnung auf Bildschirm kontrollieren
3. Patientendaten eingeben: Buchstabe **P** drücken und Tabelle ausfüllen
4. Taste **R** für RHYTHMUS (Formatwahl) drücken
   → Wählen des Formates
5. Mit Taste **S** starten
   → Die Rhythmusaufzeichnung wird im vorgewählten Format nach 10 bis 30 Minuten ausgedruckt
6. Mit Taste **Q** anhalten
   → Die bis zu diesem Zeitpunkt aufgenommenen Ableitungen werden ausgedruckt
7. Gerät ausschalten,
   Patient von Elektroden befreien

Neben dem Ausdruck in Papierform ermöglicht das Gerät die EKG-Darstellung auf einer Flüssigkristallanzeige, die als „Durchlaufspeicher" für eine 10 s-Realtime-Erfassung fungiert.

Ein „Arbeitsspeicher" sorgt für Verarbeitung und Ausdruck der EKG-Ableitungen, ein „Ablagespeicher" schließlich bietet Speicherplatz für 30 EKG's, die für eine spätere Weiterverarbeitung verfügbar gemacht werden können. Der Inhalt des Ablagespeichers wird beim Ausschalten des Gerätes gelöscht!

Die Flüssigkristallanzeige fungiert gleichzeitig als EKG-Monitor, auf dem neben den angewählten EKG-Kurven verschiedene Status- und gegebenenfalls Störmeldungen ausgegeben werden.

Die Herzfrequenz wird dabei als Mittelwert über die letzten 8 Schläge, dahinter in Klammern der aktuelle Momentanwert angegeben.

Die Empfindlichkeit (mm/mV) wird in 3-Kanal-Darstellung gegenüber dem auf der Tastatur angewählten Wert halbiert.

Das alphanumerische Tastenfeld kann je nach Programmposition der gewöhnlichen Eingabe spezifischer Daten dienen („Schreibmaschinenfunktion") oder aber eine breite Palette von **„Funktionstasten** darstellen (s. Tabelle 3.1.3-1).

Im Funktionstastenmodus kann durch Drücken der Taste für den Buchstaben „H" eine Bedienungshilfe aufgerufen werden.

Eine EKG-Registrierung kann entweder automatisch nach einer dauerhaft definierbaren Grundeinstellung erfolgen oder aber im Modus „manuell" (Funktionstaste „M") nach den Wünschen des Anwenders individuell definiert werden.

Tabelle 3.1.3-1 Alphanumerische Zeichen als Funktionstasten

Zeichen	Verwendung
A	Format für Automatikbetrieb
C	einzelne Ableitungen wählen
D	Ableitungsgruppe wählen
(E	Option: Ergometrieprogramm aufrufen)
F	Ableitungsgruppe wählen
G	Grundeinstellung speichern
H	Gebrauchsanweisung auf dem Bildschirm
I	Identifikation des EKG-Aufnehmers (temporär)
J	Identifikation des Benutzers (permanent)
L	Ableitungsgruppen programmieren
M	Umschalten auf manuellen Betrieb
P	Patientendaten eingeben
Q	akustische ORS-Wiedergabe ein-/ausschalten
R	Rhythmus-Modus (Formatwahl)
T	Gerätetest
U	Uhr und Kalender einstellen
V	Verschiedene Einstellungen
Y	EKG-Monitor stoppen (freeze)
Z	Zugriff zum Ablagespeicher
FNCT	EKG-Monitor starten / Umschalten auf Ableitungsdarstellung
RETURN	Zeilenschaltung, Seitenwechsel, Programmabspeicherung
DEL	Löschen einzelner Zeichen

Im manuellen Modus sind dabei insbesondere zu wählen (Tastenangaben s. Abb. 3.1.3-1):

— Anzahl der Kanäle, auf denen ausgedruckt werden soll: Taste (12)
— Anzahl der Ableitungen auf dem Bildschirm: Taste (13)
— Wahl der Ableitungsgruppe: Tasten „D" und „F"; wurde für die Bildschirmdarstellung der 1-Kanal-Betrieb gewählt, so muß innerhalb der jeweiligen Ableitungsgruppe mit Hilfe der Taste „C" die einzelne Ableitung gewählt werden.
— Wahl der Papiergeschwindigkeit: Der hochgestellte Wert auf den Zifferntasten „1"-„3" gibt direkt die Papiergeschwindigkeit in mm/s an; wird zusätzlich mit einer dieser Tasten die Zifferntaste „4" gedrückt, so wird der betreffende Wert der Tasten „1"-„3" durch 10 dividiert.
— Die Empfindlichkeit der Darstellung kann darüber hinaus mit Hilfe der Zifferntasten „5"-„8" in mm/mV gewählt werden.

Je nach vorhandener Software-Ausstattung kann das Gerät zusätzlich zur Registrierung EKG's vermessen und interpretieren sowie die Durchführung eines Belastungs-EKG's mit ST-Strecken-Vermessung unterstützen. Voraussetzung für eine entsprechende Verarbeitung ist stets eine einwandfreie Ableitung, andernfalls muß zuvor auf entsprechende Fehlermeldungen reagiert werden.

Ein korrekt aufgezeichnetes und damit im Speicher befindliches EKG kann mit Hilfe der Taste „COPY" beliebig oft - auch unter wechselnden Formaten - ausgedruckt werden. Werden routinemäßig mehrere Kopien einer EKG-Aufzeichnung benötigt, so kann deren Zahl von vornherein im Menü „Verschiedene Einstellungen" (Funktion der Taste „V") festgelegt werden.

Im Rhythmusmodus kann zwischen drei Ausgabeformaten gewählt werden:

1. 2-kanalig: 10 min pro Seite
2. 1-kanalig: 15 min pro Seite
3. 1-kanalig: 30 min pro Seite

Der Ausdruck der komprimierten Ableitung(en) kann jederzeit manuell oder, je nach Format, nach 10, 15 oder 30 min automatisch erfolgen.

Zur **Definition der Grundeinstellung,** mit der sich das Gerät nach jedem Wiedereinschalten präsentiert, ist nach Festlegung des gewünschten Formats die Funktion der Taste „G" aufzurufen und mit der Taste „Return" zu quittieren. Das Format für den Automatikbetrieb kann darüber hinaus in einem Menü, das als Funktion der Taste „A" aufzurufen ist, verändert werden.

Das **Speicherprogramm des Ablagespeichers** wird als Funktion der Taste „Z" wiederum in Menüführung aufgerufen. Dort findet sich ebenfalls unter „H" eine Bedienungshilfe.

Im Hinblick auf weitere Funktions- und Variationsmöglichkeiten, die Programme zur EKG-Vermessung und -interpretation sowie die optionale Erweiterung zur Lungenfunktionsdiagnostik wird auf die Begleitdokumentation verwiesen.

3.1.4 Weiterführende Literatur

Blitt, C.D. (Ed.): Monitoring in anaesthesia and critical care medicine. Churchill Livingstone, New York-Edinburgh-London-Melbourne 1985

Heavner, J.E., Flinders, C., McMahon, D.J., Branigan, T., Badgwell, J.M.: Technical manual of anesthesiology – An introduction. Raven Press, New York 1989

Klein, S.L., Scamman, F.L.: Electroencephalographic monitoring during general anesthesia. J. Oral Maxillofac. Surg. 42 (1984) 376-381

Lawin, P., Morr-Strathmann, U.: Intravasale Katheter. In: *Lawin, P.* (Hrsg.): Praxis der Intensivbehandlung, 5. Aufl. Thieme, Stuttgart-New York 1989

Michaelis, G., Biscoping, J., Hempelmann, G.: Die Plazierung des zentralvenösen Katheters unter EKG-Kontrolle. Anästh. Intensivmed. 29 (1988) 272-278

Nihon Kohden Corporation: Simplified introduction to electroencephalograms. Technical Education Series, Neuro Series No. 2 (EEG)

Pfenninger, E.: Die Messung des intrakraniellen Druckes. mt-Medizintechnik 107 (1987) 217-221

Weißauer, W.: Der Kava-Katheter aus mediko-legaler Sicht. Anästh. Intensivmed. 29 (1988) 279-283

Welte, M., Kellermann, W.: Wertigkeit nicht-invasiver Monitoring-Maßnahmen in der Anästhesie und Intensivmedizin. Anästh. Intensivmed. 29 (1988) 154-162

Wendt, M., Möllmann, M., Lawin, P., Vietor, G.: Elektronische Überwachung. In: *Lawin, P.* (Hrsg.): Praxis der Intensivbehandlung, 5. Aufl. Thieme, Stuttgart-New York 1989

3.2 Nichtinvasive Blutdruckmessung

Die indirekte, „unblutige" Bestimmung des arteriellen Blutdruckes stellt einen wertvollen Parameter zur Beurteilung der Herz-Kreislauf-Funktion dar, der mit geringem technischen Aufwand bereits seit der zurückliegenden Jahrhundertwende zur Verfügung steht.

Die Originalmethode, *Scipione Riva Rocci* zugeschrieben, besteht in einer aufblasbaren, um den proximalen Anteil einer Extremität geschlungenen Manschette, die über einen Druckschlauch mit einem Sphygmomanometer verbunden ist. Die Manschette wird rasch über den Bereich des systolischen Blutdruckes aufgepumpt und anschließend langsam unter Palpation des distalen Arterienverlauf abgelassen. Das Wiedereinsetzen tastbarer Pulsationen zeigt den systolischen Blutdruck an.

Erweitert wurde die Originalmethode wenige Jahre nach ihrer Erstbeschreibung durch *Nikolai*

Korotkow, der die Zuordnung distal über dem Arterienverlauf auskultierbarer Geräuschphänomene zum systolischen und diastolischen Blutdruckwert entdeckte: Das erstmalige Auftreten derartiger Geräusche beim Ablassen der Manschette, die üblicherweise auf kompressionsbedingte turbulente Strömungen zurückgeführt werden, zeigt den systolischen Druckwert an, ihr Leiserwerden oder vollständiges Sistieren - der korrekte Zeitpunkt ist immer noch strittig - den diastolischen.

Unter verschiedensten Bedingungen kann die Durchführbarkeit der Blutdruckbestimmung nach diesen klassischen Methoden sehr erschwert oder gänzlich unmöglich sein. Hierunter zählen Zustände ausgeprägter Hypotension, die Verhältnisse bei sehr kachektischen, adipösen oder pädiatrischen Patienten oder auch die Notwendigkeit engmaschiger Kontrollen bei erschwerter Zugänglichkeit wie beispielsweise intraoperativ. Für all diese Situationen bedeutet es eine spürbare Erleichterung, daß nunmehr unter Verwendung verschiedener meßtechnischer Ansätze Geräte für eine automatisierte nichtinvasive Blutdruckmessung zur Verfügung stehen.

Weite Verbreitung hat aufgrund verhältnismäßig hoher Verläßlichkeit auch unter erschwerten Bedingungen (Artefaktüberlagerung, extreme Altersgruppen und Physiognomie usw.) die **oszillometrische Methode** gefunden.

Auch bei dieser Methode wird eine am proximalen Extremitätenabschnitt angelegte Manschette rasch über suprasystolische Werte aufgepumpt. Ein mikroprozessorüberwachter Druckaufnehmer registriert jederzeit die Amplitude der durch die anschlagenden Pulswellen hervorgerufenen Oszillationen während des Druckverlaufs:

Während suprasystolischer Druckwerte können durch die lediglich am proximalen Manschettenrand anschlagenden Pulswellen nur geringe Oszillationen registriert werden (Abschnitt A in Abb. 3.2-1).

Mit Unterschreiten des systolischen Druckwertes wächst die Amplitude der Oszillationen an, um im Bereich des arteriellen Mitteldruckes ein Maximum zu überschreiten.

Wenn die Amplitude der Oszillationen wieder auf ein gleichbleibend niedriges Niveau abgesunken ist, wurde der diastolische Druckwert unterschritten.

Wie bereits in Abschnitt 3.1.1 angedeutet, werden Geräte zur nichtinvasiven Blutdruckmessung nach der oszillometrischen Methode in zunehmendem Umfang als auswechselbare Module an Monitorsystemen realisiert. Bislang dürften je-

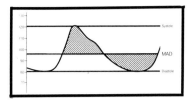

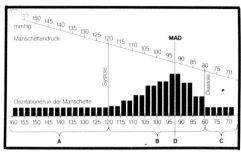

Abb. 3.2-1 Oszillationsamplitude während des Druckverlaufs

doch die Dinamap-Geräte, aus deren „Familie" nachfolgend zwei Vertreter exemplarisch beschrieben werden sollen, für diesen Zweck die weiteste Verbreitung gefunden haben.

3.2.1 Meßmethode der Dinamap-Blutdruckmonitore

Diese Geräte arbeiten nach der oben beschriebenen oszillometrischen Methode, wobei erst die Erkennung von zwei nahezu identischen Pulsationen während des Meßvorganges als brauchbarer Momentanwert akzeptiert wird. Kann der Sensor auf der jeweiligen Druckstufe innerhalb eines vorgegebenen Zeitintervalls keine entsprechend ähnlichen Pulsationen feststellen, so wird zunächst in niedrigere Druckstufen übergegangen.

Als logische Folge dieses Meßverfahrens hängt die Zeit zwischen zwei Druckstufen und somit auch für die gesamte Messung von der Herzfrequenz ab.

Sobald der diastolische Druck erkannt oder der Manschettendruck unter 7 mm Hg abgefallen ist, wird die Manschette gänzlich entlüftet. Die gespeicherten Daten werden analysiert und die Anzeige auf den neuesten Stand gebracht.

Für die Angabe des arteriellen Mitteldruckes wird der aus den maximalen Oszillationen geschlossene Wert mit den entsprechenden Anteilen des zugehörigen Flächenintegrals verglichen und somit auf Plausibilität überprüft.

Trotz dieser leistungsfähigen Auswertungsalgorithmen kann die Angabe der entsprechenden Druckwerte unter Extrembedingungen unmöglich sein:

— Bei ausgeprägt hypotonen Zuständen können die Veränderungen in der Oszillationsamplitude während eines Meßzyklus so gering sein, daß lediglich ein Maximum erkannt und somit nur der Mitteldruck angegeben werden kann.
— Beim Vorliegen von Arrhythmien, die anhaltend zu deutlich schwankenden Schlagvolumina führen (Paradebeispiel: Absolute Arrhythmie), muß mit unzuverlässigeren Angaben gerechnet werden, sofern die Messung überhaupt möglich ist.
— Entsprechendes gilt bei ausgeprägter Artefaktüberlagerung, wie z. B. unter Kältezittern.

Ein wesentlicher Einflußfaktor auf die Validität von Blutdruckwerten ist darüber hinaus die Wahl der richtigen Manschettengröße: Als optimal gilt eine Manschettenbreite von 40% des Extremitätenumfanges an der Meßstelle; zu breite Manschetten liefern falsch niedrige, zu schmale falsch hohe Meßwerte.

Um die Einhaltung dieser Bedingung bei unterschiedlichsten Altersgruppen und Meßorten zu ermöglichen, stehen zehn verschiedene Manschettengrößen zur Verfügung. Außerdem sind die Manschetten der Dinamap-Monitore mit Indikatorlinien versehen, die beim Anlegen einer korrekt gewählten Manschette zur Deckung gebracht werden können.

Eine weitere Pfeilmarkierung („Artery") auf den Manschetten ist beim Anlegen über dem Verlauf der versorgenden Arterie zu plazieren.

Während des Aufpumpens wird die vorliegende Manschettengröße vom Gerät sofort erkannt, so daß es zu keiner übermäßigen Druckbelastung kommt.

Meßbereich und erster Aufpumpdruck variieren von Gerätetyp zu Gerätetyp. Liegt der systolische Blutdruck beim ersten Meßvorgang über dem für das Gerät vorgegebenen ersten Aufpumpdruck, so wird dies vom Gerät erkannt und nachinsuffliert. Bei jeder weiteren Messung wird bei einem Druckniveau von ca. 30 mm Hg über dem zuletzt gemessenen systolischen Blutdruck begonnen.

Zur Vermeidung von Druckschäden sollten die Meßintervalle so lang wie möglich gewählt werden. Weitere allgemein gültige Hinweise:

— Zur Ermittlung valider Werte sollte die Druckmanschette in Herzhöhe plaziert sein.
— Die Manschette sollte nicht an eine Extremität angelegt werden, an der sich ein intravenöser Zugang befindet.
— Die Manschette kann über entsprechend dünnen Tüchern oder Kleidungsstücken angebracht werden; es muß dann natürlich mit der Einprägung von Falten ins Gewebe gerechnet werden.
— Im entlüfteten Zustand sollte die Manschette so locker angelegt sein, daß noch zwei Finger darunterpassen.

Die Geräte sind grundsätzlich wartungsfrei. Wie für alle nichtinvasiven Blutdruckmeßgeräte besteht die Pflicht zur **Nacheichung** alle zwei Jahre.

Die **Reinigung** ist mit der üblichen Wischdesinfektion durchzuführen, ein Eindringen von Wasser in Gerät und Druckschläuche ist zu vermeiden. Die Manschetten sind voll waschbar, die Druckschlauchanschlüsse müssen dann allerdings mit passenden Stöpseln verschlossen werden.

3.2.1.1 Dinamap 845 XT (Critikon)

Bei allen Dinamap-Monitoren kann zwischen einer manuellen und einer automatischen Betriebsart gewählt werden. Beim Dinamap 845 XT muß nach dem Einschalten (4) im manuellen Modus jede Messung mit dem Kippschalter (1) ausgelöst werden.

Im Automatikmodus - Wahlschalter (5) - werden die Messungen je nach vorgegebener Zykluszeit selbsttätig gestartet; die Zeitdauer bis zur Auslösung der nächsten Messung richtet sich nach der Stellung der Schalter (7): Zu einem stets gültigen Grundwert von 1 min werden die Zahlenwerte der vier linken Kippschalter (7) addiert, sofern die Schalterstellung nach oben zeigt. Mit dem rechten Kippschalter kann in Stellung nach oben der zuvor errechnete Zahlenwert verzehnfacht werden.

68 Spezieller Teil

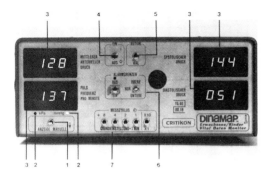

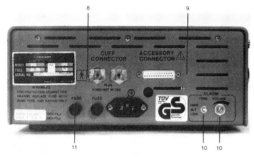

Abb. 3.2.1-1 Dinamap 845 XT, Front- und Rückansicht

(1) Auslösetaste für Messung im manuellen Modus
(2) Leuchtdioden zum Hinweis, ob Angaben in mm Hg oder kPa
(3) Digitalanzeigen (im Uhrzeigersinn, beginnend rechts oben): Systolischer Blutdruck, diastolischer Blutdruck, Pulsfrequenz (zeigt außerdem intermittierend die Zahl der Minuten seit Start der letzten Messung an), arterieller Mitteldruck (gibt außerdem den momentanen Manschettendruck bei laufender Messung an)
(4) Ein-/Aus-Schalter
(5) Betriebsart-Wahlschalter („Auto/Kal" bzw. „Bereit")
(6) Alarmfuktion:
Links: Wahlschalter zum Ein- und Ausschalten der akustischen Alarmgebung; überwacht wird bei diesem Gerät nur der arterielle Mitteldruck
Rechts: Kipptaster zur Veränderung der oberen und unteren Alarmgrenzen für den arteriellen Mitteldruck; automatisch wird eine obere Alarmgrenze von 140 und eine untere von 30 mm Hg aktiviert. Durch fortgesetztes Auslenken des Kipptasters in die entsprechende Richtung werden die Alarmgrenzen unter laufender Anzeige verändert; ist der gewünschte Wert erreicht, läßt man den Kippschalter in die Ausgangsstellung zurückkehren
(7) Wahlschalter zur Einstellung der Meßzykluszeit
Rückseite:
(8) Druckschlauch-Anschlüsse
(9) Analogausgang für Trend-Schreiber o.ä.
(10) Wahlschalter für hohen, tiefen oder wechselnden Warnton sowie Lautstärkeregler für Alarmton
(11) Sicherungshalterung

3.2.1.2 Dinamap 1846/8100 (Critikon)

Der Dinamap 1846 weist ebenso wie der Transportmonitor Dinamap 8100, der an dieser Stelle ebenfalls kurz angesprochen werden soll, eine weiterentwickelte Bedienlogik und Überwachungsmöglichkeiten für alle registrierten Parameter bei im wesentlichen unveränderter Leistungsbreite auf. Die Kippschalter der Vorläufermodelle wurden durch Folientasten ersetzt.

Die Monitortypen 1846 und 8100 unterscheiden sich nur in sehr wenigen Merkmalen:

— Der Dinamap 8100 besitzt eine Speicherfunktion, mit der die Meßwerte, die bis zu 99 Minuten zurückliegen, aufgerufen werden können. Der Speicherabruf wird durch Drücken einer anderen Taste (vorzugsweise Lösch-Taste) oder nach 10 s automatisch verlassen. Beim Dinamap 8100 dient die Lösch-Taste (s.u.) außerdem der Rückkehr zur „Meßebene" nach Setzen von Alarmgrenzen.

— Im Hinblick auf seine spezielle Konzeption als Transportblutdruckmonitor kann der Dinamap 8100 auch über einen wiederaufladbaren Akku betrieben werden; die Gestaltung ist darüber hinaus etwas kompakter, spezielle Halterungsvorrichtungen erlauben das Anbringen an Bettgestellen und geeigneten Schienen.

— Im Gegensatz zum Dinamap 1846 verfügt der Monitor 8100 nicht über den Schnellmeßmodus.

Die übrigen Funktionen sind, wenn auch unterschiedlich angeordnet, weitgehend identisch, weswegen im folgenden nur noch auf den Blutdruckmonitor 1846 eingegangen wird.

Fehlfunktionen werden bei den Dinamap-Typen 1846 und 8100 durch fehlerspezifische Code-Zahlen im Puls-Anzeigenfeld kenntlich gemacht:
„800": Druckgrenzenüberschreitung oder Druck während der Ruhezeit für mehr als 20 s über 20 mm Hg
„811": Toleranzüber- bzw. -unterschreitung der Versorgungsspannung für eine oder mehrere Baugruppen
„822": Nullpunkttrift beim Start der Messung
„833": Leck im pneumatischen System
„844": Messung durch stark schwankende Oszillationen unmöglich
„855": Gleichbleibender Manschettendruck für mehr als 60 s

Bei Funktionsstörungen an den Dinamap-Monitoren sollte sich der Anwender unabhängig von der Ausgabe von Fehlercodes vor allem auf die Überprüfung der Druckschläuche konzentrieren, d. h. Ausschluß von Diskonnektionen, Lecks an den Verschraubungen, Rissen, Obstruktionen durch eingedrungene Fremdkörper und Knickbildungen. Des weiteren ist ein einwandfreier Kontakt des Netzkabels in seiner Anschlußbuchse und evtl. auch die Intaktheit der elektrischen Sicherungen zu überprüfen. Sind diese Elemente als mögliche Fehlerquellen ausgeschlossen, so wird in aller Regel fachmännische Hilfe in Anspruch zu nehmen sein.

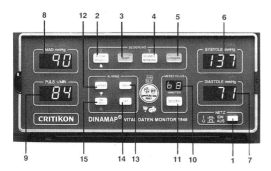

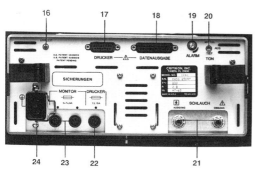

Abb. 3.2.1-2 Dinamap 1846, Front- und Rückansicht

(1) Ein-/Aus-Schalter
(2) Betriebsarten-Wahltaste
(3) Taste zur willkürlichen Auslösung einer Messung im manuellen und im Automatikmodus; bei letzterer Betriebsart wird dadurch die Zykluszeit auf Null zurückgesetzt
(4) Schnellmeß-Modus: Innerhalb der nächsten 5 min werden ständig neue Messungen durchgeführt, Alarmgrenzen werden nicht berücksichtigt, es erfolgt keine Artefakt-Unterdrückung durch Erkennung zweier kompatibler Oszillationsamplituden auf der jeweiligen Druckstufe. Der Schnellmeß-Modus kann durch Drücken der Taste (5) vorzeitig abgebrochen werden

(5) Löschtaste zum Abbruch einer Messung, Löschung aller visuellen und akustischen Alarme (Ausnahme: Systemalarme), Verlassen des Kalibriermodus (s.u.), Verlassen des Schnellmeß-Modus
(6) Anzeigefeld für systolischen Blutdruckwert, systolische Alarmgrenzen und Minutenanzeige nach Betätigen des Uhrzeitschalters (16)
(7) Anzeigenfeld für diastolischen Blutdruck und diastolische Alarmgrenzen
(8) Anzeigenfeld für arteriellen Mitteldruck, momentanen Manschettendruck während der Messung, Mitteldruck-Alarmgrenzen und Stundenanzeige nach Betätigen des Uhrzeitschalters (16)
(9) Anzeigenfeld für Pulsfrequenz, Pulsalarmgrenzen und Alarmcodes
(10) Anzeigenfeld für Meßzykluszeit in min, die mit der Taste
(11) in vorgegebenen Schritten gewählt werden kann. Wird diese Taste beim Einschalten gedrückt, geht das Gerät in den Kalibriermodus, durch Drücken der Lösch-Taste wird dieser Modus unter Nullsetzung aller Anzeigen wieder verlassen
(12) Wahltaste zum Anwählen desjenigen Parameters, für den die Alarmgrenzen gesetzt werden sollen
(13) Taste zur Veränderung der oberen Alarmgrenze des jeweils angewählten Parameters in vorgegebenen Schritten
(14) Taste zur Veränderung der unteren Alarmgrenze des jeweils angewählten Parameters in vorgegebenen Schritten.
(15) Ein-/Aus-Taste für die akustische Alarmüberwachung

Rückseite:
(16) Drei-Positionen-Schalter für die Einstellung der Uhrzeit, die durch Kippen des Schalters nach oben in den Anzeigenfeldern für den mittleren und den systolischen Blutdruck erscheint; blinkt die Uhrzeit in diesen Feldern im Sekundenrhythmus, so muß die Batterie ausgetauscht werden, die diese Funktion auch während einer Trennung vom Netz versorgt
(17) Analogausgang für Trendschreiber, Drucker u.ä.
(18) RS 232-Schnittstelle
(19) Lautstärkeregler für Alarmton
(20) Ein-/Aus-Schalter und Lautstärkeregler für den Bestätigungston nach einer aufgerufenen Funktion oder abgeschlossenen Messung
(21) Druckschlauchanschluß
(22) Halterung für Druckersicherungen, sofern Drucker angeschlossen (Sonderausstattung)
(23) Halterung für Monitorsicherungen
(24) Netzanschlußbuchse

3.3 Messung des Herzzeitvolumens

3.3.1 Grundlagen

Eine Bestimmung des Herzzeitvolumens (HZV) und damit in Zusammenhang stehender hämodynamischer Größen ist für die klinische Praxis überall dort hilfreich, wo unter einer erheblich beeinträchtigten Kreislaufsituation anderweitig keine **Differenzierung zwischen einer unzureichenden Herzleistung, einem intravasalen Volumenmangel und einem abnormen Widerstand der Kreislaufperipherie** möglich ist.

Das Herzzeitvolumen ist das Produkt aus dem Schlagvolumen des Herzens und der Herzfrequenz (da in der Literatur meist die englischen Ausdrücke und Abkürzungen gebraucht werden, sollen sie auch hier Verwendung finden):

CO = SV x HR

CO: Cardiac Output
SV: Stroke Volume
HR: Heart Rate

Normalwerte bei einem Körpergewicht von 70 kg sind 5 - 6 l/min.

Durch Division des Herzzeitvolumens durch die Körperoberfläche bestimmt man den sog. „Cardiac Index" (CI), ein Begriff, der eingeführt wurde, um Personen verschiedener Körpergröße und verschiedenen Körpergewichtes untereinander vergleichen zu können.

$$CI = \frac{CO}{BSA}$$

BSA: Body Surface Area

Der **Normalwert** bei einem Körpergewicht von 70 kg beträgt 3 - 3,5 l/min/m².

Es wurden verschiedene Methoden zur Bestimmung des Herzzeitvolumens entwickelt (z. B. Farbstoffverdünnung, direkte Flußmessung, Ultraschallmessung).

Für die klinische Praxis hat sich die **Thermodilutionsmethode** unter Verwendung eines Pulmonalarterienkatheters bislang als Methode der Wahl erwiesen. Es werden meist 4-lumige Pulmonalarterienkatheter der Größen 5 F (1,5 mm Durchmesser) oder 7 F (2,1 mm) verwendet mit folgenden 4 Anschlüssen:
— „proximal" = Anschluß für zentralen Venendruckaufnehmer, Injektatzufuhr
— „distal" = Anschluß für Pulmonalarteriendruckaufnehmer
— „Ballonzuleitung"
— „Thermistorverbindung"

Ein fünftes Lumen steht fakultativ für die rasche Einführung einer Schrittmachersonde zur Verfügung.

Wenn auch im Rahmen dieses technisch ausgerichteten Manuals bewußt auf eine eingehende Darstellung der Vorgehensweise zur Katheterplazierung verzichtet wird, so sollen einige **elementare Sicherheitsvorkehrungen** im Hinblick auf Komplikationsmöglichkeiten durch den Pulmonalarterienkatheter nicht unerwähnt bleiben:

— Nach sicherem Erreichen des zentralvenösen Gefäßbettes den Katheter mit aufgeblasenem Ballon unter laufendem EKG- und Druckmonitoring über das distale Lumen vorschieben, jedoch **nie mit aufgeblasenem Ballon zurückziehen.**

— Die pulmonalarterielle Druckkurve muß während der gesamten Liegezeit des Katheters kontinuierlich und einwandfrei zur Darstellung gebracht werden. Andernfalls besteht die Gefahr, daß der Katheter unbemerkt die abhängige Lungenstrombahn blockiert („in Wedge-Position geht") und einen Lungeninfarkt hervorruft. Eine Abflachung der ursprünglich einwandfreien Kurve (s. Abschnitt 3.1.1.3) kann Hinweis auf eine beginnende Koagulation im distalen Lumen (→ Freispülversuch) oder eine periphere Katheterdislokation sein (Ballon blockiert mit sehr wenig Volumen vollständig → Katheter ungeblockt einen bis wenige cm zurückziehen und erneut kontrollieren).

— Die transkardiale Positionierung des Pulmonalarterienkatheters bietet - vor allem während der Plazierung, aber auch anschließend - reichlich Gelegenheit für eine mechanische bzw. elektrische Irritation des Herzens. Die permanente Anwesenheit versierter Mitarbeiter nebst erforderlichen Geräten und Medikamenten für eine allfällige kardiopulmonale Reanimation ist daher unabdingbar.

— Auf denkbare Gefahren durch einen intrakardialen Potentialausgleich für den Fall, daß Injektat- und distale Bluttemperatur über verschiedene Geräte oder an einem Modul mit zwei nicht voreinander isolierten Temperatureingängen gemessen werden, wurde bereits hingewiesen (s. S. 50).

Die Thermistorverbindungen werden an einen separaten Herzzeitvolumen-Computer oder ein entsprechendes Monitormodul angeschlossen. Die Injektattemperatur wird entweder über eine Sonde im Injektatreservoir oder durch einen Sensor im ZVD-Schenkel des Pulmonalarterienkatheters gemessen und im Herzzeitvolumen-Computer registriert.

Zur Messung des Herzzeitvolumens wird das Injektat (5 %ige Glukose, NaCl 0,9 %) von bekanntem Volumen (meist 10 ml) als Bolus über den ZVD-Schenkel injiziert (als Injektionsdauer sind je nach Gerät 2 - 4 s vorgesehen). Ein zweiter Thermistor in der Nähe der Katheterspitze registriert die Schwankungen im Verlauf der Bluttemperatur nach Injektion, die durch den Computer weiterverarbeitet werden.

Die Fläche „unter" der Kurve des Temperaturverlaufs (die an sich fallende Temperatur wird meist spiegelverkehrt als initial steigende Kurve dargestellt) ist umgekehrt proportional zum Herzzeitvolumen.

Die Berechnung erfolgt nach der Steward-Hamilton-Gleichung:

$$HZV = \frac{kV_I(T_B - T_I)}{\int T_B(t)dt}$$

k: zusammengesetzter Korrekturfaktor
V_I: Injektatvolumen
T_B: Bluttemperatur
T_I: Injektattemperatur
$\int T_B(t)dt$: Integral der Bluttemperaturveränderung mit der Zeit.

Die Messung wird meist dreifach durchgeführt und aus den errechneten Herzzeitvolumina der Mittelwert gebildet. **Die Meßergebnisse werden durch folgende Faktoren beeinflußt:**

— Eine Veränderung von 0,5 ml im Injektatvolumen verursacht einen Meßfehler von 5 - 10 %. Dieser Meßfehler kann durch eine sehr niedrige Injektattemperatur verringert werden.
— Insbesondere tiefe Respirationen beeinflussen phasenabhängig die Grundlinie der Bluttemperatur und das HZV. Die Messungen sollten stets zu gleichen Zeiten in den Atemzyklen erfolgen, da mit Schwankungen um ± 25% zwischen endinspiratorisch und endexspiratorisch bestimmtem HZV gerechnet werden muß. Ein endexspiratorischer Beginn der Messung, wie häufig empfohlen, begünstigt HZV-Bestimmungen im oberen Bereich der Schwankungsbreite.
— Wird die Injektattemperatur nicht durch einen Thermistor am proximalen Katheterschaft, sondern durch eine Sonde im Injektat gemessen, darf der Spritzenkörper der gefüllten Spritze nicht mehr direkt angefaßt werden, um keinen Temperaturanstieg durch die Handwärme hervorzurufen, was das Meßergebnis im Sinne eines falsch hohen Herzzeitvolumens verändern würde. Eine gewisse Temperaturverfälschung im Schlauchsystem läßt sich bei dieser Meßanordnung meist dennoch nicht verhindern, weswegen die Temperaturmessung im Katheterschaft zu bevorzugen ist.
— Die Injektionszeit sollte so kurz wie möglich sein (2 - 4 für 10 ml, je nach Recheneinheit). Bei zu langen Injektionszeiten wird das Herzzeitvolumen zu hoch berechnet.
— Mit der Thermodilutionsmethode über einen Pulmonalarterienkatheter wird primär das Herzzeitvolumen des rechten Herzens bestimmt. Bei intrakardialen Shunts kann diese Methode nicht verwendet werden.

3.3.2 Cardiac Index Computer SP1435 (Gould/Viggo-Spectramed)

Eigenschaften:

Akku-Betrieb: 8 Stunden bei voller Ladung
Meßbereiche und Meßwerttoleranzen:

— pulmonalarterielle Bluttemperatur zwischen 30°C und 42°C: ± 0,3°C
— Injektattemperatur zwischen 0°C bis 27°C: ± 0,3°C.
— Herzzeitvolumen: 0,5 - 1 l/min: ± 10 %, 1 l - 10 l/min: ± 5 %, 10 - 20 l/min: ± 10 %.

Zubehör:
— Verbindungskabel für Gould- oder American Edwards-Thermodilutionskatheter
— Temperatursonde für Injektatreservoir
— „In-line"-Temperatursensor
— Netzkabel
— evtl. Recorder

Inbetriebnahme:
— Nach Anschluß der Verbindungskabel an den Pulmonaliskatheter wird das Gerät mit dem roten Schalter „ON/OFF" (10) an der Frontseite eingeschaltet.
— Über die Schalter hinter der Frontklappe (9) werden die Daten über Injektatvolumen und Kathetergröße sowie das Körpergewicht und die Körpergröße des Patienten eingegeben.
   Die Eingabe von Körpergewicht in kg und Körpergröße in cm erfolgt über die beiden Drehknöpfe „HT" (hight) (17) bzw. „WT" (weight) (18). Dazu müssen die Knöpfe eingedrückt gehalten und in die entsprechende Richtung gedreht werden. Größe und Gewicht werden dabei im Display (1) angezeigt.
— Nach Drücken des „TEST"-Knopfes (8) zeigt das Gerät im Display die eingegebene Kathetergröße und das vorgewählte Injektatvolu-

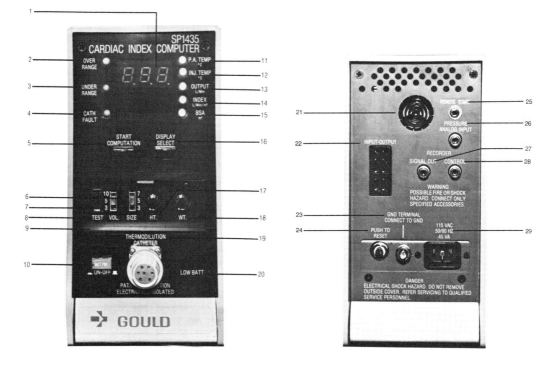

Abb. 3.3.2-1 Cardiac Index Computer SP 1435, Front- und Rückansicht

(1) Leuchtdiodenanzeige
(2) „Over Range"-Anzeige, z.B. nach zuviel sehr kaltem Injektat
(3) „Under Range"-Anzeige, z.B. nach zu langsamer Injektion, bei zu wenig oder zu warmem Injektat
(4) Anzeige für Katheterfehlfunktion (Kontakte oder Thermistordefekt)
(5) Start-Taste für Herzzeitvolumenberechnung
(6) Wahlschalter für Kathetergröße
(7) Wahlschalter für das Injektatvolumen
(8) Test-Knopf
(9) Frontklappe
(10) Ein/Aus-Schalter; die Akkus werden auch bei ausgeschaltetem Gerät nachgeladen, sofern Netzkontakt besteht
(11) Hinweislampe bei Anzeige der pulmonalarteriellen Bluttemperatur
(12) Hinweislampe bei Anzeige der Injektattemperatur
(13) Hinweislampe bei Anzeige des Herzzeitvolumens
(14) Hinweislampe bei Anzeige des Herzindex
(15) Hinweislampe bei Anzeige der Körperoberfläche
(16) Wahltaste zur Ausgabe des jeweiligen Parameters in der Leuchtdiodenanzeige
(17) Einstellknopf zur Eingabe der individuellen Patientengröße drücken und drehen
(18) Einstellknopf zur Eingabe des individuellen Patientengewichtes drücken und drehen
(19) Buchse für den Anschluß des Katheterzwischenkabels
(20) Rote Kontrolleuchte, blinkt bei nahezu erschöpfter Akku-Kapazität

Rückseite:
(21) Signalgeber
(22) Schnittstelle für CritiCart-System
(23) Erdungsbolzen
(24) Reset-Taste
(25) Anschlußmöglichkeit für separaten Auslöser des Meßvorganges, z.B. Fußtaster
(26) Analoger Druckeingang, bei diesem Modell funktionslos
(27) und (28) Ausgänge zur Aufzeichnung der Thermodilutionskurven
(29) Anschlußbuchse für Netzkabel, auf korrekte Spannungsanpassung achten!

men. Anschließend läuft ein interner Test ab. Im Display erscheint „8.8.8." und alle Leuchtdioden (mit Ausnahme „LOW BATT") leuchten für 10 s.

Bei Anschluß eines Recorders wird ein Kalibriersignal über den Ausgang „RECORDER CONTROL" (28) an den Recorder abgegeben.

Nach dem Selbstcheck erscheint im Display die in der Pulmonalarterie gemessene Temperatur.

Das Gerät ist jetzt meßbereit.

— Zur Bestimmung des Herzzeitvolumens drückt man auf den Schalter „START COMPUTATION" (5). Nach Ertönen eines akustischen Signals wird die Lösung am ZVD-Schenkel innerhalb von 4 s injiziert.
— Das Herzzeitvolumen wird berechnet, wenn der Temperaturverlauf auf 31,25 % des Spitzenwertes abgefallen ist. In der Recorder-Aufzeichnung wird dieser Moment durch einen Markierungsausschlag gekennzeichnet (s.u.). Der anschließende Temperaturverlauf wird extrapoliert.
— Im Display erscheint der Wert für CI = Cardiac Index. Wurden die Werte für Körpergewicht und Körpergröße nicht eingegeben, wird das Herzzeitvolumen (CO) angezeigt.
— Durch wiederholtes Drücken des Knopfes „DISPLAY SELECT" (16) können die neben den Leuchtdioden angegebenen Daten aufgerufen werden.
— Bei Anschluß eines Recorders wird die zugehörige Temperaturkurve aufgezeichnet.

Fehlermöglichkeiten (s. Tabelle 3.3.2-1)

Die Plazierung des HZV-Computers auf anderen Geräten ist wegen der Gefahr einer Überhitzung zu vermeiden; ggf. Gerät ausschalten und für längere Zeit abkühlen lassen.

Die aus der jeweiligen Messung resultierende **Thermodilutionskurve** sollte über einen Recorder oder am Bildschirm dargestellt werden. Dem Kurvenverlauf läßt sich vielfach bereits entnehmen, ob die Bestimmung korrekt oder fehlerhaft verlaufen ist.

Abb. 3.3.2-2a Normale Thermodilutionskurve; man beachte die Markierungszacke bei 31,25 % des Spitzenwertes

Abb. 3.3.2-2b Dieses Phänomen entsteht, wenn der Katheter nach einer vorangegangenen Messung noch nicht wieder das stabile Bluttemperaturniveau erreicht hat. Zwischen zwei Bestimmungen sollten mindestens 20 s Zeitabstand liegen

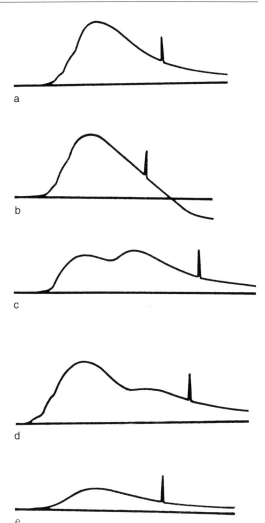

Abb. 3.3.2-2c Ungleichmäßige, evtl. unterbrochene Injektion. Das Kurvenareal ist theoretisch korrekt und das errechnete Herzzeitvolumen ist richtig, wenn der auslaufende Teil der Kurve exponentiell verläuft. Das gleiche Phänomen kann auftreten, wenn der Patient beatmet wird und die Messung nicht zwischen zwei Atemzyklen fällt. Dann ist das Ergebnis nicht aussagekräftig (s.o.)

Abb. 3.3.2-2d Gleiche Problematik wie bei der vorangegangenen Abbildung, jedoch mit dem Unterschied, daß hier die Unregelmäßigkeiten den - normalerweise exponentiell - abfallenden Schenkel der Kurve betreffen und damit die Extrapolation stark von der Steigung in dem Moment abhängt, wo der Ausschlag auf 31,25 % des Spitzenwertes abgefallen ist; ein daraus resultierender Fehler ist somit sehr wahrscheinlich

Abb. 3.3.2-2e Eine sehr flache Kurve entsteht bei Anliegen des Thermistors an der Gefäßwand, bei zu warmem Injektat oder bei extrem hohem Herzzeitvolumen

Tabelle 3.3.2-1 Fehlermeldungen, mögliche Ursachen und Abhilfe

Anzeige	Ursache	Abhilfe
„E" und eine Zahl im Display nach dem Einschalten bzw. Drücken des „Test"-Knopfes	Fehler im internen Selbst-Test	Ausschalten und erneut einschalten bzw. „Test"-Knopf drücken. Bei erneutem Fehler Kundendienst benachrichtigen
„Under Range"	Temperaturschwankung in der Pulmonalarterie ist zu niedrig Injektionszeit zu lang Temperaturkurve ist zu niedrig, wenn der Thermistor an der Gefäßwand anliegt	Injektatvolumen vergrößern wenn kleiner als 10 cm^3; übergehen auf eisgekühlte Lösung wennn vorher Lösung von Raumtemperatur verwendet wurde Injektion innerhalb von 10 s nach dem akustischen Signal ausführen Katheterlage verändern
„Over Range"	Temperaturschwankung ist zu hoch	Injektatvolumen verringern oder bei Verwendung von eisgekühlter Lösung auf Lösung von Raumtemperatur übergehen
„PA Temp" blinkt nach „Start"	Der Computer konnte keine Grundlinie aufzeichnen	Zeit zwischen den Injektionen vergrößern; Injektion zwischen den Atemzyklen
„PA Temp" blinkt vor „Start"	Bluttemperatur außerhalb der vorgegebenen Grenzen (30°C-42°C)	
„PA Temp" blinkt nach durchgeführter Berechnung CO/CI-Werte werden angezeigt	Negative Temperaturgrundlinie während der Berechnung	Zeit zwischen den Injektionen vergrößern; Injektion zwischen zwei Atemzyklen
„Inj. Temp." blinkt, im Display erscheint „3°C"	keine Verbindung zwischen Sensor und Computer Kein Sensor vorhanden	Verbindungen überprüfen eisgekühlte Lösung verwenden (Berechnung erfolgt automatisch mit einer angenommenen Temperatur von 3°C)
„Inj. Temp." blinkt nach der Injektion	Injektattemperatur ist außerhalb der vorgegebenen Werte (0°C-27°C)	Injektattemperatur entsprechend verändern

3.3.3 Weiterführende Literatur

Lawin, P., Morr-Strathmann, U.: Intravasale Katheter. In: *Lawin, P.* (Hrsg.): Praxis der Intensivbehandlung, 5. Aufl. Thieme, Stuttgart-New York 1989

Schubert, H.: Meßtechnik in der medizinischen Diagnostik: Cardiac-Output-Computer. mt - Medizintechnik 110 (1990) 28 - 33

Sold, M.: Der Stellenwert des Pulmonaliskatheters in Anästhesie und Intensivmedizin (Teil I). Anästh. Intensivmed. 31 (1990) 159 - 169

Sold, M.: Der Stellenwert des Pulmonaliskatheters in Anästhesie und Intensivmedizin (Teil II). Anästh. Intensivmed. 31 (1990) 198 - 204

Wendt, M., Möllmann, M., Lawin, P., Vietor, G.: Elektronische Überwachung. In: *Lawin, P.* (Hrsg.): Praxis der Intensivbehandlung, 5. Aufl. Thieme, Stuttgart-New York 1989

3.4 Defibrillatoren

3.4.1 Indikationsstellung und Funktionsprinzip

Kardioversion und Defibrillation dienen der **Elektrotherapie tachykarder Herzrhythmusstörungen** wie Kammerflimmern, neu aufgetretenes Vorhofflimmern, insbesondere bei schneller Überleitung, ventrikuläre und supraventrikuläre Tachykardien, Vorhof- und Kammerflattern. Die Indikationsstellung bedarf dementsprechend einer aktuellen EKG-Diagnose.

Bei noch ausreichender Kreislauffunktion ist in diesen Situationen in aller Regel zunächst ein medikamentöser Therapieversuch mit Antiarrhythmika zu unternehmen. Je weniger diese Voraussetzung gegeben ist, desto eiliger sind elektrische Therapiemaßnahmen. **Im Extremfall des Kammerflimmerns kommt einzig die sofortige Defibrillation in Frage, da die Erfolgsaussichten mit dem Zeitverzug stetig abnehmen.**

Elektrische Therapiemaßnahmen im vorliegenden Zusammenhang können entweder als Kardioversion oder Defibrillation durchgeführt werden.

Sofern noch als Kammerkomplex identifizierbare Erregungsabläufe vorliegen, ist die **Kardioversion** zu bevorzugen. Kennzeichnend hierfür ist eine vom myokardialen Erregungsablauf getriggerte Impulsabgabe, die zwischen 20 und maximal 80 ms nach der vorausgegangenen R-Zacke ausgelöst wird. Voraussetzung ist somit die Zuleitung einer für den Triggeralgorithmus des Defibrillators einwandfrei erkennbaren R-Zacke. Vorteilhaft ist hier, daß die erforderliche Energie für den Therapieerfolg im Vergleich zur Defibrillation deutlich niedriger liegt und eine geringere Gefahr der Auslösung maligner Rhythmusstörungen durch die Maßnahme selbst besteht.

Im Falle nicht mehr sicher identifizierbarer Kammerkomplexe oder völlig ungeordneter Erregungsabläufe wie beim Kammerflimmern bleibt nur die Möglichkeit der unsynchronisierten **Defibrillation**.

Wirkprinzip einer Kardioversion bzw. Defibrillation ist die durch einen kräftigen elektrischen Impuls erzwungene **Synchronisation des Polarisationszustandes** am gesamten Myokard und damit die Unterbrechung kreisender Erregungen bzw. einer „elektrischen Fragmentation". Da in der Regel keine vollständige Synchronisation aller Myokardbezirke gelingt, zeigt sich an den Erfolgen dieser Therapiemaßnahme, daß bereits die Synchronisation einer gewissen „kritischen Myokardmasse" für den angestrebten Erfolg ausreicht.

Prinzipielle Funktionselemente eines Defibrillators mit Monitoreinheit sind der Abbildung 3.4.1-1 zu entnehmen.

Es kommen heute nur noch Gleichstromdefibrillatoren zur Anwendung, deren Energieangaben sich auf die abgegebene und nicht mehr, wie früher, auf die gespeicherte Energie beziehen.

Während des Ladevorganges wird die hochtransformierte und gleichgerichtete Netzspannung zur Ladung eines Kondensators entsprechender Kapazität verwendet. Der Zeitverlauf des Entladestroms nach Auslösung der Kardioversion/Defibrillation wird von weiteren elektrischen Bauteilen beeinflußt. Mit der Modifikation dieser Entladestromkurve wird versucht, den möglicherweise refibrillierenden und traumatisierenden Effekt dieser Therapiemaßnahmen so gering wie möglich zu halten.

3.4.2 Praktisches Vorgehen

Die qualifizierte Anwendung eines Defibrillators speziell in Notfallsituationen beginnt bei der Kenntnis des Aufbewahrungsortes und der Bereithaltung des Gerätes in funktionstüchtigem Zustand:

— Fortgesetzte Gewährleistung der Energieversorgung (Netzanschluß bei Geräten mit integriertem Akkumulator, gegebenenfalls Verbindung mit einer separaten Ladeeinheit, regelmäßige Bestückung mit frisch geladenen Akkumulatoren in den vom Hersteller vorgeschriebenen Zeitintervallen).
— Regelmäßige Sichtkontrolle auf Unversehrtheit von Gehäuse, Kabeln und Elektroden sowie umfassende Funktionskontrolle gegebenenfalls mit Hilfe von speziellen Entladeplatten oder -körpern (keine Probeentladung über kurzgeschlossene Defi-Elektroden!). Keinen „Kabelsalat" tolerieren!
— Gleichzeitig Überprüfung des Vorhandenseins von Elektrodengel, Klebeelektroden und sonstigem gerätespezifischem Zubehör.

Der tatsächlichen Anwendung eines solchen Gerätes hat die zweifelsfreie Feststellung des Vorliegens einer Indikation vorauszugehen: Klinische Überprüfung eines entsprechenden EKG-Befundes durch Beurteilung von Bewußtseinslage, Hautkolorit, Puls- und Blutdruckverhalten. Bei EKG-Ableitung über die Defi-Elektroden an bewußtlos vorgefundenen Patienten ist zur Differenzierung zwischen Asystolie und feinem Flim-

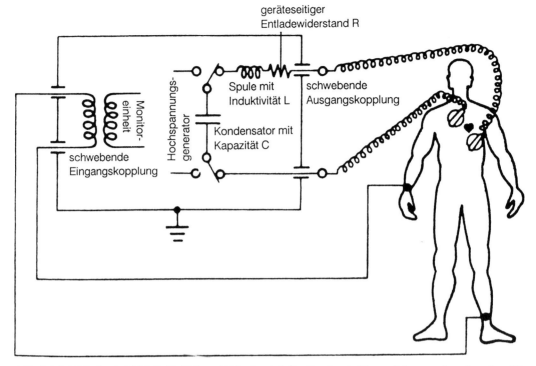

Abb. 3.4.1-1 Prinzipschaltbild Defibrillator mit Monitoreinheit, schwebende Ein- und Ausgangskopplung (modifiziert nach *Horikawa*)

mern auf den korrekt angewählten Ableitmodus und eine ausreichende Amplitudenverstärkung zu achten. Bei tatsächlichem Vorliegen einer „absoluten Nullinie" müssen durch Paddelbewegung zumindest Artefakte zur Darstellung gebracht werden können.

Insbesondere vor einer notwendigen Kardioversion kann der Patient durchaus noch bewußtseinsklar oder nur leicht bewußtseinsgetrübt sein. Hier ist selbstverständlich zunächst eine **suffiziente Analgosedierung** bzw. **Kurznarkose** zu gewährleisten. Anschließend:

— Energieversorgung sicherstellen und Gerät einschalten.
— Ausschluß einer Erdung des Patienten durch leitende Verbindung zu umgebenden Metallteilen oder Verbindung mit nichtdefibrillationsfesten Geräten.

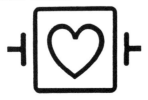

Abb. 3.4.2-1 Genormtes Symbol „defibrillationssicher" bzw. „schwebende Kopplung"

— Gegebenenfalls Entfernen von Nitropflastern und anderen leicht entzündlichen Materialien sowie Abdrehen aller Sauerstoffquellen, soweit nicht zur Patientenbeatmung unverzichtbar (Explosionsgefahr!).
— Wahl der vorgesehenen Energieabgabe: Kardioversion beim Erwachsenen: 50 - 75 - 100 J (ca. 1 J/kg), bei Kammertachykardie eher unterer, bei supraventrikulärer Tachykardie eher oberer Energiebereich. Dosierung bei Kindern 0,5 - 1 J/kg.

Defibrillation: Für den ersten Schock ca. 200 J (3 J/kg), für den zweiten 200 - 300 J, für den dritten und weitere bis zu 360 J. Für Kinder und Säuglinge anfangs lediglich 2 J/kg KG.

Diese Angaben beziehen sich auf die externe, transthorakale Defibrillation. Während kardiochirurgischer Eingriffe oder in den seltenen Fällen einer offenen Herzdruckmassage kommt auch die interne Defibrillation mittels direkt an das Herz angelegter Löffelelektroden in Frage. Hierbei bewegen sich die zu applizierenden Energien initial im Bereich von 10 - 15 J.

Der Bezug der Energieangaben auf die Körpermasse ist kritisch anzuwenden, da durch die individuelle Beschaffenheit der Gewebe und Organe ein sehr viel ausgeprägterer Einfluß auf die Leitfähigkeit zustande kommen kann (beispielsweise deutlich geringere Leitfähigkeit beim Emphysematiker).

In geringen Zeitabständen aufeinanderfolgende Defibrillationen erhöhen die Leitfähigkeit, weswegen die Zeitabstände zwischen den Impulsabgaben erforderlichenfalls möglichst kurz gehalten werden sollten.
— Laden des Kondensators.
— Reduktion des Übertragungswiderstandes zwischen Defibrillatorelektroden und Patientenhaut üblicherweise durch Aufbringen von Elektrodengel auf eine der Defi-Elektroden und gleichmäßige Verteilung des Gels durch kreisende Bewegungen der beiden gegeneinandergekehrten Elektrodenflächen. Alternativ können auch großflächige Einmal-Klebeelektroden oder mit Elektrolytlösung getränkte (aber nicht tropfnasse!) Tupfer zum Einsatz kommen.
— Korrekte Elektrodenplazierung unter mäßigem Anpreßdruck entweder anterio-anterior (Abb. 3.4.2-2), wobei die „Sternum"- bzw. Herzbasiselektrode nicht über Knochenvorsprüngen (Schlüsselbein, Sternum), die „Apex"- bzw. Herzspitzenelektrode nicht über der Brustwarze plaziert sein sollte. Speziell zur Kardioversion ist auch eine anterio-posteriore Elektrodenplazierung möglich (s. Abb. 3.5.2-5).

Bei allen Trägern von implantierten Schrittmachern und Defibrillatoren sollte die Richtung der Defibrillatorelektroden demgegenüber so gewählt werden, daß sie in etwa senkrecht zur intrakorporalen Kabelführung verläuft, um einen durch den Elektroschock induzierten Stromfluß an den empfindlichen elektronischen Implantaten möglichst zu vermeiden.

Defibrillatorelektroden sind gelegentlich als „Apex"- und „Sternum"-Elektrode gekennzeichnet. Die Einhaltung dieser Polarität ist für den Defibrillationserfolg ohne wesentliche Bedeutung, muß jedoch für die Erzeugung des gewohnten Kurvenbildes bei EKG-Ableitung über die Defi-Elektroden in Richtung I-III nach *Einthoven* und somit u.U. auch für eine einwandfreie Synchronisationsfunktion eingehalten werden.

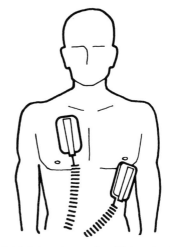

Abb. 3.4.2-2 Anterio-anteriore Elektrodenplazierung

— Zur Kardioversion Vergewisserung über die aktivierte Synchronisationsfunktion und eine gute EKG-Ableitung.
— Vor Impulsauslösung Umstehende warnen, jeglichen Kontakt zum Patienten ausschließen.
— Auslösung der Kardioversion/Defibrillation. Mit der Auslösung nach abgeschlossenem Ladevorgang nicht zu lange warten, da sonst automatische Selbstentladung des Gerätes aus Sicherheitsgründen. Unter Synchronisation Entladetasten lange genug gedrückt halten; es können einige Sekunden bis zur Auslösung vergehen.
— Erfolgskontrolle; nach erfolgreicher Kardioversion/Defibrillation fortgesetzte Intensivüberwachung.

Bei anschließend anhaltender Asystolie kardiopulmonale Reanimation, gegebenenfalls Schrittmacher-Therapie.

Bei Persistenz entsprechender tachykarder Rhythmusstörungen Wiederholung der vorangegangenen Schritte unter Steigerung der Energie, wie oben angegeben.

Ein **ausbleibender Therapieerfolg** ist insbesondere bei längerem Zeitverzug bis zum Einsetzen der Therapiemaßnahmen mit entsprechend ausgeprägten metabolischen Entgleisungen zu befürchten. Darüber hinaus können ein unbeherrschbares Mißverhältnis zwischen myokardialem Sauerstoffbedarf und Sauerstoffangebot sowie ein irreversibel geschädigtes Myokard ursächlich sein.

In diesen Situationen sollten jedoch folgende speziell zu erwähnende Anwenderfehler ausgeschlossen sein:

— Unzureichender leitender Kontakt zwischen Defi-Elektroden und Patientenhaut (Behaarung, zu wenig Elektrodengel, eingetrocknete Einmal-Elektroden, zu wenig durchfeuchtete Elektrolytkompressen); dadurch Spitzeneffekte beim Ladungsübergang mit der Gefahr von Verbrennungen und Funkenbildung.
— Zu großzügiger Einsatz von Kontaktgel, dadurch Gefahr einer oberflächlichen Kurzschlußverbindung ohne ausreichenden Stromfluß durch das Herz und Gefahr einer leitenden Verbindung zwischen Defi-Elektroden und Anwender.

Diese Situation tritt bevorzugt ein, wenn zwischen mehreren erfolglosen Schocks eine manuelle Thoraxkompression durchgeführt werden muß und dabei das Elektrodengel gleichmäßig über die Körperoberfläche verschmiert wird.
— Unzureichender Stromfluß durch das Herz durch falsche Elektrodenplazierung oder zu geringem Elektrodenabstand und entsprechend oberflächlichem Verlauf der elektrischen Feldlinien.
— Verwendung ungeeigneter Elektroden zur EKG-Ableitung, dadurch Erzeugung einer persistierenden Polarisationsspannung durch den Defibrillationsimpuls und somit langer Zeitverzug, bis der Kathodenstrahl des Monitors wieder zur Grundlinie zurückkehrt; damit verzögerte Möglichkeit einer Erfolgskontrolle.

Insbesondere in Notfallsituationen hat sich der Einsatz eines Defibrillators lückenlos in die bewährten Ablaufschemata zur kardiopulmonalen Reanimation einzufügen. Diesbezüglich wird auf das Verzeichnis weiterführender Literatur verwiesen.

3.4.3 Gerätebeschreibungen

Defibrillatoren werden von zahlreichen Herstellern in großer Typenvielfalt hergestellt.

Diese Tatsache ist bei diesen Geräten insofern besonders problematisch, als Defibrillatoren in der klinischen Routine üblicherweise relativ selten, dann aber meist unter dem Druck einer Notfallsituation zum Einsatz kommen. **Die potentiellen Anwender sollten sich somit durch regelmäßiges „Griffeklopfen" stets gerüstet halten, den für die Gerätebeschaffung Verantwortlichen innerhalb der jeweiligen Institution ist auf der anderen Seite dringend anzuraten, einer sachlich unbegründeten Gerätevielfalt an diesem Punkt besonders konsequent zu begegnen.**

Auf Herstellerseite ist grundsätzlich zu begrüßen, daß die wesentlichsten Bedienschritte in zunehmendem Umfang auf dem Gehäuse klar kenntlich gemacht werden und die wichtigsten Bedienelemente in die Defi-Elektroden integriert werden. Die weitere Entwicklung sollte auf den „einen Defibrillator für alle Situationen" ausgerichtet werden, wobei die zusätzliche Möglichkeit eines integrierten, nichtinvasiv-transthorakalen Schrittmachers sicherlich eine Bereicherung darstellt.

3.4.3.1 Lifepak 5 (Physio-Control)

Der Lifepak 5 ist ein obligat akkubetriebenes Gerät, das aus einer Oszilloskop-/Schreiber- und einer Defibrillator-Einheit besteht. Beide Untereinheiten können durch eine Verriegelungseinrichtung seitlich verbunden werden und arbeiten dann als Einheit, sie sind jedoch auch separat funktionsfähig (s. u.).

Die Aufladung der Akkus geschieht durch eine separate Ladestation, die neben einer Ladezustandsanzeige auch über eine Test-Entladevorrichtung zur Defibrillatorüberprüfung verfügt. Eine Entladung von über 200 J wird durch das Blinken einer weiteren grünen Kontrollampe angezeigt. Diese Angaben beziehen sich auf den „Basic-Charger". Weiterentwicklungen bei Ladestation und Akkus erlauben unter anderem auch eine Ladezustandskontrolle und eine raschere Komplettladung.

Die beste Batteriepflege besteht in einem regelmäßigen Gebrauch; daher sollen die Akku's turnusmäßig in der Defibrillatoreinheit, in einer auch anderweitig betriebenen Monitoreinheit und in der Ladestation plaziert werden.

Für eine vollständige Aufladung werden ca. 4,5 Stunden benötigt; während dieser Zeit leuchtet eine gelbe Kontrollampe an der Ladestation, danach eine grüne.

Die nachfolgend beschriebene Defibrillatoreinheit ist nur für eine Defibrillation isoliert vewendbar, **für eine Kardioversion müssen Defibrillator- und Monitoreinheit verbunden sein.** Zur Defibrillation darf darüber hinaus nicht der Synchronisationsmodus (Druckknopf „SYNC" (Abb. 3.4.3-2, (11)) aktiviert sein.

Weitere Besonderheiten im Synchronisationsmodus zur Kardioversion:
— Ableitung über EKG-Kabel verwenden.
— Beim Aktivieren (11) muß die rote Kontrollampe aufleuchten.
— In den R-Zacken des Monitor-EKG's muß ein Markierungspunkt erkennbar werden.
— Die rote Kontrolleuchte blinkt mit jeder erkannten R-Zacke.
— Sind die beiden vorgenannten Bedingungen nicht erfüllt, muß eine andere Ableitung gewählt oder die Elektrodenposition verbessert werden.

Hinsichtlich weiterer Einzelheiten zur Funktionskontrolle sowie des Auswechselns von Registrierpapier und Schreibstift wird auf die Gebrauchsanweisung verwiesen.

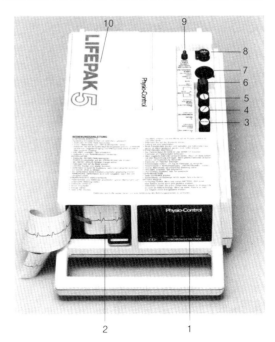

Abb. 3.4.3-1 Lifepak 5, Oszilloskop-/Schreiber-Einheit

(1) Oszilloskop mit Festmarkierungen zur Abschätzung der Herzfrequenz: Mit Hilfe der Drucktaste (3) den Kurvenzug so einfrieren, daß die Spitze einer R-Zacke mit der Markierungslinie „0" zur Deckung kommt; an der übernächsten R-Zacke läßt sich dann in etwa die momentane Herzfrequenz ablesen. Die Ablenkgeschwindigkeit ist fest bei 25 mm/s
(2) Thermoschreiber; zeichnet den Bildschirminhalt mit 2,4 s Verspätung (entspricht 60 mm Bildschirmbreite bei 25 mm/s Ablenkgeschwindigkeit) auf
(3) Doppelfunktionstaste; Drücken: Einfrieren des Kurvenzuges; Drehen: Regulierung der EKG-Amplitude
(4) Doppelfunktionstaste; Drücken: Schreiberstart bzw. -stop; Drehen: Temperaturregulierung für den Schreibstift
(5) Doppelfunktionstaste; Drücken: Kalibriersignal auf Monitor, Schreiber und EKG-Ausgang, gegebenenfalls mit Drehknopf „Amplitude" (3) nachregulieren; Drehen: Regulation der QRS-Lautstärke
(6) Ein-/Aus- und Ableitungswählschalter; die Ableitung kann entweder über die Defi-Elektroden oder über ein gesondertes EKG-Kabel als I-III nach *Einthoven* erfolgen. Zur synchronisierten Kardioversion ist eine der Ableitungen über das gesonderte EKG-Kabel zu verwenden
(7) Anschluß für EKG-Kabel
(8) EKG-Ausgang
(9) Batterieanzeige: Ein rotes Blinklicht zeigt eine zu schwache Akku-Ladung an
(10) Akku-Schnellwechselkassette

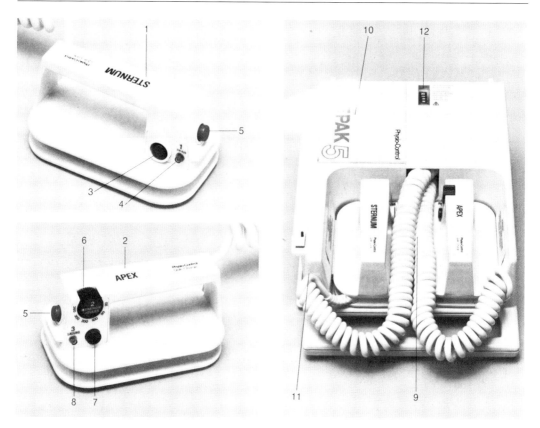

Abb. 3.4.3-2 Lifepak 5, Defibrillatoreinheit
(1) Sternumelektrode
(2) Apexelektrode
(3) Ein-/Aus-Druckschalter
(4) Kontrollampe, die nach Einschalten kontinuierlich leuchten muß; blinkendes Licht bedeutet entladenen Akku
(5) Entladeknöpfe, müssen zur Auslösung an beiden Elektroden gleichzeitig gedrückt werden.
(6) Energievorwählschalter; wird dieser Schalter in geladenem Zustand verstellt, so wird der Defibrillator vollständig entladen und muß erneut auf die nunmehr gültige Stufe geladen werden
(7) Druckknopf zum Aufladen des Defibrillators
(8) Ladekontrolleuchte, die während des Ladevorganges blinkt und anschließend kontinuierlich leuchtet. Während des Blinkens ist keine Impulsauslösung möglich. Sinkt die Ladung auf 90 % der vorgewählten Energie ab, wird automatisch nachgeladen. Nach ca. 60 s wird automatisch entladen
(9) Sicherheitsschalter am Elektrodenschuh bewirkt automatische Entladung und Abschalten des Gerätes, wenn die Elektroden eingeschoben sind
(10) Akku-Schnellwechselkassette
(11) Druckknopf zur Aktivierung der Synchronisation für Kardioversion; nochmaliges Drücken schaltet auf asynchronen Betrieb zur Defibrillation zurück. Nach jeder Kardioversion kehrt das Gerät automatisch in den asynchronen Modus zurück
(12) Anzeige der gespeicherten Energie

3.4.3.2 Theracard PM (Siemens)

Der Theracard PM ist ein Defibrillator für Netz- und Batteriebetrieb mit integrierter nichtinvasiver Schrittmachereinrichtung. In der Version Theracard PM-R ist zusätzlich ein Registrierer enthalten.

Zum Erhalt eines optimalen Ladezustandes der integrierten Akkumulatoren sollte das Gerät auch bei Nichtgebrauch stets mit dem Netz verbunden bleiben. Ein vollständig entladener Akku benötigt ca. 16 Stunden Aufladezeit. Jedoch führt jedes Einstecken des Netzsteckers für die Dauer von ca. 2 min zu einer sogenannten „Rapidladung", wodurch die Energie für ein bis zwei Defibrillationen bereitgestellt wird.

Zur Überprüfung des Ladezustandes die Taste (9) drücken; der Zeiger des Instrumentes (8) muß daraufhin in das weiße Feld wandern.

Bei fortgeschrittener Entladung warnt darüber hinaus eine gelbe Kontrollampe in der Taste (9), bei aufgedrehtem Lautstärke-Drehknopf (6) ertönt zusätzlich ein Warnton (dies gilt auch in ausgeschaltetem Zustand).

Für die Ausführung einer Defibrillation gelten im wesentlichen die im Vorspann ausgeführten allgemeinen Grundsätze. **Wesentliche Bedienschritte:**

— Vergewisserung über das Vorliegen einer Indikation zur Defibrillation/Kardioversion
— Einschalten des Gerätes (N)

Frontplatte:

⚠ Vor Inbetriebnahme Betriebsanleitung lesen!

Ⓝ ○ Hauptschalter

① ECG Anschlußbuchse für EKG-Patientenkabel

② Platz zum Einbau einer EKG-Ausgangsbuchse

③ INT. DEF. Taste zur Auslösung einer internen Defibrillation

④ Drehknopf zur Wahl der Intensität

⑤ ⊙ Taste zum Laden des Kondensators

⑥ Kombinationsknopf:
a) Drehen zum Einstellen der Lautstärke der Rhythmusmeldung

b) Drücken zum Ein- und Ausschalten der Synchronisation

⑦ Kombinationsknopf:
a) Drehen zum Einstellen der Stimulationsamplitude des Schrittmachers

 b) Drücken zum Ein- und Ausschalten des Schrittmachers

⑧ Anzeige für Batterie-Ladezustand

⑨ Prüftaste für Batterie-Ladezustand

⑩ Kontrollampe für Netzanschluß und Batterieladung

⑪ Arretierungstaste für Papierführung zum Ausklappen

⑫ Papierführungstisch des Registrierers (Ausführung I)

⑬ Auslösetasten in den Elektroden für Defibrillation

⑭ Anschlüsse für externe und interne Elektroden

⑮ Kontrollampe für erfolgte Energieabgabe

⑯ Starttaste (parallel zu ⑳) für den Registrierer

⑰ Bildschirm

⑱ ⊘ Taste zum Einfrieren der Kurvenzüge

⑲ Kombinationsknopf:
a) Drehen zum Einstellen der EKG-Amplitude

b) Drücken zum Einblenden eines 1 mV-Impulses

⑳ Kombinationsknopf:
a) Drehen zum Einstellen der Strichstärke

 b) Drücken zum Starten bzw. Stoppen des Registrierers

㉑ Griff zum Ausklappen des Papierführungstisches

㉒ Papierführungstisch des Registrierers (Ausführung II)

Seitenteil und Rückseite:

㉓ Netzstecker mit
㉔ Abdeckung

㉕ Anschluß für externe Batterie über Anschlußkonsole

㉖ Typenschild

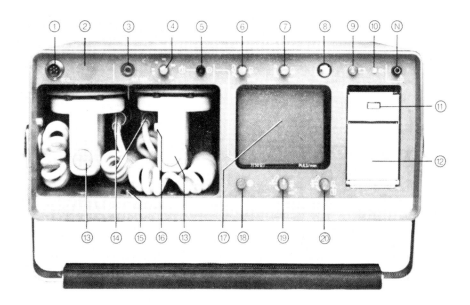
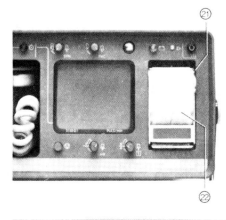
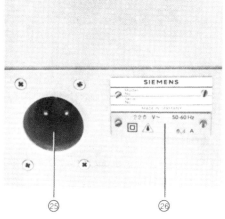
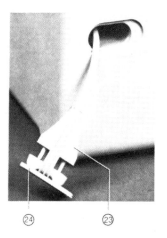

Abb. 3.4.3-3 Theracard PM, Front- und Rückansicht

— Wahl der vorgesehenen Energiemenge (4); eine Korrektur der ursprünglichen Wahl ist ohne zwischenzeitliche Entladung möglich.
— Kondensatorladung (5); während des Ladevorgangs leuchtet die Kontrollampe in der Taste, die Energie wird auf dem Bildschirm angezeigt.
— Korrekte Plazierung der Elektroden unter Verwendung von Kontaktmaterial, Impulsabgabe durch gleichzeitiges Drücken beider Auslösetasten (13)

An das Gerät können auch Elektroden zur internen Defibrillation angeschlossen werden. Durch eine Codierung in den Elektrodensteckern wird automatisch der richtige Energiebereich und damit jeweils gültige Skala am Energiewahl-Drehknopf (4) aktiviert.

Eine automatische Entladung des Kondensators erfolgt bereits 30 s nach dem Ladevorgang.

Eine interne Defibrillation muß mit Hilfe der Taste (3) am Gerät ausgelöst werden.

Ein geladener Kondensator wird durch die Meldung „RDY" auf dem Bildschirm angezeigt.

Der **synchronisierte Modus zur Kardioversion** wird durch Druck auf den Knopf (6) ein- bzw. wieder ausgeschaltet. Liegen zur Triggerung verwertbare QRS-Komplexe vor, so blinkt auf dem Monitor die Meldung „SYN" mit den zugehörigen R-Zacken. Eine EKG-Ableitung zur Triggerung der synchronisierten Entladung ist bei diesem Gerät über die Defibrillator-Elektroden möglich; Voraussetzung ist jedoch eine einwandfreie Qualität der Ableitung (hohe, gegenüber der T-Welle prominente R-Zacke).

Eine Testentladung mit reduzierter Energiemenge (50 J) kann mit den in ihrer Halterung befindlichen Elektroden durchgeführt werden. Nach erfolgter Energieabgabe leuchtet die Kontrollampe (15) kurzzeitig auf.

In den Theracard PM ist außerdem ein festfrequenter (70/min) **Schrittmacher** integriert, der durch Druck auf den Drehknopf (7) ein- bzw. ausgeschaltet wird. Durch Drehen wird über diesen Knopf gleichzeitig die Stimulationsspannung (2 - 200 V) geregelt; zu Beginn sollte sich der Drehknopf immer am linken Anschlag befinden.

Ein aktivierter Schrittmacher wird auf dem Bildschirm durch die Meldung „PAC" kenntlich gemacht. Die Impulsabgabe kann entweder über die beiden Defi-Elektroden erfolgen, wozu die beiden Tasten (13) gedrückt werden müssen. Alternativ besteht die Möglichkeit einer Stimulation über eine Ösophagus- Elektrode, die dann anstelle der Defi-Elektroden am Gerät einzustecken ist.

Wird das EKG über ein gesondertes Kabel abgeleitet - Anschluß (1) - wird eine gleichzeitige Ableitung über die Defi-Elektroden automatisch unterdrückt.

Hinsichtlich **Reinigung und Desinfektion** von Defibrillatoren gelten die allgemeinen Hinweise in Abschnitt 2.4. Die Löffelelektroden zur internen Defibrillation können mit Äthylenoxid sterilisiert werden.

3.4.4 Weiterführende Literatur

American Heart Association: Standards and Guidelines for Cardiopulmonary Resuscitation (CPR) and Emergency Cardiac Care (ECC). JAMA 255 (1986) 2905-2984

Hähnel, J., Friesdorf, W., Lindner, K.H., Schwilk, B.: Klinischer Einsatz von Defibrillatoren - Indikationen, Funktionsweise und sichere Anwendung. mt-Medizintechnik 109 (1989) 184-190

Horikawa, M. (Hrsg.): Electric defibrillation (Guide to correct operation) Nihon Kohden Corp., Technical Education Series, PMS Series No. 1

Lindner, K.H., Ahnefeld, F.W., Lotz, P., Rossi, R.: Cardio Pulmonale Reanimation. Ambu International, Kopenhagen 1986

3.5 Passagere und externe Herzschrittmacher

3.5.1 Allgemeine Gerätebeschreibung und Indikationsstellung

Herzschrittmacher bestehen aus der Energiequelle und einer Elektronik, die durch eine Sonde mit dem Myokard verbunden sind. Über diese Sonde können sowohl elektrische Impulse, die im Herz entstehen, registriert werden (**„Sensing"**), als auch Impulse von einstellbarer Stärke und Dauer an das Myokard abgeben werden, um eine Kontraktion auszulösen (**„Pacing"**). Sonden können sich im rechten Vorhof, im rechten Ventrikel, oder an beiden Orten befinden. Normalerweise wird dem Patienten nach Indikationsstellung das Schrittmacheraggregat fest implantiert. Bei nicht aufschiebbaren Operationen, oder wenn zu erwarten ist, daß das Reizleitungssystem nur vorübergehend gestört sein wird und nach einer bestimmten Zeit zu einer Funktionsweise zurückkehrt, die den Einsatz eines implantierten Schrittmachers unnötig macht (Kardiochirurgie), besteht die Möglichkeit der Anwendung passagerer Schrittmacher.

Die ersten Schrittmacheraggregate gaben an das Herz eine festfrequente Folge von Impulsen ab, ohne auf eventuelle Eigenaktionen Rücksicht zu nehmen (asynchrone Schrittmacher). Die Komplikationen (Parasystolien, Auslösung von Kammerflimmern) haben dazu geführt, Steuerungsmechanismen zu entwickeln, die die Funktion des Schrittmachers nur bei Bedarf erlauben (**„Demand"-Funktion**).

Die Möglichkeiten und Funktionsweisen moderner Schrittmachersysteme sind in einem **internationalen Code** festgelegt:

1. Buchstabe: Stimulationsort
V = Ventrikel
A = Atrium
D = Ventrikel und Atrium
S = Ventrikel oder Atrium

2. Buchstabe: Ort des Sensing
Codierung entspricht der des Stimulationsortes. Zusätzlich:
0 = kein Sensing

3. Buchstabe: Art der Demand-Funktion
T = Triggerung (Pacing wird durch Eigenimpulse ausgelöst)
I = Inhibition (Pacing wird duch Eigenimpulse unterdrückt)
D = Triggerung durch Atrium, Inhibition durch Ventrikel, d.h. bei Registrierung eines Vorhofimpulses wird im Ventrikel ein Schrittmacherimpuls ausgelöst, wenn zwischenzeitlich kein Ventrikelimpuls (Extrasystole) registriert wurde.
R = Funktionsumkehr (Stimulation bei hohen Frequenzen zur Unterbrechung von Tachykardien)
0 = keine Demand-Funktion

Weitere Buchstaben nach einem Komma geben die Art der Programmierbarkeit und die antitachykarde Funktion wieder.(P = programmierbar in Frequenz und Leistung; M = multiprogrammierbar; 0 = nicht programmierbar; B = Bursts = tachykarde Stimulationssalven; N = kompetitive Stimulation mit normaler Frequenz; S = Abtastfunktion; E = externe Steuerung)

Schrittmachersonden erlauben je nach Funktionsweise eine prinzipielle Unterscheidung:
Unipolare Stimulation: Negative Elektrode liegt intrakardial, positive Elektrode außerhalb des Herzens, z.B. im Bereich der Batteriekapsel oder subkutan.
Bipolare Stimulation: Positiver und negativer Pol sind in einer Elektrode zusammengefaßt.

Großflächige, selbsthaftende Hautelektroden sind für eine externe, transthorakale Stimulation zu verwenden. Diese Methode ist im Notfall besonders rasch und zuverlässig durchführbar, jedoch als Routineanwendung aufgrund gewisser traumatisierender Effekte weniger geeignet.

In Verbindung mit entsprechender Klinik beinhalten Schrittmacherindikationen unter anderem:
— Sick-Sinus-Syndrom
— AV-Block 3.Grades
— Bifaszikulärer Block und AV-Blockierungen niedrigen Grades bei anamnestisch bekannten Synkopen.
— SA-Blockierungen
— Bestimmte Formen von Tachykardien
— Perioperativ in der Kardiochirurgie

Die **Zugangswege** für die Elektroden passagerer Schrittmacher entsprechen denen für zentrale Venenkatheter an der oberen Körperhälfte. In der Kardiochirurgie können Schrittmacherelektroden auch intraoperativ auf das Herz genäht werden.

Implantation und Inbetriebnahme von Schrittmachern sind unter EKG- und Pulsmonitoring vorzunehmen, Notfall-Set und Defibrillator sind vorzubereiten. Es wird empfohlen, sterile elektrische Anschlußteile doppelt bereitzulegen.

Grundsätzlich anzustreben ist bei allen Schrittmachern eine Minimierung der Sensing- und Pacing-Schwellen durch eine entsprechend günstige Elektrodenplazierung.

3.5.2 Einzelgeräte

3.5.2.1 Externer Schrittmacher 146/146 F (Siemens)

Batteriebetriebener Impulsgenerator zur Verwendung mit unipolaren oder bipolaren Elektroden
Impulsdauer: 0,75 ms
Impulsstärke: 0,05 - 10 Volt einstellbar
Impulsfrequenz: 30 - 180 /min (146); 30 - 540 (146 F)
Sensingschwelle einstellbar
Betriebsarten: Asynchroner Schrittmacher mit Festfrequenz (V00)
Ventrikelinhibierter Demand-Schrittmacher (VVI)
Vorhofinhibierter Demand-Schrittmacher (AAI)

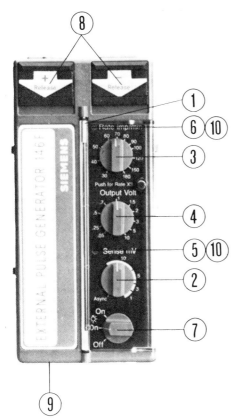

Abb. 3.5.2-1 Siemens 146 F, Aufsicht
(1) Herausschwingbare Klarsichtabdeckung
(2) Sensing-Empfindlichkeit. Bei Stellung auf „Async" wird kein Sensing durchgeführt
(3) Frequenzeinstellung; beim Typ 146 F kann mit dem rechts unterhalb befindlichen Druckknopf „Push for Rate X3" die am Drehknopf (3) eingestellte Stimulationsfrequenz verdreifacht werden
(4) Einstellung der Amplitude des Ausgangsimpulses
(5) Sensinganzeige: Blinkt rot, wenn vom Schrittmacher ein elektrischer Impuls registriert wird, der höher ist, als die eingestellte Eingangsempfindlichkeit; dient wie (6) als Batteriezustandsanzeige, s. a. (10)
(6) Pacinganzeige: Blinkt rot, wenn ein Schrittmacherimpuls erzeugt wurde - ohne Registrierung des Stimulationserfolges! Dient wie (5) als Batteriezustandsanzeige, s.a. (10)
(7) Schalter für „Aus/Ein" bzw. „Ein" mit Beleuchtung
(8) Elektrodenanschlüsse: Zum Anschließen und Entfernen der Elektroden, Elektrodenfreigabetaste drücken
(9) Batteriefach
(10) Sensing- und Pacinganzeige hören bei Absinken der Batteriespannung unter einen kritischen Wert auf zu blinken (-) ggf. sofortigen Batteriewechsel vornehmen da auch bei beobachtetem Aussetzen nur noch mit sehr beschränkter Funktionsdauer gerechnet werden kann

Inbetriebnahme des Gerätes:

— Batteriecheck: Gerät einschalten und prüfen, ob Sensing (5)- und Stimulationsanzeige (6) mit der eingestellten Frequenz blinken. Ist dies nicht der Fall, Batterie ersetzen (9), (10). Bei voller Batterie, Gerät wieder ausschalten.

— Geräteanschluß: Unter Beachtung der Polarität Schrittmacherelektroden oder Verlängerungskabel an das Gerät anschließen. Bei unipolaren Elektroden ist die Leitung der kardialen Elektrode an den negativen Anschlußpunkt anzuschließen. Bei bipolaren Elektroden sollte das distale Ende an den negativen Pol angeschlossen werden, weil so erfahrungsgemäß die Stimulationsschwelle niedriggehalten werden kann. Grundsätzlich kann jedoch jede Polarität verwendet werden.

— Messung der Stimulatiosschwelle: Schalter (7) auf „Off", „Output" (4) auf 5 V einstellen, „Sense" (2) auf „Async", „Rate" (3) auf eine Frequenz, die um ca. 10/min über der Eigenfrequenz liegt, Schrittmacher einschalten und prüfen, ob die Herzfrequenz der eingestellten Frequenz entspricht (EKG, Pulskontrolle).
Anschließend wird die Ausgangsspannung langsam gesenkt, bis keine Schrittmacherfunktion mehr gegeben ist, dann Spannung wieder bis zum Ansprechen erhöhen. Die so gefundene Reizschwelle muß für den Betrieb des Schrittmachers gemäß den Empfehlungen der Hersteller erhöht werden. In der Praxis wird üblicherweise das Zwei- bis Dreifache der Reizschwelle bzw. die Maximaleinstellung gewählt.
Bei bipolaren Schrittmachern den Test mit zwei Polaritäten durchführen, Elektrodenanordnung mit niedrigerer Reizschwelle belassen.

— Messung der Sensing-Schwelle: „Sense" (2) auf 1 mV, „Rate" (3) auf 10 Impulse/min unter der Eigenfrequenz des Patienten; wenn die Anzeige (5) mit der patienteneigenen Frequenz blinkt, den Regler entgegen dem Uhrzeigersinn verdrehen, bis fehlende Inhibition eintritt. Jetzt Regler zurückdrehen, bis (5) blinkt. Die Einstellung entspricht jetzt in etwa der Meßempfindlichkeitsschwelle. In der Praxis wird zur Sicherheit meist die maximale Empfindlichkeit eingestellt.

— Gewünschte Mindestherzfrequenz einstellen, Betriebsart wählen.

3.5.2.2 Pace 100 H (GeTeMed)

Batteriebetriebener externer Schrittmacher für uni- und bipolare Elektroden

Impulsfrequenz:	40-150/min
Ausgangsimpulsdauer:	0,75 ms
Ausgangsstärke:	1 V bis 12 V
Eingangsempfindlichkeit:	1 mV bis einige Volt („∞")

Arbeitsmodus:
— Pacing und Sensing im Ventrikel, Inhibition durch Ventrikelaktion (VVI),
— Pacing und Sensing im Atrium (AAI)
— Asynchron ohne Sensing (V00)
— Hochfrequenzstimulation

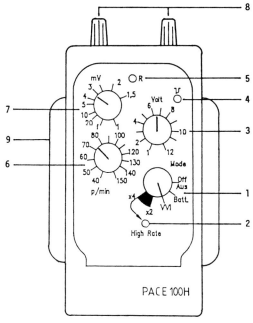

Abb. 3.5.2-2 Pace 100 H, Aufsicht
(1) Mode-Schalter: An/Aus, Batterietest, VVI, Stimulationsrate mal 2 bzw. 4 in Verbindung mit (2).
(2) Taste zum Auslösen einer „High-Rate"-Stimulation im Modus V00
(3) Drehknopf zum Einstellen der Reizamplitude
(4) Leuchtdiode (rot) zeigt Abgabe von Stimulationsimpuls bzw. während des Batterietests Erschöpfung der Batterie an
(5) Leuchtdiode (grün) zeigt Sensing einer R-Zacke bzw. während des Batterietests ausreichende Batteriekapazität an
(6) Drehknopf zum Einstellen der Impulsfrequenz
(7) Drehknopf zum Einstellen der Sensing-Empfindlichkeit, in Position „f" stimuliert der Schrittmacher im asynchronen Modus
(8) Elektrodenanschlußbuchsen; blau: different (-), rot: indifferent (+)
(9) Stege zur Befestigung eines Tragebandes

Inbetriebnahme:
— Mode-Schalter (1) auf „Batt."; leuchtet die rote LED (4): Batterie wechseln, leuchtet die grüne LED (5): Batterie in Ordnung.
— Anschluß der Elektroden. Bei unipolaren Elektroden Anschluß der kardialen Elektrode an „Diff.", blauer Anschluß (Minuspol), bei bipolaren Elektroden Anschluß des distalen Endes an „Diff."
— Ermittlung der Reizschwelle (asynchroner Betrieb): Sensing-Regler (7) auf „f", Mode-Schalter (1) auf VVI, ausgehend von 5 V Ausgangsspannung langsames Erniedrigen des Wertes, bis keine Stimulation mehr erfolgt. Einstellung für den Dauerbestrieb wie unter 3.5.2.1 beschrieben.
— Ermittlung der Sensing-Schwelle (VVI-Betrieb): Eingangsempfindlichkeitswähler (7) auf 2 mV (Standardeinstellung), Impulsfolgefrequenz auf Wert unter der Patientenfrequenz stellen, so daß Schrittmacherfunktion inhibiert wird. Grüne Leuchtdiode (5) muß synchron zur Frequenz des Patienten blinken. Falls nicht: Elektroden repositionieren. Falls dann noch kein Sensing bei 2 mV Eingangsempfindlichkeit erfolgt, Eingangsempfindlichkeit senken. Einstellung für den Dauerbestrieb wie unter 3.5.2.1 beschrieben.
— Mode-Schalter (1) auf VVI
— Einstellen der gewünschten Mindestfrequenz (6)

3.5.2.3 Externer bifokaler Schrittmacher EDP 30 (Biotronik)

Impulsdauer:	Vorhof 0,75 ms, Ventrikel 0,5 ms
Impulsstärke:	0,1-10 V im Vorhof und Ventrikel
Frequenz:	30-150/min
AV-Überleitungszeit:	10-250 ms
Betriebsarten (s.u.):	DDD, DDD 500, DVI, VDD, D00

Inbetriebnahme:
— Elektrodenkabel anschließen. Bei unipolaren Elektroden müssen die roten Elektroden überbrückt und mit der subkutanen, indifferenten Elektrode verbunden werden.
— Betriebsart wählen (3)
— Batteriekontrolle durchführen
— Stimulationsfrequenz wählen (5)
— AV-Überleitungszeit einstellen (6)

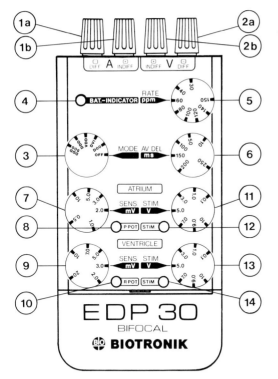

Abb. 3.5.2-3 Funktionselemente des EDP 30
(1a/b) Elektrodenanschluß Atrium, blau: different (-), rot: indifferent (+)
(2a/b) Elektrodenanschluß Ventrikel, blau: different (-), rot indifferent (+)
(3) Ein/Aus- und Betriebsarten-(Mode-)Schalter
(4) Batteriekontrollanzeige, leuchtet bei erschöpfter Batterie
(5) Einstellung der Impulsfolgefrequenz
(6) Einstellung der AV-Überleitungszeit
(7) Einstellung der Vorhof-Sensing-Empfindlichkeit (unwirksam bei DVI- und D00-Stimulation)
(8) Anzeige des Empfanges eines Vorhofsignales
(9) Einstellung der Ventrikel-Sensing-Empfindlichkeit (unwirksam im D00-Modus)
(10) Anzeige des Empfanges eines Ventrikel-Signales
(11) Einstellung der atrialen Impulsamplitude (unwirksam im VDD-Modus)
(12) Anzeige der Abgabe eines Impulses an das Atrium
(13) Einstellung der ventrikulären Impulsamplitude
(14) Anzeige der Abgabe eines Impulses an den Ventrikel

— Impulsamplituden für Atrium und Ventrikel vorwählen (11,13).
— Eingangsempfindlichkeiten für Atrium und Ventrikel nachstellen (7,9), grüne Leuchtdioden (8,10) müssen pulssynchron blinken.
— EKG-kontrolliert die Reizamplituden nachstellen (11,13).

Beschreibung der einzelnen Betriebsarten:

— DDD: Impulsabgabe in den Vorhof P-Wellen-inhibiert, d.h. nur wenn kein Vorhofimpuls empfangen wird.

Impulsabgabe in den Ventrikel nach Ablauf der eingestellten AV-Überleitungszeit, wenn über die Ventrikelsonde kein Impuls empfangen wird.

Nach Ablauf der Refraktärzeit auftretende Extrasystolen setzen die Refraktärzeit des Vorhof- und Kammersteuerkreises auf Null zurück, d.h. die Refraktärzeit muß erneut ablaufen.

Vorhofextrasystolen und die elektrischen Potentiale von ventrikulären Extrasystolen, die innerhalb der Refraktärzeit von der Vorhofsonde empfangen werden, beeinflussen die Schrittmacherfunktion dagegen nicht, d.h. die maximal übergeleitete Vorhoffrequenz beträgt 150/min.

— DDD 500: wie DDD, die Refraktärzeit beträgt jedoch 500 ms und damit die maximal übergeleitete Frequenz 120/min.
— DVI: Impulsabgabe AV-sequentiell, Inhibierung des Systems durch mit der Ventrikelsonde empfangene Impulse.
— VDD: Stimulierung des Ventrikels bei Empfang eines Vorhofimpulses nach Ablauf der eingestellten AV-Zcit, Inhibierung dieser Funktion durch die Registrierung von Ventrikelaktionen.
— D00: Asynchroner Betrieb

3.5.2.4 Nichtinvasiver transthorakaler Demand-Schrittmacher Pace 500 D (GeTeMed/Osypka)

Batteriebetriebener (Aufladung mittels separatem Ladegerät) Notfallschrittmacher zur transthorakalen Stimulation über extern am Thorax plazierte Klebeelektroden. Vollständig geladene Batterien (kenntlich an blinkender oder erloschener Kontrollampe am Ladegerät) erlauben bei einer Stimulationsfrequenz von 70/min und einer Reizstromstärke von 150 mA eine Betriebsdauer von ca. 15 Stunden.

Betriebsart: festfrequent oder Demand
Impulsdauer: 5-50 ms, in Stufen wählbar
Ausgangsstrom: 10-150 mA
Frequenz: 40-150/min
Empfindlichkeit: Low: 1,5 mV, Med.: 1,0 mV, High: 0,5 mV

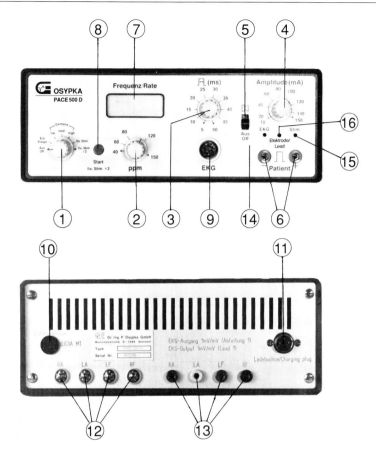

Abb. 3.5.2-4 Pace 500 D, Front- und Rückansicht

(1) Funktionswahlschalter
— Aus/Off: Gerät ist ausgeschaltet
— Ein/Preset: Gerät ist eingeschaltet, stimuliert jedoch nicht
— Demand/low: Stimulation im Demand-Modus, Sensing-Empfindlichkeit gering
— Demand/med.: Demand-Modus, Sensing-Empfindlichkeit mittel
— Demand/high: Demand-Modus, Sensing-Empfindlichkeit hoch
— fix. Stim.: Asynchrone Stimulation
— fix. Stim. x 2: Asynchrone Stimulation, am Regler (2) eingestellte Impulsfrequenz kann durch Drücken der Taste (8) verdoppelt werden
(2) Einstellung der Impulsfrequenz
(3) Einstellung der Impulsdauer (Grundeinstellung 40 ms)
(4) Einstellung der Impulsamplitude
(5) Einstellung eines akustischen Signals
(6) Ausgangsbuchsen für Stimulationselektroden
(7) Anzeige der Stimulationsfrequenz; erscheint hier die Meldung „LOBAT" muß die Akku-Versorgung nachgeladen werden. Während des Ladevorgangs (max. 8 h) Funktionswähler (1) auf „Aus" stellen
(8) Frequenzverdoppelung
(9) EKG-Eingang
Rückseite:
(10) Sicherung
(11) Anschlußbuchse für Ladegerät
(12,13) Ekg-Ausgänge
(14) LED grün: Leuchtet bei Signalregistrierung
(15) LED rot : Leuchtet bei Impulsabgabe
(16) LED gelb: Leuchtet bei Unterbrechung im Stimulationsstromkreis bei Stimulationspulsabgabe

Inbetriebnahme:

— Anlegen der EKG-(Sensing-)Elektroden und Verbindung mit dem EKG-Eingang (9). Im festfrequenten Modus ist der Betrieb auch ohne EKG-Zuleitung möglich.
— Anlegen der Stimulationselektroden:
Die posteriore Elektrode wird in Herzhöhe zwischen Schulterblatt und Wirbelsäule fixiert, die Dornfortsätze sollten nicht mehr überklebt sein. Die Haut soll frei sein von Salzkristallen (Spitzeneffekte!) und Gel und braucht nicht rasiert zu werden. Die anteriore Elektrode wird möglichst präkardial unter weitestmöglicher Umgehung der Pectoralis-Muskulatur plaziert.

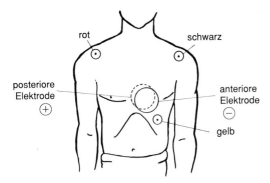

Abb.3.5.2-5 Plazierung der Elektroden

— Die Stimulationselektroden werden mit dem Verlängerungskabel farbrichtig am Stimulationsausgang (6) des Gerätes angeschlossen.
— EKG-Monitoring entweder über unabhängige Ableitungen oder über die Ausgänge (12,13).
— Einstellung des Stimulationsmodus nach individuellen Bedürfnissen. Die Impulsdauer sollte vor allem bei bewußtseinsklaren relativ lang gewählt werden, da laut Herstellerangaben dann auch eine längerfristige Stimulation tolerabel ist. Die erforderliche Mindestimpulsstärke wird durch langsame Steigerung des Reizstromes ermittelt.

Vor einer evtl. notwendigen Defibrillation sind die Stimulationselektroden zu entfernen, da es andernfalls zu einem Kurzschluß des Defibrillationsimpulses über die Stimulationselektroden kommen kann.

3.5.3 Allgemeine Hinweise zur Anwendungs- und Funktionssicherheit

Starke **Magnetfelder** (Transformatoren, Kernspintomographie usw.) können bewirken, daß Schrittmacher von der Demand-Funktion in die asynchrone Funktion umspringen. Multiprogrammierbare Schrittmacher können durch starke Magnetfelder in jeder Weise umprogrammiert werden.

Schrittmacher können grundsätzlich auch durch **elektrische bzw. elektromagnetische Störpotentiale** umprogrammiert werden, wie dies beim Einfluß von Magnetfeldern der Fall ist.

Die Schrittmachersonde stellt darüber hinaus einen direkten elektrischen Pfad zum Myokard dar. Es können durch den Einfluß elektrischer Ströme sowohl **Rhythmusstörungen bis zum Kammerflimmern** ausgelöst werden, als auch **thermische Myokardnekrosen**.

Wie bereits mehrfach erwähnt (s. Abschitte 2.2 und 3.1.2) verlangt die **gleichzeitige Anwendung weiterer Elektrogeräte bei Schrittmacherträgern** ganz besondere Umsicht. Es sollten bevorzugt batteriebetriebene Geräte zur Anwendung kommen.

Wo immer möglich sollte bei **Verwendung eines Elektrokauters** bipolar koaguliert werden. Ist die monopolare Koagulation unumgänglich, sollte die indifferente Elektrode möglichst weit entfernt vom Schrittmacheraggregat (z.B. am Gesäß) angebracht werden. Koagulationskabel sollten nicht parallel zur Schrittmacherelektrode verlaufen.

Die elektronischen Schaltungen der Schrittmacher sind im allgemeinen durch Beschädigungen bei **Defibrillationen** geschützt. Zum Schutz des Myokards vor thermischen Schäden, die entstehen können, wenn die gesamte Defibrillationsenergie über die Schrittmachersonde abgeleitet wird, wird empfohlen, die Defibrillationsachse senkrecht zur Schrittmachersonde zu wählen, am besten anteroposterior (s.a. Abschnitt 3.4.2).

Der sog. „Sensing-Block" zeigt sich in einer fehlerhaften Demand-Funktion der Schrittmacher, der „Exit-Block" wenn Schrittmacher-Impulse keine Kontraktionen des Myokards verursachen. **Auslösende Faktoren können nachlassende Batterien, Elektrodenbrüche oder -dislokationen sein. Nach Plazierung einer Myokardelektrode kommt es vorübergehend zu ödematösen Gewebsreaktionen oder Narbenbildungen, die eine Erhöhung der Sensing- und Pacing-Schwellen bewirken.**

Zur Reinigung und Desinfektion gelten die allgemeinen Richtlinien aus Abschnitt 2.4. Der Siemens 146/146 F kann mit Äthylemoxidgas sterilisiert werden, die Temperatur darf jedoch 45°C nicht überschreiten.

3.6 Intraaortale Ballongegenpulsation

3.6.1 Indikationsstellung und Funktionsprinzip

Der Einsatz einer intraaortalen Ballonpumpe (IABP) kommt bei allen Zuständen akuter myokardialer Insuffizienz bis hin zum kardiogenen Schock in Frage, wobei die klinische Gesamtsituation eine Remission dieses Zustands innerhalb weniger Tage erwarten läßt (beispielsweise unmittelbare Postinfarktphase, postoperativ nach kardiochirurgischen Eingriffen, insbesondere bei schwieriger Entwöhnung von der Herz-Lungen-Maschine durch ein ausgeprägtes „low-output"-Syndrom).

Bei der Entscheidung für dieses Verfahren besteht in der Regel ein unzureichendes Ansprechen auf die alternative Therapie mit positiv inotropen Substanzen, so daß die **Risiken der IABP** (vor allem Gefäßkomplikationen wie Dissektion, Perforation, Embolisation, Okklusion bestimmter Stromgebiete durch einen dislozierten Ballonkatheter, selten auch Aortenruptur, Platzen des Ballons u.a.) gegen die **Nachteile einer aggressiven Katecholamintherapie** (z.B. disseminierte Myokardnekrosen, metabolische Imbalanzen usw.) abgewogen werden müssen.

Bei gegebener Indikation wird der Ballonkatheter entweder **duch offene Arteriotomie oder perkutan nach der Seldinger-Technik** in der Regel durch eine der Femoral-Arterien eingebracht. Definitiv kommt die Katheterspitze mit dem länglichen Ballon unmittelbar distal des Abgangs der linken A. subclavia zu liegen. Das Einbringen von Kontrastmittel zur Lagekontrolle und die kontinuierliche Überwachung des intraaortalen Druckes sind über ein zentrales Lumen im Ballonkatheter möglich.

Vorzugsweise EKG-getriggert (Druck- oder Schrittmachertriggerung sind wegen höherer Störanfälligkeit weniger geeignet) wird der Ballon während der Diastole je nach Fassungsvermögen mit ca. 30 - 50 ml Helium (gelegentlich auch CO_2) ruckartig aufgeblasen und vor Beginn der Systole ebenso rasch wieder entlüftet.

Die diastolische Drucksteigerung in der proximalen Aorta bewirkt zum einen eine **bessere Koronarperfusion,** zum anderen bedingt der systolisch entlüftete Ballon eine Druckentlastung in der Aorta während dieser Phase mit der Folge einer **reduzierten Nachlast.** Diese Nachlastverminderung wiederum erlaubt geringere diastolische Füllungsdrucke, was insgesamt zu einer Reduktion der Ventrikelwandspannung führt.

Nach erfolgreicher Therapie richtet sich die Entscheidung zum Entfernen des Ballons vor allem nach einer anhaltenden Stabilisierung der Kreislaufparameter unter allenfalls relativ niedriger Katecholaminzufuhr. Der **Abgang von der IABP** geschieht üblicherweise über eine Entwöhnungsphase, während der nur jeder zweite oder dritte Herzzyklus unterstützt und/oder die Druckunterstützung (Augmentation) reduziert wird.

3.6.2 Intraaortale Ballonpumpe „System 90" (Datascope)

Für den Dauerbetrieb ist dieses Gerät auf Netzversorgung angewiesen, während Transportvorgängen ist der Betrieb über integrierte Akkumulatoren möglich. Vollgeladene Batterien erlauben einen Betrieb über ca. 1,5 h.

Das Ballonsystem wird mit Helium gefüllt; dementsprechend ist vor Inbetriebnahme die Versorgung mit diesem Gas sicherzustellen: Heliumstahlflasche bei korrekt sitzender Dichtung am Gasanschluß mittels Überwurfmutter an der Geräterückseite montieren; zur Überprüfung der Dichtigkeit kann das Handrad am Stahlzylinder kurz geöffnet werden, ansonsten ist es **bei Nichtbetrieb geschlossen zu halten,** da Helium als leicht diffusibles Gas sonst rasch verlorenginge.

Nach Sicherstellung von Strom- und Heliumversorgung, sind vor Anschluß am Patienten noch einige **Funktionstests und das Füllen des Ballonsystems** vorzunehmen. Hierfür zunächst den Hauptschalter (44) in Stellung „ON" bringen, die grüne Kontrollampe (2) muß leuchten oder blinken.

Zur Überprüfung der Sicherheitskammer (die Kammer soll nach 1000 Betriebsstunden bzw. zwei Jahren gewechselt werden) Taste (10) gedrückt halten und gleichzeitig den Wählknopf (3) in Stellung „ECG" bringen. Auf dem Bildschirm erscheint die Statusmeldung „SC TESTING", der Katheteranschluß (62) muß offen sein.

Intraaortale Ballongegenpulsation

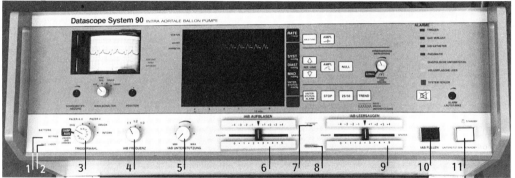

Abb. 3.6.2-1 IABP System 90, Frontplatte - Pumpfunktionen

1	ON (Batterie)	Anzeige leuchtet, wenn das Gerät auf Batterie betrieben wird
2	CHARGE (Batterie)	Anzeige leuchtet oder blinkt, wenn die Batterie geladen wird
3	TRIGGER SELECT	Ziehen und drehen, um das Gerät einzuschalten und den gewünschten Trigger anzuwählen Schalter mit 6 Positionen: a) IABP — OFF — b) ECG — Trigger wird vom Patienten-EKG abgenommen c) PACER A-V — Trigger wird vom ventrikulären Impuls eines bipolaren Schrittmachers abgenommen d) PACER V — Trigger wird vom ventrikulären Impuls eines unipolaren Schrittmachers abgenommen e) PRESSURE — Trigger wird vom arteriellen Drucksignal des Patienten abgenommen f) INTERNAL — Internes Trigger-Signal
4	IAB FREQUENCY	Drehen, um die gewünschte Pumpfrequenz einzustellen. Bei internem Trigger Frequenzwahl
5	IAB AUGMENTATION	Drehen, um die optimale diastolische Unterstützung einzustellen
6	IAB INFLATION	Schieberregler zur Einstellung des Aufblaszeitpunkts des intraaortalen Ballons
7	AUTO	Anzeige leuchtet, wenn der Schalter „Zeiteinstellung" (Rückseite) auf AUTO geschaltet ist
8	MANUAL	Anzeige leuchtet, wenn der Schalter „Zeiteinstellung" (Rückseite) in Stellung Manual geschaltet ist
9	IAB DEFLATION	Schieberegler zur Einstellung des Leersaugzeitpunkts des intraaortalen Ballons
10	IAB FILL	Drücken, um das Ballonsystem zu füllen
11	ASSIST/STANDBY	Drücken, um den Pumpvorgang einzuleiten oder zu unterbrechen

ALARM

12 — ■ Trigger
13 — ■ Gasverlust
14 — ■ IAB Katheter
15 — ■ Pneumatik
16 — Diastolische Unterstützg
17 — Heliumflasche leer
18 — ■ Systemfehler

19 / 20

ALARM LAUTSTÄRKE

Abb. 3.6.2-2 IABP System 90, Frontplatte - Alarmanzeigen

12	TRIGGER	Alarmanzeige für Triggerfunktion
13	GAS LOSS	Alarmanzeige für Gasverlust im Ballonsystem
14	IAB CATHETER	Alarmanzeige für einen erhöhten Katheterwiderstand
15	PNEUMATIC DRIVE	Alarmanzeige für geringes Vakuum oder geringen Arbeitsdruck
16	DIASTOLIC AUGMENTATION	Alarmanzeige für das Unterschreiten der Alarmgrenze für die diastolische Unterstützung
17	LOW HELIUM TANK	Alarmanzeige für geringen Heliumvorrat
18	SYSTEM FAILURE	Alarmanzeige für einen elektronischen Defekt im Mikroprozessor-System
19	ALARM MUTE	Drücken, um den akustischen Alarm für ca. 30 Sekunden zu unterbrechen.
20	VOLUME	Drehen, um den akustischen Alarm auf die gewünschte Lautstärke einzustellen

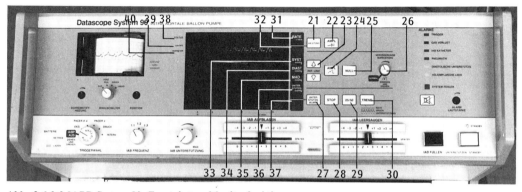

Abb. 3.6.2-3 IABP System 90, Frontplatte - Monitorfunktionen

21	ECG LEAD	Drücken, um die gewünschte Ableitung anzuwählen
22	ECG SIZE	Drücken, um die gewünschte EKG-Verstärkung einzustellen
23	REF LINE	Drücken, um die Referenz-Linie in die gewünschte Position zu bringen
24	ECG SIZE	Drücken, um die gewünschte Verstärkung des Drucksignals zu erhalten
25	ZERO	Drücken, um den Nullabgleich der Transducer vorzunehmen
26	DELAY MARKER	Drücken und evtl. drehen, um die Markierung in den dikroten Knoten zu legen
27	AUG ALARM SET	Drücken und halten, um die gewünschte Alarmgrenze für die diastolische Unterstützung einzustellen
28	FREEZE	Drücken, um den Signaldurchlauf anzuhalten
29	SPEED	Drücken, um die Durchlauf-Geschwindigkeit zu ändern (25 mm/s oder 50 mm/s)
30	TREND	Drücken, um die Trendinformationen auf dem Bildschirm abzubilden
31	RATE	Anzeige der Herzfrequenz in 1/min
32	LEAD	Anzeige der angewählten EKG-Ableitungen
33	SYS	Anzeige des systolischen Druckwertes in mmHg
34	DIA	Anzeige des diastolischen Druckwertes in mmHg
35	MEAN	Anzeige des mittleren arteriellen Druckwertes in mmHg
36	AUG	Anzeige des Druckwertes für die diastolische Unterstützung in mmHg
37	LIMIT	Anzeige der Alarmgrenze für die diastolische Unterstützung
38	STATUS	Anzeige der Status-Nachricht bei Selbsttest-Routinen und Fehlermeldungen bei Alarmen
39	ECG SIZE	Anzeige der angewählten EKG-Amplitude
40	PRESSURE	Anzeige der ausgewählten Druckverstärkung

Wenn nach ca. 10 s ein Kontrollton ertönt und die Meldung „PLUG SC OUTLET" erscheint, ist der Anschluß (62) mit einem Blindstopfen zu verschließen. Der folgende Testvorgang benötigt ca. 5 min, nach erfolgreichem Abschluß ertönt ein Kontrollton und das Gerät führt den Systemtest durch, der auch nach jedem Einschalten abläuft. Danach wird die Statusmeldung „SYST TEST OK" ausgegeben.

Erscheint die Statusmeldung „SC TEST FAILS" ist der Sicherheitskammertest nach Überprüfung der Pneumatikanschlüsse zu wiederholen, wird auch dieser Test nicht erfolgreich abgeschlossen, so ist fachmännische Hilfe in Anspruch zu nehmen.

Der in der Sicherheitskammer befindliche Kontrollballon verhält sich antiparallel zum aortalen Ballon. Die Pneumatik wirkt über den Ballon der Sicherheitskammer.

Während des Systemtests leuchten nacheinander alle Kontroll- und Alarmkontrollampen, persistiert das Blinken der Kontrollampe „LOW HELIUM TANK" trotz geöffnetem Handrad am Heliumzylinder, so ist die Flasche zu ersetzen. Erscheint diese Meldung nach längerem Betrieb, so reicht die Restfüllmenge noch für etwa 24 der

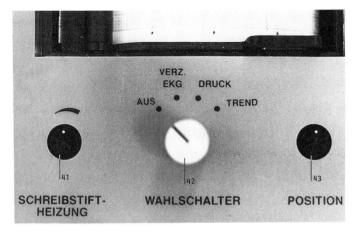

Abb. 3.6.2-4 IABP System 90, Frontplatte - Schreiberfunktionen

41	STYLUS HEAT	Drehen, um die Schreibintensität der Registrierung einzustellen
42	RECORD	Drehen, um den Schreiber einzuschalten und den gewünschten Parameter anzuwählen. Wahlschalter mit 4 Positionen: a) Schreiber AUS b) VERZ. EKG — Das EKG wird mit einer Verzögerung von 4 Sekunden geschrieben c) DRUCK — Die Druckkurve wird aufgezeichnet d) TREND — Folgende Trendkurven aufgezeichnet werden: Herzfrequenz Blutdurckwerte Diastolische Unterstützung
43	POSITION	Drehen, um die Position des Schreibstifts zu verändern

zweistündlich automatisch ausgelösten Nachfüllvorgänge des Ballonsystems.

Das Füllen des Ballonsystems erfolgt normalerweise automatisch. Dazu muß der Kippschalter (48) auf „AUTO" stehen, eine ausreichende Füllmenge in der Heliumflasche ist Voraussetzung. Anschließend ist der Knopf „IAB FILL" (10) mindestens 1 s zu drücken, auf dem Bildschirm erscheint die Meldung „AUTO FILLING". Bei Fehlfunktion wird die Mitteilung „AUTO FILL FAILURE" ausgegeben, die Füllung kann dann mit etwas aufwendigeren Bedienschritten auch manuell erfolgen; hierfür wird auf die Gebrauchsanweisung verwiesen.

Mit wechselnder Ballongröße sind auch unterschiedliche Verbindungsschläuche zwischen Gerät und Ballonkatheter zu verwenden, so daß die Füllmenge stets 80 ml beträgt.

Nach korrekter Inbetriebnahme kann nunmehr der intraaortale Ballonkatheter angeschlossen werden (62). Die Einstellung des Gerätes ist ausgehend von den unten aufgelisteten Grundeinstellungen unter Berücksichtigung individuell erforderlicher Modifikationen vorzunehmen (s. Tabelle 3.6.2-1).

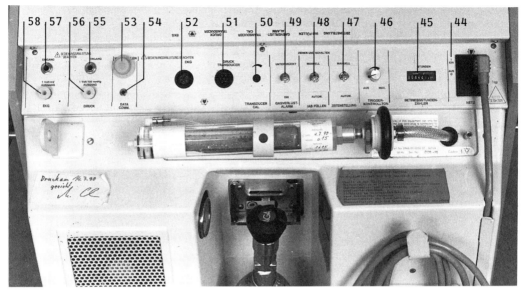

Abb. 3.6.2-5 IABP System 90, Rückseite - Bedienelemente

44	MAINS ON/OFF	Hauptschalter und Anschluß für das Netzkabel
45	SYSTEM TIMER	Anzeige der Betriebsstunden
46	BEEP VOLUME	Drehen, um die Lautstärke des Triggerkontrolltons einzustellen
47	TIMING	Ziehen und umschalten, zum Anwählen der automatischen oder manuellen Festlegung des Aufblas- und Leersaugzeitpunktes
48	IAB FILL	Ziehen und umschalten, zum wahlweisen automatischen oder manuellen Füllen des Ballonsystems mit Helium
49	SLOW GAS LOSS ALARM	Ziehen und umschalten, um das Abschalten der Pumpfunktion beim „Gasverlust"-Alarm zu unterbinden
50	TRANSDUCER CAL.	Falls nötig drehen, um den Druckkanal an den Transducer anzupassen
51	PRESSURE TRANSDUCER	Anschluß für den Drucktransducer
52	ECG	Anschluß des EKG-Patientenkabels
53	MANUAL FILL	Gas-Entnahmeventil für manuelles Füllen des Ballonsystems
54	DATA COMM	Datenausgang für Systemtrainer
55	PRESSURE INPUT	Anschluß für den Druckkanal eines externen Monitors (1 V/100 mmHg)
56	PRESSURE OUTPUT	Ausgang des Drucksignals (1 V/100 mmHg)
57	ECG INPUT	Anschluß für externen EKG-Monitor (1 V/mV)
58	ECG OUTPUT	Ausgang des EKG-Signals (1 V/mV)

Der Wahlschalter „**TRIGGER SELECT**" (3) soll sich dabei in Stellung „ECG" befinden (die grundsätzliche Bevorzugung des EKG's als Triggersignal wurde bereits weiter oben erwähnt).

Die zur Triggerung angewählte EKG-Ableitung wird auf dem Bildschirm angezeigt, eine nicht installierte Ableitung wird gegebenenfalls durch „XXX" gemeldet, die grüne Referenzelektrode muß stets angeschlossen sein.

Wird das Drucksignal zur Triggerung verwendet, so ist zunächst in typischer Weise die kontinuierliche Druckregistrierung inklusive Nullabgleich zu installieren (siehe Abschnitt 3.1.1.3). Bei fehlerhaftem Nullabgleich erscheint ebenfalls die Meldung „XXX". Die Druckregistrierung kann nur zur Triggerung verwendet werden, wenn der systolische Druckanstieg mindestens 15 mm Hg beträgt. Bei Drucktriggerung muß die

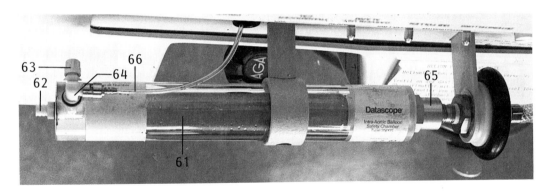

Abb. 3.6.2-6 IABP System 90, Rückseite - Sicherheitskammer

61	Sicherheitskammer-Ballon		64	Autofüll-Port	Anschluß für die automatische Fülleinheit
62	Katheter Port	Anschluß für den Patienten-Ballon	65	Anschlußmuffe	
63	Handfüll Port	Zugang zum Ballon-System bei der Handfüll Prozedur	66	Füllschlauch	Anschlußschlauch der automatischen Fülleinheit

Einstellung so gewählt werden, daß der Ballon rechtzeitig vor dem systolischen Druckanstieg leergesaugt ist, andernfalls erscheint die Meldung „DEFLATE EARLIER".

Wird ein Schrittmacherimpuls zur Triggerung verwendet, so ist am Trigger-Wahlknopf (3) nach AV-sequentieller und rein ventrikulärer Stimulation zu differenzieren. Um als Triggersignal akzeptiert zu werden, muß der Schrittmacherimpuls innerhalb einer gewissen Dauer und Amplitude liegen. Bei AV-sequentieller Stimulation darf die Überleitungszeit außerdem nur zwischen 50 und 250 ms liegen, die Frequenz nicht über 110/min. Andernfalls oder bei Wahl des falschen Schrittmachertyps erscheint die Meldung „CHK PACER TIMING". Unter Störeinflüssen durch andere hochfrequente Spannungsquellen (HF-Chirurgie) ist eine Schrittmachertriggerung nicht möglich.

Beispielsweise während einer kardiopulmonalen Reanimation besteht auch die Möglichkeit einer internen Selbsttriggerung; hierfür ist der Wahlknopf (3) auf „INTERNAL" zu schalten; die Frequenz beträgt je nach Einstellung am Drehknopf (4) 120/min (1:1), 60/min (1:2) oder 40/min (1:3). Dieser Modus darf nicht benutzt werden, wenn der Patient über eine eigene Auswurfleistung verfügt.

Zum **Starten des Pumpvorganges** muß der Drehknopf (5) auf „MIN" gestellt sein, anschließend den Knopf „ASSIST/STANDBY" (11) drücken: Bei jedem Pumpzyklus leuchtet die Lampe im Knopf auf.

Die Einstellung am Drehknopf (5) ist nun soweit zu steigern, bis die diastolische Druckunterstützung, kenntlich am Kurvenverlauf und am numerischen Wert für „DA-Diastolic Augmentation" auf dem Display optimal ist.

Die Phase der Ballonunterstützung wird durch eine hellere Darstellung des entsprechenden Abschnittes auf dem Druckkurvenzug im Bildschirm dargestellt. **Optimal ist ein Beginn der Druckunterstützung (Aufblasen) mit Beginn der dikroten Welle, das Ende (Leersaugen) kurz vor Beginn des folgenden systolischen Druckanstiegs (s. Abb. 3.6.2-7).**

Im **Automatikmodus** paßt sich das Gerät von selbst diesen Bedingungen an, der Triggerpunkt wird durch Druck auf den Knopf (26) angezeigt, und kann im Bedarfsfall durch gleichzeitiges Drehen verschoben werden. Mit den Schiebereglern (6) und (7) können Aufblas- und Leersaugzeitpunkte gegebenenfalls noch verbessert werden.

Durch Umlegen des Kippschalters (47) unter gleichzeitigem Zug kann die Zeiteinstellung auch in den **manuellen Modus** überführt werden. In diesem Falle sind sämtliche Einstellungen der Augmentation von Hand vorzunehmen und unter veränderten Bedingungen (z.B. Schwankung der Herzfrequenz) auch laufend anzupassen. Dieser

Tabelle 3.6.2-1 IABP System 90, Grundeinstellungen

Folgende Schalter und Regler müssen vom Anwender eingestellt werden:

Vorderseite:

IAB FREQUENCY (4)	1 : 1
IAB AUGMENTATION (5)	MIN
IAB INFLATION (6)	MITTE
IAB DEFLATION (7)	MITTE
VOLUME (20)	MITTE
STYLUS HEAT (41)	MITTE
POSITION (43)	MITTE
DELAY MARKER (26)	PRE-SET

Rückseite:

SLOW GASS LOSS ALARM (49)	EIN
IAB FILL (48)	AUTO
TIMING (47)	AUTO
BEEP VOLUME (46)	MITTE

Folgende Grundeinstellungen für den Monitorbereich wählt das Gerät nach jedem Einschalten automatisch an:

ECG LEAD (32)	II
EKG-ECG SIZE (39)	1 cm/mV
PRESSURE SCALE	20 mmHg/cm
REF LINE	0 mmHg
SPEED	25 mm/s
AUG.ALARM SET	OFF

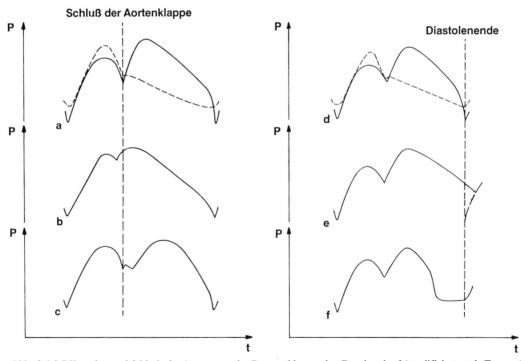

Abb. 3.6.2-7 Korrekte und fehlerhafte Anpassung des Pumpzyklus an den Druckverlauf (modifiziert nach *Tarnow*)
Diastolische Augmentation: a) korrekt, b) zu früh, c) zu spät
Systolische Entlastung: d) korrekt, e) zu spät, f) zu früh

Modus dürfte daher nur besonderen Anforderungen vorbehalten bleiben.

Hinsichtlich der Möglichkeit zum Betrieb eines Schreibers und der Entfernung von Kondenswasser im Ballonsystem wird wiederum auf die Gebrauchsanweisung verwiesen.

Bei den verschiedensten Arten von **Funktionsstörungen** wird das Gerät grundsätzlich in einen sicheren Zustand überführt, d.h. der aortale Ballon wird leergesaugt und der Pumpvorgang unterbrochen.

Nach ventrikulären Extrasystolen wird mit dem Wiederauftreten normaler Kammerkomplexe weitergepumpt, bei Herzstillstand oder Kammerflimmern empfiehlt sich Umschalten auf den internen Triggermodus, bei Wiedereinsetzen spontaner Herzaktionen Rückkehr zum EKG-getriggerten Modus.

Eine eventuell erforderliche Defibrillation verlangt keine besonderen Maßnahmen an der IABP.

Bei Nichtgebrauch sollte der Ballon nicht länger als 30 min im Körper verbleiben, während der Entwöhnungsphase sollte der Ballon - wenn auch unter reduzierter Augmentation - immer in Bewegung bleiben.

Alarmmeldungen betreffen eine fehlerhafte Triggererkennung oder ein Absinken der Herzfrequenz unter 40/min.

Durch Drücken des Knopfes (27) nach Abschluß der Geräteeinstellung wird automatisch eine Alarmgrenze von 10 - 11 mmHg unterhalb der maximalen diastolischen Unterstützung gesetzt, kann mit Hilfe dieses Knopfes aber auch verändert werden.

Weitere Alarmmeldungen zeigen einen Gasverlust durch einen diskonnektierten oder geplatzten Ballon oder aber eine Stenosierung im Ballonsystem an.

Bei Fehlern im pneumatischen System (Überdruck, fehlendes Vakuum) wird mit der Kontrollampe „PNEUMATIC DRIVE" alarmiert.

Auf die Fehlermeldung „LOW HELIUM TANK" wurde bereits eingegangen, die Meldung „SYSTEM FAILURE" erscheint, wenn der Ballon länger als 2 s aufgeblasen bleibt. Abhilfe kann hier ein Aus- und Wiedereinschalten schaffen. Andernfalls muß nach Überprüfung einer knickfreien Schlauchführung und Versuch der manuellen Ballonentlüftung (mit Injektionsspritze am Zuleitungsschlauch saugen) in Abhängigkeit vom Ergebnis einer klinischen Überprüfung der Durchblutung distal vom Ballon versorgter Körperbezirke gegebenenfalls auch eine notfallmäßige Entfernung des Ballons durchgeführt werden.

Wie für Großgeräte üblich, erfolgt die **Reinigung** in Form einer Oberflächen-Wischdesinfektion. Ballonkatheter und Verbindungen zum Gerät sind Einmalartikel.

Sicherheitstechnische Kontrollen nach § 11 MedGV sind alle sechs Monate durchzuführen.

3.6.3 Weiterführende Literatur

Tarnow, J.: Anaesthesie und Kardiologie in der Herzchirurgie - Grundlagen und Praxis. Springer, Berlin-Heidelberg-New York 1983

3.7 Beatmungsgeräte

Wesentliche Determinanten einer suffizienten äußeren Atmung - und damit **Entscheidungsgrundlage für oder gegen eine Respiratorbehandlung** - sind eine ungestörte Atemmechanik einschließlich ihrer nervalen Steuerung für eine ausreichende alveoläre Ventilation und eine normale Lungenfunktion zur Gewährleistung des erforderlichen Gasaustausches über die Alveolen.

Die **Beurteilung** erfolgt **klinisch** hauptsächlich nach der Beobachtung des Hautkolorits, der Atemexkursion an Thorax und Abdomen (evtl. auch Betätigung der Atemhilfsmuskulatur), der Atemfrequenz, durch die Wahrnehmung auffälliger Atemnebengeräusche (z.B. Stridor) und durch die Auskultation. Dazu kommen **indirekte klinische Zeichen** wie Bewußtseinslage, Herzfrequenz, auffällige motorische Unruhe u.a.

An **technischen bzw. laborchemischen Untersuchungen** treten ergänzend die verschiedenen Methoden der Spirometrie, die Pulsoximetrie, die Kapnographie und die Blutgasanalyse hinzu.

Gemeinsame Endstrecke aller Zustände einer insuffizienten Atmung ist die unzureichende Sauerstoffversorgung des Organismus. Die **Mechanismen**, die zu der letztlich lebensbedrohlichen Sauerstoffmangelversorgung der Gewebe führen, können in Anlehnung an die eingangs genannten Determinanten der äußeren Atmung wie folgt klassifiziert werden:

— **Zentrale Atemlähmung** beispielsweise durch Narkotika und Hypnoanalgetika (Narkose!), zerebrale Ischämie/Hypoxie, Kohlendioxydretention, Hirndrucksteigerung, traumatisch und systemdegenerativ bedingten Defekten des Rückenmarks (hoher Querschnitt, Amyotrophe Lateralsklerose etc.).

— **Periphere Atemlähmung** beispielsweise durch neurologische und neuromuskuläre Erkrankungen wie Myastenie, beidseitige Phrenikusläsion sowie nach medikamentöser Relaxation.

— **Einschränkung des muskuloskeletalen Apparates** wie z.B. bei Brustwandverletzungen einschließlich dadurch oder anderweitig schmerzbedingter Schonatmung.

— **Atemwegsverlegungen** durch aspirierte Fremdkörper, entzündliche, allergische oder neoplastische Prozesse oder auch durch eine zurückgefallene Zunge bei Bewußtlosigkeit. Auch weiter peripher lokalisierte Verlegungen, beispielsweise bei Sekretverhalt, können schwerwiegende Distributionsstörungen nach sich ziehen.

— **Traumatische Alterationen der Atemwege** mit Tracheal- oder Bronchusriß usw.

— **Pulmonale Insuffizienz** bei ARDS, toxischem Lungenödem, Aspiration, obstruktiven und restriktiven Veränderungen, Sekretretention, Pneumonie, Atelektasen, Lungenkontusion u.a.

— **Kardiozirkulatorisch bedingte Störungen der äußeren Atmung** wie beispielsweise bei ausgeprägter Herzinsuffizienz, Lungenembolie und anderweitig bedingten Ventilations-Perfusions-Störungen.

— **Weitere Ursachen** für eine sekundäre respiratorische Insuffizienz wie extreme metabolische Entgleisungen oder ein stark aufgetriebenes Abdomen.

Die **Indikation zur Beatmung** bei diesen und anderen Krankheitszuständen leitet sich aus pathologischen Befunden ab, die mit Hilfe der o.g. Untersuchungsmethoden erhoben wurden. Ursächlich angehbare Störungen, wie z.B. eine zurückgefallene Zunge in Rückenlage bei Bewußtlosigkeit, müssen natürlich primär behoben werden.

Die folgenden Angaben sind dabei lediglich als grober Anhalt für einen akut erkrankten, respiratorisch zuvor unbeeinträchtigten Erwachsenen zu verstehen. Unter besonderen Voraussetzungen (z.B. höheres Alter, vorbestehende chronisch-obstruktive Lungenerkrankung u.v.a.) müssen die unten genannten Grenzwerte unter Umständen noch erheblich weiter in den „pathologischen" Bereich verschoben werden. In anderen Fällen kann die Indikation zur Beatmung bereits vor Erreichen dieser Grenzen gegeben sein. **Es gilt, stets die Gesamtsituation bei der Indikationsstellung zu berücksichtigen.**

Unter diesen Einschränkungen und mit Berücksichtigung des erfahrungsgemäß zu erwartenden Spontanverlaufs gelten somit als Indikation für eine Beatmung:

— PaO_2 ‹ 50 - 60 mm Hg unter Raumluft, bei gleichzeitig bestehender Hyperventilation im Sinne eines Kompensationsversuches schon früher (gesteigerte Atemarbeit!).
— $PaCO_2$ › 55 - 65 mm Hg,
— Atemfrequenz › 30 - 35/min,
— Totraumfraktion › 0,6.

Das letztgenannte Kriterium und weitere, spirometrisch zu ermittelnde Grenzwerte stehen für die Indikationsstellung zu einer Beatmung in der anästhesiologischen Intensivmedizin selten im

Vordergrund. Von hoher Bedeutung für eine Beatmungspflichtigkeit sind demgegenüber die Bedingungen unter Narkose sowie Überhang von Hypnotika, Sedativa, Analgetika und Relaxantien, schwere Intoxikationen, instabile Vitalfunktionen insbesondere nach Reanimation und ausgedehnten operativen Eingriffen mit entsprechendem Volumenumsatz und Auskühlung des Patienten sowie bei septischen Prozessen.

Wurde nun die Indikation zu einer Respiratorbehandlung gestellt, so ist zunächst eine bestimmte **Ausgangseinstellung der verschiedenen Beatmungsparameter am Respirator** vorzunehmen. Diese Parameter umfassen vor allem
— das Beatmungsmuster, das hier relativ eng gefaßt als Druck- bzw. Flowverlauf über die Zeit verstanden wird
— die inspiratorische Sauerstoffkonzentration bzw. F_IO_2,
— das Atemhubvolumen (bei manchen Respiratoren muß statt des Atemhubvolumens das Atemminutenvolumen vorgewählt werden),
— die Atemfrequenz,
— gegebenenfalls das Niveau eines positiv endexspiratorischen Druckes,
— das Verhältnis von Inspirations-, Exspirations- und Pausendauer innerhalb eines Atemzyklus,
— die Triggerschwelle,
— den Arbeitsdruck, d.h. den Druck, den der Respirator zur Applikation des Inspirationshubs maximal zur Verfügung stellen kann. An manchen Geräten ist statt des Arbeitsdrucks der inspiratorische Gasfluß (Flow) einzustellen. Bei den meisten Geräten neuerer Bauart können Arbeitsdruck und Flow unabhängig voneinander beeinflußt werden.

Die angemessene Ausgangseinstellung wird entweder durch den vorbehandelnden Kollegen mitgeteilt oder ist anhand gewisser Richtwerte der jeweiligen Situation anzupassen. Es ist dabei allerdings zu berücksichtigen, daß insbesondere bei einer Langzeitbeatmung die optimale Anpassung des Beatmungsregimes an den einzelnen Patienten nicht mit wenigen „Kochrezepten" vermittelt werden kann, sondern die individuelle Anpassung dieser Richtwerte unter ständiger Verlaufsbeobachtung verlangt:

Bei Weiterbehandlung eines Patienten nach einer Operation oder nach notfallmäßiger Intubation wird das Beatmungsmuster in aller Regel die Continuous Positive Pressure Ventilation (CPPV, s.u.) sein.

Bei der Mehrzahl der Fälle ist zur Narkosebeatmung oder für eine anderweitig unkomplizierte postoperative Nachbeatmung eine F_IO_2 von 0,3 ausreichend; ansonsten Wahl der inspiratorischen Sauerstoffkonzentration nach Angabe des vorbehandelnden Kollegen. Bei unbekannten oder reanimierten Patienten initial stets 100 % O_2.

Der Richtwert für das Atemminutenvolumen beträgt je nach Ausgangslage 100 - 200 ml/kg KG (Broca-Gewicht!), für das Atemhubvolumen 10 - 15 ml/kg KG, wobei sich die entsprechenden Volumina für die Narkosebeatmung eher am unteren, bei Langzeitbeatmung dagegen meist näher am oberen Ende dieser Bereiche bewegen. Es resultiert daraus eine Beatmungsfrequenz von ca. 10 - 16/min.

Mit Ausnahme der unkomplizierten Narkosebeatmung beträgt die Routineeinstellung für den positiv endexspiratorischen Druck (PEEP, s.u.) 5 cm Wassersäule, die Inspirationszeit wird routinemäßig mit 33 % der Zykluszeit, die Exspirationszeit mit 66 % entsprechend einem I : E-Verhältnis von 1 : 2 vorgewählt, und die Triggerschwelle schließlich mit -2 mbar relativ zum PEEP-Niveau eingestellt. Bei Narkosebeatmung kann meist auf den Einsatz von PEEP und in aller Regel auf die Aktivierung des Triggers verzichtet werden.

Entgegen den höheren Normwertangaben an manchen Respiratoren ist ein Arbeitsdruck von 60 mbar in den allermeisten Fällen ausreichend, bei unkomplizierten pulmonalen Verhältnissen genügen bereits 40 mbar. Ein niedrigerer Arbeitsdruck hat den Vorteil eines sanfteren Druckanstiegs unter Vermeidung turbulenter Strömungen in den Atemwegen und somit auch einer homogeneren Atemgasverteilung zwischen Bezirken unterschiedlicher Resistance (s.u.), während zum zusätzlichen Ausgleich zwischen Bezirken unterschiedlicher Compliance vor allem die Phase des inspiratorischen Plateaus bedeutsam ist. Allerdings sollte der Arbeitsdruck etwa 20 mbar über dem Spitzendruck (s. Abb. 3.7-2) liegen, da der Respirator eine gewisse „Reserve" zur Applikation des eingestellten Hubvolumens innerhalb der vorgegebenen Zeit benötigt.

Ist statt des Arbeitsdrucks der inspiratorische Flow vorzuwählen, so bewegen sich dessen Normwerte als l/min numerisch in ähnlichen Bereichen. Wie bereits erwähnt, bieten die meisten Geräte neuerer Bauart beide Einstellmöglichkeiten unabhängig voneinander.

Es sei an dieser Stelle nochmals darauf hingewiesen, daß sich die vorgenannten Routineeinstellungen auf unkomplizierte pulmonale Verhältnisse beziehen, während entsprechende pathologische Veränderungen unter Umständen

erhebliche Abweichungen davon erforderlich machen.

Vor Einsatz eines Respirators am Patienten hat sich der verantwortliche Arzt von der Funktionsfähigkeit des Gerätes, der Aktivierung von Überwachungsalarmen und einer angemessenen Grundeinstellung der Beatmungsparameter zu überzeugen. Die Zweckmäßigkeit der Ausgangseinstellung wird nach einer ersten Adaptationsphase von ca. 15 min, während der eine laufende klinische Überwachung gegebenenfalls unter Hinzuziehung der Pulsoximetrie und/oder Kapnometrie gewährleistet sein muß, anhand einer Blutgasanalyse überprüft und bei Bedarf verbessert.

Die Vielfalt der an modernen Respiratoren zur Verfügung stehenden **Beatmungsmuster** präsentiert sich zunächst mit einer verwirrenden Fülle von Begriffen und Abkürzungen (s. Tabelle 3.7-1). Bei näherer Betrachtung zeigt sich jedoch, daß einige dieser Bezeichnungen lediglich darin differieren, welcher endexspiratorische Druck verwendet wurde, oder es handelt sich um bedeutungsgleiche Bezeichnungen.

Die englischen Begriffe und Abkürzungen haben sich in einem Maße etabliert, daß eine Übertragung ins Deutsche oder der Versuch einer verbalen Umschreibung ihrer Inhalte wenig zweckmäßig erscheinen. Statt dessen wird auf die graphischen Darstellungen der Abbildungen 3.7-1 bis 3.7-12 verwiesen.

Es hat nicht an Versuchen gefehlt, die verschiedenen Beatmungsmuster und Geräteeinstellungen nach einem logischen Einteilungsprinzip zu ordnen, beispielsweise als Spektrum zwischen den Extremen einer vollständig kontrollierten Beatmung durch den Respirator ohne Einflußnahme des Patienten (CMV/IPPV/CPPV) bis hin zur Spontanatmung am Gerät ohne apparative Einwirkung (ZPB).

Tabelle 3.7-1 Gängige Abkürzungen für Beatmungs- bzw. Spontanatemformen und -parameter

APRV	Airway Pressure Release Ventilation (s. BIPAP)
ASB	Assisted Spontaneous Breathing
BIPAP	Bi-Level Intermittent Positive Airway Pressure
CMV	Controlled Mandatory Ventilation (s. IPPV/CPPV)
CPAP	Continuous Positive Airway Pressure
CPPB	Continuous Positive Pressure Breathing
CPPV	Continuous Positive Pressure Ventilation
DLV	Differential Lung Ventilation
$ECCO_2R$	Extracorporal CO_2 Removal
ECMO	Extracorporal Membrane Oxygenation
EPAP	Expiratory Positive Airway Pressure
EPR	Electrophrenical Respiration
HFJV	High Frequency Jet Ventilation
HFPPV	High Frequency Positive Pressure Ventilation
HFO	High Frequency Oscillation
HFV	High Frequency Ventilation
IDV	Intermittent Demand Ventilation (s. SIMV)
IFA	Inspiratory Flow Assistance (s. ASB)
IMV	Intermittent Mandatory Ventilation
IPPB	Intermittent Positive Pressure Breathing
IPPV	Intermittent Positive Pressure Ventilation
IRV	Inversed Ratio Ventilation
LFV	Low Frequency Ventilation
MMV	Mandatory Minute Volume
MV	Mechanical Ventilation
NEEP	Negative Endexpiratory Pressure
PEEP	Positive Endexpiratory Pressure
PNPB	Positive Negative Pressure Breathing
PNPV	Positive Negative Pressure Ventilation
PSV	Pressure Support Ventilation (s. ASB)
SB	Spontaneous Breathing
SIMV	Synchronized Intermittent Mandatory Ventilation
ZEEP	Zero Endexpiratory Pressure
ZPB	Zero Pressure Breathing

In jedem Fall dürfte aber an den einzelnen Kliniken immer nur eine sehr beschränkte Auswahl an Beatmungsmustern und dafür verwendeten Begriffe zum Einsatz kommen. So erfolgt beispielsweise an der Ulmer Universitätsklinik für Anästhesiologie die Narkosebeatmung ganz überwiegend als IPPV oder manuell assistierte Spontanatmung, gelegentlich auch CPPV und HFJV, bei der Langzeitbeatmung werden vor allem CPPV, zur Entwöhnung ASB und CPAP eingesetzt, gelegentlich auch CPPB, SIMV und neuerdings auch BIPAP.

Die verschiedenen Verfahren der **Hochfrequenzventilation** konnten die in sie gesetzten Erwartungen zur Langzeitbeatmung bei gravierenden pulmonalen Veränderungen bislang nicht erfüllen: Beim ARDS - Adult Respiratory Distress Syndrome - sollte eine relative Ruhigstellung der Lungen bei gleichzeitiger Senkung der Atemwegsdrucke mit geringerer Beeinträchtigung der Hämodynamik die Ausheilung beschleunigen, auch bei bronchopleuralen Fisteln wurde ein günstigerer Verlauf erwartet. Einen festen Platz haben diese Verfahren jedoch in der Narkosebeatmung für transluminale Eingriffe an den Atemwegen.

Für bestimmte Problemstellungen, z.B. einseitige bronchopleurale Fisteln mit hoher Leckage oder andere gravierende unilaterale Prozesse, ist auch die Möglichkeit einer **seitengetrennten Beatmung mit zwei Respiratoren** zu erwähnen, ebenso wie die Möglichkeit der **extrakorporalen Membranoxygenation (ECMO)** bzw. CO_2-**Elimination (ECCO$_2$R)** in Fällen schwerster pulmonaler Insuffizienz.

Die folgenden Abbildungen zeigen **die gängigen Beatmungsmuster als Zeitverlauf des Atemwegsdruckes,** wie er auf der Respiratorseite zu registrieren ist. Dieser Hinweis auf den Meßort ist insofern von Bedeutung, als unter Beatmung der Bereich des größten Druckabfalles bereits am Trachealtubus anzusiedeln ist, während unter physiologischen Verhältnissen der Hauptwiderstand im Bereich der subsegmentalen Bronchien bzw. Bronchiolen liegt.

Aus diesem Grund ist auch die Betrachtung von Spitzendrucken nicht allzu aussagekräftig. Bessere Hinweise auf die tatsächliche Druckbelastung im Hinblick auf die **Gefahr eines Barotraumas** liefern der endinspiratorische Druck (Plateaudruck) und der über den gesamten Atemzyklus integrierte Mitteldruck.

Eine unter diesen Gesichtspunkten durchaus wünschenswerte Druckmessung in den distalen Atemwegen steht derzeit in der klinischen Routine nicht zur Verfügung.

Zusätzliche Information kann gelegentlich aus dem **Zeitverlauf des Gasflusses (Flow)** gewonnen werden, wie er auf modernen Respiratorsichtschirmen gleichfalls darstellbar ist (s. Abb. 3.7-4).

Im Vergleich der Abbildungen 3.7-1 und 3.7-2 ist zunächst der ausgeprägte **Unterschied im Druckverlauf zwischen Spontanatmung ohne Gerät und der heute üblicherweise praktizierten Überdruckbeatmung** zu erkennen. Lediglich die unter besonderen Problemstellungen auch heute noch eingesetzte **Eiserne Lunge** imitiert die physiologischen Verhältnisse durch Erzeugung eines Unterdrucks zur Inspiration relativ weitgehend.

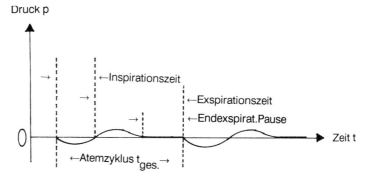

Abb. 3.7-1 Verlauf des Atemwegsdruckes unter Spontanatmung. Die sinusförmige Darstellung hier, ebenso wie bei SIMV, CPAP, EPAP und BIPAP (s.u.), gibt nicht exakt die realen Verhältnisse wieder

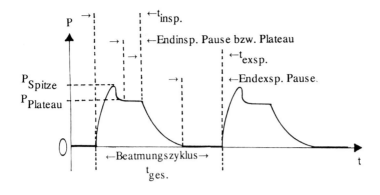

Abb. 3.7-2 Druckverlauf unter IPPV

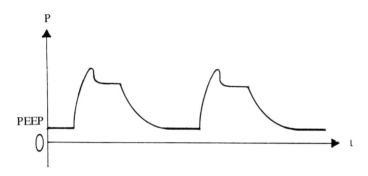

Abb. 3.7-3 Druckverlauf unter CPPV

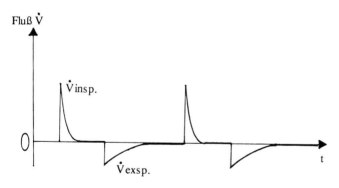

Abb. 3.7-4 Dezelerierender Flowverlauf, vorzugsweise unter druckbegrenzten Beatmungsmustern zu beobachten (verbreitet ist daneben auch der Konstantflow zur Inspiration bei Mustern ohne Druckbegrenzung (s. S. 117); akzelerierende Flowverläufe sind eher ungebräuchlich)

Wie aus Abbildung 3.7-3 hervorgeht, unterscheiden sich die Beatmungsformen IPPV und CPPV lediglich darin voneinander, daß bei IPPV ein ZEEP, also kein vom Umgebungsdruck verschiedener endexspiratorischer Druck zum Einsatz kommt, bei CPPV dagegen ein bestimmter PEEP.

Die **Vorteile des Einsatzes von PEEP** liegen vor allem in einer Erhöhung der funktionellen Residualkapazität und einer die Wiedereröffnung atelektatischer Bezirke fördernden Wirkung bzw. der Verhinderung des Entstehens solcher Bezirke über die Aufrechterhaltung einer gewissen Vordehnung der Lunge, die einem allfälligen Unterschreiten des „Closing Volume" zuwiderläuft. All diese Mechanismen verbessern die arterielle Oxygenierung. Durch eine Hemmung des venösen Rückstroms bewirkt PEEP eine Vorlastsenkung für beide Ventrikel, durch eine Reduktion des transmuralen Druckgradienten eine vor allem linksventrikuläre Nachlastsenkung. Die verbesserte Entfaltung der Lunge hat möglicherweise auch entsprechende Effekte auf die pulmonale Endstrombahn, so daß vor allem bei niedrigem PEEP-Niveau auch ein nachlastsenkender Effekt für den rechten Ventrikel denkbar ist. Bei höheren PEEP-Werten dürfte es jedoch durch den gesteigerten pulmonalarteriellen Widerstand regelmäßig zu einer rechtsventrikulären Nachlaststeigerung kommen. Extrakardial hat die Hemmung des venösen Rückstroms vor allem unter höheren PEEP-Werten überwiegend **nachteilige Effekte:** Minderperfusion, Stauung/Ödemneigung, Flüssigkeitsretention. Diese Nachteile einschließlich der Gefahr eines Barotraumas sind grundsätzlich jeder Form der Überdruckbeatmung zu eigen, werden durch PEEP aber noch akzentuiert. Da die Gewährleistung einer ausreichenden Oxygenierung jedoch oberste Priorität hat, müssen diese Nachteile meist in Kauf genommen werden.

Beatmungsformen mit NEEP oder aber Wechseldruckbeatmung (PNPV) gelten heute allgemein als obsolet. Auch von einer Verwendung des „Seufzers", meist als kurzfristige, automatische Erhöhung des Hubvolumens oder PEEP-Niveaus nach einer größeren Anzahl von Hüben realisiert, ist man vielfach abgekommen.

Wird dem Patienten mit Hilfe des aktivierten Triggers die Möglichkeit gegeben, vorzeitig die ansonsten unveränderten Atemhübe auszulösen, so handelt es sich um eine maschinell assistierte Beatmung (IPPB/CPPB, Abb. 3.7-5 und 3.7-6). Zu beachten sind dabei die **Unterschiede an einzelnen Geräten bezüglich absoluter oder (zum PEEP-Niveau) relativer Triggereinstellung.**

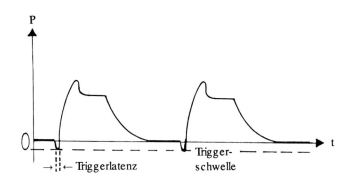

Abb. 3.7-5 Druckverlauf unter IPPB

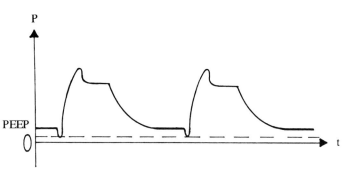

Abb. 3.7-6 Druckverlauf unter CPPB

Während in den Anfängen der apparativen Langzeitbeatmung die Patienten manuell vom Respirator entwöhnt werden mußten, wurden in der Folgezeit verschiedene maschinell unterstützende Spontanatmungsformen für diesen Zweck etabliert.

Relativ weite Verbreitung fand dabei zunächst die IMV, die zwischen definierten, niederfrequenten Respiratorhüben (meist 2 - 6/min) dem Patienten die Möglichkeit zur Spontanatmung läßt.

IMV wurde in der Folge zu SIMV verbessert, wodurch der Respirator nicht mehr ohne Rücksicht auf die momentane Atemlage des Patienten den obligaten Hub appliziert, sondern innerhalb eines sogenannten „Erwartungsfensters", währenddessen eine automatische Triggeraktivierung erfolgt, auf eine Inspirationsanstrengung des Patienten wartet und damit den Maschinenhub mit der Spontanatmung synchronisiert. Erfolgt innerhalb dieser Zeit keine die Triggerschwelle unterschreitende Inspirationsanstrengung des Patienten, so wird am Ende des Erwartungsfensters der mandatorische Hub appliziert.

Je nachdem, ob der Respirator die Zeit entsprechend der vorgegebenen SIMV- Frequenz von vornherein in gleiche Abschnitte teilt (**feste SIMV-Frequenz**, Abb. 3.7-7) oder aber mit jedem maschinellen Hub eine neue SIMV-Periode startet (**variable SIMV-Frequenz**, Abb. 3.7-8) wird die vorgegebene Mindestventilation exakt eingehalten oder unter Umständen deutlich erhöht. Weitere Unterschiede ergeben sich aus einer **fehlenden oder vorhandenen Frequenzanpassung des Erwartungsfensters**. Ein gleichbleibend breites Erwartungsfenster führt bei relativ hohen SIMV-Frequenzen zu einer starken Einengung der Spontanatmungsperioden.

Die Druckverläufe der Abb. 3.7-7 bis 3.7-9 können im wesentlichen unverändert auch auf ein bestimmtes PEEP-Niveau angehoben werden, was der gängigen Praxis entspricht.

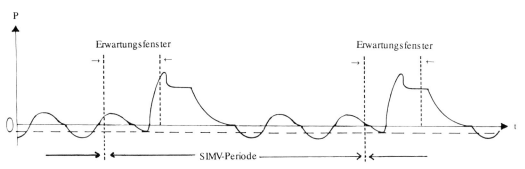

Abb. 3.7-7 Druckverlauf unter SIMV (feste Frequenz)

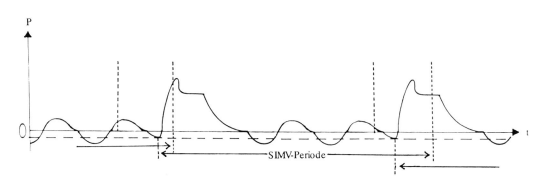

Abb. 3.7-8 Druckverlauf unter SIMV (variable Frequenz)

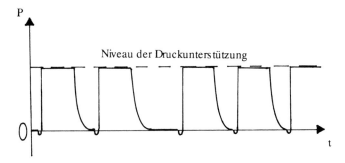

Abb. 3.7-9 Druckverlauf unter ASB

MMV stellt eine fakultativ respiratorunterstützte Spontanatmung dar. Hier besteht häufig der Nachteil, daß der Respirator lediglich das spontane Atemminutenvolumen im Vergleich zu einem vorgewählten Mindestwert überwacht, ohne die Atemfrequenz bzw. die Tiefe der einzelnen Hübe zu berücksichtigen. **Hier kann es somit zu einer völlig insuffizienten, weil reinen Totraumventilation kommen, ohne daß ein mandatorischer Hub bzw. ein Alarm ausgelöst wird. Dies führt besonders deutlich vor Augen, daß trotz der erweiterten Möglichkeiten moderner Beatmungsgeräte die klinische Überwachung unverzichtbar bleibt.**

Bei aktuellen Geräte- bzw. Softwareweiterentwicklungen wurde diese Schwachstelle allerdings zum Teil schon beseitigt.

Größte Verbreitung für die Entwöhnung nach längerfristiger Respiratorbehandlung dürfte mittlerweile ASB (Abb. 3.7-9) gefunden haben, da hierbei der Vorteil der Synchronisation mit dem einer Ökonomisierung der Atemarbeit kombiniert ist.

Ausgelöst und definiert durch die Inspirationsanstrengung des Patienten (Demand-Flow-Ventil) erfolgt die maschinelle Unterstützung bis auf ein vorgewähltes Druckniveau. **Dabei ist zu beachten, daß einige Respiratoren die gewählte Druckunterstützung relativ auf das eingestellte PEEP-Niveau beziehen, während andere Geräte sie als Absolutwert verstehen.** ASB kann somit als „**Sonderform einer druckgesteuerten Beatmung** (s. S. 117) betrachtet werden. Diese Druckunterstützung, deren initiale Höhe sich am gewünschten Hubvolumen orientieren sollte, wird im weiteren Verlauf schrittweise reduziert, bis der Patient ohne zusätzliche Druckunterstützung, allerdings noch auf einem gegenüber Atmosphäre erhöhten Druckniveau, d.h. CPAP (Abb. 3.7-10), atmet. Erzeugt der Patient durch kräftige Inspirationsanstrengungen vorübergehend einen äqui- oder subatmosphärischen Druck, so spricht man von EPAP (Abb. 3.7-11). Anschließend ist in der Regel die Extubation möglich.

Eine weitere Mischform zwischen maschineller Beatmung und Spontanatmung zur Respiratorentwöhnung, die sich derzeit noch im Stadium der klinischen Erprobung befindet, stellt BIPAP dar. Hierbei erfolgt ein zyklischer Wechsel in vorgewählten Zeitabständen zwischen zwei definierten Druckniveaus als Beatmungskomponente. Gleichzeitig kann auf beiden Niveaus spontan geatmet werden.

Hinsichtlich der Zeiten orientiert sich die Ausgangseinstellung an bisheriger In- und Exspira-

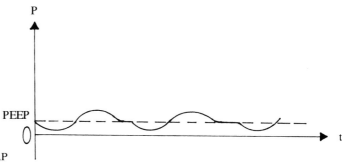

Abb. 3.7-10 Druckverlauf unter CPAP

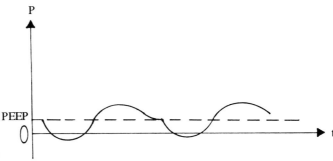

Abb. 3.7-11 Druckverlauf unter EPAP

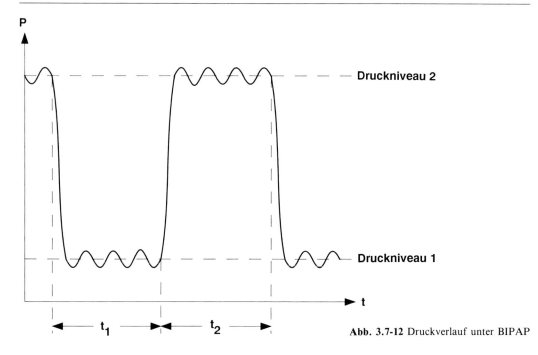

Abb. 3.7-12 Druckverlauf unter BIPAP

tionszeit unter kontrollierter Beatmung, die beiden Druckwerte am bisherigen PEEP-Niveau und inspiratorischen Plateaudruck. Im weiteren Verlauf der Entwöhnung werden die Zyklusintervalle verlängert und die Differenz zwischen beiden Drucken unter Absenkung des Gesamtniveaus verringert.

Alle derartigen Spontanatmungsformen sind in Beatmungsgeräten üblicherweise durch sog. „Demand-Flow-Ventile" (oder auch „lungenautomatisches Regelprinzip") realisiert. Dies bedeutet, daß mit dem Trigger-Mechanismus ein Inspirationsventil umso weiter geöffnet und damit ein umso höherer Flow geliefert wird, je kräftiger die Inspirationsanstrengung des Patienten ausfällt. Diese - unter Umständen beträchtliche - Atemarbeit entfällt, wenn dem Patienten zur CPAP-Atmung ein gesondertes „Continuous-Flow-System" zur Verfügung gestellt wird (s. Abschnitt 3.7.3.2).

Als Mindestausstattung an **Monitoring und Alarmfunktionen** sind zu fordern:
— Netzausfalls- und Gasmangelalarm
— Überwachung der inspiratorischen O_2-Konzentration,
— Diskonnektions- und Stenosealarm, gleichzeitig realisiert als Druck- und Volumenüberwachung,
— Atemgastemperatur bei Langzeitbeatmungsgeräten.
— Bei Narkosebeatmungsgeräten eine Lachgassperre, die, im Gegensatz zur bisherigen Praxis, unabhängig vom O_2-Versorgungsdruck am Gerät eine alleinige Lachgaszufuhr zum Patienten verhindern muß. Außerdem ist eine Konzentrationsüberwachung des verwendeten Inhalationsanästhetikums zu gewährleisten.

Zusätzliches Monitoring, wie Pulsoximetrie, Kapnometrie oder Messung der relativen Atemgasfeuchtigkeit, ist je nach Situation erstrebenswert.

Durch die Fortschritte bei mikroprozessorgesteuerten Respiratoren stehen heute vielfach auch folgende, rechnerisch ermittelte Überwachungswerte zur Verfügung: Respiratorischer Quotient, Sauerstoffaufnahme, Compliance und Resistance.

Da vor allem auf die beiden letzteren in der klinischen Routine mittlerweile regelmäßig zurückgegriffen wird, soll an dieser Stelle noch kurz auf die Herleitung dieser Meßwerte eingegangen werden:

Die **Compliance** ist in der klinischen Praxis Ausdruck für die globale Dehnbarkeit von Lunge und Thorax. Dementsprechend wird sie aus dem

Verhältnis von Volumenänderung pro Druckänderung ermittelt, d.h. am beatmeten Patienten:

$$\text{Compliance C} = \frac{\text{Hubvolumen}}{\text{endinsp. Druck} - \text{endexsp. Druck}}$$

Der Normwert für den Erwachsenen liegt bei 100 ml/mbar. Die Bedeutung einer regelmäßigen Registrierung der Compliance für die Beatmungspraxis liegt insbesondere in der Verlaufskontrolle: Deutliche Verschlechterungen innerhalb kürzester Zeit deuten auf eine Obstruktion, weniger rapide Veränderungen über Stunden und Tage gehen häufig mit dem pulmonalen Flüssigkeitsgehalt einher, langfristige Veränderungen deuten auf einen strukturellen Umbau.

Die **Resistance** als globaler Ausdruck für den Strömungswiderstand der Atemwege ist definiert als Verhältnis von Druckdifferenz an den Enden eines durchströmten Körpers zur Strömung. Da die Ermittlung eines distalen Atemwegsdruckes (P_L in Abb. 3.7-13) klinisch nicht möglich ist, behilft man sich zur Berechnung mit dem momentanen Expirationsfluß zu einem beliebigen Zeitpunkt t_1, dem bis zu diesem Zeitpunkt exspirierten Anteil des Hubvolumens (beides meßbar) und der Compliance (zuvor berechnet), wie in der Abb. 3.7-13 erläutert:

Die Resistance kann auch inspiratorisch aus der Volumenverschiebung nach Erreichen des Spitzendrucks bis zum Abfall auf den Plateaudruck ermittelt werden, sofern es zur Ausbildung eines Plateaus kommt.

Bei allen Arten von Leckagen, beispielsweise an der Tubusmanschette vorbei oder über bronchopleurale Fisteln, ist der errechnete Wert natürlich wenig aussagekräftig. Die vorrangige Bedeutung liegt somit auch hier in einer Verlaufskontrolle. Der physiologische Normwert wird für den Erwachsenen mit 1 - 2 mbar x s/l angegeben. Allein der Tubus führt je nach Innendurchmesser mindestens zu einer Verdoppelung dieses Wertes.

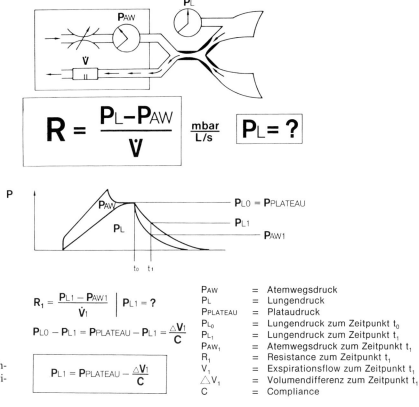

Abb. 3.7-13 Berechnung der exspiratorischen Resistance

3.7.1 Notfall- und Transportbeatmungsgeräte

Aufwendige Beatmungsgeräte mit einer breiten Palette an Beatmungsmustern und separat einstellbaren Parametern stehen in Notfallsituationen üblicherweise nicht sofort zur Verfügung oder sind für den Transport beatmungspflichtiger Patienten oftmals ungeeignet. Darüber hinaus gilt es, an jedem Beatmungsplatz Vorkehrungen für einen möglichen Geräteausfall oder eine Unterbrechung der Strom- und/oder Gasversorgung zu schaffen. In Notfallsituationen ist außerdem von einem primär nicht intubierten Patienten auszugehen. In all diesen Fällen ist somit die Beherrschung der Basismaßnahmen einer suffizienten Mund-zu-Mund- bzw. Mund-zu-Nase-Beatmung, dann aber auch der Maskenbeatmung mit Hilfe eines Beatmungsbeutels zu fordern.

Auch Beatmungsbeutel warten mit einem erheblichen Variantenreichtum auf, wobei sich bedeutsame Unterschiede vor allem aus der Konstruktionsweise des Patientenventils ergeben: Ruben-, Ambu-, Laerdal-Ventil u.a. mit zusätzlichen Variationen innerhalb dieser Typen.

Wird eine zusätzliche Sauerstoffzufuhr unmittelbar in den Beutel geleitet, so muß das Patientenventil eine Beschränkte Vorwärtsleckage erlauben, damit sich im Beutel kein unkontrollierter Überdruck aufbaut. Diese Beutel erfordern eine gewisse Mindestgeschwindigkeit bei der manuellen Kompression um die Vorwärtsleckage bei der Inspiration zu unterbinden. Je nach Bauweise des Patientenventils besteht dabei außerdem die Gefahr, daß die Exspiration durch eine zu hohe Flowrate bei der Sauerstoffzufuhr unmöglich wird. Durch alleinige Sauerstoffzuleitung ohne zusätzliches Reservoir läßt sich eine inspiratorische Sauerstoffkonzentration von etwa 40 % nicht wesentlich überschreiten.

Die genaue Kenntnis der Funktionsweise beim jeweils verfügbaren Beatmungsbeutel ist somit nicht minder unerläßlich wie bei allen anderen medizinisch-technischen Geräten, da auch bei diesen, im ersten Moment recht unkompliziert erscheinenden Hilfsmitteln schwerwiegende Anwendungsfehler möglich sind.

Besondere Probleme können sich beim Transport eines Patienten mit schwerer respiratorischer Insuffizienz ergeben, da hier die Leistungsbreite eines Beatmungsbeutels oder eines einfachen automatischen Transportbeatmungsgerätes für die erforderliche Oxygenierung u.U. nicht mehr ausreicht. Hier kann auf die Möglichkeit **mobiler Versorgungseinheiten für aufwendige Beatmungsgeräte** zurückgegriffen werden. Die Gasversorgung wird dabei über Flaschen gewährleistet, die Stromzufuhr erfolgt über besonders rasch wieder aufladbare Batterien („power pack").

3.7.1.1 Beatmungsbeutel Mark III (Ambu)

Dieser Beatmungsbeutel eignet sich für Erwachsene und Kinder ab etwa drei Jahren, d.h. ab einem Körpergewicht von ca. 15 kg. Seine Konstruktionsweise begegnet den oben genannten Gefahren, da durch die Sauerstoffzufuhr vor dem Einlaßventil des Beutels keine Vorwärtsleckage beim Patientenventil erforderlich ist und keine Ventilblockade durch zu hohen Sauerstoffflow auftreten kann. Ebensowenig besteht eine meßbare Rückwärtsleckage. Die Gestaltung der Ventilteile schließt eine Fehlmontage außerdem weitgehend aus. Das maximale Kompressionsvolumen beträgt etwa 1300 ml.

Der Schutz vor zu hohen Inspirationsdrucken ist über eine zweischichtige Bauweise des Beutels realisiert: Der Kompressionsdruck wird über mehrere Perforationsstellen am selbstentfaltenden Innenkörper auf die luftdichte, elastische Außenhülle übertragen. Bei entsprechendem Auslaßwiderstand kommt es - einhändige Bedienung vorausgesetzt (s.u.) - zu kompensatorischen Vorwölbungen, die einen Druckanstieg über 70 mbar verhindern. **Allerdings handelt es sich bei diesem Wert bereits um einen außergewöhnlich hohen Beatmungsdruck, der üblicherweise nicht annähernd erreicht werden sollte.**

Eine gute Möglichkeit, ein gewisses Gefühl für die erforderliche Kompressionsstärke zu entwickeln, besteht darin, einen Tubus an das Patientenventil anzuschliessen und seine Spitze entsprechend tief in einen mit Wasser gefüllten Behälter einzutauchen (1 cm $H_2O \approx$ 1 mbar = 0,1 kPa).

Durch zusätzliche Verwendung eines Reservoirbeutels (Abb. 3.7.1-2) läßt sich die inspiratorische Sauerstoffkonzentration je nach Sauerstoff-Flußrate bis auf 100 % erhöhen. Bei einem Flow von 15 l/min ist bei nahezu allen praktisch relevanten Beatmungsfrequenzen und Hubvolumina eine Sauerstoffkonzentration von 100 % gewährleistet. Bei Reanimationen sollte daher dieser Flußwert grundsätzlich eingestellt werden. Anhaltswerte für niedrigere Konzentrationen lassen sich aus einem auf dem Reservoirbeutel aufgedruckten Diagramm entnehmen.

Der Mark III läßt sich darüber hinaus als Nichtrückatmungssystem für eine Spontanat-

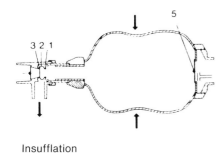

Insufflation

Insufflation

Bei der Kompression des Beutels öffnet der Luftstrom die Membrane (1) des Patientenventils.

Der Balg (2) verschließt gegen die Auslaßöffnung (3) die Verbindung zur Exspirationsöffnung. Die Luft strömt jetzt über den Patientenstutzen in die Lungen des Patienten.

Der im Beutel erzeugte Überdruck hält das Beuteleinlaßventil (5) geschlossen.

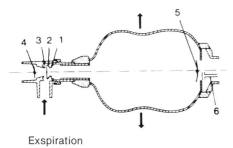

Exspiration

Exspiration

Die Ventilmembran (1) ist geschlossen, wenn die Insufflation beendet ist. Dadurch wird eine Rückströmung in den Beutel verhindert.

Der Balg (2) bewegt sich von der Auslaßöffnung (3) weg und erlaubt die Strömung der Exspirationsluft durch die Exspirationsöffnung über die Exspirationsmembran (4).

Der im Beutel bei dessen Ausdehnung erzeugte Unterdruck öffnet das Beuteleinlaßventil (5) und erlaubt dadurch das Einziehen frischer Luft.

Die Beatmungsluft kann mit Sauerstoff angereichert werden, der über den Schlauchstutzen (6) oder den Reservoirbeutel zugeführt wird.

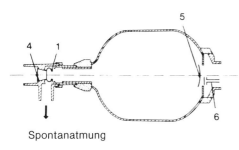

Spontanatmung

Spontanatmung

Während der Einatmung des Patienten wird frische oder mit Sauerstoff angereicherte Luft eingezogen über das Beuteleinlaßventil (5) und den Sauerstoffstutzen (6) durch das Patientenventil über die Membran (1) zum Patienten. Während der Spontanatmung ist die Exspirationsmembran verschlossen, damit die vollständige inspiratorische Gasmenge durch den Beutel strömt.

Die Exspiration erfolgt wie oben beschrieben.

Abb. 3.7.1-1 Funktionsweise des Beatmungsbeutels Mark III

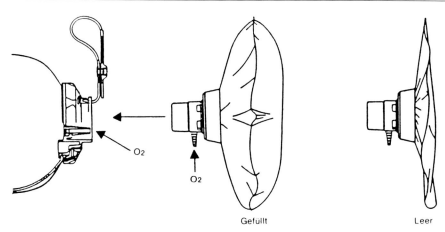

Abb. 3.7.1-2 Sauerstoffzufuhr ohne und mit Reservoirbeutel

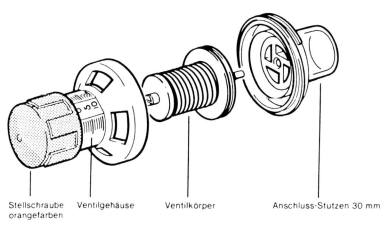

Stellschraube Ventilgehäuse Ventilkörper Anschluss-Stutzen 30 mm
orangefarben

Abb. 3.7.1-3 PEEP-Ventil

mung unter erhöhter Sauerstoffkonzentration verwenden.

Die Grundausstattung des Mark III besteht aus Beutel mit Einlaßventil, Patientenventil und Maske (Größe 5). Als Zubehör sind besonders zu erwähnen das Sauerstoffreservoir, PEEP-Ventil (bis 10 oder 20 cm H_2O; Abb. 3.7.1-3) sowie Gasfilter für Beutelbeatmung in toxischer Atmosphäre mit entsprechendem Adapter.

Zur **Funktionskontrolle** wird der Mark III mit einem 1,5 - 2 l Beatmungsbalg am Patientenstutzen verbunden und das Füllen und Entlasten des Testbeutels bei Kompression beobachtet. Zur Überprüfung des Sauerstoffreservoirs wird dieses mit der Zuleitung verbunden, ein Fluß von 3 l/min eingestellt und der Auslaß mit einer Hand verschlossen. Das Reservoir sollte sich innerhalb weniger Sekunden füllen und bei weiter zugehaltenem Auslaß über die Öffnungen des Überschußventils auspressen lassen.

Mit Ausnahme der Stellschraube am fakultativ einsetzbaren PEEP-Ventil verfügt der Mark III über keine weiteren Skalierungen oder Parameterüberwachungen.

Die **Reinigung und Dekontaminierung** des Beatmungsbeutels geht aus der Abb. 3.7.1-4 hervor. Das Patientenventil wird dabei durch Lösen einer Gewindeverbindung in lediglich zwei Untereinheiten zerlegt, durch Lösen einer Überwurfmutter am Einlaß kann der selbstentfaltende Innenkörper des Beutels aus der Außenhülle gestülpt und anschließend von dieser vollständig getrennt werden. Bei Verwendung von Detergenzien und chemischen Desinfektionsmitteln ist auf entsprechende Materialverträglichkeit zu achten. Von einer Gassterilisation wird abgeraten.

Die Teile wie gezeigt zerlegen.

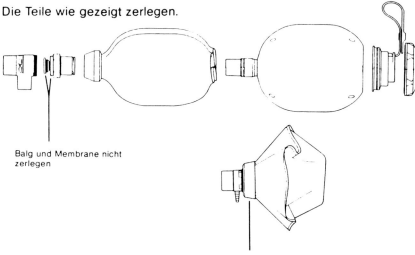

Balg und Membrane nicht zerlegen

Teile nicht zerlegen

Maske und Patientenventil nach jedem Patienten.

Beutel, Einlassventil und O_2-Reservoir in Abständen, indem diese Teile den Exspirationsgasen des Patienten nicht ausgesetzt werden.

Alle Teile, wenn der Beatmungsbeutel bei Patienten mit besonders ansteckenden Krankheiten eingesetzt wurde.

Reinigung, Desinfektion oder Sterilisation ● Es empfiehlt sich	Manuelles Waschen	Automatische Spülmaschine 85 C 3 min	Erwärmung und Kochen 10 min	Chemische Desinfektionsmittel	Dampfsterilisation 134° C (2,1 bar)	Dampfsterilisation 121° C (1 bar)
Beutel mit Aussenhülle	●	●	●	●	●	●
Patientenventil	●	●	●	●	●	●
Beuteleinlassventil	●	●	●	●	●	●
Ambu Masken Gr. 0, 2 & 5	●	●	●	●		●
O_2-Reservoir	●			●		

Abb. 3.7.1-4 Reinigung und Dekontaminierung des Beatmungsbeutels Mark III

An besonderen Hinweisen ist neben den eingangs bereits genannten noch anzumerken, daß die Kompression lediglich mit einer Hand erfolgen sollte, da bei entsprechend hohen Beatmungsdrucken für die elastische, druckbegrenzende Außenhülle sonst möglicherweise nicht mehr genug Ausweichfläche zur Verfügung steht. Die Gefahr einer umschriebenen Überdehnung der Außenhülle besteht, wenn der Beutel bei zugehaltenem Patientenstutzen großflächig komprimiert wird.

Bei **Fehlfunktion** sind insbesondere die Ventile auf Vollständigkeit, korrekten Zusammenbau und freies Spiel zu überprüfen.

Entsprechend ihrer Zugehörigkeit zur Gerätegruppe 4 nach MedGV ist für Beatmungsbeutel keine regelmäßige sicherheitstechnische Kontrolle vorgeschrieben.

Bei Verwendung höher Sauerstoffkonzentrationen ist auf ausreichenden Abstand zu offenem Feuer zu achten.

3.7.1.2 Babybeatmungsbeutel Modell R (Ambu)

Dieser Beatmungsbeutel eignet sich für die manuelle Beatmung von Früh- und Neugeborenen sowie Kleinkindern bis zu einem Körpergewicht von ca. 20 kg (4-5 Jahre). Er erlaubt ebenso wie der Erwachsenenbeutel eine rückatmungsfreie Spontanatmung unter erhöhter Sauerstoffkonzentration. Das maximale Kompressionsvolumen beträgt ca. 300 ml.

Gegenüber der Funktionsweise des Erwachsenenbeutels bestehen keine prinzipiellen Unterschiede, **folgende Details wurden jedoch anders als beim Erwachsenenbeutel gestaltet:**

— Das O_2-Reservoir ist als 30 cm langer, ca. 100 ml fassender Leichtgewichtschlauch realisiert. Bei Zuleitung von 4 l/min O_2 über den entsprechenden Anschlußstutzen ist für alle infragekommenden Altersgruppen eine inspiratorische O_2-Konzentration von mindestens 85 % zu erzielen.

— Das Patientenventil ist in Inspirations-, Exspirations- und Patientenstutzen sowie zwei Ventilkörper zu zerlegen. Dieses „Paedi"-Ventil kann mit einem zusätzlichen Druckbegrenzungsventil ausgestattet werden, das sich bereits bei etwa 30 mbar öffnet, während die elastische, druckbegrenzende Außenhülle beim Babybeatmungsbeutel erst ab ca. 50 mbar wirksam wird.

Hinsichtlich **Funktionskontrolle sowie Reinigung und Dekontamination** bestehen keine grundsätzlichen Unterschiede zum Erwachsenenbeutel.

Der Babybeatmungsbeutel sollte lediglich mit zwei bis vier Fingern bedient werden, da sonst die Druckbegrenzung über die elastische Außenhülle wie beim Erwachsenenbeutel behindert würde.

3.7.1.3 Notfall-Beatmungsgerät Oxylog (Dräger)

Das Oxylog ist ein pneumatisch betriebenes Beatmungsgerät, das sich besonders für die Erstver-

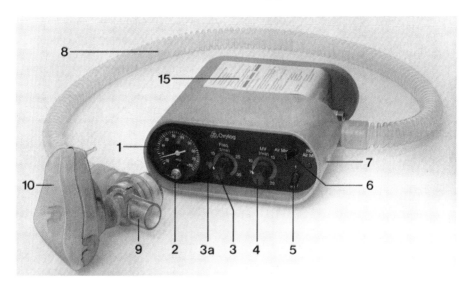

Abb. 3.7.1-5 Oxylog mit angeschlossenem Patientensystem

1 Beatmungsdruckmesser (Anzeigebereich – 10 mbar bis + 80 mbar)
2 Nullpunktjustierung des Beatmungsdruckmessers
3 Drehknopf zur Einstellung der Beatmungsfrequenz
3a Herzsymbol — dient der Einstellung zur Beatmung während der Herz-Lungen-Wiederbelebung (HLW) Frequenz: 12 min^{-1}
4 Drehknopf zur Einstellung des Minutenvolumens (MV)
5 Pneumatischer Hauptschalter I—O
6 Schalter »Air Mix« — »No Air Mix«

7 Ohr zur Befestigung des Tragegurts (dient ebenso zur Sicherung des Gerätes in der Haltevorrichtung)

Patientensystem (Pos. 8—10)

8 Beatmungsschlauch
9 Beatmungsventil (mit Außenkonus ISO ⌀ 22) zum Benutzen einer Beatmungsmaske bzw. zum Benutzen eines Katheteranschlußstutzens (mit Innenkonus ISO ⌀ 15) für Tubus
10 Beatmungsmaske
15 Kurzbetriebsanleitung

Beatmungsgeräte 113

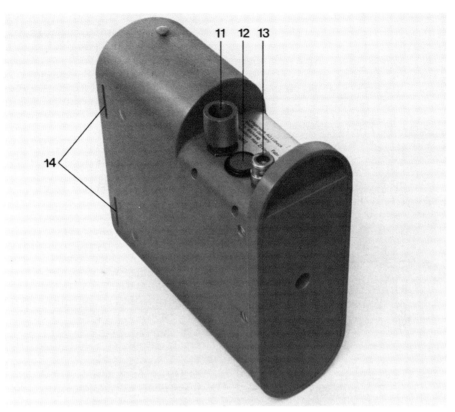

Abb. 3.7.1-6 Oxylog - Gas-Ein- und Ausgänge

11 Tülle für Beatmungsschlauch
12 Sieb zur Reinigung der angesaugten Umgebungsluft
13 Druckgasanschluß (Außengewinde M 15 × 1)
14 Schlitze zur alternativen Befestigung des Tragegurtes, z. B. bei Verwendung der Haltevorrichtung

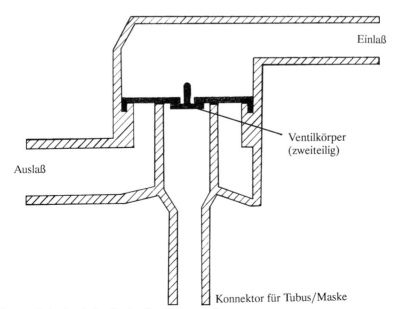

Abb. 3.7.1-7 Längsschnitt durch das Oxylog-Beatmungsventil

sorgung von Notfallpatienten und Patiententransporte eignet. Es ermöglicht in der Grundausstattung nur die kontrollierte Beatmung (IPPV, mit optionalem PEEP-Ventil auch CPPV), kann aber auch mit einem - nicht synchronisierten - Spontanatemzusatz ausgestattet

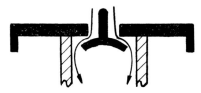

Abb. 3.7.1-8 Ventilkörper bei Inspiration

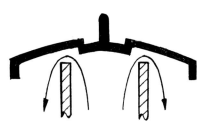

Abb. 3.7.1-9 Ventilkörper bei Exspiration

werden. Das Gerät arbeitet als zeitgesteuerter, volumenkonstanter Flowzerhacker (s. Abschnitt 3.7.2 „Langzeitbeatmungsgeräte"). Neben der Beatmung von Erwachsenen ist es für den Einsatz bei Kindern und Säuglingen ab 5 kg Körpergewicht geeignet.

Das verwendungsfertige Gerät besteht aus der Grundeinheit, die über Flasche oder zentrale Gasversorgung betrieben wird, einem Beatmungsschlauch und einem Beatmungsventil, dessen Aufbau den Abbildungen 3.7.1-7 bis 3.7.1-9 zu entnehmen ist.

Das Oxylog benötigt einen Betriebsdruck von mindestens 2 bar bei einem Gasfluß von 60 l/min. **Es ist darauf zu achten, daß diese Betriebsbedingungen auch bei Vorschaltung eines Druckminderers und/oder Gasmischers gewährleistet bleiben. Bei Vorschaltung eines Gasmischers muß der Schalter auf „No Air Mix" gestellt werden (ebenso beim Einsatz in toxischer Atmosphäre).**

Eine Anschlußmöglichkeit ist speziell auch am **Oxator (Dräger)** reserviert (dabei handelt es sich im wesentlichen um die flaschen- oder zentralversorgte Kombination aus Sauerstoff-Anfeuchter-Vernebler, weiterem Vernebleranschluß und Ejektorabsaugung, die auf einem Zubehörwagen fest installiert ist).

Bei Aufrüstung des Gerätes ist insbesondere auf eine korrekte Verbindung des Beatmungsschlauchs mit dem Oxylog und dem Patientenventil zu achten. Darüber hinaus ist das Patientenventil auf Vollständigkeit vor allem hinsichtlich des zweiteiligen Ventilkörpers zu überprüfen. Soll der Patient mit PEEP beatmet werden, kann das in Abbildung 3.7.1-3 dargestellte PEEP-Ventil in die Abgastülle (Auslaß) des Patientenventils gesteckt werden. Des weiteren ist auf eine Nulljustierung des Beatmungdruckmessers zu achten (Schraube am Unterrand des Anzeigenfeldes) und die gewünschte Sauerstoffkonzentration vorzuwählen.

Bei der **Funktionskontrolle** ist auf ein regelmäßiges Umschalten zwischen In- und Exspiration und auf die Einhaltung der eingestellten Beatmungsfrequenz mit einer Toleranz von 10 - 15 % zu achten.

In Stellung „Air Mix" erhält der Patient bei einem Atemminutenvolumen über 7 l durch Beimischung von Umgebungsluft etwa 50 % inspiratorische Sauerstoffkonzentration, bei niedrigerem Atemminutenvolumina kann sich die O_2-Konzentration auf bis zu 80 % erhöhen. Das Atemzeitverhältnis ist konstant auf 1:1,5 eingestellt.

Die beiden farbcodierten Drehknöpfe dienen der Einstellung der Beatmungsfrequenz (10-35 pro Minute) und des Atemminutenvolumens (3-20 l/min). Grüner Bereich: Anhaltswerte für Säuglinge und Kleinkinder bis 20 kg KG; blauer Bereich: Kinder 20 bis 40 kg KG; brauner Bereich: Kinder und Erwachsene ab 40 kg KG.

Die Steuerung des Oxylogs verbraucht etwa 0,8 l/min. Die **maximal mögliche Beatmungsdauer in Minuten unter Flaschenbetrieb** läßt sich somit als Gasvorrat in Litern dividiert durch das um einen Liter pro Minute (Steuerung!) erhöhte Atemminutenvolumen bestimmen. Gasvorrat [l] = Flaschenvolumen [l] × Flaschendruck [bar].

An Überwachungseinrichtungen verfügt das Oxylog lediglich über einen Beatmungsdruckmesser **(Kein Diskonnektionsalarm!)**. Ab etwa 50 mbar öffnet ein Sicherheitsventil, was an einem schnarrenden Geräusch kenntlich ist. Neben der Überwachung des Manometers sind daher die laufende klinische Kontrolle des Patienten und die Beachtung des typischen Betriebsgeräusches von besonderer Bedeutung.

Neben der Wisch- und Flüssigdesinfektion unter Verwendung materialverträglicher Desinfektionsmittel sowie der Desinfektion im **Aseptor** (Dräger) (Ausnahme: Beatmungsschlauch und Masken) kommt die Dampfsterilisation der gereinigten und getrockneten Teile des Patientensystems (die Untereinheiten des Ventilkörpers sind dabei nicht zu trennen) in Frage. Das Grundgerät selbst ist nicht sterilisierbar.

Eine **sicherheitstechnische Kontrolle** nach § 11 **MedGV** ist wie bei allen automatischen Beatmungsgeräten (Gruppe 1) in halbjährlichem Abstand vorgeschrieben.

Bei einer **Fehlfunktion** des Gerätes ist in erster Linie eine mangelhafte Antriebsgasversorgung auszuschließen, sei es, daß die versorgende Gasflasche nicht oder nicht vollständig geöffnet wurde, der Gasvorrat zur Neige geht oder daß der Betriebsdruck aus der zentralen Gasversorgung zu niedrig ist (s.o.). Desweiteren ist das Patientenventil auf Vollständigkeit, korrekten Zusammenbau und Verbindung mit dem Grundgerät zu überprüfen. Beim Ventil können sich auch Schwierigkeiten durch Verschmutzungen mit Blut, Sekret u.ä. ergeben, insofern über das nicht mehr dicht sitzende Lippenventil während der Inspirationsphase ein Kurzschluß in den Exspirationskanal möglich ist.

3.7.2 Langzeitbeatmungsgeräte

Die **Anforderungen, die an ein Beatmungsgerät zu stellen sind,** ergeben sich zum einen aus der Indikation zur Beatmungstherapie, wie sie zu Anfang dieses Kapitels kurz umrissen wurde, zum anderen aus den spezifischen Erfordernissen des jeweiligen Patientenkollektivs und des Funktionsbereichs.

Ein universell einsetzbares Beatmungsgerät müßte folgenden Anforderungen genügen:

— Einsetzbarkeit für alle Altersgruppen vom Frühgeborenen bis zum Erwachsenen
— Angebot aller gängigen Beatmungsmuster und separate Einstellbarkeit der entsprechenden Parameter
— Anschlußmöglichkeit für Narkosegase/Inhalationsanästhetika für den Einsatz im OP-Bereich und Aufwachraum
— Mobilität und Handlichkeit für Transporte

Obwohl einige Respiratoren in ihrer Funktionsbreite diesen Maximalforderungen relativ nahekommen, dürfte die ideale Verwirklichung einzelner Teilfunktionen weiterhin dem Einsatz spezieller Respiratoren für den jeweiligen Zweck vorbehalten bleiben. Die vorliegenden Gerätebeschreibungen verfolgen daher bis zu einem gewissen Grad dieses Einteilungsprinzip.

Weitere Vorschläge für eine prinzipielle Charakterisierung der auf dem Markt befindlichen

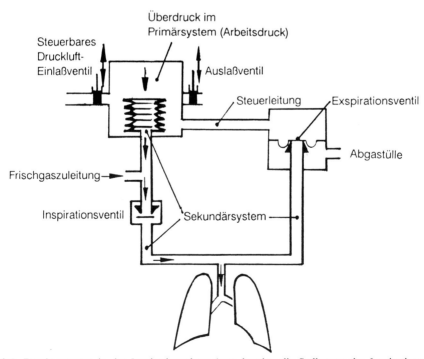

Abb. 3.7.2-1 Druckgenerator in der Inspirationsphase (man beachte die Stellungen des Inspirations- und des Exspirationsventils)

Geräte beinhalten eine Einteilung nach inspiratorisch und exspiratorisch dosierenden Respiratoren, was allerdings wenig gebräuchlich ist. Größere Verbreitung haben demgegenüber folgende „Einteilungsprinzipien gefunden:

1. **Einteilung nach der Charakteristik der inspiratorischen Gaszufuhr**

   — **Druckgeneratoren**

   Ein mit dem Patientensystem (Sekundärsystem) verbundener Frischgasspeicher (z.B. ein kompressibler Balg wie in Abb. 3.7.2-1) wird durch einen in der umgebenden Kammer (Primärsystem) herrschenden Überdruck in einem über Einwegventile gerichteten Gasstrom zum Patienten entleert. Die Charakteristik des Druckanstiegs im Primärsystem kann je nach Gerät und Steuerung des Einlasses vom Überdrucksystem der Gasversorgung rechtecksförmig (Konstantdruck-Generatoren) oder langsamer bzw. annähernd linear ansteigend sein (Nonkonstantdruck-Generatoren).

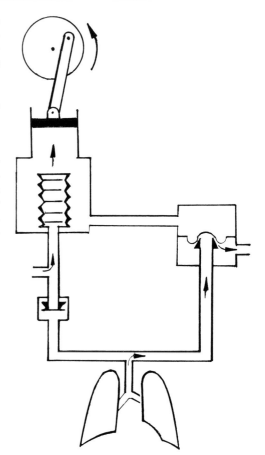

Abb. 3.7.2-3 Nonkonstantfluß-Generator

   — **Flußgeneratoren**

   Der Überdruck im Primärsystem wird durch einen von der Gasversorgung unabhängigen Mechanismus (z.B. Kolbenpumpe wie in Abb. 3.7.2-2) aufgebaut. Bei linearem Antrieb (Abb. 3.7.2-2) resultiert ein annähernd konstanter Gasstrom (Konstantfluß-Generatoren), bei nicht-linearem Antrieb (beispielsweise exzentergetriebener Kolben, Abb. 3.7.3-3) ein Flußverlauf, der einer Sinushalbwelle angenähert ist (Nonkonstantfluß-Generatoren).

2. **Einteilung nach der Umsteuerung von Inspiration auf Exspiration**

   — **Zeitsteuerung:** Unter kontrollierter Beatmung erfolgt die Steuerung nach der vorgegebenen Zeitdauer für die verschiedenen Abschnitte (Flowphasen und Pausen) von Inspiration und Exspiration.

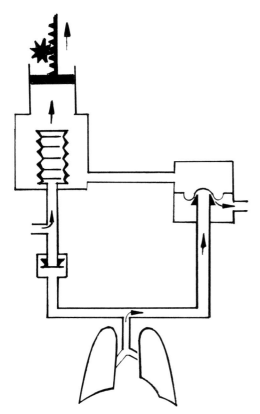

Abb. 3.7.2-2 Konstantfluß-Generator in der Exspirationsphase

- **Volumensteuerung:** Die Umsteuerung erfolgt, sobald das vorgewählte Hubvolumen appliziert wurde.
- **Flowsteuerung:** Die Umsteuerung erfolgt, sobald der inspiratorische Gasfluß einen vorgewählten absoluten oder relativen (in bezug auf das initiale Maximum) Wert unterschritten hat.
- **Drucksteuerung:** Wenn der inspiratorische Atemwegsdruck den vorgewählten Grenzwert erreicht hat, wird auf Exspiration umgeschaltet.

Die beiden zuletzt beschriebenen Einteilungsprinzipien erwiesen sich vor allem für die relativ einfachen Beatmungsgeräte als zweckmäßig, wie sie in den Anfängen der Beatmungstherapie verfügbar waren. Die heutigen Respiratoren vereinen häufig all diese Möglichkeiten in einem Gerät, so daß bestimmte Flowmuster von vornherein gewählt werden können oder bei der Umsteuerung zwischen Inspiration und Exspiration in aller Regel die **Parallelsteuerung nach zwei oder gar drei der oben beschriebenen Determinanten** vorgenommen wird.

Die Steuerung kann dabei rein pneumatisch, elektromagnetisch oder elektronisch erfolgen. Die Mikroprozessortechnik besitzt dabei den Vorzug, daß neue, bislang nicht realisierbare Beatmungsmuster durch einen Austausch der Steuerprogramme bei ansonsten unverändertem Grundgerät etabliert werden können.

Bei Parallelsteuerung besitzt immer ein Steuermechanismus Priorität vor dem/den anderen. Bei einer Volumen-Zeit-Steuerung wird beispielsweise nach Ablauf der Inspirationszeit inklusive inspiratorischer Pause umgesteuert, unabhängig davon, ob in dieser Zeit das vorgewählte Hubvolumen appliziert werden konnte oder nicht. Gegebenenfalls wird die Meldung „zeitlimitiert" ausgegeben. Kann das vorgewählte Hubvolumen aufgrund einer zusätzlich aktivierten Druckbegrenzung nicht in der vorgegebenen Zeit appliziert werden, besteht eine Drucklimitierung.

Demgegenüber erfolgt bei einer Druck-Zeit-Steuerung die Umschaltung auf Exspiration, sobald der Atemwegsdruck einen eingestellten Maximalwert erreicht; nur wenn dies nicht eintritt, wird die gesamte Inspirationszeit ausgenützt.

Unter diesen Gesichtspunkten besteht die heute sinnvollste Möglichkeit der Klassifizierung von Respiratoren nach ihrem Antrieb, wobei auch dieser prinzipiell pneumatisch oder elektrisch erfolgen kann.

3. Einteilung nach der Art des Antriebs

- **Flowzerhacker** ohne (z.B. Babylog 2/Dräger) oder mit (z.B. Evita/Dräger) gesteuerten Einlaßventilen, wie in Abb. 3.7.2-4 und 3.7.2-5 dargestellt. Hierbei wird der Gasstrom unter Ausnutzung des Druckes der Gasversorgungsquelle jedoch ohne Verwendung eines zusätzlichen Reservoirs dem Patienten zugeleitet. Bei Vorschaltung eines Gasmischers genügt die Steuerung über ein Auslaßventil im Exspirationsschenkel, für die Erzeugung differenzierter Beatmungsmuster ist ein ansteuerbares Einlaßventil erforderlich, bei separater Einlaßsteuerung für Sauerstoff und Druckluft erübrigt sich die Vorschaltung eines Gasmischers.

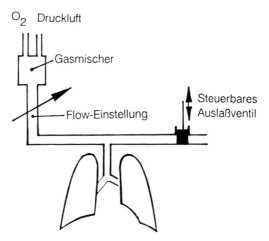

Abb. 3.7.2-4 Flowzerhacker ohne steuerbares Einlaßventil (während Inspiration)

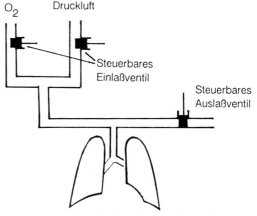

Abb. 3.7.2-5 Flowzerhacker mit steuerbaren Einlaßventilen (während Inspiration)

— **Direktantrieb** (z.B. Babycontrol/Kontron, Cicero/Dräger): Das Frischgas wird zunächst in ein Reservoir geleitet, den Weitertransport zum Patienten besorgt ein direkt einwirkender Antrieb (z. B. Kolbenpumpe, Abb. 3.7.2-6).

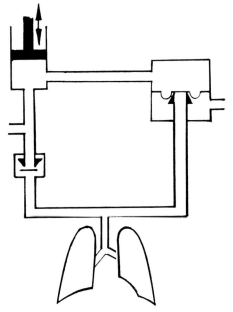

Abb. 3.7.2-6 Direktantrieb

— Geräte mit **Primär-/Sekundärsystem**, auch als „Doppelkreissysteme" bezeichnet (Abb. 3.7.2-1 bis 3.7.2-3); hierbei wird vielfach weiter unterteilt in **aktive und passive Primär-/Sekundärsysteme**. Das Frischgas wird wiederum in unterschiedlich gestaltete Reservoire geleitet. Erfolgt der Überdruckaufbau in der umgebenden Kammer des Primärsystems durch einen gesonderten Antrieb (Injektor beim Spiromat 656/Dräger, Gebläse beim Spiromat 650/Dräger, Kolben mit linearem oder exzentrischem Antrieb), so spricht man von einem aktiven System. Passive Systeme nutzen den Druck der Versorgungsgasquelle, indem das Reservoir gleichzeitig die Energie zum Weitertransport speichert (Vorspannung eines Federpaketes beim Servo Ventilator/Siemens oder Speicherung des Gases in einem starren Reservoir unter hohem Druck: 2,1-2,6 bar beim EV-A/Dräger). Diese letztgenannten Systeme nehmen somit eine gewisse Zwischenstellung zwischen den aktiven Primär-/Sekundärsystemen und den Flowzerhackern ein.

Alle nachfolgend besprochenen Langzeitbeatmungsgeräte arbeiten rückatmungsfrei im halboffenen System (s. Abschnitt 3.7.4), wodurch sich eine CO_2-Elimination aus dem Exspirationsgas erübrigt, gleichzeitig aber für eine Befeuchtung des Inspirationsgases besondere Sorge zu tragen ist.

Separate Einrichtungen für Monitoring- und Alarmfunktionen an Langzeitbeatmungsgeräten werden in den Abschnitten 3.7.2.1 und 3.7.2.7 behandelt.

Eine zusammenfassende Darstellung erlauben darüber hinaus die Aspekte der Funktionskontrolle vor dem Einsatz am Patienten und der Wiederaufbereitung danach.

Eine **Funktionskontrolle** ist vor jedem Einsatz der Geräte zu fordern, unabhängig davon, ob eine entsprechende Überprüfung bereits nach der vorausgegangenen Aufbereitung im Gerätepflegezentrum durchgeführt wurde oder nicht. Sie erfolgt zweckmäßigerweise anhand einer Checkliste, wie sie beispielhaft in Abb. 3.7.2-7 dargestellt ist, da hierbei am sichersten eine lückenlose Prüfung gewährleistet ist.

Da entsprechende Listen für manche Fabrikate nicht zur Verfügung stehen und in jedem Falle nur auf einzelne Gerätetypen ausgerichtet sind, ist auf folgende **grundsätzliche Prüfungsschwerpunkte** hinzuweisen:
— Vollständigkeit von Grundgerät, Zusatzgeräten und Atemsystem
— Gewährleistung der Strom- und Gasversorgung
— Erforderliche Kalibrierung
— Prüfung des Systems auf Dichtigkeit
— Überprüfung des Arbeitsdruckes
— Überprüfung der einzelnen Funktionen
— Überprüfung der Überwachungsfunktionen, z.B. Plausibilität der Meßwerte und Auslösung der entsprechenden Alarme.

Im Hinblick auf die allgemeinen **Aspekte der hygienischen Sicherheit**, insbesondere auch, was die Abwandlung der Prozeduren mit der Gewinnung neuer Erkenntnisse in diesem Bereich anbelangt, sei auf Abschnitt 2.4 verwiesen. Das grundsätzliche Vorgehen bei der Wiederaufbereitung von Beatmungsgeräten stellt sich wie folgt dar:

Nach der Beendigung einer Respiratortherapie wird das Gerät von der Strom- und Gasversorgung getrennt. Beatmungsschläuche mit Wasser-

Beatmungsgeräte

Dräger
EV-A
Serien-Nr. _____

Checkliste für Elektronik-Ventilator EV-A
- Kenntnis der gültigen Betriebsanleitungen ist unbedingt Voraussetzung
- Nicht Zutreffendes streichen, Ergänzungen eintragen (bitte Fußnote beachten)

Datum _____

Unterschrift _____

Überprüfung vor Inbetriebnahme

WAS	WIE	SOLL	IST
			wenn in Ordnung abhaken
Elektrische Versorgung	Monitor »EIN« Betriebsartschalter »CPAP« Warngrenzen »Aus« Netzschalter »Ein«	weiße Lampe leuchtet, Dauerton, Anzeige in LED-Feld »8« (ca. 5 s)	
Gasversorgung	Steckkupplungen (O_2, Luft) einstecken Taster »Reset« drücken	grüne Lampen (O_2, Air) leuchten evtl. vorhandene Alarme werden gelöscht (z. B. Insp. Ventil Inop), gleichzeitig Test von Warnton und Ziffernanzeige	
Atemsystem	Patientensystem AWT 01-Sensor Spirolog-Sensor Optocap-Sensor Schläuche Wasserfallen Vernebler Anfeuchter Man. Beatmung Meßanschlüsse	verriegelt vollständig und fester Sitz	
Abgleich	Taster »Abgleich Flow« drücken Taster »Abgleich O_2« drücken	Bildschirmtext »Flow Abgleich« Bildschirmtext »O_2 Abgleich«	
Aquapor Elektrische Versorgung Funktionsprüfung	Füllstand Aqua dest. Netzschalter »Ein« Heizung schaltet ein	auf »max« weiße Lampe »Netz« leuchtet gelbe Lampe »Heizung« leuchtet	
Vernebler	Füllstand	max. 20 mL	
Dichtigkeit des Atemsystems	Beutel auf Y-Stück Monitor auf »P_{AW}« »PEEP/CPAP« auf 10 mbar Monitor auf »Flow« Monitor auf »P_{AW}«	 Druckkurve im Bildschirm: 10 mbar Flowkurve im Bildschirm: 0 L/min	
Funktionsprüfung CPAP/ASB	»interm. PEEP/ASB« auf 35 mbar, Beutel am Y-Stück leicht drücken und loslassen	Druckkurve muß auf 35 mbar ansteigen und wieder auf 10 mbar abfallen	
Funktionsprüfung man. Beatmung	selbstfüllenden Beutel der man. Beatmungsvorrichtung drücken	Beutel am Y-Stück muß gefüllt werden, der Druck muß für ca. 10 s gehalten werden können	
Funktionsprüfung IPPV	Grundeinstellung: grüne Punkte $V_T = 1$ L Betriebsartschalter »IPPV«	Inspirationsdruckkurve im Bildschirm, Hubvolumenanzeige im LED-Feld ($1 \pm 0{,}1$) L, Frequenz-Anzeige im LED-Feld nach ca. 30 s (12 ± 1) b.p.m. $\triangleq$ 1/min	

Bleibende Eintragungen (Serien-Nr., Streichungen, Ergänzungen) mit wasserfestem (»Permanent«-)Filzstift.
Veränderliche Eintragungen (Datum, Unterschrift und IST-Vermerke) mit **Bleistift** (mit leichtem Druck!),
mit Radiergummi wieder löschbar. Checkliste mit Kette gut sichtbar am Gerät EV-A anhängen.
Checkliste nicht mit Desinfektionsmitteln, Alkohol oder ähnlichen Lösungsmitteln abwischen;
eine Desinfektion im Aseptor ist möglich!

Fortsetzung umseitig

Überprüfung vor Inbetriebnahme (Fortsetzung)

WAS	WIE	SOLL	IST
Funktionsprüfung Grenzwerte			
a) O_2-Konzentration	»O_2-Vol. %« Steller auf 50 % O_2	O_2-Anzeige nach ca. 90 s (48 bis 52) % O_2	
	linken Grenzwertsteller auf 55 % O_2	sofort: Intervallton und Bildschirmtext blinkend »O_2 tief«	
	linken Grenzwertsteller auf »Aus«	Intervallton aus	
	»Reset« Taster drücken	Bildschirmtext »O_2 tief« erlischt	
	rechten Grenzwertsteller auf 45 % O_2	sofort: Intervallton und Bildschirmtext blinkend »O_2 hoch«	
	rechten Grenzwertsteller auf »Aus«	Intervallton aus	
	»Reset« Taster drücken	Bildschirmtext »O_2 hoch« erlischt	
b) Atemwegdruck	Grenzwertsteller »Diskonnekt« auf 10 mbar	Diskonnektgrenze wird im Bildschirm eingeblendet	
	Grenzwertsteller »Stenose« auf 60 mbar	Stenosegrenze wird im Bildschirm eingeblendet	
c) Exspirationsminutenvolumen	linken Grenzwertsteller auf 9 L/min	unterer Grenzwert wird im Bildschirm eingeblendet	
	oberer Grenzwertsteller auf 15 L/min	oberer Grenzwert wird im Bildschirm eingeblendet	
Atemgastemperatur-Meßgerät AWT 01	Drehschalter auf »Check«	Dauerton und Digitalanzeige: 88, °C, Bat, Sens	
	Drehschalter auf »34 °C«	Temperaturanzeige in °C	
CO_2-Messung	Monitor auf »CO_2«		
	Testschieber in das Sensorgehäuse stecken	ca. 1 min warten (Einlaufzeit)	
	Gefederte Schubstange des Testschiebers jeweils ca. 3 s gedrückt – und ca. 3 s entlastet halten	Anzeigewert im Bildschirm zwischen 3 und 5 kPa	

Bleibende Eintragungen (Serien-Nr., Streichungen, Ergänzungen) mit wasserfestem (»Permanent«-)Filzstift
Veränderliche Eintragungen (Datum, Unterschrift und IST-Vermerke) mit **Bleistift** (mit leichtem Druck!);
mit Radiergummi wieder löschbar. Checkliste mit Kette gut sichtbar am Gerät EV-A anhängen.
Checkliste nicht mit Desinfektionsmitteln, Alkohol oder ähnlichen Lösungsmitteln abwischen;
eine Desinfektion im Aseptor ist möglich!

Checkliste **5663** · Oktober 1985
ED 3572/85 - 90 27 140

Abb. 3.7.2-7 Checkliste EV-A/Dräger

---

fallen, Konnektoren und Sensoren werden ebenso wie die wiederaufbearbeitbaren Teile des Atemgasbefeuchters abgerüstet, einer Heißwasser-Waschdesinfektion unterzogen (z.B. Purfaktor/Dräger oder BHT/Hamo: Waschen bis 90 °C, Trocknen bei 110 °C) und abschließend bei 120 °C dampfsterilisiert.

Grundgerät und festinstallierte Zusatzgeräte mit ihren elektrischen Verbindungen erhalten zunächst eine Oberflächenreinigung und Wischdesinfektion. Anschließend werden sie beispielsweise im **Aseptor (Dräger)** aufeinanderfolgend einer Formaldehyd- und Ammoniakatmosphäre ausgesetzt. **Hierfür müssen die Geräte absolut trocken sein, da es andernfalls zu beeinträchtigter Desinfektionsleistung und anschließend zu anhaltender Geruchsbelästigung kommen kann. Elektrisch betriebene Geräte müssen für eine ausreichende Kondensation des Desinfektionsmitteldampfes außerdem auf Umgebungstemperatur abgekühlt sein.**

Gesondert abnehmbare Patientensysteme werden separat sterilisiert, verbrauchte Bakterienfilter anschließend erneuert.

Zum Schluß werden die Geräte mit sterilisierten Atemsystemen aufgerüstet und noch im Gerätepflegezentrum einer eingehenden Funktionskontrolle mit entsprechender Dokumentation unterzogen. Soweit nicht anders vermerkt, trifft dieses Procedere auf alle nachfolgend beschriebenen Langzeit- und Narkosebeatmungsgeräte zu.

Masken und Guedel-Tuben werden einer Heißwasser-Waschdesinfektion ohne anschließende Sterilisation unterzogen, Endotrachealtuben, Trachealkanülen und die speziellen Beatmungskatheter zur HFJV werden vielfach nur noch als Einmalartikel verwendet.

3.7.2.1 Babylog 1 HF (Dräger)

Das Babylog 1 HF ist ein rein **pneumatisch betriebenes Continuous-Flow-Gerät**, bei dem die Beatmung durch ein zeitgesteuertes Schließen des Exspirationsventils gewährleistet wird. Das Gerät ist für die Beatmung von Früh- und Neugeborenen sowie Kindern bis 15 kg KG vorgesehen. Es erlaubt die kontrollierte Beatmung (IPPV und CPPV) sowie IMV und CPAP.

Die pneumatische Grundeinheit ist allein praktisch nicht verwendbar. Für den Betrieb ist zumindest die Vorschaltung eines separaten Gasmischers erforderlich. Dieser wird ebenso, wie ein Teil der zusätzlichen Monitoring-Geräte (s.u.) über ein weitgehend verwechslungssicheres Zapfen-/Lochkennungssystem zu einer Gerätekombination mit dem Grundgerät verbunden. Weitere Zusätze können an den Normschienen des Fahrgestells angeschraubt werden.

Besonderheiten weist auch das Schlauchsystem auf: Mit Rücksicht auf die sehr niedrigen Beatmungsvolumina bei den kleinen Patienten werden Schläuche mit sehr viel geringerem Querschnitt zur Verringerung der geräteseitigen Compliance (1,2 ml/mbar bei gefülltem Atemgasbefeuchter) verwendet. Desweiteren befinden sich in der Nähe des Tubuskonnektors zwei besondere Kondensatabscheider, in den Exspirationsschenkel wird zusätzlich eine Wasserfalle eingebaut. Die Meßwertabnahme zur Drucküberwachung durch das Barolog P erfolgt über einen gesonderten Druckschlauch direkt am Tubuskonnektor. Im Inspirationsschenkel befindet sich wie üblich der Atemgasbefeuchter und die Meßwertabnahme zur Überwachung der inspiratorischen Sauerstoffkonzentration. **Bei Verdampfern muß auf eine engmaschige Wiederherstellung der maximalen Füllhöhe geachtet werden, da es andernfalls durch den zusätzlich entstehenden Hohlraum zu einer angesichts der kleinen Patienten relevanten Zunahme der Systemcompliance kommt.** Der Exspirationsschenkel mündet in einem Ventilblock, der samt Ventilmembran mit zwei Rändelschrauben am Grundgerät befestigt wird.

Nach vollständigem Zusammenbau des Schlauchsystems und der Gerätekombination erfolgt die **Funktionskontrolle** nach der beigefügten Checkliste unter Verwendung einer kleinen Prüflunge.

Die verschiedenen Funktionselemente des Grundgerätes sind der Abbildung 3.7.2-8 zu entnehmen, die Kommunikation mit den verschiedenen Zusatzgeräten erfolgt über eine Tülle (7) auf der Vorderseite des Grundgerätes sowie über den Gaseinlaß (15) und den Ausgang (13) auf der Rückseite. Bei Verwendung des Barolog P zur Drucküberwachung muß der Kippschalter (12) auf „extern" stehen.

Darüber hinaus sind die Druckschlauchverbindungen vom Tubuskonnektor und vom Ausgang der Tülle (7) über ein Y-Stück mit dem Eingang „Beatmungsdruck" am Barolog P zu verbinden.

Da ein Teil der Zusatzgeräte für den Betrieb des Babylog 1 HF unverzichtbar bzw. zum Monitoring speziell darauf abgestimmt ist, seien diese Geräte bereits hier besprochen, während andere Respirator-Zusatzgeräte erst in Abschnitt 3.7.2.7 behandelt werden:

Der **Gasmischer Polymed 201** (Dräger) stellt Frischgas für Beatmungsgeräte mit einem stufenlos einstellbaren Sauerstoffanteil zwischen 21 und 100 Vol% zur Verfügung. Technische Daten und Betriebsbedingungen gehen aus der Tabelle 3.7.2-1 hervor.

Auf der Frontseite befinden sich neben dem Einstellknopf für den Sauerstoffanteil zwei Schauzeichen zur Überwachung der O_2- und Druckluftversorgung. Die entsprechenden Eingänge sowie der Gasauslaß befinden sich auf der Rückseite des Gerätes.

Bei Gasausfall erfolgt neben der optischen auch eine akustische Warnung, bei Trennung des Gerätes von den entsprechenden Druckschläuchen sind die Gasanschlüsse mit den mitgelieferten Abdeckkappen vor Verschmutzung zu schützen. Eine **Überprüfung** erfolgt unter wechselnder Diskonnektion der Versorgungsgasanschlüsse, wobei für das jeweils diskonnektierte Gas neben dem akustischen Warnsignal das rote Gasmangelschauzeichen erscheinen muß. Die Abgabe der vorgesehenen Sauerstoffkonzentration kann mittels eines gesonderten Meßgerätes im Rahmen der Meßgenauigkeit überprüft werden.

Da das Grundgerät Babylog 1 HF außer einem Druckmanometer über keine weiteren Monitoring- und Alarmeinrichtungen verfügt, wird der Betrieb gemeinsam mit dem Babylog-Monitor und dem Barolog P empfohlen.

1 Betriebsartenschalter 0, CPAP, IMV, IPPV
2 Drehknopf Exspirationszeit t_{ex}
orange Skale für IPPV
blaue Skale für IMV
3 Drehknopf für Inspirationszeit t_{in}
4 Drehknopf für PEEP/CPAP
5 Drehknopf zur Inspirationsdruckbegrenzungen P_{in}
6 Atemwegsdruckmesser
7 Tülle für externe Druckmessung wird mit Kippschalter auf der Rückseite eingeschaltet
8 Inspirationsanschluß
9 Exspirationsventil mit Exspirationsanschluß
10 Drehknopf für Inspirationsflow
11 Taste für manuelle Inspiration
12 Wahlschalter für interne oder externe Druckmessung
13 Buchse zum Anschluß des Babylog-Monitors
14 Abgastülle
15 Mischgaseingang 2 bis 6 bar

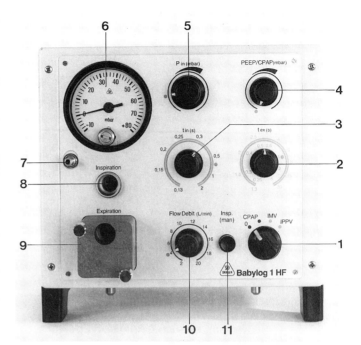

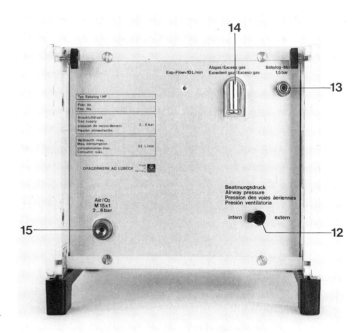

Abb. 3.7.2-8 Babylog 1 HF, Anschlüsse und Bedienelemente

Der **Babylog-Monitor** (Dräger) ist ein mikroprozessorgesteuertes Gerät, das die Signale der Inspirations-/Exspirationssteuerung des Babylog zur Berechnung und Digitalanzeige der Beatmungsparameter Frequenz („Freq."), Inspirationszeit („T_I") und Atemzeitverhältnis („I:E") verwendet. Die Anzeige der beiden letztgenannten Parameter erfolgt wahlweise mittels Folientasten auf der Frontseite. Die aktivierte Anzeige wird durch eine grüne Leuchtdiode in der linken oberen Ecke der Folientaste angezeigt.

Tabelle 3.7.2-1 Polymed 201, technische Daten

Zu mischende Gase	O_2 und Druckluft
Eingangsdrücke der zu mischenden Gase	min. 2,7; max. 6,0 bar
Max. zulässige Druckdifferenz zwischen beiden Gasen	0,6 bar (bei Eingangsdrücken < 3,3 bar) 1,5 bar (bei Eingangsdrücken < 3,3 bar)
Einstellbereich	stufenlos von 21 bis 100 Vol.-% O_2
Mischgenauigkeit	± 4 Vol.-% O_2* (im Einstellbereich 21 bis 40 Vol.-% O_2 ± 6 Vol.-% O_2* (im Einstellbereich 41 bis 100 Vol.-% O_2
Lieferleistung (Konstantflow)	min. 0,5 L/min max. 80 L/min (bei Eingangsdrücken 5,0 bar) max. 60 L/min (bei Eingangsdrücken 2,7 bar)
Lieferleistung (im Bypassbetrieb)	max. 50 L/min (bei Eingangsdrücken 2,7 bar) max. 80 L/min (bei Eingangsdrücken 3,5 bar)
Ausgangsdruck des Mischgases	2,0 bar ± 10%
Eigenverbrauch	3 L/min Druckluft
Sicherheitseinrichtung	• Akustisches Warnsignal bei Ausfall eines der beiden Eingangsgase – O_2 oder Druckluft – ertönt das Warnsignal) • Optische Gasmangelanzeige für O_2 und Druckluft • Automatischer Bypass (bei Ausfall eines der beiden Eingangsgase wird automatisch die weitere Gasversorgung mit dem noch vorhandenen Gas aufrechterhalten)
Gasanschlüsse	Eingang **O_2**: M 12 × 1 (Innengewinde) Eingang **Druckluft (Air)**: M 20 × 1,5 (Außengewinde) Ausgang **O_2-Mix**: M 15 × 1 (Außengewinde)
Gewicht	ca. 5 kg
Abmessungen	B × H × T = 212 × 85 × 300 mm

* überprüft mit einem O_2-Analysator mit einer Meßgenauigkeit von ± 1 Vol.% O_2

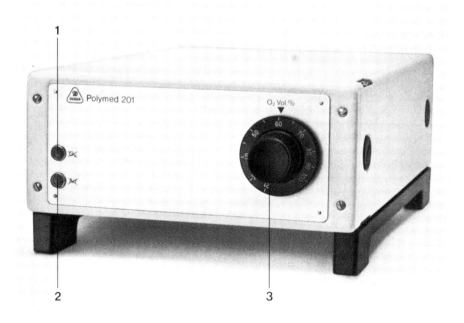

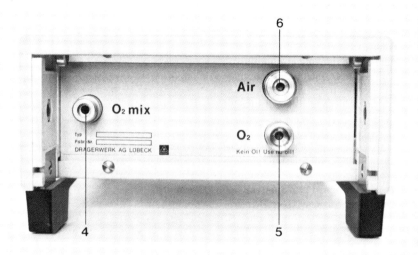

Abb. 3.7.2-9 Polymed 201, Front- und Rückansicht

1 Gasmangelanzeige für O_2
2 Gasmangelanzeige für Druckluft
3 Drehknopf für
  Vol.-% O_2-Einstellung
4 O_2-Mix-Anschluß (Ausgang)
5 O_2-Anschluß (Eingang)
6 Druckluftanschluß (Eingang)

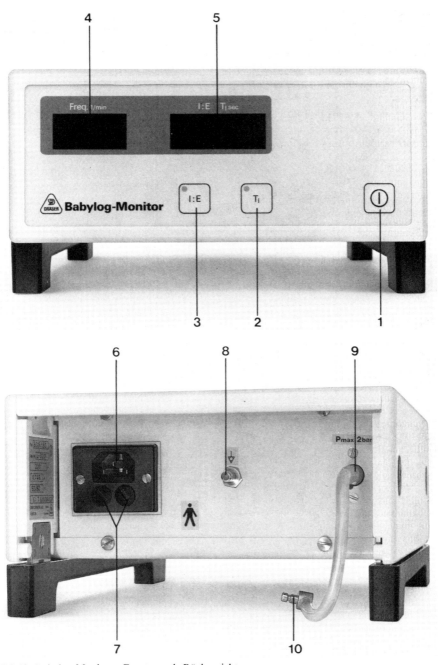

Abb. 3.7.2-10 Babylog-Monitor, Front- und Rückansicht

1 Folientaste (Ein/Aus)
2 Folientaste mit grüner Leuchtdiode zur Wahl des Beatmungsparameters »Inspirationszeit«
3 Folientaste mit grüner Leuchtdiode zur Wahl des Beatmungsparameters »Atemzeitverhältnis«
4 Dreistellige Digitalanzeige der Beatmungsfrequenz
5 Dreistellige Digitalanzeige des Atemzeitverhältnisses I:E oder der Inspirationszeit T_i
6 Netzanschluß
7 Sicherungen (2×)
8 Anschluß für Potentialausgleich
9 Meßleitungsanschluß
10 Anschlußstecker zum Beatmungsgerät »Babylog 1«

Auf der Rückseite des Gerätes befinden sich der Netzanschluß, der Eingang des Verbindungsschlauches zum Babylog sowie eine Anschlußmöglichkeit für den besonderen Potentialausgleich. **Das Gerät besitzt keine Alarmfunktion;** erfolgt innerhalb von 70 Sekunden keine Änderung des Drucksignals, so zeigen die beiden Digitalanzeigen lediglich waagrechte Striche. In diesem Fall ist vor allem eine Prüfung der Dichtigkeit von Meßleitung und Anschluß vorzunehmen.

Das **Barolog P** (Dräger) dient der Messung und kontinuierlichen Überwachung des Atemwegsdruckes bei der Beatmung von Früh- und Neugeborenen und der Anzeige der Atemfrequenz.

Im Gegensatz zum Babylog-Monitor ist das Gerät mit einem Akkumulator ausgestattet, dessen Ladezustand durch Einschalten des Gerätes ohne Netzanschluß überprüft werden kann. Bleibt der daraufhin einsetzende Intervallton für mindestens 20 Sekunden gleich laut, kann von einem **ausreichenden Ladezustand** ausgegangen werden. Das Gerät gewährleistet somit auch eine Überwachungsfunktion bei Netzausfall. Zum Betrieb ist das Gerät mit dem Netz und über die bereits mehrfach angesprochene Druckmeßleitung inklusive Bakterienfilter mit dem Grundgerät und dem Tubuskonnektor zu verbinden (Abb. 3.7.2-12). Daraus geht auch die vorgeschriebene Anordnung von Grund- und Zusatzgeräten hervor; **durch die Anbringung der elektrisch betriebenen Geräte Babylog-Monitor und Barolog P über den sauerstofführenden Einheiten soll eine denkbare Brandgefahr umgangen werden.**

Eine Kalibration des Gerätes erfolgt automatisch alle drei Minuten, wobei die Leuchtbandanzeige für etwa eine halbe Sekunde auf Null zurückgeht. Zur **Überprüfung** des Barolog P wird das voll aufgerüstete und mit Prüflunge versehene Babylog 1 HF im Modus „IPPV" unter einem Flow von 10 l/min betrieben. Die übrigen Regler werden auf die durch grüne Punkte markierten Einstellungen gebracht.

Die Regler zur Einstellung der oberen und unteren Alarmgrenze an der oberen Skala des Barolog P werden zunächst an den linken und rechten Anschlag positioniert. Bei abgeklemmtem Konnektorschenkel der Druckmeßleitung sollte die Leuchtdiodenanzeige in etwa mit dem Manometerausschlag am Grundgerät übereinstimmen. Der Regler (8) in Abb. 3.7.2-11 zur Einstellung der oberen Druckgrenze wird nun nach links bis zur Unterschreitung des Spitzendruckes bewegt. Es muß zur sofortigen Auslösung des Warntones kommen, die rechte rote Lampe (9) beginnt zu blinken. Wird der Spitzendruck nunmehr unter die Alarmgrenze vermindert, verstummt der Intervallton, die rote Lampe blinkt weiter. Nach Drücken der Taste (2) erlischt auch die Lampe.

Wird der untere Grenzwertsteller so positioniert, daß es innerhalb der am Drehknopf (3) eingestellten Warnverzögerung zu keinem Durchgang der Leuchtiodenanzeige unter dem vom Grenzwertsteller eingefaßten Wert kommt, setzt nach Ablauf der vorgewählten Verzögerungszeit der Warnton ein und die linke rote Lampe (6) beginnt zu blinken. Durch Drücken der Taste (2) kann der Warnton für zwei Minuten unterdrückt werden, die rote Lampe blinkt bei unveränderter Situation weiter. Wird der Grenzwertsteller nunmehr in den Bereich des Anzeigendurchgangs bewegt, kann durch erneutes Drücken der Taste (2) das Blinken beendet werden.

Das Ausbleiben des Durchganges der Leuchtiodenanzeige durch den unteren Grenzwert kann einerseits durch Diskonnektion des Schlauchsystems, andererseits durch Grenzwerteinstellung unterhalb des PEEP-Niveaus bedingt sein.

Die Routineeinstellung der unteren Warngrenze erfolgt ca. 5 mbar unter dem Spitzendruck, wobei der entsprechende Wert mittig eingefaßt wird, die obere Warngrenze wird ca. 10 mbar über dem Spitzendruck gewählt. Die Warnverzögerung wird bei Beatmungsfrequenzen über 14/min mit 5 s gewählt, bei geringeren Beatmungsfrequenzen sollte die Verzögerung mit ca. 120 % der Zykluszeit eingestellt werden. Unter Spontanatmung bei CPAP werden obere Warngrenze und Warnverzögerung in gleicher Weise gewählt, der untere Grenzwertsteller wird mittig auf den Wert des CPAP-Druckes positioniert.

Bei Netzausfallalarm verstummt der Alarmton von selbst, sobald die elektrische Versorgung wieder hergestellt ist.

Bei **Fehlfunktion** ist in erster Linie auf korrekte Verbindung und dichten Sitz der Meßleitung zu achten. Desweiteren ist eine Stenosierung durch Knickung, verstopften Bakterienfilter, Kondensatbildung in der Meßleitung oder verstopfte Entlüftungstülle auf der Rückseite des Gerätes auszuschließen.

Nach diesem Exkurs über Versorgung- und Monitoringeinheiten sei zum Betrieb des Grundgerätes Babylog 1 HF zurückgekehrt.

Bei der Einstellung der Beatmungsparameter gibt es hinsichtlich der anzustrebenden Atemzug- und Minutenvolumina in unkomplizierten Fällen keine gravierenden Abweichungen von den zu Anfang dieses Kapitels genannten Richtlinien.

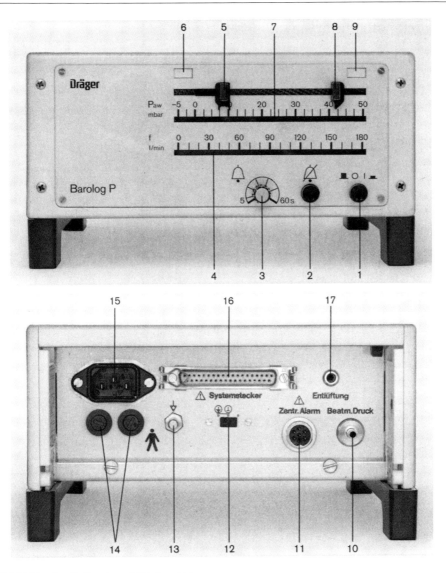

Abb. 3.7.2-11 Barolog P, Front- und Rückansicht

1 Netzschalter
2 Taste zur Unterdrückung des Intervalltons für 2 min, gleichzeitig Taste zum Quittieren und Starten der Warnbereitschaft
3 Drehknopf zum Einstellen der Warnverzögerung
4 Anzeige für die Beatmungsfrequenz bei IPPV und IMV
5 Steller für unteren Grenzwert
6 Rote Lampe für Warnung des unteren Grenzwertes
7 Anzeige des Atemwegsdrucks
8 Steller für oberen Grenzwert
9 Rote Lampe für Warnung des oberen Grenzwertes
10 Meßanschluß für Atemwegsdruck
11 Alarmausgang
12 Umschalter zur wahlweisen Verbindung oder Trennung von Elektronik-Masse und Schutzleiter
13 Anschlußbolzen für zusätzliche Erdung
DIN IEC 601, Abschnitt 19, Tab. 4: max. zulässiger Erdableitstrom ≤ 0,05 mA
14 Sicherungshalter (2×)
15 Netzanschluß
16 Buchse zum Anschluß des Systemsteckers
Separate Gebrauchsanweisung beachten
17 Entlüftungstülle
Nicht dargestellt:
Leistungsschild links vom Netzanschluß

Druckmeßleitung anschließen

Sterile Druckmeßleitung benutzen.
1. Schlauch 0,7 m lang auf die Tülle an der Rückseite des Barolog P stecken.
2. Obere Entlüftungsöffnung freihalten – sonst gestörte Gerätefunktion. 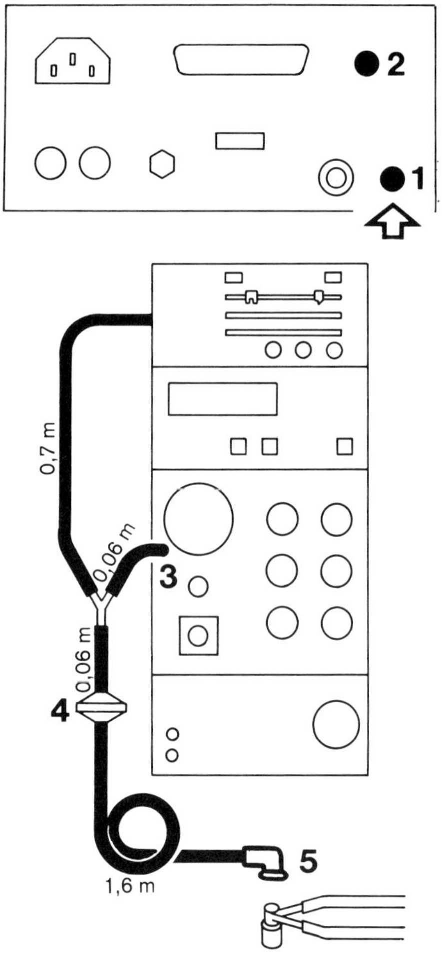
3. Schlauch 0,06 m lang auf die Tülle neben dem Druckmesser des Babylog 1 stecken
4. Bakterienfilter vertikal plazieren, so daß kein Kondensat eindringen kann.
5. Gummiwinkel auf den Druckabgriff des Patientenanschluß stecken.

Abb. 3.7.2-12 Anschlüsse der Druckmeßleitung

Größere Abweichungen bestehen demgegenüber hinsichtlich der wesentlich höheren Atemfrequenz, einer deutlich geringeren Compliance und einer größeren Resistance. Bezüglich der hierbei zu berücksichtigenden Geräteeinstellungen und der Vorgehensweise in besonderen Problemfällen sei auf die einschlägige Literatur zur Kinderanästhesie und pädiatrischen Intensivmedizin verwiesen.

Als Ausgangsbasis für die Geräteeinstellung zur Beatmung in unkomplizierten Situationen kann sich der Anwender zunächst an den durch grüne Punkte markierten Werten der Reglerskalen orientieren. Im Modus IPPV entspricht dies folgendem Beatmungsmuster:

t_{in} = 0,7 s
t_{ex} = 1,1 s
Daraus resultieren:
f = 33/min
I:E = 1:1,5
Darüber hinaus sind einzustellen:
P_{in} = 20 mbar
PEEP = 0 mbar
Flow = 4 l/min

Für Anwender, die die volumenkontrollierte Beatmung mit Vorwahlmöglichkeit des gewünschten Atemhub- bzw. Atemzeitvolumens gewohnt sind, mag die fehlende Einstellmöglichkeit für Volumina zunächst verwirrend sein. Dies findet in der bislang unzulänglichen Meßtechnik für die Erfassung der im Vergleich zur Gerätecompliance kleinen Beatmungsvolumina seine Begründung. Durch Einsetzen des angestrebten Zugvolumens in folgende Beziehung läßt sich das gewünschte Volumen über den resultierenden Flußwert erzielen:

$$\text{Flow} = \frac{V_T \cdot 60}{t_{in} \cdot 1000} \ [l/min]$$

V_T [ml]
t_{in} [s]

Bei dichtem Beatmungssystem sollte die Begrenzung des inspiratorischen Druckes P_{in} am Grundgerät etwa 5 mbar höher als der am Barolog abgelesene Spitzendruck gewählt werden. Bei unveränderter Compliance wird dieser Spitzendruck nur noch von Flow und Inspirationszeit bestimmt. Bei abnehmender Compliance kann sich der eingestellte Wert für P_{in} sekundär als Druckbegrenzung auswirken.

Erfolgt die Beatmung bei undichtem Tubus, so ist P_{in} von vornherein relativ niedrig festzulegen und somit unter Drucklimitierung zu beatmen. Bei ausreichend hohem Flow und ausreichend langer Inspirationszeit muß der Atemwegsdruck nach der initialen Anstiegsphase ein Plateau auf dem Wert von P_{in} bilden. In jedem Fall taktet das Gerät rein zeitgesteuert nach der vorgewählten Inspirations- und Exspirationszeit. Die Beatmungsfrequenz ergibt sich aus der Beziehung:

$$f = \frac{60}{t_{in} + t_{ex}} \ [min^{-1}]$$

Mit Hilfe von seitlich am Gerät angebrachten Nomogrammen kann bei bekannter Frequenz, Inspirations- und Exspirationszeit das resultierende I : E-Verhältnis abgelesen werden.

Wird eine laufende IPPV-Beatmung durch Verwendung des Drehknopfes „PEEP" in CPPV überführt, so ist zu berücksichtigen, daß sich unter drucklimitierter Beatmung das effektive Hubvolumen vermindert, ansonsten setzt sich die Beatmung auf einem in etwa um den Betrag des PEEP erhöhten Niveau des Atemwegsdruckes fort. P_{in} und oberer Alarmgrenzwert sind gleichsinnig zu verändern.

Unter kontrollierter Beatmung hat die rote Skala am Drehknopf für $t_{ex.}$ Gültigkeit. Bei Wahl des Beatmungsmusters „IMV" erhält die blaue Skala Gültigkeit. Die gesamte Exspirationszeit steht nunmehr für die Ausatmung des vorausgegangenen kontrollierten Beatmungshubes und die anschließende Spontanatmungsperiode zur Verfügung. Die Konfiguration der kontrollierten Hübe ist ansonsten unverändert. Die IMV-Frequenz kann bei einem festen t_{in} von 0,7 sec in Abhängigkeit vom t_{ex} aus einem ebenfalls seitlich am Gerät angebrachten Normogramm abgelesen werden.

IMV wird von Kindern und Säuglingen zur Entwöhnung offenbar besser toleriert als von Erwachsenen. Die IMV-Frequenz sollte schrittweise von ihrem Ausgangswert unter kontrollierter Beatmung reduziert werden. Ist die Entwöhnung soweit fortgeschritten, daß auf kontrollierte Hübe gänzlich verzichtet werden kann, so wird der Wahlschalter (1), Abb. 3.7.2-8 in Stellung „CPAP" gebracht und somit die Spontanatmung auf dem eingestellten PEEP-Niveau fortgesetzt.

Gründe für **Funktionsstörungen,** die durch den Anwender selbst zu beheben sind, können vor allem aus einem fehlerhaft montierten, undichten oder stenosierten Schlauchsystem resultieren. Auch an eine falsch herum eingelegte Membran im Exspirationsventil ist zu denken (Abb. 3.7.2-13).

Bei ausbleibendem Takten zwischen Inspiration und Exspiration ist ein unzureichender Gas-

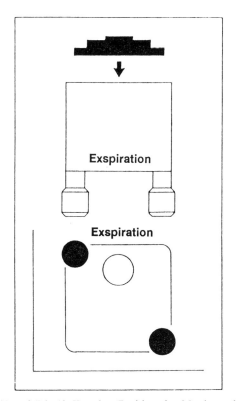

Abb. 3.7.2.-13 Korrekte Position der Membran des Exspirationsventils

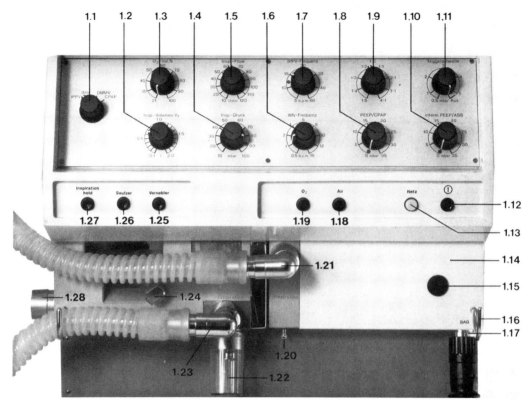

Abb. 3.7.2-14 Hauptbedienfeld des EV-A

1.1 Betriebsartenschalter zum Einstellen der Betriebsarten IPPV, IMV, DMMV und CPAP
1.2 Drehknopf zum Einstellen des insp. Hubvolumens
1.3 Drehknopf zum Einstellen der insp. O_2-Konzentration
1.4 Drehknopf zur Begrenzung des Inspirationsdrucks (Drehknopf ist gekoppelt mit einer separaten pneumatischen Überdrucksicherung)
1.5 Drehknopf für Inspirationsflow
1.6 Drehknopf für IMV-Frequenz
1.7 Drehknopf für IPPV-Frequenz
1.8 Drehknopf für PEEP/CPAP
1.9 Drehknopf für I:E
1.10 Drehknopf zum Einstellen der „Seufzertiefe" (intermittierender PEEP) bei IPPV bzw. zum Einstellen des „ASB-Niveaus" bei Spontanatmung
1.11 Drehknopf für Triggerempfindlichkeit bei IPPV bzw. zum Einstellen der Anstiegsgeschwindigkeit des ASB
1.12 Netzschalter
1.13 weißes Schauzeichen für Netzschalter (leuchtet auf, wenn Netzversorgung vorhanden und Netzschalter betätigt)
1.14 Abdeckhaube (für Austausch von O_2-Sensorkapsel und Filter)
1.15 Befestigungsschraube für Abdeckhaube
1.16 Schlauchhalter
1.17 Anschluß für manuelle Beatmungsvorrichtung
1.18 grünes Schauzeichen für Luft-Versorgungsdruck
1.19 grünes Schauzeichen für O_2-Versorgungsdruck
1.20 Tülle zur Versorgung des pneumatischen Medikamentenverneblers
1.21 Inspirationsanschluß (schwenkbar)
1.22 Wasserfalle
1.23 Exspirationsanschluß (schwenkbar)
1.24 Knebelschraube zum Verriegeln des Patientensystems
1.25 Schalter zum Einschalten der pneumatischen Versorgung des Medikamentenverneblers
1.26 Taster für manuell auslösbaren „Seufzer"
1.27 Taster für manuell auslösbare Inspiration und Inspirationsverlängerung (Inspiration hold)
1.28 Abgastülle

druck (erforderlich: 2 - 6 bar) der Frischgaszufuhr auszuschließen.

3.7.2.2 Elektronikventilator EV-A (Dräger)

Der EV-A ist ein zeitgesteuerter, mikroprozessorüberwachter Respirator, der für die Langzeitbeatmung von Erwachsenen und Kindern ab 15 kg KG unter allen gängigen Beatmungsmustern und Spontanatmungsformen sowie mit der Möglichkeit zur manuellen Beatmung ausgelegt ist. Sämtliche Druck- und Flowverläufe werden mit Hilfe eines mikroprozessorgesteuerten Präzisionsventils („HPS-Ventil" - „High Pressure Servo Valve") erzeugt. Das Gerät arbeitet im wesentlichen als Flowzerhacker, verfügt aber über einen eigenen Mischgastank, in dem das Frischgas bei einem Druck zwischen 2,1 und 2,6 bar gespeichert wird.

Die Anordnung der Bedienelemente zur Parametereinstellung bei den verschiedenen Beatmungs- und Spontanatmungsformen geht aus Abb. 3.7.2-14 hervor. Auf dieser Abbildung ist außerdem das herausnehmbare Patientensystem zu erkennen. Bei Netzausfall erlaubt das Gerät

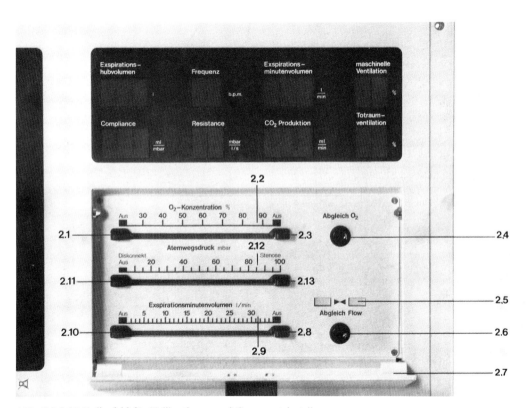

Abb. 3.7.2-15 Bedienfeld für Kalibrationen und Grenzwerteinstellungen

2.1 Unterer Grenzwertsteller für O_2-Konzentration (abschaltbar)
2.2 Skala für Grenzwerteinstellung der O_2-Konzentration
2.3 Oberer Grenzwertsteller für O_2-Konzentration (abschaltbar)
2.4 Taster zum Abgleich des O_2-Sensors
2.5 Abgleich-Anzeigelampen des Spirolog-Sensors
2.6 Taster zum Abgleich des Spirolog-Sensors
2.7 Klappe zum Abdecken des Kalibrier- und Grenzwertpanel

2.8 Oberer Grenzwertsteller für Exspirationsminutenvolumen (abschaltbar)
2.9 Skala für Grenzwerteinstellung des Exspirationsminutenvolumens
2.10 Unterer Grenzwertsteller für Exspirationsminutenvolumen (abschaltbar)
2.11 Unterer Grenzwertsteller für Beatmungsdruck — Diskonnekt (abschaltbar)
2.12 Skala für Grenzwerteinstellung des Beatmungsdrucks
2.13 Oberer Grenzwertsteller für Beatmungsdruck — Stenose (nicht abschaltbar)

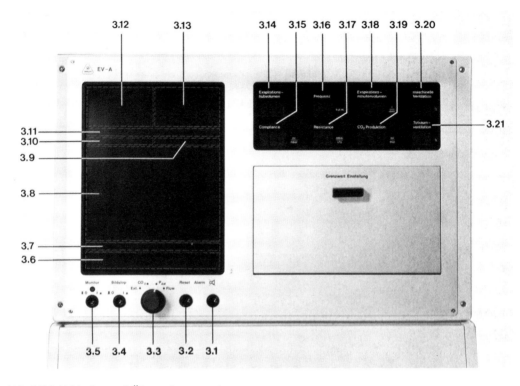

Abb. 3.7.2-16 Monitor und Überwachungsanzeigen

3.1 Taster zum Unterdrücken des akustischen Alarms für 2 min
3.2 Reset-Taster zum Löschen der Alarmanzeige im Bildschirm nach Beheben des Fehlers und zur Reaktivierung des akustischen Alarms. Gleichzeitig Prüftaster für die Ziffernanzeige: bei betätigtem Taster und ordnungsgemäßer Funktion der Ziffernanzeigen erscheinen die Ziffern 8.88, gleichzeitig ertönt ein Dauerton des Alarmgebers
3.3 Wahlschalter zur wahlweisen analogen Darstellung:
Flow $\dot{V}(t)$
Atemwegdruck $P_{AW}(t)$
Exsp. CO_2-Partialdruck $Pe_{CO_2}(t)$
Externes Analogsignal $X(t)$
3.4 Schalter zum „Einfrieren" der Monitor-Darstellung
3.5 Schalter zum Abschalten des Bildschirms — wird während des Auftretens eines Alarms automatisch wieder eingeschaltet
3.6 Feld für Balkendiagramm:
Exspirationsminutenvolumen
mit zugehörigen Grenzwerten
3.7 Feld zur Anzeige der Druckwerte während der Analogdarstellung $P_{AW}(t)$
Spitzendruck PEAK
Plateaudruck PLAT
Positiv Endexsp. Druck PEEP
Mitteldruck MEAN
3.8 Analoge Darstellung:
$P_{AW}(t)$ mit Grenzwerteinblendungen (gestrichelte Linien) alternativ:
$\dot{V}(t)$ mit Nullinie, $Pe_{CO_2}(t)$, externes Analogsignal $X(t)$
3.9 Feld für Einstellhilfen bzw. Durchlaufzeit der Bildschirm-Kurve
3.10 Feld für Anzeige der gewählten Analogdarstellung inkl. Skalierung
3.11 Feld für Anzeige der Gaskonzentrationen:
O_2 Vol.-% links
CO_2 kPa rechts
3.12 Feld für Statusmeldungen
3.13 Feld für Alarme und Warnungen
3.14 Anzeige des Exspirationshubvolumens (l)
3.15 Anzeige der Compliance (ml/mbar)
3.16 Frequenzanzeige bpm. (breath per minute l/min)
3.17 Anzeige der Resistance (mbar/l/s)
3.18 Anzeige des Exspirationsminutenvolumens (l/min)
3.19 Anzeige der CO_2-Produktion (ml/min)
3.20 Anzeige der maschinellen Ventilation (%)
3.21 Anzeige der Totraumventilation als V_D/V_T (%)

die manuelle Notfallbeatmung mit dem beigefügten selbstentfaltenden Beatmungsbeutel, jedoch lediglich unter Raumluft ohne PEEP.

Bei den Mischformen zwischen Spontanatmung und kontrollierter Beatmung richten sich Druck- und Flowverlauf der kontrollierten Hübe nach den Einstellungen wie unter rein kontrollierter Beatmung. Die mandatorische Mindestventilation unter SIMV und MMV ergibt sich aus dem Produkt von IMV-Frequenz und Hubvolumen. Zur synchronisierten Applikation der mandatorischen Hübe muß unter diesen Mischformen die Triggerfunktion aktiviert sein. Der Anstieg des inspiratorischen Gasflusses bis zum eingestellten Maximalwert erfolgt in jedem Fall gleitend.

Sämtliche Alarm- und Monitoringfunktionen des EV-A sind in das Grundgerät integriert (Abbildungen 3.7.2-15 und 3.7.2-16).

Auf dem Bildschirm können wahlweise die Kurven für den Atemwegsdruck, den Gasfluß, die CO_2-Konzentration oder für ein externes Signal kontinuierlich dargestellt werden. Darüber hinaus sind Felder für digitale Meßwertanzeigen, Balkendiagramme und viele verschiedene Statusmeldungen, Warnhinweise und Alarme vorgesehen. Um eine Alarmmeldung zu löschen, muß nach Beseitigung der Ursache mit der „Reset"-Taste quittiert werden.

Auf die rechnergestützte Ermittlung von Compliance und Resistance wurde bereits in der allgemeinen Einleitung dieses Kapitels (s. S. 106 f.) eingegangen. Die Bestimmung der Totraumventilation und des RQ ist nur bei Verwendung einer CO_2-Küvette möglich, da dieser Wert aus dem initialen, praktisch CO_2-freien Anteil des Exspirationsvolumens ermittelt wird.

Die in den EV-A integrierten Überwachungseinheiten für Druck, Volumen und Sauerstoffkonzentration arbeiten im wesentlichen analog den entsprechenden, separat erhältlichen Überwachungsgeräten (s. Abschnitt 3.7.2.7). **Die adäquate Einstellung der Alarmgrenzen ist manuell vorzunehmen. Der Abgleich für die O_2- und Flowsensoren kann jederzeit erfolgen. Während des Abgleichvorganges für den Flowsensor muß eine evtl. angeschlossene Absaugvorrichtung von der Abgastülle entfernt werden.**

Zum Betrieb eines Medikamentenverneblers wird dieser zwischen die Ausgangstülle des Atemgasbefeuchters (s. Abschnitte 3.7.2.7.2 und 3.7.3.1) und Inspirationsschlauch montiert. Für eine möglichst effektive Aerosolabgabe kann der Vernebler auch vor dem Tubuskonnektor in den Inspirationsschenkel positioniert werden. Anschließend wird mit einem Druckschlauch die Verbindung zwischen den entsprechenden Anschlüssen unterhalb der Inspirationstülle (1.20 in Abb. 3.7.2-14) und am Verneblergehäuse hergestellt. Zum Ein- und Ausschalten der Verneblerfunktion muß der entsprechende Drucktaster (1.25) betätigt werden. **Je nach laufendem Beatmungsmuster kommt es unter Betrieb des Verneblers zu einer unterschiedlich ausgeprägten Erhöhung des Atemzeitvolumens. Durch Medikamentenrückstände kann es zu einer gewissen Beeinträchtigung des CO_2-Monitorings und der Volumenmessung kommen.**

Die Funktionskontrolle vor Anwendung am Patienten erfolgt anhand der beigefügten Checkliste (s. Abb. 3.7.2-7).

Für die Wahl des Beatmungsmusters und die Parametereinstellung sind vorrangig die Drehknöpfe (1.1) bis (1.11) (Abb. 3.7.2-14) zu bedienen. Drehknopf (1.11) dient in Doppelfunktion sowohl der Einstellung der Triggerschwelle, als auch der Anstiegssteilheit der Druckunterstützung. IMV und MMV können mit ASB kombiniert werden.

Als Besonderheit ist bei der Wiederaufbereitung zu beachten, daß der selbstentfaltende Beatmungsbeutel von der Schlauchverbindungstülle getrennt wird, damit durch eine Autoklavierung keine bleibenden Verformungen entstehen.

Mit zunehmender Komplexität eines Gerätes sind den Einflußmöglichkeiten des Anwenders bei **Funktionsstörungen und Fehlermeldungen** naheliegenderweise immer engere Grenzen gesetzt. Über die mögliche Ursache einer zugrundeliegenden Störung informiert das Gerät in der Regel durch eine entsprechende Meldung auf dem Bildschirm. Als Störquellen grundsätzlich auszuschließen sind ein undicht oder fehlerhaft montiertes Schlauch- und Patientensystem, ein unzureichender Versorgungsgasdruck (3 - 6 bar), noch nicht abgelaufene Kalibrationszeit der jeweiligen Sensoren, Verschmutzungen durch Medikamentenrückstände oder Sekret und widersprüchliche Parametereinstellungen (z. B. IMV-Frequenz › IPPV-Frequenz).

3.7.2.3 Evita (Dräger)

Der Aufbau aus abnehmbarem Patientensystem, integrierter Bedien- und Überwachungseinheit sowie die Anordnung der Bedienelemente und ihre Bedienlogik kennzeichnen Evita als eine Weiterentwicklung des EV-A. Evita ist dabei weniger voluminös und weist hinsichtlich der Austauschbarkeit der Software eine größere Flexibilität auf.

Das Gerät arbeitet als zeitgesteuerter Flowzerhacker ohne Reservoir und ist unter der **hier zugrundegelegten Software-Version 9** mit Tidalvolumina bis hinunter auf 50 ml auch für die Pädiatrie-Beatmung geeignet.

Die Funktionsprüfung erfolgt nach Herstellung der Medienversorgung, vollständigem Zusammenbau des Atemsystems und Kalibration der O_2- und Flow-Sensoren anhand der beigefügten Checkliste. Die Bedienungs-, Anzeigen- und Funktionselemente gehen aus den Abbildungen 3.7.2-18 bis 3.7.2-21 hervor.

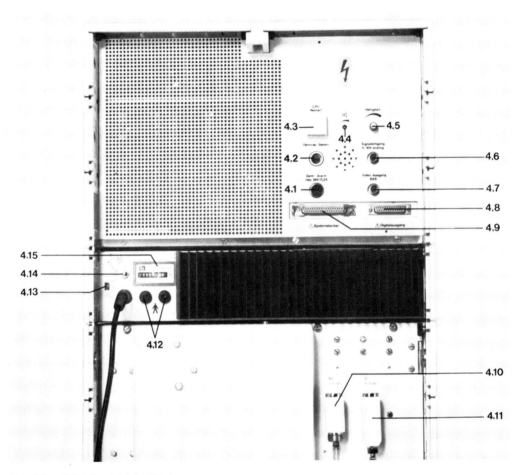

Abb. 3.7.2-17 Rückansicht des EV-A

4.1 Ausgang für Zentralalarm (Umschaltkontakt)
4.2 Buchse für Optocap-Sensorstecker
4.3 Restart-Taste zum Neustart des Programms (mit Abdeckplatte)
   • nur in Ausnahmefällen zu benutzen
4.4 Lautstärkeregler für Intervallton
4.5 Helligkeitsregler für Bildschirm
4.6 Externer Signaleingang 0 bis 10 V analog für Bildschirm Darstellung X (t)[1]
4.7 Video-Ausgang BAS (Bild-Austast-Signal BAS für Videomonitor bzw. für Videoprinter[1])
4.8 Digitalausgang RS 232[1]
4.9 Anschluß für DRÄGER-Systemstecker
4.10 Druckluftanschluß: Air 3—6 bar (Gewinde M20 × 1,5 außen)

4.11 Drucksauerstoffanschluß: O_2 3—6 bar (Gewinde M12 × 1 innen)
4.12 Netzsicherungen[2]
4.13 Umschalter zur wahlweisen Verbindung und Trennung von Elektronikmasse und Schutzleiter
4.14 Potentialausgleichsbolzen
4.15 Betriebsstundenzähler

[1] Achtung: Bei der Kopplung eines externen Gerätes mit dem EV-A ist Kapitel — „Wichtiger Hinweis" — der Betriebsanleitung zu beachten.

[2] IEC 601, Abschnitt 19, Tab. 4, max. zulässiger Erdableitstrom ≤ 0,5 mA

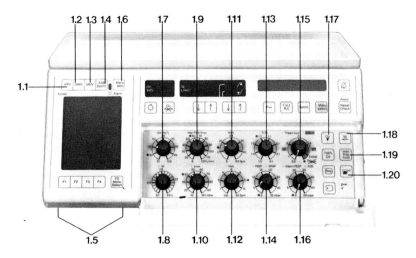

Abb. 3.7.2-18 Evita, Einstellfeld

1.1 Taste für Betriebsart IPPV; grüne LED »Assist« neben der Taste leuchtet wenn Inspiration durch Trigger ausgelöst wird.
1.2 Taste für Betriebsart SIMV
1.3 Taste für Betriebsart MMV
1.4 Taste für Spontanatmung in Kombination mit ABS

Im betätigten Zustand leuchtet die grüne LED in der jeweiligen Taste, die Betriebsart wird in der darunter befindlichen Anzeige wiedergegeben.

1.5 Tasten zur Eingabe zusätzlicher Menü-Funktionen
1.6 Taste zum Aktivieren der zusätzlichen Funktionen von 1.5
1.7 Drehknopf für inspiratorische O_2-Konzentration O_2-Vol. %
1.8 Drehknopf für Atemhubvolumen V_T
1.9 Drehknopf zur Begrenzung des Inspirationsdrucks pmax
1.11 Drehknopf für IPPV-Frequenz f_{IPPV}
1.12 Drehknopf für IMV-Frequenz f_{IMV}
1.13 Drehknopf für I:E-Verhältnis $T_I : T_E$
1.14 Drehknopf für PEEP/CPAP
1.15 Drehknopf für:
— Triggerempfindlichkeit $\triangle$ ptr während IPPV bzw.
— Druckanstieg bei ASB während SIMV, MMV, ASB Spont
1.16 Drehknopf für:
— »Seufzertiefe«, interm PEEP während IPPV
— ASB-Druck während SIMV, MMV, ASB Spont

Den Drehknöpfen 1.7 bis 1.16 ist je eine grüne LED zur Benutzer-Führung zugeordnet.
In Abhängigkeit von der gewählten Betriebsart leuchten die LEDs der Drehknöpfe, die eingestellt werden müssen.

1.17 Taste zur Kalibrierung der O_2-Messung; gelbe LED leuchtet während der Kalibrierung
1.18 Taste zum Sauberglühen und Nullabgleich des Flow-Sensors; gelbe LED leuchtet während des Nullabgleichs
1.19 Taste zum Auslösen und Verlängern einer Inspiration; gelbe LED leuchtet, wenn Inspiration manuell gestartet wurde
1.20 Taste zum 10minütigen Einschalten des Medikamentenverneblers; grüne LED leuchtet während der Betriebszeit des Medikamentenverneblers

Gegenüber den Eigenschaften des EV-A sind folgende Besonderheiten von Evita speziell zu erwähnen:

— Der Ein-/Ausschalter befindet sich auf der Rückseite des Gerätes und ist durch eine Lasche vor versehentlicher Betätigung geschützt.

— **Die Grenzwerteinstellungen der Alarmfunktionen** sind überwiegend an ihre Parametereinstellungen gekoppelt; so betragen z.B. die Alarmgrenzen für die inspiratorische O_2-Konzentration automatisch +/-4 Vol% vom Einstellwert, im Modus IPPV wird die untere Grenze für den Atemwegsdruck selbsttätig

5 mbar über PEEP-Niveau festgelegt, die obere Alarmgrenze in Koppelung mit dem entsprechenden Drehkopf bei p_{max} + 10 mbar. **Direkt von Hand einzustellen bleiben somit lediglich die Alarmgrenzen für das Atemminutenvolumen über vier deutlich gekennzeichnete Folientasten.**

— Die Umschaltung zwischen verschiedenen Beatmungsmodi bzw. Spontanatmungsformen erfolgt durch Druck auf die über dem Bildschirm befindlichen Folientasten; **zum Schutz vor versehentlicher Verstellung müssen die Tasten für einige Sekunden konstant betätigt werden, bevor die Umschaltung tat-**

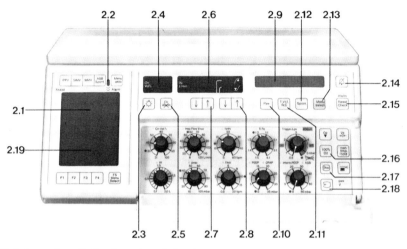

Abb. 3.7.2-19 Evita, weitere Bedienelemente und Anzeigen

2.1 Status — Alarmanzeigen oben im Bildschirm
2.2 Rote Warnlampe, blinkt bei Alarm, verweist auf die Alarmanzeige
2.3 Taste zum Einschalten der Beleuchtung von Status- und Alarmanzeigen im Bildschirm 2.1 sowie der Meßwertanzeigen 2.9
2.4 LED-Anzeige der O_2-Konzentration O_2-Vol. %
2.5 Taste zum ständigen Ausschalten der O_2-Überwachung; gelbe LED blinkt wenn O_2-Überwachung ausgeschaltet ist
2.6 LED-Anzeige des exspiratorischen Minutenvolumens $\dot{V}_E$ l/min mit oberem und unterem Grenzwert
2.7 Tastenpaar
zum Einstellen des oberen Grenzwertes V_E
(▼ = kleiner, ▲ = größer)
2.8 Tastenpaar
zum Einstellen des unteren Grenzwertes V_E
2.9 Meßwertanzeigen
2.10 Taste zum Anwählen der Kennwerte des Atemwegsdrucks:
— Spitzendruck   Max
— Plateaudruck   Plat
— Pos. endexsp. Druck   PEEP
— Mittlerer Druck   Mittel
Die Kennwerte werden in der Meßwert-Anzeige 2.9 angezeigt
2.11 Taste zum Anwählen der Kennwerte:
— Inspirationsgas-Temperatur Temp
— Atemhubvolumen   VTe
— Frequenz   f

— Resistance   R
— Compliance   C
2.12 Taste zum Anwählen der Kennwerte:
— Spontan geatmetes, exsp.
  Minutenvolumen $M\dot{V}$spo
— Spontanatemfrequenz   f-spo
— Spontanatmung unter pos.
  Atemwegsdruck   CPAP
Im betätigten Zustand leuchtet die grüne LED in den Tasten 2.10, 2.11, 2.12
Bei zweimaligem Drücken der Tasten 2.10, 2.11, 2.12 werden die jeweils benutzten Dimensionen angezeigt
2.13 »Menu«-Taste, für zusätzliche Anzeigen
2.14 Taste zum Unterdrücken des Warntons für ca. 2 min; wenn wirksam, leuchtet gelbe LED
2.15 Taste zum Quittieren des Alarms, wenn Fehler beseitigt. Dient gleichzeitig zum Reaktivieren des Warntons
2.16 Taste zur Oxygenierung bei Bronchialtoilette
2.17 Taste zum »Einfrieren« des Bildschirminhaltes 2.18; wenn wirksam, leuchtet gelbe LED.
2.18 Taste zum Anwählen von
— Atemwegsdruck Paw (t)
  oder
— Flow $\dot{V}$ (t)
im Bildschirm 2.19
2.19 Bildschirm für Analogsdarstellungen wahlweise:
— Atemwegsdruck Paw (t)
— Flow $\dot{V}$ (t)
Anwählen über die Wahltaste 2.18

Beatmungsgeräte 137

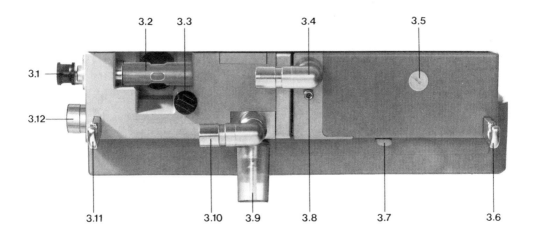

Abb. 3.7.2-20 Evita, Patientensystem mit Anschlüssen

3.1 Zugknopf zum Wechsel des Flow-Sensors
3.2 Flow-Sensor in der Aufnahme
3.3 Befestigungsschraube für Patientensystem
3.4 Inspirationstülle, nach rechts und links schwenkbar
3.5 Befestigungsschraube für Abdeckhaube (dahinter: O_2-Sensor und Filter)
3.6 Schlauchhalter
3.7 Schublade für Gebrauchsanweisung und Checkliste
3.8 Kupplung für Antrieb des Medikamentenverneblers
3.9 Wasserfalle
3.10 Exspirationstülle, nach rechts und links schwenkbar
3.11 Schlauchhalter
3.12 Abgastülle

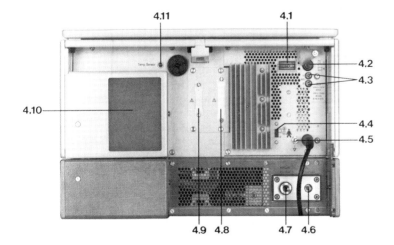

Abb. 3.7.2-21 Evita, Rückansicht

4.1 Betriebsstundenzähler
4.2 Netzschalter
4.3 Netzsicherung (2 ×)
4.4 Schalter zum wahlweisen Verbinden oder Trennen von Elektronik-Masse und Schutzleiter
4.5 Potentialausgleichsbolzen
4.6 Anschluß für Drucksauerstoff
4.7 Anschluß für Druckluft
4.8 Aufnahme für Dräger-Bus (optional)
4.9 Aufnahme für RS 232-Schnittstelle (optional)
4.10 Kühlluft-Filter für Ventilator
4.11 Buchse für Temperatur-Sensor

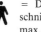 = DIN IEC 601, Abschnitt 19, Tab. 4: max. zulässiger Erdableitstrom 0,5 mA

sächlich erfolgt (grüne Diode im betreffenden Tastenfeld muß kontinuierlich leuchten).
— An jedem der Drehknöpfe im Bedienfeld befindet sich eine grüne Leuchtiode, deren Aufleuchten besagt, daß der entsprechende Drehknopf im gewählten Beatmungsmodus einzustellen ist bzw. überprüft werden muß. Das Blinken einer Diode zeigt ungebräuchliche Einstellungen an, die durch Drücken der „Reset"-Taste eigens bestätigt werden müssen, oder bedeutet widersprüchliche Einstellung gegenüber der Parameterwahl an einem anderen Drehknopf (z.B. IMV-Frequenz › IPPV-Frequenz). Zusätzlich erscheint eine entsprechende Bildschirmmeldung.
— Evita bietet eine Anschlußmöglichkeit für das Sensorkabel zur Überwachung der Atemgastemperatur; ein zusätzliches elektrisches Thermometer (s. Abschnitt 3.7.2.7.2) erübrigt sich somit.

Gegenüber der ursprünglichen Version des Gerätes weist Evita unter dem Software-Standard 9 neben der bereits erwähnten Eignung für die Pädiatrie-Beatmung noch folgende Erweiterungen des Leistungsspektrums auf:

— Spezielle Funktionstaste, die während einer Bronchialabsaugung vorübergehend die akustische Alarmierung unterdrückt und den F_IO_2 auf 1,0 stellt.
— BIPAP-Modus (s.a. S. 106)
— Synchronisation von zwei Geräten zur seitengetrennten Beatmung.
— Sicherheitsfunktion der „Apnoe-Ventilation", die nach einer längeren Apnoe-Zeit (vorher einzustellen) von einem Spontanatem-Modus automatisch auf CMV entsprechend den eingestellten Werten schaltet.
— Sicherheitsfunktion der „Hechelüberwachung", die mit vorwählbarer Verzögerung bei Überschreiten einer oberen Alarmgrenze in einem Spontanatem-Modus alarmiert.

Die Sonderfunktion zur Bronchialtoilette wird über die Taste 2.16 direkt aktiviert.

Alle anderen genannten Erweiterungen müssen über die Menütasten 1.5 (beginnend mit „F5/Menu Select") ausgewählt, entsprechend eingestellt („angemeldet") und - mit Ausnahme der Hechelüberwachung - durch die Taste 1.6 noch eigens aktiviert werden. Auch die Taste 1.6 ist so lange gedrückt zu halten, bis die grüne Diode im Tastenfeld kontinuierlich leuchtet.

Im Hinblick auf weitere Einzelheiten diesbezüglich und auch die Menüfunktionen unter der Taste 2.13 wird auf die Gebrauchsanweisung verwiesen.

Für **Fehlermeldungen** gilt in Analogie das beim EV-A Beschriebene.

Wird eine druckbegrenzte Beatmung durchgeführt (Einstellknopf 1.10 „p_{max}"), so muß bei verändertem PEEP-Niveau die Druckbegrenzung gleichsinnig verändert werden, um das bisherige Atemminutenvolumen beizubehalten.

Evita benötigt ebenfalls einen Versorgungsgasdruck zwischen 3 und 6 bar. Bei Ausfall der Strom- und/oder Gasversorgung ist Spontanatmung mit gefilterter Raumluft möglich.

3.7.2.4 Servo Ventilatoren (Siemens-Elema)

Die „Familie" der Servo Ventilatoren 900 - 900 E ist einer über zwei Jahrzehnte währenden Fortentwicklung des ursprünglichen Konzeptes entwachsen. Konstruktionsweise und Bedienlogik der einzelnen Vertreter dieser Reihe sind sich dabei sehr ähnlich geblieben. Es besteht eine klare Trennung zwischen oberem „Pneumatikteil" und unterem „Elektronikteil".

Die gewünschten Druck- und Flowmuster werden im wesentlichen über die Servo-Steuerung der Klemmventile erzeugt. Etwa 500 mal pro Sekunde werden die vorgewählten Einstellungen an der Elektronikeinheit mit den Druck- und Flowsignalen aus der Pneumatikeinheit verglichen und daraus entsprechende Steuerimpulse an die Servo-Motoren der Klemmventile errechnet.

Im weiteren soll vorrangig auf die Eigenschaften des Servo Ventilators 900 C eingegangen werden, da dieses Gerät unter den Servo Ventilatoren über die größte Funktionsbreite verfügt. Davon abweichende Eigenschaften der übrigen Servo-Typen werden anschließend kurz gestreift.

Wie alle Servo Ventilatoren arbeitet der 900 C als primär zeitgesteuerter volumenkonstanter Flowzerhacker, dessen federbelasteter Balg auch als passives Primär-/Sekundärsystem interpretiert werden kann. Durch die sehr leistungsfähigen Durchflußwandler können kleinste Hubvolumina bis hinab zu 10 ml appliziert werden, so daß das Gerät auch für die Beatmung von Frühgeborenen geeignet ist. Durch entsprechende Handbeatmungszusätze (spezifisch für die einzelnen Servo-Typen!) und die Möglichkeit der Zufuhr von Narkosegasen kann das Gerät auch in der Anästhesie eingesetzt werden. Mit Hilfe einer mobilen Versorgungseinheit („power pack" und Flaschenversorgung) sind Servo-Ventilatoren auch für Transporte verwendbar. Diese Geräte kommen somit einer Erfüllung der eingangs aufgelisteten Anforderungen an ein „Universal-Beatmungsgerät" recht nahe.

Die Bedienelemente am Elektronikteil des Servo 900 C sind in Abb. 3.7.2-23 dargestellt. Der Ein-/Ausschalter befindet sich auf der Rückseite des Gerätes (Abb. 3.7.2-24) und kann nur unter **Längszug am Schalterknebel** betätigt werden.

Als Leitschiene für eine initiale **Funktionskontrolle** kann die am Gerät befindliche Kurzanleitung herangezogen werden; die erfolgte Überprüfung ist in einem sogenannten „Log-Blatt" einzutragen.

Die Einstellung der einzelnen Parameter richtet sich nach der Wahl des Beatmungsmusters bzw. der Spontanatemform. Die Reihenfolge der Einstellschritte für eine kontrollierte Beatmung ist beispielhaft in Abb. 3.7.2-25 dargestellt.

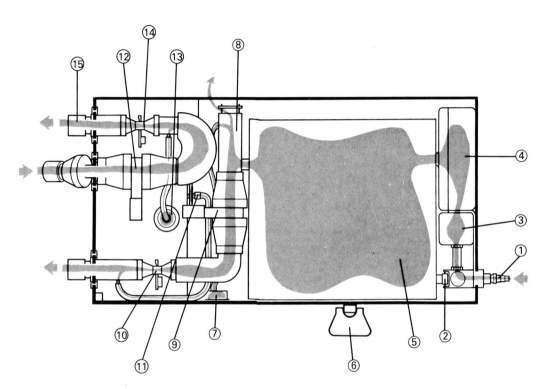

Abb. 3.7.2-22 Pneumatikteil der Servo Ventilatoren, Aufsicht

1 Gasanschluß. Der obere Einlaß wird für Niederdruck-Gas und der untere für Hochdruck-Gas (nicht abgebildet) benutzt
2 Die Gaszufuhr wird durch ein Ventil geregelt, so daß ein konstanter Druck im Faltenbalg (Gasreservoir) aufrechterhalten wird
3 Die O_2-Zelle mißt die O_2-Konzentration im Gas.
4 Das Gas strömt durch ein Bakterienfilter
5 Faltenbalg: Die Respirationsgase werden bei konstantem Druck vermischt und gespeichert
6 Der Arbeitsdruck wird mit Hilfe einer Einstellschraube eingestellt. Diese Einstellung steuert die Federspannung des Federpaketes
7 Ein Manometer zeigt den Arbeitsdruck an
8 Ein Sicherheitsventil öffnet, falls der Faltenbalg überfüllt wird oder der Druck den Höchstwert von ca. 120 mbar überschreitet
9 Der Durchflußwandler auf der Inspirationsseite mißt den Gasflow zum Patienten
10 Das Inspirationsventil regelt den inspiratorischen Gasflow
11 Der Druckwandler auf der Inspirationsseite mißt den Atemwegdruck
12 Der Durchflußwandler auf der Exspirationsseite mißt den exspiratorischen Gasflow
13 Der Druckwandler auf der Exspirationsseite mißt den Atemwegdruck
14 Das Exspirationsventil ist während der Inspirations- und Pausendauer geschlossen und während der Exspiration geöffnet
15 Das Klappenventil verhindert einen Rückstrom der ausgeatmeten Gase

140 Spezieller Teil

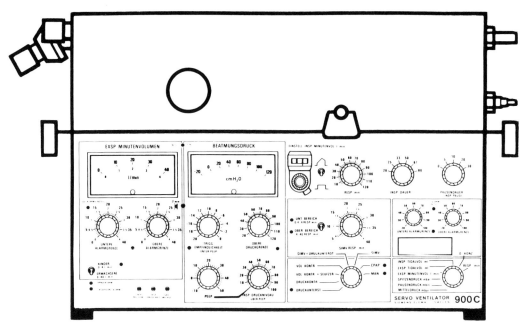

Abb. 3.7.2-23 Servo 900 C, Frontseite

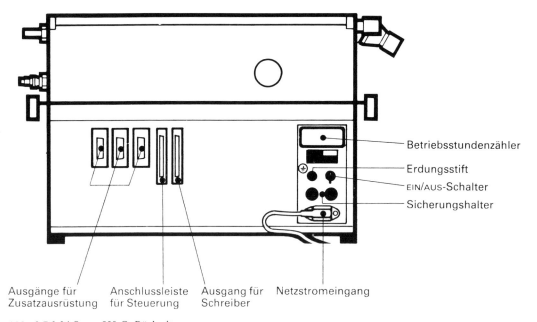

Abb. 3.7.2-24 Servo 900 C, Rückseite

Beatmungsgeräte 141

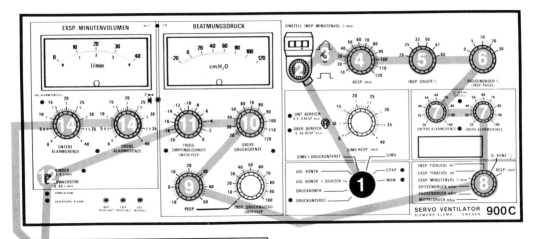

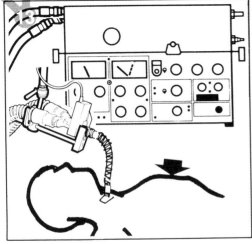

Abb. 3.7.2-25 Bedienschritte für CMV am Servo 900 C

Besonders hinzuweisen ist darauf, daß an den Servo Ventilatoren anstelle von Hubvolumen und I:E-Verhältnis das Atemminutenvolumen und die relativen Anteile von inspiratorischer Flowphase und Pausendauer eingestellt werden müssen. Eine automatische Sicherheitsfunktion des Gerätes verhindert, daß diese beiden Phasen zusammen mehr als 80 % eines Atemzyklus ausmachen können. Das äquivalente I:E-Verhältnis kann - ebenso wie die Kompensation der Systemcompliance beim Atemminutenvolumen unter Verwendung verschiedener Schlauchsysteme - aus einer Tabelle abgelesen werden.

Anschließend müssen die oberen und unteren Alarmgrenzen für die Sauerstoffkonzentration und das exspirierte Atemminutenvolumen eingestellt werden. Waren die entsprechenden Drehknöpfe bei der Funktionskontrolle über den Skalenbereich hinausbewegt und somit inaktiviert worden, so blinken gelbe Kontrolleuchten, bis eine Einstellung der Alarmgrenzen vorgenommen wurde. Zu beachten ist außerdem, daß für das exspirierte Minutenvolumen durch Betätigen des Schalters (12) unterschiedliche Skalenbereiche Gültigkeit besitzen.

Ist die Triggerfunktion unerwünscht, so kann sie durch Anwählen des Maximalwertes von -20 mbar inaktiviert werden. Im Modus „manuell" ist der Trigger in jedem Fall inaktiv.

Eine obere Druckgrenze ist mit dem Schalter (10) einzustellen; diese Funktion ist in jeder Beatmungsform bzw. jedem Spontanatemmodus aktiv und führt bei Auslösung zu einer sofortigen Umschaltung auf Exspiration.

Das mit dem Drehknopf (9) einzustellende PEEP-Niveau bildet die Bezugsbasis für die am rechts daneben befindlichen Drehknopf einstellbare Druckunterstützung bei ASB oder die ent-

sprechende Limitierung einer druckkontrollierten Beatmung.

Folgende Hinweise müssen bei Wahl des Modus SIMV besonders beachtet werden: Für die Wahl der SIMV-Frequenz können wiederum zwei Skalenbereiche durch Betätigung eines links vom Drehknopf für die SIMV-Frequenz befindlichen Schalters angewählt werden. Die Form der kontrollierten Hübe, die Länge des Erwartungsfensters (SIMV-Periode) und der Spontanatemperiode hängen jedoch von den Einstellungen der Bedienelemente (2) bis (6) aus Abb. 3.7.2-25 ab. Die Länge der SIMV-Periode in Sekunden errechnet sich aus 60 dividiert durch die am Drehknopf (4) eingestellten Respirationen pro Minute. Die Länge des gesamten SIMV-Zyklus in Sekunden ergibt sich dagegen aus 60 dividiert durch die Anzahl der darunter eingestellten SIMV-Respirationen pro Minute. Die Spontanatmungsperiode bildet die Differenz zwischen SIMV-Zyklus und SIMV-Periode.

Während der Spontanatmungsperiode öffnet das Inspirationsventil, sobald die Inspirationsanstrengung des Patienten den eingestellten Triggerwert unterschreitet. Die Umsteuerung auf Exspiration erfolgt, wenn der Flow zum Patienten auf 25 % seines Maximalwertes während der vorangegangenen Inspiration abgefallen ist. Diese Funktion ist mehrfach gesichert, insofern auch auf Exspiration umgeschaltet wird, wenn der Flow zum Patienten auf weniger als 0,1 l/s abgefallen oder der Atemwegsdruck bei geschlossenem Inspirationsventil auf 3 mbar über PEEP-Niveau angestiegen ist.

Inspiration und Umsteuerung auf Exspiration, sobald der Flow auf 25 % des vorangegangenen Maximalwertes abgefallen ist, erfolgen im **ASB-Modus** in analoger Weise. Außerdem erfolgt auch hier eine Umsteuerung auf Exspiration, sobald der Atemwegsdruck das PEEP-Niveau um 3 mbar überschreitet. Eine weitere Exspirationssicherung besteht darin, daß auf Exspiration umgesteuert wird, wenn nach theoretischem Ablauf eines am Drehknopf „Resp./min" (4) definierten Beatmungszyklus 80 % abgelaufen sind. Ist an diesem Drehknopf also beispielsweise eine Beatmungsfrequenz von 12/min eingestellt, so beträgt die Länge des fiktiven Beatmungszyklus 60 s : 12 = 5 s; unter ASB wird also bei Versagen der beiden anderen Steuerungsmechanismen nach 4 s (80 % von 5 s) auf Exspiration umgesteuert.

Diesen Eigentümlichkeiten der Parametereinstellung unter SIMV und ASB inklusive Mischformen muß also die dringende Empfehlung entnommen werden, sich in jedem Fall auch eine zweckmäßige Einstellung der Parameter für eine fiktive kontrollierte Beatmung zur Gewohnheit zu machen.

Am Drehknopf (8) schließlich können die aktuellen Werte für die bezeichneten Parameter an der darüber befindlichen Digitalanzeige zur Darstellung gebracht werden.

Weitere Sonderfunktionen erlauben ein Verharren auf endinspiratorischem oder endexspiratorischem Niveau sowie einen raschen Gaswechsel. Die Taste „INSP. PAUSE HALT" soll unter SIMV nicht betätigt werden, da hier zwei Inspirationen unmittelbar aufeinanderfolgen können.

Bei kontrollierten Hüben kann außerdem zwischen einem konstanten und einem akzelerierenden Flowverlauf gewählt werden (Schalter (3) in Abb. 3.7.2-25).

Folgende Besonderheiten sind bei den Alarmfunktionen hervorzuheben:
— Der Apnoealarm ist nur bei allen reinen und kombinierten Spontanatmungsformen aktiv.
— Der Gasversorgungsalarm ist bei hochfrequenter Beatmung (über 80/min) mit einer relativen Dauer der inspiratorischen Flowphase von 20 oder 25% nicht aktiv.
— Der Alarm-aus-Taster unterdrückt mit Ausnahme der Alarme für Netzausfall und Überschreitung der oberen Druckgrenze alle Alarmfunktionen für 2 min.
— Bei Netzausfall oder gewollter Trennung vom Netz erfolgt die Alarmierung in langsamerer Tonfolge. In diesen Fällen kann durch fortgesetztes Drücken des Alarm-aus-Tasters der Warnton unterdrückt werden.

Eine zusätzliche Überdrucksicherung wird in den Modi CPAP, ASB und druckkontrollierte Beatmung ab 30 mbar über PEEP bzw. Niveau der Druckunterstützung wirksam.

Eine vollständige Demontage aller gasführenden Teile des Pneumatikteils mit Erneuerung bestimmter Einzelteile ist nach jeweils 1000 Betriebsstunden vorgesehen. Dazwischen ist eine Reinigung der gaszuführenden Teile nicht zwingend; lediglich der Exspirationsschenkel ist entsprechenden Maßnahmen zuzuführen. Dabei sind die Steckverbindungen von Druck- und Flußwandler zu lösen und der gesamte Exspirationsschenkel in seine Untereinheiten zu zerlegen. Der 1000-Stunden-Verschleißteiltausch beinhaltet auch eine Kalibration der Überwachungsanzeigen.

Mit Ausnahme des Durchflußwandlers können sämtliche Teile in Desinfektionslösung eingelegt werden; der Durchflußwandler selbst darf lediglich in 70 %igen Alkohol eingelegt werden. Nach einstündiger Einwirkzeit können sämtliche Teile unter einer Temperatur bis zu 150 °C autoklaviert werden.

Der Durchflußwandler, dessen Aufbau und Funktionsweise Abb. 3.7.2-26 a-e zu entnehmen ist, muß bei allen Manipulationen mit besonderer Sorgfalt behandelt werden. Beim Durchtritt durch den Wandler wird das Gas auf einen großen Durchgangs- und einen kleinen Meßkanal aufgeteilt (Abb. 3.7.2-26 c). Im Meßkanal lenkt der Gasstrom eine sehr feine Metallflagge gegen einen ebenso empfindlichen Druckaufnehmer, der den einwirkenden Druck nach einer bestimmten Charakteristik in ein elektrisches Signal übersetzt (Abb. 3.7.2-26 e).

Ein Verbrauch der Sauerstoffzelle ist am Verlust der Meßbereichslinearität bzw. an einem Abfall des Anzeigewertes bei unveränderter Sauerstoffzufuhr kenntlich und erfordert den umgehenden Austausch der Zelle (s. Abschnitt 3.7.2.7.3).

Gegenüber dem 900 C weist der Servo 900 u.a. folgende abweichende Eigenschaften auf:

— Zur Realisierung eines PEEP muß ein mechanisches Zusatzventil an der Exspirationstülle angebracht werden
— Die Messung der Sauerstoffkonzentration erfordert ein Zusatzgerät
— Beatmungsfrequenz zwischen 6 und 60/min
— Das Sicherheitsventil öffnet bereits bei 100 mbar
— Druckkontrollierte Beatmung muß über den Arbeitsdruck realisiert werden
— Ein exspiratorischer Atemwiderstand ist gesondert einstellbar
— Keine Digitalanzeige für die verschiedenen Beatmungsparameter; entsprechende Funktionen gegebenenfalls durch Zusatzgeräte
— Absoluter Trigger! Bei Veränderung des PEEP-Niveaus muß somit auch die Triggerschwelle verstellt werden, sonst erschwerte Auslösung oder Eigentriggerung. Doppelte Triggerlatenz (80 ms).
— Beim Seufzer Wahlmöglichkeit zwischen „mäßig" und „tief"
— Kein SIMV-, ASB- und CPAP-Modus

Besonderheiten des Servo 900 B:
— PEEP nur bis 20 mbar; höhere PEEP-Werte durch externes Zusatzventil wie beim Servo 900
— Absoluter Trigger (s.o.)! Doppelte Triggerlatenz (80 ms)

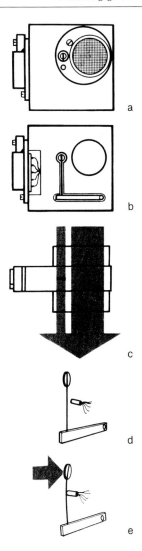

Abb. 3.7.2-26
a: Durchflußwandler, Frontansicht
b: Durchflußwandler nach Entfernen der Gehäusefront
c: Aufteilung des Gasstromes auf einem Meß- und einem Durchgangskanal, Aufsicht
d: Flagge und Druckaufnehmer im Meßkanal, Ruhelage
e: Auslenkung der Meßflagge im Gasstrom

— Beatmungsfrequenzbereich zwischen 6 und 60/min
— Das Sicherheitsventil öffnet bereits bei 100 mbar
— Einstellbare Begrenzung des exspiratorischen Flusses

- Druckkontrollierte Beatmung muß über den Arbeitsdruck realisiert werden
- SIMV-Frequenz als Bruchteil einer vollständig kontrollierten Beatmungsfrequenz einzustellen
- Messung der inspiratorischen Sauerstoffkonzentration mit Zusatzgerät
- Keine Digitalanzeige für weitere Beatmungsparameter
- Keine ASB-Funktion

Besonderheiten des Servo 900 D:
- Besonders ausgelegt zur Narkosebeatmung
- Keine Wahlmöglichkeit des Flowmusters
- Dauer der endinspiratorischen Pause ist fest eingestellt auf 10 % der Zyklusdauer
- Umschaltbare Skalenbereiche für das exspiratorische Minutenvolumen nachrüstbar
- Keine SIMV-Funktion
- CPAP-Modus nicht gesondert anwählbar, jedoch im ASB-Modus ohne Einstellung einer Druckunterstützung realisierbar

Besonderheiten des Servo 900 E:
- Besonders ausgelegt zur Intensivpflegebeatmung
- Keine Wahlmöglichkeit des Flowmusters
- Keine umschaltbaren Skalenbereiche für das exspiratorische Minutenvolumen
- CMV, SIMV und ASB direkt anwählbar

Hinsichtlich vom Anwender zu behebender **Funktionsstörungen** ist insbesondere auf korrekten Sitz aller externen und internen Schlauchverbindungen inklusive der Ansätze von Bakterienfiltern an den Zuleitungen der Druckwandler sowie eine knickfreie Schlauchführung zu achten. Undichtigkeiten im Schlauchsystem können auch eine Eigentriggerung verursachen.

Der korrekte Zusammenbau aller Untereinheiten im Pneumatikteil ist zu überprüfen.

Bei stark schwankender Arbeitsdruckanzeige muß der Frischgasflow erhöht bzw. der Gasmischer überprüft werden.

Zur Vermeidung einer Verschmutzung des exspiratorischen Durchflußwandlers ist die Plazierung einer zusätzlichen Wasserfalle im Exspirationsschenkel zwischen Exspirationsschlauch und Verbindungstülle am Gerät anzuraten.

Bei Betrieb mit Handbeatmungseinrichtung auf Kompatibilität mit dem Servo-Typ achten; ausreichende Beutelfüllung gegebenenfalls mit gesondertem Drehknopf an der Handbeatmungseinrichtung einstellen. Bei Netzausfall ist eine manuelle Beatmung mit dem Servo 900 C nicht möglich.

3.7.2.5 SIMV-Pulmolog (Dräger)

Das SIMV-Pulmolog ist ein zeitgesteuertes, rein pneumatisch betriebenes Beatmungsgerät für Erwachsene und Kinder. Neben der kontrollierten und assistierten Beatmung ermöglicht das Gerät SIMV und CPAP-Atmung.

Zum Betrieb sind, ähnlich wie beim Babylog 1 HF (siehe Abschnitt 3.7.2.1), ein Gasmischer und weitere Zusatzgeräte für das Monitoring erforderlich, auf die in Abschnitt 3.7.2.7 noch näher eingegangen wird.

Das versorgende Mischgas muß mit einem Druck von 2 - 6 bar an den Anschluß (16) auf der Rückseite des Gerätes herangeführt werden. **Das Atemzeitverhältnis ist unveränderlich mit 1 : 2 festgelegt. Bei Erreichen des Einstellwertes für eine Drucklimitierung wird jedoch auf Exspiration umgeschaltet. Dies führt ggf. zu einer Erhöhung der Beatmungsfrequenz gegenüber dem Einstellwert.**

Vor Inbetriebnahme und Funktionskontrolle muß das Gerät wie üblich mit Schlauchsystem, Atemgasbefeuchter, gegebenenfalls auch Vernebler und Prüflunge aufgerüstet werden. Die Zusatzgeräte für das Monitoring sind ebenfalls zu installieren. **Zu beachten ist hier besonders, daß der Inspirationsschenkel an der Frontseite des Grundgerätes anzuschließen ist, der Exspirationsschenkel mündet an einem außerhalb vom Gerät angebrachten Ausatemventil, das seinerseits über zwei Steuerschläuche mit der Rückseite der Grundeinheit verbunden ist. Am Abluftschenkel des Ausatemventils ist gegebenenfalls auch der Flow-Sensor anzubringen.**

Die Funktionskontrolle erfolgt anhand der beigefügten Checkliste.

Vor Inbetriebnahme ist in jedem Modus der Ein-/Ausschalter (12) in Stellung „1" zu bringen. Für kontrollierte Beatmung ist anschließend der Kippschalter (13) in Stellung „IPPV" zu bringen, soll eine Spontanatmungsform gewählt werden, ist dieser Schalter in die Gegenrichtung zu bewegen, eine Entscheidung zwischen SIMV und CPAP zu treffen und der Kippschalter (14) entsprechend zu legen. Anschließend erfolgt die Einstellung der übrigen Parameter nach dem gewählten Modus.

Bei Betrieb eines Medikamentenverneblers ist zu beachten, daß sich dadurch das eingestellte Atemminutenvolumen unter kontrollierter Beatmung um ca. 0,7 l/min erhöht, was durch eine entsprechende Reduktion des am Drehknopf (5) eingestellten Minutenvolumens ausgeglichen werden kann.

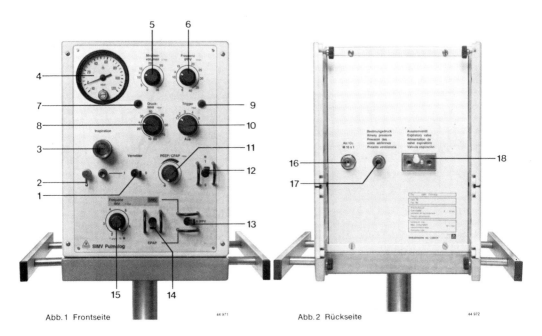

Abb. 3.7.2-27 Anschlüsse und Bedienelemente am SIMV-Pulmolog

1 Ein/Aus-Schalter für Medikamentenvernebler
2 Anschlußtülle für Medikamentenvernebler
3 Anschlußtülle für Inspirationsschlauch
4 Beatmungsdruckmesser
5 Drehknopf für Minutenvolumen
6 Drehknopf für IPPV-Frequenz
7 Schauzeichen für Drucklimit (grün)
8 Drehknopf für Drucklimit
9 Trigger-Schauzeichen
   grün = assistierende Beatmung
   schwarz = kontrollierte Beatmung
10 Drehknopf für Triggerdruck
11 Drehknopf für PEEP/CPAP
12 Ein/Aus-Schalter für SIMV-Pulmolog
13 Schalter für IPPV oder Spontanatmung (SIMV—CPAP)
14 Schalter für SIMV- oder CPAP-Verfahren
15 Drehknopf für IMV-Frequenz
16 Druckgasanschluß
17 Beatmungsdruckabgriff, z. B. für Barolog
18 Steckanschlüsse für Ausatemventil

Unter kontrollierter Beatmung verteilt sich die Inspirationszeit zu 2/3 auf die inspiratorische Flow-Phase, zu 1/3 auf die endinspiratorische Pause.

Eine wirksam gewordene Triggerfunktion oder Druckbegrenzung wird durch ein am jeweiligen Drehknopf angebrachtes Schauzeichen angezeigt. Die Triggereinstellung bezieht sich relativ auf das PEEP-Niveau.

Beim Betrieb im Modus SIMV sind folgende Besonderheiten hinsichtlich der Einstellung zu beachten:

— Die am Drehknopf (15) angewählte SIMV-Frequenz besitzt nur Gültigkeit bei einer am Drehknopf (6) eingestellten IPPV-Frequenz von 12/min (grüner Punkt).

— Die effektive SIMV-Frequenz kann trotz korrekter Einstellung über dem vorgewählten Wert liegen, da es sich um ein Gerät mit variabler SIMV-Periode (s. S. 104) handelt.

— Die Form des mandatorischen Hubs ergibt sich aus den Einstellungen für „Frequenz IPPV" und „Minutenvolumen". Auch die Länge des Erwartungsfensters ist von der Einstellung „Frequenz IPPV" abhängig und errechnet sich nach $2/3 \times 60 : f_{IPPV}$ [s]. Mit Variationen der Einstellung für „Frequenz IPPV" wird somit die Form der mandatorischen Hübe, die Länge des Erwartungsfensters und gleichsinnig, wenn auch in geringerem Umfange, die SIMV-Frequenz beeinflußt.

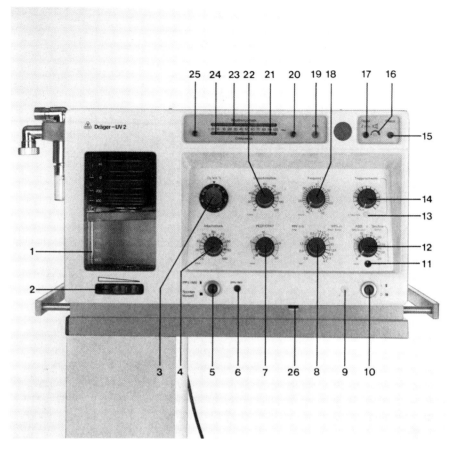

Abb. 3.7.2-28 UV 2, Frontansicht

1. Hubvolumenskala
2. Hubvolumeneinstellung
3. Drehknopf für O$_2$-Konzentrationseinstellung
4. Drehknopf für Arbeitsdruck
5. Betriebsartschalter für »IPPV/IMV« oder »Spontan/Manuell«
6. grünes Schauzeichen für Betriebsart »IPPV/IMV«
7. Drehknopf für PEEP/CPAP
8. Drehknopf für I:E bei kontrollierter bzw. assistierender Beatmung, kombiniert mit Umschalter zum Einstellen der Inspirationszeit bei SIMV/IMV
9. weiße Kontrollampe für Netzschalter (leuchtet bei eingeschaltetem Gerät)
10. Netzschalter
11. Taster für manuell auslösbaren »Seufzer«
12. Drehknopf zum Einstellen der »Seufzertiefe« (»Seufzer«-Druck) und des ASB-Drucks
13. Schauzeichen zum Anzeigen der Triggerfunktion (leuchtet beim Triggern)
14. Drehknopf zum Einstellen der Triggerschwelle
15. Checktaste zum Prüfen und Starten der Überwachungsfunktionen
16. Lautstärkesteller für Summer
17. Reset-Taste zum Löschen des Summers für zwei Minuten und zum Quittieren der Fehleranzeige nach Beseitigung des Fehlers
18. Drehknopf für Beatmungsfrequenz
19. Rote Warnlampe für Gasmangel (zu niedriger Druck der Gasversorgung)
20. Grenzwertsteller für Stenosealarm
21. Grenzwertanzeige für Stenose
22. Drehknopf für Inspirationsflow
23. Beatmungsdruckanzeige
24. Grenzwertanzeige für Diskonnektion
25. Grenzwertsteller für Diskonnektalarm
26. Kurzbetriebsanleitung mit Schublade für Betriebsanleitung

Bei **Funktionsstörungen** ist von Seiten des Anwenders auf korrekte, dichte und knickfreie Schlauchverbindungen zu achten sowie eine Verschmutzung im Ventilbereich auszuschließen.

3.7.2.6 Universalventilatoren UV 1 / UV 2 (Dräger)

Die Beschreibung dieser beiden konstruktionsverwandten Geräte kann sich wiederum primär auf den UV 2, als den Respirator mit der größeren Leistungsbreite, beschränken. Es handelt sich um Geräte mit aktivem Primär-/Sekundärsystem, die in der Grundausstattung zur Beatmung von Erwachsenen und Kindern ab 15 kg Körpergewicht geeignet sind.

Die Funktionskontrolle nach Aufrüsten des Schlauchsystems und eventueller Zusatzgeräte erfolgt auch hier anhand der beigefügten Checkliste. Die Anschlußdrucke der versorgenden Gase müssen zwischen 3 und 6 bar betragen, bei Anschlußdrucken über 3,3 bar darf die Druckdifferenz zwischen beiden Gasen nicht über 1,5 bar betragen, da sonst die Funktion des integrierten Gasmischers beeinträchtigt werden kann.

Anordnung und Beschreibung der einzelnen Anschlüsse und Bedienelemente sind den Abbildungen 3.7.2-28 bis 3.7.2-30 zu entnehmen.

An integrierten Monitoringfunktionen verfügt das Gerät lediglich über eine Drucküberwachung und daran gekoppelte Diskonnektions- und Stenosealarme. Der untere Grenzwert wird üblicherweise 5 mbar unter dem inspiratorischen Plateau-Druck gewählt, der obere Grenzwert 10 mbar über dem inspiratorischen Spitzendruck. Die Triggerschwelle wird als hellere Marke im Leuchtband angezeigt.

Eine Kalibration des Druckaufnehmers erfolgt automatisch alle 3 min und beim Betätigen der Seufzertaste. Die Leuchtdiodenanzeige springt dabei für etwa 0,5 s auf „0".

Bei Auslösung eines Alarms kann der Intervallton durch Drücken der Taste (17) für 2 min unterdrückt werden; durch erneutes Drücken dieser Reset-Taste wird der akustische Alarm ggf. auch innerhalb dieser 2 min wieder aktiviert und das Blinken der Leuchtdiodenanzeige unterbunden.

Weitere Alarmfunktionen überwachen die Netz- und Gasversorgung. Bei O_2-Ausfall wird automatisch mit gefilterter Raumluft weiterbeatmet, bei Netzausfall ist die Alarmierung mit Hilfe eines eingebauten Akkumulators möglich. Bei Netzausfall ist außerdem Spontanatmung bzw. Handbeatmung mit Hilfe des selbstentfaltenden Beutels möglich.

Zum Betrieb in den Modi IPPV/IMV ist die Taste (5) zu drücken, gleichzeitig erscheint rechts davon ein grünes Schauzeichen. Anschließend erfolgt die Einstellung der übrigen Beatmungsparameter. Beim UV 1 wird mit dem Drehknopf (12) lediglich das Niveau für den intermittierenden PEEP (Seufzer) eingestellt, beim UV 2 wird mit diesem Drehknopf im Modus „spontan/manuell" außerdem das Niveau der Druckunterstützung unter ASB angewählt.

Wird SIMV gewünscht, muß am Drehknopf (8) über eine Sperre hinweg der linke Skalenbereich angewählt werden. Die dort befindlichen Zahlenangaben beziehen sich auf die Inspirationszeit der mandatorischen Hübe in Sekunden. Am UV 2 führt die Einstellung dieses Skalenbereiches gleichzeitig dazu, daß der am Drehknopf (18) „Frequenz f" eingestellte Wert dividiert durch 5 die SIMV-Frequenz ergibt. Beim UV 1 ist demgegenüber ein Divisor von 10 wirksam. **Während der Spontanatmungsphasen kann sowohl die CPAP- als auch die ASB- Funktion aktiviert werden. Zur Realisierung von SIMV muß im Gegensatz zu IMV der Trigger aktiviert werden.**

Eine druckkontrollierte Beatmung ist über eine Beschränkung des Arbeitsdruckes möglich.

Für die Wahl einer Spontanatmungsform ohne mandatorische Hübe ist der Druckschalter (5) entsprechend zu betätigen, das grüne Schauzeichen (6) erlischt.

Die ASB-Funktion ist nur am UV 2 vorgesehen, kann allerdings durch Mitarbeiter des Herstellers auch am UV 1 nachgerüstet werden. **Unter CPAP-Atmung ist zu berücksichtigen, daß die untere Alarmgrenze der Drucküberwachung automatisch inaktiviert wird, da aufgrund der relativ geringen Druckschwankungen in diesem Modus eine störungsfreie Überwachungsfunktion in dieser Form nicht zu gewährleisten ist.**

Zum Betrieb eines pneumatischen Medikamentenverneblers muß ein entsprechender Druckschlauch seitlich am Gerät auf die Tülle (32) gesteckt werden und der daneben befindliche Schalter auf „1" gestellt werden. Der Betrieb eines Verneblers erhöht das Atemminutenvolumen um ca. 1 l/min.

Die Maßnahmen zur **Reinigung und Pflege** entsprechen den allgemeinen Richtlinien. Das Patientensystem kann nach Anheben eines Kipphebels aus dem Grundgerät entnommen und gesondert gereinigt und autoklaviert werden.

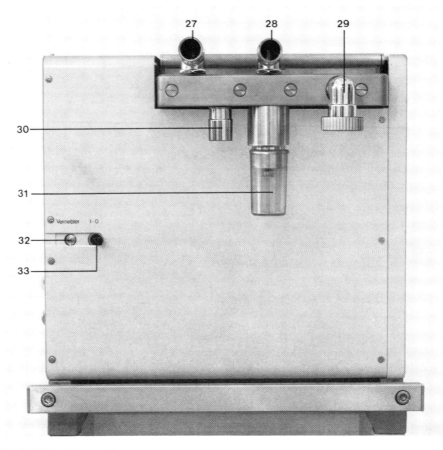

Abb. 3.7.2-29 UV 2, Seitenansicht

27—31 Patientensystem
  27 Inspirationstülle
  28 Exspirationstülle
  29 Abgastülle und Anschluß für Spirolog 1-Sensor (Sensoranschluß M 26 844)
  30 Tülle für manuelle Beatmungsvorrichtung
  31 Kondensatsammelbehälter
  32 Tülle zum Anschluß eines Medikamentenverneblers
  33 Schalter zur Druckluft-Versorgung des Medikamentenverneblers

Bei **Funktionsstörungen** ist auf einen korrekten Zusammenbau von Patientensystem, Zusatzgeräten und Schlauchsystem sowie auf einen dichten Sitz und knickfreie Schlauchführung zu achten. Weiterhin sind die eingangs genannten Voraussetzungen der Gasversorgung zu überprüfen.

3.7.2.7 Zusatzgeräte

Wie bereits mehrfach angesprochen, bedürfen Langzeitbeatmungsgeräte häufig zusätzlicher Einrichtungen zur **Atemgaskonditionierung** sowie für verschiedene **Monitoring- und Alarmfunktionen**.

3.7.2.7.1 Gasmischer

Der Gasmischer **Polymed 203** (Dräger) unterscheidet sich vom unter 3.7.2.1 bereits beschriebenen Polymed 201 hauptsächlich durch eine etwas höhere maximale Lieferleistung (90 gegenüber 80 l/min) und geringe Unterschiede in der Mischgenauigkeit. Beim Polymed 201 waren ältere Varianten auf der Frontseite mit einer zusätzlichen Rohranzeige für die Sauerstoffkonzentration ausgestattet, die jedoch aufgrund ihrer geringen Genauigkeit aufgegeben wurde.

Die **Zweigasmischer 960, 961** und **965** (Siemens-Elema) für Sauerstoff und Luft sowie der

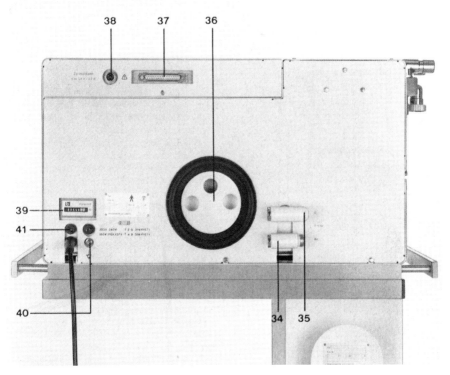

Abb. 3.7.2-30 UV 2, Rückansicht

34 Druckluftanschluß
35 Drucksauerstoffanschluß
36 Raumluft-Bakterienfilter
37 Datenbuchse
38 Ausgang zum Anschluß eines zentralen Alarms
39 Betriebsstundenzähler
40 Anschlußstift für Potentialausgleich
41 Netzsicherung (2 ×)

Dreigasmischer 962 für Sauerstoff und Luft oder Lachgas werden als Zubehör für die Servoventilatoren angeboten. Bei Ausfall einer Versorgungsgasquelle oder einer Druckdifferenz zwischen den beiden Gasen von über 1,4 bar (960) bzw. 2 bar (965) gelangen durch die Mischer 960 und 965 fehlerhafte Mischungen oder nur noch das Gas mit dem höheren Versorgungsdruck zum Patienten. Außerdem erfolgt eine akustische Alarmierung. Bei den Mischern 961 und 962 wird demgegenüber bei Ausfall eines Versorgungsgases jegliche Weiterleitung blockiert.

Zur **Funktionskontrolle** muß das eben geschilderte Verhalten der verschiedenen Mischertypen bei Trennung von jeweils einer Versorgungsgasquelle unter verschiedenen O_2-Konzentrationen und Fördervolumina überprüft werden.

Der Umschalter (4) zwischen Luft- und N_2O-Zufuhr ist am Mischer 962 erst nach Lösen eines Arretierungshebels möglich und muß innerhalb eines bestimmten Einstellungsbereiches für die O_2-Konzentration erfolgen.

Alle vier Mischertypen verfügen über einen zweiten Mischgasausgang zum Anschluß eines Durchflußmessers zur Handbeatmung.

Wie die Mischer 960 und 965 setzen auch die **Oxygen Blender** (Bird/3M) bei Ausfall eines Versorgungsgases die Gaszufuhr mit der verbleibenden Gasquelle unter akustischem Alarm fort. Beim Bird-Lachgasmischer beziehen sich die Skalenwerte auf die Lachgaskonzentration.

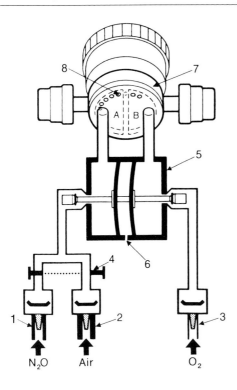

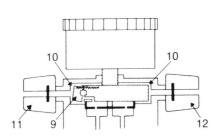

Abb. 3.7.2-31 Dreigasmischer 962, Aufbau und Funktionsweise

Die drei Gase werden dem Mischer über die Anschlüsse (1)—(3) zugeführt. In diesen befinden sich Filter, die den Mischer vor Feststoffen schützen. Weiterhin sind Rückschlagventile vorhanden, die ein Rückströmen der Gase verhindern. Mit dem Umschalter (4) wird das Gas, N_2O oder Luft, das mit O_2 vermischt werden soll, gewählt. Es ist somit ausreichend, daß zusätzlich zu O_2 entweder N_2O oder Luft angeschlossen ist. Vor dem Vermischen werden die Drücke der beiden Gase im Druckregler (5) ausgeglichen. Dieser hat zwei Eingangsventile, die über eine Welle miteinander verbunden sind. Die Welle ist in der Mitte an zwei Gummimembranen befestigt. Wenn der eine Gasdruck größer ist als der andere, wird die Membrane betätigt, und das Eingangsventil für das Gas mit dem höheren Druck drosselt die Gaszufuhr.

Diese Druckausgleichsfunktion führt mit sich, daß die gesamte Gaszufuhr blockiert wird, wenn der Druck einer der Gasquellen auf Null absinkt. (Der Ventilator gibt Alarm, wenn das dem Patienten zugeführte Minutenvolumen unter die eingestellte Alarmgrenze absinkt.) Weiterhin dienen die Membranen als Sicherheitsanordnung gegen übermäßig hohe Drücke. Sollte der Druck des einen Gases den zulässigen Wert überschreiten, kann eine Membrane reißen, wobei Gas mit einem starken Zischlaut durch die Auslaßöffnung (6) abströmt.

Vom Ausgleichregler strömen die Gase in getrennten Kanälen zum Mischungsmechanismus (7) wo sie zuerst in je einer Kammer (A) und (B) aufgefangen werden. An diese ist ein Mischverteiler angeschlossen, der mit dem Drehgriff des Mischers verstellt wird. Der Verteiler hat eine Reihe von Kanälen (8), deren Anschlüsse zu den beiden Kammern proportional dem eingestellten Mischungsverhältnis aufgeteilt sind. In dem in der Abb. dargestellten Beispiel sind zwei Kanäle an die für O_2 verwendete Kammer (B), und die übrigen an die Kammer (A) angeschlossen. Das Mischen erfolgt jedoch erst dann, wenn die Gase aus den oberen Anschlüssen des Mischverteilers über die federbelastete Ventilklappe (9) abströmen und die Mischkammer (10) erreichen. Die Klappe verhindert, daß etwaige Gegendrücke oder Veränderungen des Momentandurchflusses die Mischungskonzentration beeinflussen.

Die Gasmischung wird schließlich über die parallelen Ausgänge (11) und (12) abgeleitet.

3.7.2.7.2 Atemgasbefeuchter

Atemgasbefeuchter sorgen nicht nur für einen adäquaten Wasserdampfgehalt, sondern auch für eine entsprechende Temperatur des Inspirationsgases, was für die Sekretmobilisation und Funktionsfähigkeit des Flimmerepithels gleichermaßen von Bedeutung ist. Sie können als Sprudler oder als Oberflächenbefeuchter bzw. -verdunster wirken.

Nach letzterem Prinzip arbeitet der **Aquapor** (Dräger). Die Wassertemperatur wird entsprechend der vorgewärmten Heizereinstellung geregelt, ein Schwimmer sorgt für gleichmäßige Befeuchtung bei unterschiedlichem Wasserstand (Abb. 3.7.2-32).

Die Charakteristik der inspiratorischen Atemgastemperatur in Abhängigkeit vom Atemminutenvolumen, der Heizreglerstellung am Aquapor

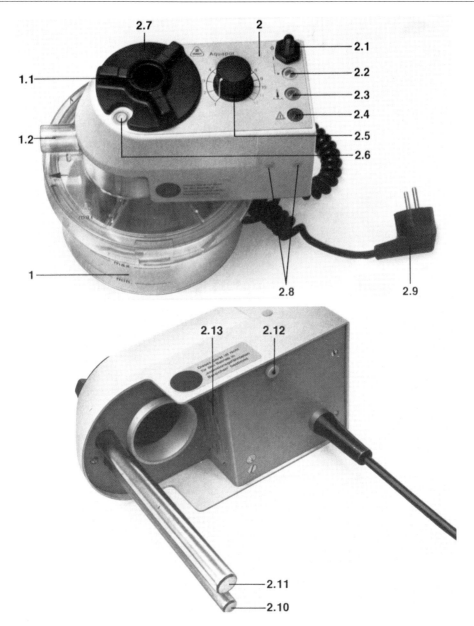

Abb. 3.7.2-32 Aquapor, Gesamtgerät und isolierter Heizungsaufsatz

1	Patiententeil
1.1	Atemgas-Einlaßöffnung
1.2	Atemgas-Auslaßöffnung
2	Heizungsaufsatz
2.1	Netzschalter
	0 = Aus (Trennung vom Netz)
	I = Ein (Verbindung mit dem Netz)
2.2	Weiße Signalleuchte (Netzschalter)
2.3	Gelbe Signalleuchte (Heizung)
2.4	Rote Signalleuchte (Störung)
2.5	Drehknopf zum Einstellen der Wassertemperatur
2.6	Rückstellknopf des Temperaturbegrenzers
2.7	Mutter zum Befestigen des Patiententeils am Heizungsaufsatz
2.8	Schutzkappen bzw. Befestigungslöcher für die seitliche Anbringung einer Schienenklaue
2.9	Netzstecker
2.10	Temperaturfühler
2.11	Heizpatrone
2.12	Mikroschalter
2.13	Typenschild

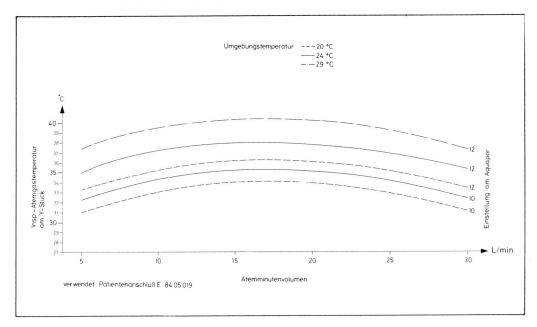

Abb. 3.7.2-33 Abhängigkeit der Inspirationsgastemperatur von verschiedenen Einflußfaktoren

und der Umgebungstemperatur ist in Abbildung 3.7.2-33 dargestellt.

Den Angaben liegt die Verwendung eines Erwachsenen-Schlauchsets zugrunde; für Kinder steht ein eigenes Schlauchset zur Verfügung.

Der Aquapor verfügt über einen von der elektronischen Regelung unabhängigen Temperaturbegrenzer, der das Übersteigen einer inspiratorischen Atemgastemperatur von 41 °C verhindert. **Nach Auslösen dieses Temperaturbegrenzers leuchtet auf dem Aquapor eine rote Kontrollampe auf, die Wiederherstellung der Stromversorgung für das Heizteil nach Beseitigung der auslösenden Ursache erfolgt mit Hilfe des Rückstellknopfes (2.6).**

Zum Betrieb muß der Aquapor nach vollständigem Zusammenbau mit ca. 900 ml Aqua dest. gefüllt werden und jederzeit ein Wasserstand zwischen „min" und „max" gewährleistet sein. Nach Einschalten des Heizteiles wird mit mittlerer Reglereinstellung aufgeheizt, während dieser Zeit leuchtet sowohl die weiße Betriebsanzeige als auch die gelbe Anzeige für aktive Heizung.

Die Überwachung der Atemgastemperatur erfolgt mit Hilfe eines kurz vor dem Tubuskonnektor im Inspirationsschenkel anzubringenden Thermometers, das entweder als alleinige Anzeige oder mit elektronischer Alarmfunktion als **Temperaturmeßgerät AWT 01** betrieben werden kann.

Zum Nachfüllen des Wasserstandes steht ein spezielles Besteck zur Verfügung, wodurch eine Nachfüllung ohne Diskonnektion bei laufender Beatmung ermöglicht wird.

Nach Betriebsende wird der Heizaufsatz einer alleinigen **Wischreinigung/-desinfektion** unterzogen. Der atemgasführende Patiententeil wird nach entsprechender Reinigung autoklaviert.

Funktionsstörungen sind nach Beseitigung der auslösenden Ursache mit einer Betätigung des Rückstellknopfes zu quittieren. Bei Undichtigkeit ist auf korrekten Zusammenbau des Patiententeils und dichte Schlauchverbindungen zu achten, das Nachfüllventil ist auf Verschmutzung oder Beschädigung hin zu überprüfen. Gegebenenfalls ist auch eine Fehlfunktion des Mikroschalters (2.12) auszuschließen.

Sicherheitstechnische Kontrollen sind für den Aquapor wie für das nachfolgend beschriebene Gerät in jährlichem Abstand vorgesehen.

Conchatherm III (Kendall) ist ebenfalls ein nach dem Verdunsterprinzip arbeitendes Heizgerät, das stets eine 100 %ige Wasserdampfsättigung des Inspirationsgases gewährleistet. Die Temperaturregelungs- und Überwachungsfunktion ist im Heizteil integriert.

Das zur Atemgasbefeuchtung benötigte sterile Aqua dest. wird bei diesem Gerät aus entsprechenden Einmalbehältern über ein spezielles Besteck einer zylindrischen, mit dem Beatmungs-

Beatmungsgeräte

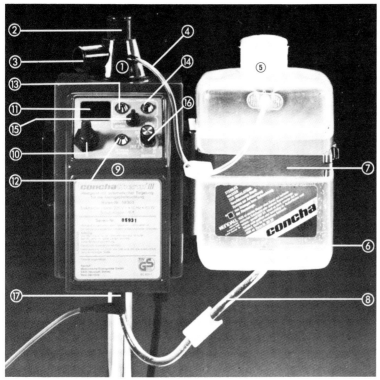

Abb. 3.7.2-34 Conchatherm III, Anzeigen und Bedienelemente

1 Concha-Zylinder
2 Inspirationsanschluß für Respirator
3 Inspirationsanschluß für Tubuskonnektor
4 Belüftungsschlauch mit Klemme und Punktionsdorn für Concha Sterilwasserbehälter
5 Concha 1 500-Behälter, vorgefüllt mit 1 625 ml sterilem aqua destillata zur Inhalation, gemäß USP[1] XX
6 Markierungslinie für Austausch des Concha-Behälters
7 Flaschenhalterung
8 Wasserzuführungsschlauch mit Klemme und Punktionsdorn
9 Conchatherm III-Heizgerät
10 Netzschalter Ein/Aus
11 Digitale Temperaturanzeige in °C
12 Betriebsanzeige (grün)
13 Leuchtanzeige (gelb) für die Aufheizphase
14 Warnanzeige (rot) für Über- oder Unter-Temperatur bzw. Unterbrechung des Kontaktes für den Temperaturfühler
15 Kippschalter zum Löschen des Über-Temperatur-Alarmsignals bzw. Setzen des Signals für die untere Temperaturgrenze
16 Heizstufenregler
17 Temperaturfühler

system verbundenen Verdunsterkammer zugeführt, die nach einer Betriebsdauer von 120 Stunden bzw. nach Beendigung der Respiratortherapie ebenfalls zu verwerfen ist.

Der Verdunsterkammer wird die vom Heizgerät entwickelte Hitze über eine metallische Ummantelung zugeführt, die Befüllung der Verdunsterkammer erfolgt nach dem Prinzip kommunizierender Röhren über die Leitung (8) des Füllbestecks, die Leitung (4) dient lediglich der Belüftung des Wasserbehälters.

Das Gerät darf nur unter laufender Beatmung betrieben werden. Die grüne Betriebsanzeige wechselt mit der Heizleistung ihre Leuchtintensität und erlischt im Alarmfall. Die obere Alarmgrenze der Atemgastemperatur ist fest bei 40°C eingestellt, die untere bei 27°C; sie wird nach Beenden der Aufheizphase oder durch Umlegen des Kippschalters (15) nach links aktiviert, sofern 27°C überschritten wurden. Zur Alarmrückstellung ist dieser Schalter nach rechts auszulenken.

An der Skala des Intensitätsreglers der Heizung sind Richtmarken für die Beatmung von Kindern (Ki) und Erwachsenen (E) angebracht. Die Aufheizphase wird durch eine gelbe Kontrolleuchte angezeigt, ein Alarmzustand zusätzlich zur akustischen Warnung durch eine rote Kontrollampe.

Der Fühler für die Temperaturüberwachung ist bei der Beatmung von Erwachsenen über einen Adapter vor dem Tubuskonnektor in den Inspirationsschenkel zu plazieren, bei der Beatmung von Kindern ist ein spezielles Y-Stück mit integrierter Aufnehmervorrichtung für den Temperaturfühler zu verwenden. Der zugehörige Klinkenstecker ist am Boden des Heizteils einzustecken.

Das Gerät kann nur bei einer Umgebungstemperatur über 10°C betrieben werden. Extrem hohe Werte auf der Digitalanzeige für die Atemgastemperatur deuten auf einen Kurzschluß am Temperaturfühler hin. Eine Erhöhung des Atemzeitvolumens kann eine Nachregulierung der Heiztemperatur erforderlich machen.

Verdampferzylinder und Aqua dest.-Behälter sind Einmalartikel. **Der Wasserbehälter ist zu wechseln, wenn der Wasserstand die untere Grenzmarkierung (6) erreicht hat. Beim Wechsel ist darauf zu achten, daß die Schlauchklemmen des Verbindungsbestecks geschlossen sind.**

Mit diesem Gerät ist auch die Befeuchtung von supplementiertem Sauerstoff unter Spontanatmung und die Befeuchtung von Inkubatoren mittels spezieller Adapter möglich.

Nach Betriebsende ist lediglich das Heizteil einer **Wischreinigung/-desinfektion** zu unterziehen.

3.7.2.7.3 Sauerstoffmeßgeräte

Das Monitoring der inspiratorischen Sauerstoffkonzentration stellt ein ganz wesentliches Sicherheitselement bei jeglicher Beatmung dar. Methodisch kommen grundsätzlich elektromagnetische und elektrochemische Meßverfahren in Betracht. Meßmethoden, die auf elektromagnetischen Resonanzphänomenen beruhen, sind sehr aufwendig und kommen nur bei Fragestellungen mit sehr hohen Anforderungen an die Meßgenauigkeit in Betracht.

Für das Monitoring unter Beatmung wird daher üblicherweise das Prinzip einer **Brennstoffzelle (galvanische Zelle)** verwendet. Hierbei diffundieren Sauerstoffmoleküle aus dem fraglichen Gasgemisch durch eine Membran in eine elektrochemische Zelle, in welcher sie an einer Edelmetallkathode reduziert werden. Die Membran verhindert den Austritt des alkalischen Elektrolyten, mit dem die Zelle gefüllt ist. Als Elektronendonator fungiert das unedle Metall der Anode, das unter Oxidation in Lösung geht. Die Anode wird somit im Laufe der Zeit verbraucht und bestimmt die Lebensdauer der Zelle. Verkürzend auf die Lebensdauer wirkt sich auch der Zutritt von CO_2 aus. **Für die Praxis ergibt sich daraus die Konsequenz, Sensoren bei Nicht-Gebrauch vor Frischluftzutritt zu schützen und bei Einsatz in Rückatmungssystemen hinter dem CO_2-Absorber in den Inspirationsschenkel zu plazieren.**

Der bei diesem Redoxvorgang zwischen den beiden Elektroden fließende Strom ist proportional der einwirkenden Sauerstoffkonzentration und kann somit zur Meßwertanzeige genutzt werden. Die Temperaturabhängigkeit der Reaktionsgeschwindigkeit kann durch einen parallel veränderlichen Widerstand in der Meßschaltung kompensiert werden.

Beim **Oxydig** (Dräger) ist die Brennstoffzelle als austauschbare Kapsel in einem Sensorgehäuse untergebracht, das über ein Kabel mit einer Anzeige- und Überwachungseinheit verbunden wird.

Zum Betrieb muß das Gerät mit vier 1,5 V-Batterien bestückt werden. Nach jedem Einschalten erfolgt ein ca. 4 s dauernder Selbsttest mit Aufleuchten der Warnlampe und Ausgabe aller Anzeigen. Anschließend ist die Taste (2) zu drücken; dabei ertönt zusätzlich ein Warnton. Wenn nach Loslassen dieser Taste der blinkende Text „CAL" erscheint, ist eine Kalibration vorzunehmen. Dazu die Taste (3) drücken; anschließend, je nachdem, ob unter Luft oder reinem Sauerstoff kalibriert werden soll, die Taste (4a) oder (4b) drücken. Die Wahl richtet sich dabei vor allem nach den Betriebsbedingungen: Wird mit geringen Sauerstoffkonzentrationen beatmet, so ist mit Raumluft zu kalibrieren, ab 60 % inspiratorischer Sauerstoffkonzentration sollte unter 100 % O_2 kalibriert werden. Vor Kalibration sollte der Sensor für mindestens 2 min dem Prüfgas ausgesetzt gewesen sein.

Die Tasten (5) und (6) sind zur Einstellung der unteren und oberen Warngrenze zu betätigen; danach muß der gewünschte Wert mit den Tasten (7a) und (7b) angewählt werden.

Wenn nach Betätigen der Anzeigenbeleuchtung (8) die Flüssigkristallanzeige erlischt, so sind die **Batterien verbraucht.** Das Gleiche gilt bei blinkender Anzeige „BAT"; hierbei sind die Batterien innerhalb von 24 h zu wechseln. Bleibt diese Anzeige stehen, so müssen die Batterien sofort ausgetauscht werden.

Bei Meldung „INOP" (nicht funktionsfähig) unterbleibt eine Meßwertanzeige. Dabei muß vor allem an folgende Ursachen gedacht werden:
— O_2-Sensor verbraucht
— Sensorkabel gebrochen
— Sensorstecker nicht richtig eingesteckt
— Fehlerhafte Kalibration, starke Temperatur- und/oder Umgebungsdruckschwankungen.
— Da der zugehörige O_2-Sensor zur automatischen, geräteinternen Plausibilitätskontrolle mit zwei elektrisch getrennten Kathoden arbeitet, müssen beide davon gelieferten Meßwerte innerhalb einer gewissen Toleranzbreite übereinstimmen, bevor das arithmetische Mittel als Meßwertanzeige ausgegeben wird. Andernfalls erscheint die Fehlermeldung „INOP".

Einmal pro Monat ist der Sensor einer Linearitätsprüfung zu unterziehen: Dazu mit reinem Sauerstoff kalibrieren, anschließend der Umge-

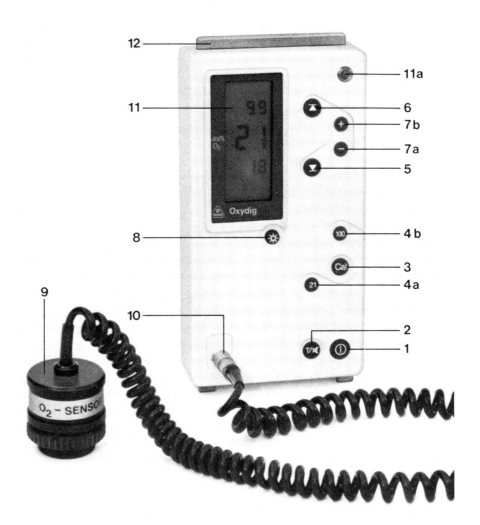

Abb. 3.7.2-35 Oxydig, Grundgerät mit Sensorkapsel und Kabelverbindung
1 Ein-/Austaste
2 Taste für Test, 2 min Alarmtonunterdrückung
3 Kalibriertaste
4a Wahltaste zum Kalibrieren mit Luft
4b Wahltaste zum Kalibrieren mit Sauerstoff
5 Vorwahltaste für untere Grenzwerteinstellung
6 Vorwahltaste für obere Grenzwerteinstellung
7a Einstelltaste zum Verkleinern des jeweils vorgewählten Grenzwertes
7b Einstelltaste zum Erhöhen des jeweils vorgewählten Grenzwertes
8 Beleuchtungstaste
9 Sauerstoffsensor mit Wendelkabel
10 Sensorstecker
11 Anzeigefeld
11a Rote Warnlampe
12 Kurzbetriebsanleitung (nach oben herauszuziehen)

bungsluft aussetzen; etwa 2 min später muß der Meßwert im Bereich zwischen 18 und 24 Vol% Sauerstoff liegen.

Die **Desinfektion** des Gerätes im Aseptor (Dräger) oder die Äthylenoxidsterilisation bei maximal 50°C sind grundsätzlich möglich. Ansonsten Reinigung mit Detergenzienlösung, wobei keine Flüssigkeit in die Sensorkapsel eindringen darf.

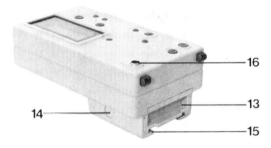

Abb. 3.7.2-36 Oxydig, Darstellung des Batteriefaches
13 Batteriefach
14 Verriegelung des Batteriefaches
15 Aufnahmeschlitz für Sauerstoff-Meßgerätehalter
16 Sensorbuchse

3.7.2.7.4 Geräte zur Beatmungsdruck- und Atemvolumenüberwachung

Drucküberwachung: Überprüfung und Funktionsweise des **Barolog A** (Dräger) unterscheiden sich nicht wesentlich von den Verhältnissen beim Barolog P; es wird daher auf Abschnitt 3.7.2.1 verwiesen. Die Anzeige beim Barolog A überdeckt lediglich einen größeren Druckbereich (bis 100 mbar gegenüber 50 mbar beim Barolog P) und einen geringeren Frequenzbereich (bis 60/min gegenüber bis 180/min beim Barolog P). Das Barolog A ist somit bevorzugt zur Überwachung bei der Beatmung von größeren Kindern und Erwachsenen einzusetzen.

Zur **Flow-Messung** bzw., nach Integration, zur **Bestimmung von Atemvolumina** verwenden die meisten Dräger-Geräte entweder integriert oder in Form der nachfolgend beschriebenen Zusatzgeräte die Heizdrahtmethode. Gemessen wird dabei die elektrische Energie, die zur Aufrechterhaltung der Temperatur eines im Gasstrom gekühlten Heizdrahtes erforderlich ist. Der Meßfehler dieser Methode ist bei ± 5-10% anzusiedeln. **Naturgemäß kann diese Methode nicht für die Messung in explosiblen Gasgemischen herangezogen werden.**

Das **Spirolog 1** (Dräger) dient der Bestimmung und Anzeige von Atemminutenvolumen, Atemzugvolumen und Atem- bzw. Beatmungsfrequenz. **Eine Alarmfunktion besteht allerdings nur für das Atemminutenvolumen.** Nach Einbau eines Umrüstsatzes zur Kompensation der unterschiedlichen Wärmeleitfähigkeit und -kapazität der verschiedenen Gase steht das Gerät als **Spirolog 1N** auch für den Einsatz in O_2-N_2O-Gemischen zur Verfügung.

Zur **Vorbereitung für den Betrieb** muß der Sensor (13) über das Sensorkabel an der Buchse (12) oder (19) verbunden werden. Nach Netzanschluß und Einschalten des Grundgerätes zunächst die Grenzwertsteller (3) und (5) beidseits an das Skalenende positionieren, um eine Alarmauslösung zu vermeiden.

Bereits vor dem Abgleich des Sensors muß mindestens eine der Anzeigelampen (2) leuchten. Durch Betätigen des Tasters (8) für ca. 2 s glühen die Platindrähte im Sensor zur Entfernung eventueller Verschmutzungen auf. Anschließend ist der Sensor an beiden Enden dicht zu verschließen, die Arretierung am Abgleichpotentiometer (1) zu lösen und das Potentiometer so einzustellen, daß die beiden Anzeigelampen gleich hell leuchten. Abschließend ist der Potentiometerdrehknopf wieder zu arretieren. Der Abgleichvorgang muß in Luft erfolgen und ist vor jedem erneuten Einsatz des Gerätes und nach jedem Sensortausch durchzuführen.

Nach Einstellen der Grenzwerte für das Atemminutenvolumen können durch Schwenken des Sensors in der Luft alle Anzeigen und die Alarmfunktionen des Gerätes überprüft werden.

Durch Umlegen des Schalters (11) können auf der unteren Skala wahlweise die Atemfrequenz oder das Hubvolumen zur Darstellung gebracht werden. Bei Alarmauslösung für das Atemminutenvolumen ertönt neben dem blinkenden Anzeigenband eine akustische Warnung, die durch Drücken des Tasters (7) 2 min unterbrochen wird.

Durch einen eingebauten Akkumulator erfolgt auch bei Netzausfall eine Alarmierung.

An Langzeitbeatmungsgeräten wird der Sensor üblicherweise im Bereich der Abgastülle positioniert, zur Narkosebeatmung ist er in den Exspirationsschenkel einzufügen.

Mit Hilfe des Reglers (10) kann der Totraum berücksichtigt werden, wobei die Skala für das Hubvolumen zu berücksichtigen ist.

Nach Beheben eines Alarmfalles ist die optische und akustische Warnung sofort wieder bereit.

Beatmungsgeräte 157

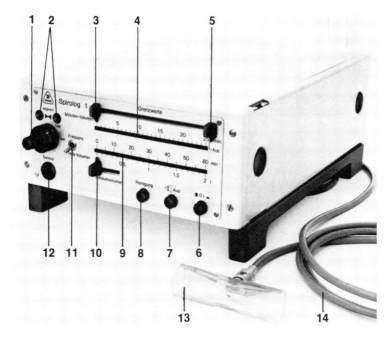
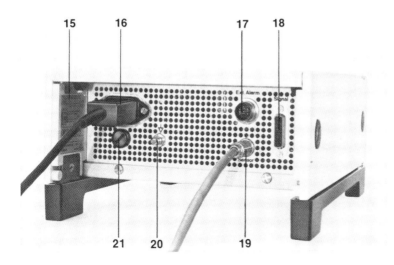

Abb. 3.7.2-37 Spirolog 1, Front- und Rückansicht

1 Abgleichpotentiometer für Nullabgleich
2 Abgleich-Anzeigelampen (LED)
3 Unterer Grenzwertsteller für das Atemminutenvolumen
4 Anzeigeskala für das Atemminutenvolumen
5 Oberer Grenzwertsteller für das Atemminutenvolumen
6 Netzschalter
7 Taster zum Unterdrücken des intermittierenden Warntons für ca. 2 min
8 Taster zum Reinigen der Sensordrähte durch Glühen
9 Anzeigeskala zur wahlweisen Anzeige von Beatmungsfrequenz oder Atemzugvolumen
10 Totraumvolumen-Einsteller zur Berücksichtigung des anatomischen Totraums
11 Umschalter zur wahlweisen Anzeige von Beatmungsfrequenz oder Atemzugvolumen auf Skala 9
12 Sensoranschluß vorn (bei Gerät 83 01 700) (Anschluß m. Blindstopfen verschlossen)
13 Spirolog-Sensor
14 Sensorkabel
15 Leistungsschild
16 Netzanschluß
17 Zentralalarm-Ausgang
18 Signalausgang für Anschluß des Schreiberkabel 83 03 013
19 Sensoranschluß hinten (bei Gerät 83 02 040)
20 Anschlußstift für Potentialausgleich
21 Sicherungshalter

Bei **Funktionsstörungen** ist in erster Linie auf sichere Steckverbindungen und einen korrekten Abgleich zu achten. Beim Betätigen des Tasters (8) müssen beide Drähte glühen, andernfalls ist der Sensor (Einmalartikel!) zu ersetzen.

Der **Spirolog 2** (Dräger) unterscheidet sich als mikroprozessorgesteuertes Gerät durch die digitale Anzeige zahlreicher gemessener und errechneter Parameter deutlich vom Spirolog 1. Demgegenüber erlaubt die Ähnlichkeit in Bauweise und Bedienlogik mit dem Überwachungsgerät **Anemone** (Dräger) die Beschränkung einer eingehenden Erläuterung auf dieses letztgenannte Gerät.

Anemone ist mit einem Druckaufnehmer und je einem Flow-, O_2- und Temperatursensor ausgestattet. **Vorrangig angezeigt werden Spitzendruck, inspiratorische Sauerstoffkonzentration und exspiratorisches Minutenvolumen.** Für diese

158 Spezieller Teil

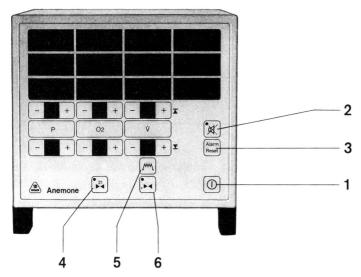

Abb. 3.7.2-38 a Anemone, Frontansicht - Schalterebene

1 Ein/Aus Taste
2 Taste zur Unterdrückung des intermittierenden Warntons für ca. 2 min
Gelbe Leuchtdiode leuchtet, wenn Warnton unterdrückt
3 Taste zum Löschen der blinkenden Grenzwertanzeige wenn Fehler beseitigt
Dient gleichzeitig zum Reaktivieren des Warntons
4 Taste zur Kalibrierung des O_2-Sensors mit Luft (21 Vol.-% O_2)
Gelbe Leuchtdiode leuchtet, wenn die Taste betätigt wird und erlischt, wenn die Kalibrierung abgeschlossen ist
5 Taste zum Reinigen (Sauberglühen) des Spirolog-Sensors
6 Taste zum Nullabgleich des Spirolog-Sensors
Gelbe Leuchtdiode leuchtet, wenn die Taste betätigt wird, erlischt, wenn der Abgleich abgeschlossen

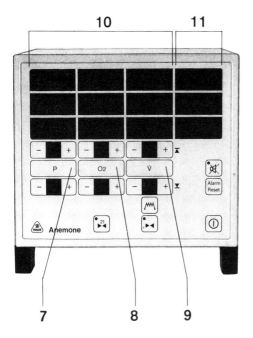

Abb. 3.7.2-38 b Anemone, Frontansicht - Anzeigenfeld der Beatmungsparameter mit Wähltasten

7 Taste zum Wählen der Parametergruppe:
Spitzendruck   Peak mbar
Plateaudruck   Plat mbar
Pos. endexspiratorischer
Druck   PEEP mbar
mit zugehöriger Digitalanzeige.

8 Taste zum Wählen der Parametergruppe:
Inspiratorische Atemgastemperatur   Temp. °C
Inspiratorische O_2-Konzentration F_IO_2 Vol.-%
Mittlerer Druck   p   mbar
mit zugehöriger Dititalanzeige
9 Taste zum Wählen der Parametergruppe:
Atemvolumen V_T l
Frequenz   f   l/min
Exspirations-Minutenvolumen V_E l/min
mit zugehörige Digitalanzeige
10 Textfelder für die Beatmungsparameter
11 Dreistellige Digitalanzeige für die Beatmungs-Parametergruppen

drei Meßwerte besteht eine Alarmüberwachung, deren obere und untere Grenzwerte von den Digitalanzeigen (12) bis (17) abzulesen sind und mit Hilfe der beidseits davon befindlichen Folientasten „+" und „-" eingestellt werden. Erscheinen nur Striche, so ist die Alarmierung abgeschaltet. Für die inspiratorische Atemgastemperatur besteht außerdem eine Überwachung mit der fest eingestellten oberen Grenze von 40°C.

Die Überprüfung des Akkuladezustandes vor Inbetriebnahme erfolgt wie beim Barolog P (siehe Abschnitt 3.7.2.1). Der Zusammenbau von O_2- und Flowsensor erfolgt wie bei den Einzelgeräten „Oxydig" und „Spirolog" beschrieben.

Nach Verbindung aller Sensorkabel mit dem Grundgerät und Einschalten mit der Folientaste

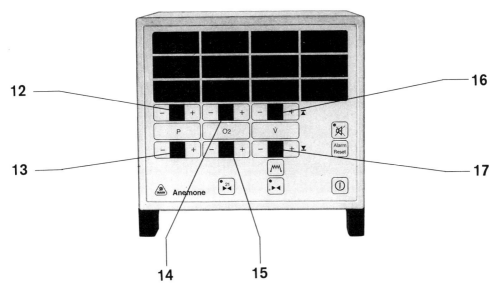

Abb. 3.7.2-38 c Anemone, Frontansicht - Grenzwerteinstellung und -anzeige

12 zweistellige Digitalanzeige vom oberen Grenzwert des Atemwegsdrucks mit zugehörigen Einstell-Tasten
  Warngrenze wird höher   +
  Warngrenze wird niedriger −
13 zweistellige Digitalanzeige vom unteren Grenzwert des Atemwegsdrucks mit zugehörigen Einstell-Tasten
14 zweistellige Digitalanzeige vom oberen Grenzwert der O_2-Konzentration mit zugehörigen Einstell-Tasten
15 zweistellige Digitalanzeige vom unteren Grenzwert der O_2-Konzentration mit zugehörigen Einstell-Tasten
16 zweistellige Digitalanzeige vom oberen Grenzwert des Minutenvolumens mit zugehörigen Einstell-Tasten
17 zweistellige Digitalanzeige vom unteren Grenzwert des Minutenvolumens mit zugehörigen Einstell-Tasten

(1) vollführt das Gerät zunächst einen etwa drei Sekunden dauernden **Selbsttest**. Nach fehlerfrei verlaufenem Selbsttest erscheint in allen Digitalanzeigen die Ziffer „8", im Fehlerfall einheitlich eine der Ziffern „0" bis „7", die Rückschlüsse auf die zugrundeliegende Ursache erlauben.
Druck- und Temperatursensor werden automatisch kalibriert, der O_2- Sensor wird durch Drücken der Tasten (8) und anschließend (4) unter Raumluft kalibriert. Während der Kalibration leuchtet die gelbe Diode in der linken oberen Ecke der Taste (4). Nach erfolgter Kalibration erscheint die Meldung „F_IO_2 Vol% 21" im Fehlerfall unterbleibt die Ausgabe eines Zahlenwertes.
Zur Kalibration des Flowsensors ist die Taste (9) zu drücken. Anschließend wird die Taste (5) für ca. 2 s betätigt, währenddessen müssen beide Drähte des Sensors aufglühen. Anschließend ist der Sensor in Umgebungsluft und beiden Enden dicht zu verschließen und die Taste (6) für mindestens 1 s zu drücken. Auch hier leuchtet eine Diode in der linken oberen Ecke bis zum Ende des Abgleichs, nach erfolgreichem Abgleich wird für das Hubvolumen der Wert 0,00 und für das exspirierte Minutenvolumen der Wert 0,0 ausgegeben. Im Fehlerfall erscheinen lediglich Striche.
Zur **Überprüfung des Temperatursensors** kann dessen Metallstift durch kräftiges Reiben auf einem Tuch über 40°C aufgeheizt und so die Alarmmeldung überprüft werden.
Zur **Überprüfung der Druckmessung** muß das Gerät ausgeschaltet und bei gedrückter Taste (7) wieder eingeschaltet werden. Anschließend ist der Meßschlauch von seiner Bindung am Atemsystem zu lösen und stattdessen eine sterile Einwegspritze aufzusetzen, mit der ein gewisses Luftvolumen langsam in die Druckmeßleitung gefördert wird. Die Druckanzeige folgt dem geförderten Volumen, sie soll 99 mbar nicht übersteigen. Für die Beendigung dieser „schnellen Druckmessung" und einen normalen Weiterbetrieb ist eine der Tasten (7) bis (9) zu drücken. Diese Vorgehens-

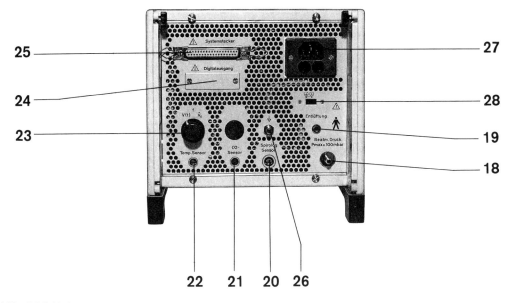

Abb. 3.7.2-39 Anemone, Rückansicht

18 Tülle für Druckmeßleitung
19 Entlüftungstülle des Druck-Sensors
20 Anschluß für Stecker des Spirolog-Sensors
21 Anschluß für Stecker des O_2-Sensors
22 Anschluß für Stecker des Temperatur-Sensors
23 Wahlschalter für die wahlweise Ausgabe der analogen Werte von
    Atemvolumen V_T l
    Frequenz   f   l/min
    Exspirations-Minutenvolumen V_E l/min
    auf dem Systemstecker 25
24 Anschluß für optionalen Digitalausgang (RS 232 C-Schnittstelle)
    ⚠ = Gebrauchsanweisung „RS 232-Schnittstelle für Dräger-Medizingeräte" (90 27 237) beachten
25 Systemstecker (Analogausgang)
    ⚠ = Gebrauchsanweisung „Analog-Schnittstelle für Dräger-Medizingeräte" (90 27 196) beachten.
26 Anschlußbolzen für Potentialausgleich
27 Netzanschluß mit Netzsicherungen
28 Umschalter zur wahlweisen Verbindung und Trennung von Elektronikmasse und Schutzleiter
     = DIN IEC 601, Abschnitt 19, Tab. 4:
    max. zulässiger Erdableitstrom = 0,5 mA
29 Nicht dargestellt:
    Leistungsschild — rechts vom Netzanschluß

weise, d. h. Einschalten des Gerätes bei gedrückter Taste (7) ist auch zur **Dichtigkeitsprüfung des Atemsystems** anzuwenden.

Zur Überwachung einer Narkosebeatmung werden Flowsensor und Ansatzstück für die Druckmeßleitung entweder separat oder als Kombinationsanschluß nach dem Exspirationsventil in das Kreissystem (s. Abschnitt 3.7.4) gebaut.

Während des Betriebs sind die angezeigten Überwachungsparameter in den Feldern (10) leuchtend hinterlegt, die zugehörigen Meßwerte erscheinen in den numerischen Feldern (11). Die Angabe von Drucken erfolgt dabei in mbar. Durch Betätigen der Folientasten (7) bis (9) können die übrigen Überwachungsparameter zur Darstellung gebracht werden, durch nochmaliges Drücken der jeweiligen Taste erscheint wieder die Ausgangsdarstellung. Bei Temperaturen unter 20°C erscheint kein numerischer Wert im Temperaturfeld, sondern nur Striche.

Bei Unter- bzw. Überschreitung einer Alarmgrenze erfolgt optische und akustische Warnung durch eine blinkende Warngrenze und einen Intervallton. Bei Temperaturwarnung springt die Anzeige auf die Spalte „O_2" und läßt sich erst nach Beseitigung des Fehlers wieder verändern. Mit der Taste (2) läßt sich der akustische Alarm für 2 min unterdrücken; während dieser Zeit leuchtet die Diode in der linken oberen Ecke. Diese Alarmunterdrückung besteht auch nach Einschalten des Gerätes. Nach Beseitigung des Fehlerfalles verstummt der Warnton automatisch, das Blinken der betreffenden Anzeige kann durch Drücken der Taste (3) beendet werden.

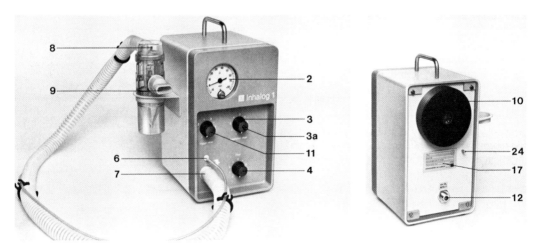

Abb. 3.7.3-1 a Inhalog 1, Front- und Rückansicht

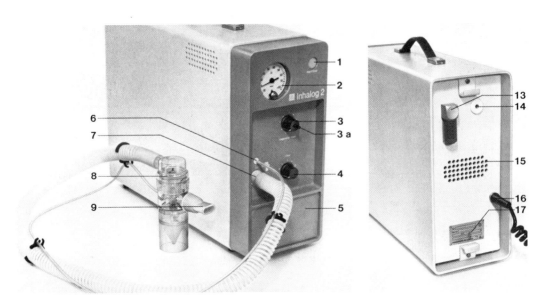

Abb. 3.7.3-1 b Inhalog 2, Front- und Rückansicht

1 Ein/Aus-Schalter**
2 Druckmesser mit Nullpunktverstellung
3 Drehknopf Inspirationsdruck
3a Druckknopf manuelle Inspirationsauslösung
4 Drehknopf Inspirationsflow
5 Schublade mit Halterung für den Vernebler**
6 Vernebleranschluß
7 Inspirationsanschluß
8 Vernebler
9 Mundstück
10 Filter*
11 Drehknopf Triggerdruck*
12 Druckgasanschluß (O_2 oder Druckluft), Gewinde M 15 × 1*
13 Kompressor-Ansaugöffnung mit Schalldämpfer**
14 Injektoransaugöffnung**
15 Lüftungslöcher für Kompressor**
16 Kabel**
17 Leistungsschild
18 Deckel
19 Membrane
20 Ring für Ausatem-Stenose
21 Verneblergehäuse mit Ausatemöffnung 21a
22 Zerstäuberdüse
23 Behälter
24 Düsennadel

* nur bei Inhalog 1
** nur bei Inhalog 2

Eine Reaktivierung des Alarmtons erfolgt ebenfalls mit dieser Taste.

Grundgerät und Kabel können einer **Wischreinigung und -desinfektion** unterzogen werden. Für die Behandlung der verschiedenen Sensoren gilt analog das bei der vorausgegangenen Beschreibung der Einzelkomponenten ausgeführte. Auch die Reaktion auf **Funktionsstörungen** richtet sich grundsätzlich nach der Verfahrensweise bei den Einzelkomponenten. Fehler in der Elektronik, die nach dem initialen oder einem intermittierenden Selbsttest festgestellt werden, rufen in allen numerischen Anzeigen die gleiche Ziffer „0" bis „7" hervor und müssen werkseitig behoben werden. Eine **sicherheitstechnische Kontrolle** ist halbjährlich vorzusehen.

Für die kontinuierliche Darstellung von Meßwertverläufen (Druck, CO_2, Flow, Volumen etc.) bietet sich die Verwendung entsprechend kommunikationsfähiger Videomonitore, wie beispielsweise des **VM 2** (Dräger) an. Für die zwei verfügbaren Darstellungskanäle kann eine Auswahl aus maximal vier anliegenden Datensignalen getroffen werden. In Gerätekombinationen muß der VM 2 zu oberst im Geräteturm stehen.

3.7.3 Geräte zur Atemtherapie

Die qualifizierte und konsequente Durchführung einer Atemtherapie zur Sekretmobilisation und Expektoration, Atelektasenprophylaxe bzw. -rückbildung, topischen Applikation von Medikamenten usw. stellt eine wesentliche Bedingung für Behandlungserfolge in weiten Bereichen der Medizin dar. Diese „genuin" pflegerisch-physiotherapeutischen Maßnahmen verlangen meist mehr den persönlichen Einsatz zur Motivation des Patienten und bei den erforderlichen Lagerungsmaßnahmen sowie ein gewisses Maß an manuellem Geschick, als die Verwendung eines aufwendigen technischen Arsenals. Auf die Beschreibung einfacherer Gerätschaften wie Absaugvorrichtungen, Vibratoren, Totraumvergrößerer und einfache Verneblervorrichtungen kann daher hier verzichtet werden und eine Beschränkung auf die etwas komplizierteren Apparaturen erfolgen.

3.7.3.1 Inhalog 1 und 2 (Dräger)

Mit diesen Geräten ist eine Beatmungs- und Inhalationstherapie im Muster IPPB unter Drucksteuerung möglich. Die Atemhübe können sowohl durch die Inspirationsanstrengung des Patienten als auch manuell ausgelöst werden. Der

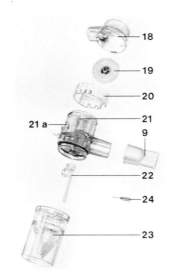

Abb. 3.7.3-1 c Medikamentenvernebler

Inspirationsflow hat einen dezelerierenden Verlauf und ist stufenlos zwischen 15 und 40 l/min einstellbar, der Inspirationsdruck stufenlos zwischen 10 und 45 mbar.

Unterschiede zwischen dem Inhalog 1 und 2 ergeben sich vor allem aus der Art des Antriebes:

Der **Inhalog 1** ist ein wahlweise mit Druckluft oder O_2 pneumatisch zu betreibendes Gerät. Bei Antrieb mit O_2 können je nach Flow inspiratorische Sauerstoffkonzentrationen zwischen 55 und 100 % erreicht werden. Der Trigger ist stufenlos zwischen -1,5 und -4 mbar einstellbar. Die Ansaugluft wird über ein von außen zu wechselndes Filter dem Injektor zugeführt.

Der **Inhalog 2** arbeitet mit einem elektrisch betriebenen Kompressor. Die Luft für den Betrieb des Injektors wird von außen angesaugt, dementsprechend können keine erhöhten Sauerstoffkonzentrationen angeboten werden. Der Trigger ist auf -1,5 mbar fest eingestellt.

Beide Geräte sind mit einem Medikamentenvernebler und einem entsprechenden Schlauchset zu bestücken. Beim Zusammenbau des Medikamentenverneblers ist insbesondere auf die korrekte Plazierung der Ventilmembran (19) mit Richtung der zentralen Gummischeibe nach unten und allseitigem Anliegen des Membrankragens zu achten. Durch unterschiedlich große Auslaßöffnungen am Ring (20) kann ein variabler Ausatemwiderstand erzeugt werden. Am Vernebler befindet sich eine Füllmengenskalierung mit den Stufen 3, 6, 10 und maximal 20 ml. Mit 3 ml kann über ca. 10 min vernebelt werden.

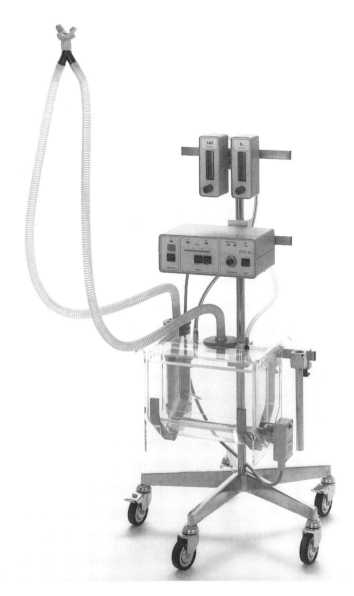

Abb. 3.7.3-2 CPAP 84, Gesamtgerät

Zum Betrieb sind zunächst die Minimaleinstellungen für Inspirationsdruck und -flow zu wählen, der Trigger wird, soweit wählbar, auf maximale Empfindlichkeit (linker Anschlag) gestellt. Anschließend erfolgt eine Anpassung des Musters nach den Bedürfnissen des Patienten.

Besonderheiten bei der **Reinigung** betreffen vor allem den Medikamentenvernebler: Zur Vermeidung einer Verharzung ist dieser nach jeder Anwendung in Wasser oder schwach konzentrierter Detergenzienlösung zu spülen; anschließend wird der Medikamentenbehälter entfernt und unter manueller Inspirationsauslösung (3a) Wasser über den nunmehr freiliegenden Schlauch angesaugt und ca. 10 s lang zerstäubt. Schließlich wird das Ansatzstück mit dem exzentrisch angebrachten Ansaugschlauch und die am Gehäuse fixierte Zerstäuberdüse mittels beigefügter Nadel (24) gereinigt. Ansonsten weist die Pflege gegenüber der Behandlung von Langzeitbeatmungsgeräten (s. S. 118 ff.) keine Besonderheiten auf. Der Vernebler muß vor einer Dampfsterilisation zerlegt werden.

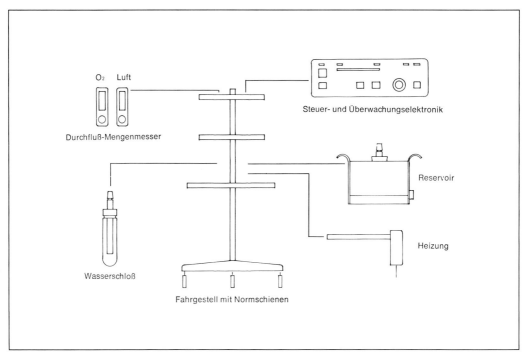

Abb. 3.7.3-3 CPAP 84, Funktionskomponenten

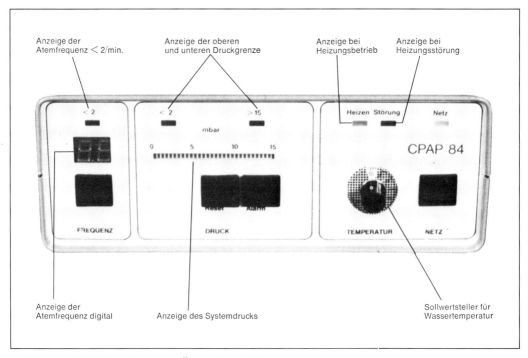

Abb. 3.7.3-4 CPAP 84, elektronische Überwachungseinheit

3.7.3.2 CPAP 84 (Carl Nusser)

Im Gegensatz zu der an Langzeitbeatmungsgeräten meist über ein Demand-Flow-Ventil realisierten CPAP-Funktion handelt es sich beim CPAP 84 um ein **Continuous-Flow-System**. Dies bedeutet, daß der Patient zur Inspiration keine Arbeit leisten muß, sondern durch die Bauweise des Systems sogar eine leichte Druckunterstützung erfährt (Abb. 3.7.3-2–3.7.3-4)

Zur Inbetriebnahme müssen Reservoirbehälter und Wasserschloß bis zur Marke mit Aqua dest. gefüllt werden. Der Heizstab mit integriertem Temperaturfühler wird in die vorgesehene Bohrung am Reservoirbehälter gesteckt und anschließend das Wasser auf die gewünschte Temperatur aufgeheizt. Nach Überprüfung der Alarmfunktionen für die Druck- und Frequenzüberwachung und Herstellung der Gaszufuhr unter Vorschaltung eines Gasmischers ist das Gerät einsatzbereit.

Zum Betrieb wird am Durchflußmengenregler ein Frischgasfluß von etwa dem 1,5fachen des Atemminutenvolumens eingestellt. Der Patient muß das Mundstück des Atemsystems dicht mit den Lippen umschließen, seine Nase wird mit einer entsprechenden Klemme verschlossen.

Durch eine bis unter den Wasserspiegel reichende Scheidewand im Reservoirbehälter kann sich durch den Frischgaszustrom eine unterschiedliche Wasserstandshöhe als Druckspeicher zwischen den beiden Kompartimenten ausbilden. Die Höhe dieser Druckdifferenz entspricht dem PEEP-Niveau, dieses wiederum wird durch die Eintauchtiefe des am Ende des Exspirationsschenkels befindlichen Rohres im Wasserschloß bestimmt. In der Inspirationsphase kommt es kurzfristig zu einer geringgradigen Verminderung der Druckdifferenz im Reservoirbehälter, während der Exspiration wird das überschüssige Frischgas unter Blasenbildung aus dem Wasserschloß entlassen. Somit sorgt der voluminöse Reservoirbehälter dafür, daß trotz der für ein Continuous-flow-System relativ niedrigen Frischgasflußrate ein kontinuierlich positiver Atemwegsdruck aufrecht erhalten werden kann. **Zur Nachregulierung der optimalen Flußrate ist darauf zu achten, daß sich weder die beiden Wasserspiegel im Reservoir während der Inspiration vollständig ausgleichen (Hinweis auf zu niedrigen Flow); noch darf während der Inspiration Luft im Wasserschloß entweichen (Hinweis auf zu hohen Flow).**

Die **Reinigung** wird als Heißwasserwaschdesinfektion (Behälter bei 60°C) durchgeführt, die Kleinteile sind teilweise autoklavierbar, die Patientenschläuche sind Einmalartikel.

Wenn nach längerem Betrieb in der Exspirationsphase Gasblasen im Reservoirbehälter unter der Trennwand entweichen, so muß die Füllmenge unverzüglich ergänzt werden (Gefahr der Rückatmung!).

3.7.3.3 Ultraschallvernebler U 0805 (Medap)

Besondere Bedeutung für die Effizienz einer Therapie mit Verneblern zur Atemwegsbefeuchtung oder topischen Applikation von Medikamenten hat das Spektrum der erzeugten Tröpfchengröße und der relative Anteil der einzelnen Größenbereiche im Aerosol sowie die Nebeldichte. Zum Erreichen der Alveolen muß der Tröpfchendurchmesser zwischen 0,5 und 5 µm betragen. Je größer die Tröpfchen, desto weniger weit distal gelangen sie in den Atemwegen.

Zur Erzeugung des Aerosols stehen prinzipiell folgende Möglichkeiten zur Verfügung:

Preßluftbetriebene Düsenvernebler, die nach dem Venturi-Prinzip arbeiten (s. Abschnitt 3.7.3.1 - Inhalog-Vernebler); wichtig ist dabei, daß die erzeugten Teilchen auf eine Prallplatte gerichtet werden, damit die stets miterzeugten großen Tröpfchen, die den größten Teil des zu applizierenden Medikamentes tragen, noch im Lösungsbehälter abgefangen werden.

Einfache Heißdampferzeuger sind demgegenüber zur Inhalationstherapie weitgehend ungeeignet, da die hierbei entstehenden Tröpfchen größtenteils bereits im Mund-Rachen-Raum abgefangen werden und mit diesem Kondensationsaerosol lediglich leicht flüchtige ätherische Öle transportiert werden.

In Ultraschallverneblern wird die hochfrequente elektrische Schwingung durch einen piezo-keramischen Wandler in geeignete mechanische Schwingungen umgesetzt. Hierbei besteht allerdings die Möglichkeit einer Alteration komplexer Moleküle durch den einwirkenden Ultraschall.

Nach letzterem Prinzip arbeitet das hier beschriebene Gerät, wobei 90 % der erzeugten Aerosolmasse aus Teilchen eines Durchmessers unter 4,2 µm gebildet wird. Die Nebeldichte beträgt maximal 200 mg/l.

Vor Inbetriebnahme muß das Gerät gemäß Abbildung 3.7.3-5 a aus seinen Komponenten zusammengesetzt werden. Eine 1000 ml-Infusionsflasche mit 0,9 %iger Kochsalzlösung oder Aqua dest. ist in die Halterung (9) zu hängen. Anschließend wird **zuerst die Kanüle, deren**

Schlauch zum längeren Niveaustandsrohr (3) führt, in die Infusionsflasche eingestochen; danach mit mindestens 1 cm Entfernung die Kanüle, die zum kürzeren Niveaustandsrohr führt. Soll zusätzlich eine Medikamentenlösung vernebelt werden, ist nach Herausnahme des inneren Anteils vom Kammerkopf (20) ein maximal zu 1/3 gefüllter Medikamentenbecher (21) so in die Verneblerkammer einzusetzen, daß er leicht in die übrige Flüssigkeit eintaucht.

Nunmehr kann das Gerät mit dem Netzschalter (6) in Betrieb genommen werden. Die Nebeldichte wird am Regler (16) eingestellt, das Gebläse, das über den Schlauch (13) den erzeugten Nebel zum Patienten transportiert, wird mit dem Drehknopf (29) reguliert.

Da das Einatmen von kaltem Nebel von vielen Patienten als recht unangenehm empfunden wird, ist die zusätzliche Ausstattung mit einem Heizkörper anzuraten, der an den Nebelschlauch angeschlossen werden kann.

Zur **Reinigung** können handelsübliche Detergentien verwendet werden, **jedoch keine Seife.** Außer dem Grundgerät und den Einwegartikeln (Medikamentenbecher und Gebläsefilter) können alle abnehmbaren Teile autoklaviert werden.

Ursachen für **Funktionsstörungen** können vor allem ein unvollständiger Sitz der Verneblerkammer oder Feuchtigkeit an den Steckkontakten zwischen Kammer und Vernebler sein. Eine unzureichende Kammerfüllung kann auf Luftpolster in den Schlauchverbindungen, verstopfte Kanülen oder einen leeren Vorratsbehälter zurückzuführen sein. Bei Überfüllung der Kammer müssen die Verbindungen mit der Vorratsflasche auf Undichtigkeiten überprüft werden.

3.7.4 Narkosebeatmungsgeräte

Abgesehen von den grundsätzlichen Unterschieden in der Funktions- und Anwendungsweise von Geräten zur Hochfrequenzbeatmung unterscheiden sich Narkosebeatmungsgeräte vor allem in zwei Punkten von Langzeitbeatmungsgeräten:

Zum einen kann auf deren Variantenreichtum an Beatmungsmustern zur Narkosebeatmung weitgehend verzichtet werden, da die Patienten aufgrund der atemdepressiven Eigenschaften der eingesetzten Pharmaka üblicherweise kontrolliert oder manuell assistiert beatmet werden und gleichzeitig die Ausleitung der Narkose im Normalfall keine langwierige Entwöhnung vom Beatmungsgerät verlangt.

Zum anderen sind Narkosebeatmungssysteme - im Gegensatz zu Langzeitbeatmungsgeräten - in unterschiedlichem Ausmaß auf die Rückatmung des Narkosegasgemisches ausgelegt und verlangen somit besondere Vorkehrungen zur Gewährleistung einer korrekten Zusammensetzung des Inspirationsgases.

Die nachfolgend beschriebene Einteilung von Narkosesystemen ist seit langem gebräuchlich, ist aber in ihrer Klassifizierung weder innerhalb des deutschen Sprachraumes noch international einheitlich definiert. Es kann daher im folgenden auch nur versucht werden, einige prinzipielle Beweggründe für die unterschiedlichen Begriffsbestimmungen darzulegen.

— **Geschlossenes System**

Nach der theoretischen Konzeption sollte dem Patienten bei einem geschlossenen System im strengen Sinn während des steady state einer Narkosebeatmung lediglich Sauerstoff entsprechend dem aktuellen Bedarf und Narkosegase zur Ergänzung des jeweils vom Organismus aufgenommenen Anteils mit dem Frischgas zugeführt werden. Dies würde für den normalgewichtigen Erwachsenen einen Frischgasflow zwischen 200 und 300 ml/min bedeuten. Ein solches System stellt verständlicherweise höchste Ansprüche an die Dosiergenauigkeit der Frischgaskomponenten, an die Dichtigkeit des Systems, die Vollständigkeit der CO_2-Elimination und die Meßgenauigkeit der Überwachungseinrichtungen für die Zusammensetzung des Atemgasgemisches. Die Vorteile liegen ebenso klar auf der Hand: Äußerst niedriger Gas- und Narkosemittelverbrauch ohne Belastung der Umwelt durch Überschußgas, Erhalt von Temperatur und Feuchtigkeit des Atemgases, diagnostische Aussagekraft von Schwankungen in der Sauerstoffaufnahme. Problematisch ist dabei neben den bereits genannten technischen Anforderungen, daß der aktuelle Sauerstoffbedarf immer nur im nachhinein festgestellt werden kann.

— **Minimal-Flow-System**

Dieses System markiert wie alle folgenden letzlich nur einen gewissen Bereich auf einem Kontinuum steigenden Frischgasbedarfs zwischen dem vollständig geschlossenen und einem gänzlich offenen System. Je geringer der Frischgasflow, desto höher die Ansprüche an Dichtigkeit und Überwachung der Atemgaszusammensetzung, je höher der Flow, desto größer die Belastung durch Überschuß-

Beatmungsgeräte 167

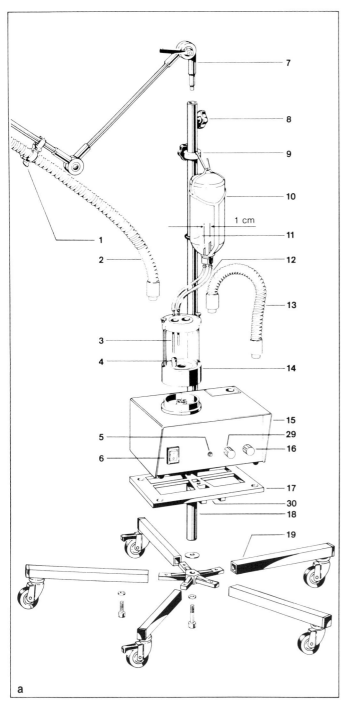
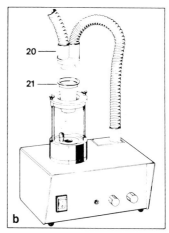

1 Klammer
2 Nebelschlauch 1200 mm
3 Niveaustandsrohr
4 Abschaltkontakt
5 Störungsanzeige
6 Netzschalter
7 Trägerarm
8 Sterngriff
9 Halterung für Infusionsflasche
10 Infusionsflasche
11 O-Ring 22×6
12 Flaschenkanüle mit Wasserschlauch
13 Gebläseschlauch 400 mm
14 Verneblerkammer
15 Vernebler
16 Regler für Nebeldichte
17 Gerätetisch
18 Standrohr
19 Fünffuß
20 Kammerkopf-Innenteil
21 Medikamentenbecher
22 Mutter M3
23 Kammerkopf-Außenteil
24 O-Ring 75×4
25 Zylinder
26 Dichtung
27 Luftkassette
28 Filtermatte
29 Regler für Luftmenge
30 Befestigungsschraube

Abb. 3.7.3-5 a Medap 0805, Komponenten des Gesamtgerätes
b Medap 0805, Einsatz eines Medikamentenbechers

gas. Minimal-Flow-Systeme arbeiten derzeit mit einem Frischgasflow von ca. 375 bis 750 ml/min entsprechend 4 ml/kg x min O_2 und nahezu ebensoviel N_2O für den normalgewichtigen Erwachsenen.

— **Low-Flow-System**
Hier wird mit einem Frischgasflow von jeweils ca. 500 ml/min O_2 und N_2O, entsprechend einem Gesamtflow von etwa 1 l/min gearbeitet.

— **Halbgeschlossenes System**
Beim halbgeschlossenen System liegt der Betrag des Frischgasflows mehr oder weniger deutlich unterhalb des individuell erforderlichen Atemminutenvolumens; somit ist auch beim Betrieb dieses Systems eine wirksame CO_2-Elimination aus der Exspirationsluft eine unerläßliche Bedingung. Im Normalfall werden während des steady state bei einem Gesamtflow von mindestens 3 l/min die Flowraten für O_2 und N_2O im Verhältnis 1:2 eingestellt.

— **Halboffenes System**
Hier übersteigt der Betrag des Frischgasflows den des Atemminutenvolumens in unterschiedlichem Ausmaß. Bei höheren Frischgasflüssen als ca. dem 3 1/2-fachen des Atemminutenvolumens ist mit keiner nennenswerten Rückatmung mehr zu rechnen, so daß in der Entwicklung derartiger Narkosesysteme auch ohne Vorrichtungen zur CO_2-Elimination gearbeitet wurde; aus Sicherheitsgründen sollte davon jedoch grundsätzlich abgesehen werden.

— **Offenes System**
Bei diesem System schließlich liegt keine weitere Steigerung des Frischgasflows vor; charakteristisch ist statt dessen das Fehlen einer kontrollierten Gasführung durch einen Röhren- bzw. Schlauchsystem. Klassisches Beispiel ist die Schimmelbusch-Maske zur Äthertropfnarkose.

Die derzeitige Entwicklung bevorzugt die Systeme mit möglichst geringem Ausstoß an

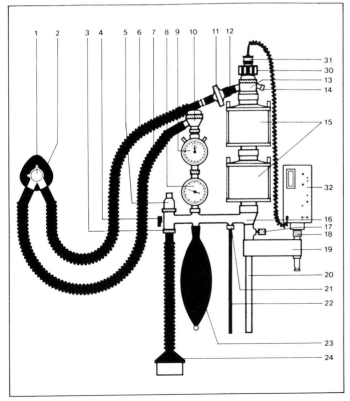

Abb. 3.7.4-1 Kreissystem mit weiteren Zusätzen

überschüssigen Narkosegasen unter Inkaufnahme des wesentlich höheren technischen Aufwandes.

3.7.4.1 Zusatz- und Überwachungsgeräte

Durch die unterschiedlich ausgeprägte Rückatmung und die besondere Zusammensetzung der applizierten Gase während einer Narkosebeatmung gewinnen bestimmte Zusätze an Narkosesystemen gegenüber dem isolierten Beatmungsgerät besonderes Gewicht zum Verständnis der gesamten Einrichtung.

Aus diesem Grund werden derartige Zusatzgeräte neben Überwachungseinrichtungen, soweit sie nicht schon unter Abschnitt 3.7.2.7 beschrieben wurden, den eigentlichen Beatmungseinheiten vorangestellt.

Als Beispiel für das zentrale Funktionselement eines Rückatmungssystemes fungiert das **Kreissystem 7a bzw. 8 ISO** (mit ISO-Anschlüssen versehen) (Dräger).

Das System erlaubt Spontanatmung, assistierte oder kontrollierte Beatmung unter manuellem oder maschinellem Betrieb. Wichtig für die unterschiedlichen Betriebsarten ist die Stellung des Knaufes am Umschaltventil (4) wie in der Abbildung 3.7.4-2 als Detail beschrieben.

Die Funktionsweise des Kreissystems als „Einschlauchsystem" unter Spontanatmung oder manueller Beatmung geht aus Abbildung 3.7.4-3 hervor. Mit den Beatmungsgeräten Pulmomat (Dräger) oder Ventilog (Dräger) (s.u.) ist auch eine maschinelle Beatmung in dieser Funktionsweise möglich.

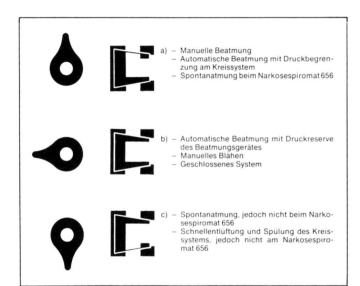

Abb. 3.7.4-2 Stellung des Umschaltventils für unterschiedliche Betriebsarten

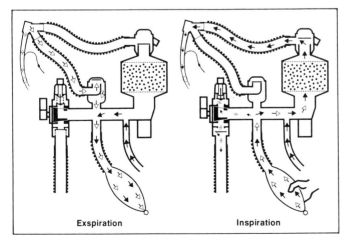

Abb. 3.7.4-3 Manuelle Beatmung am Kreisteil im „Einschlauchsystem"

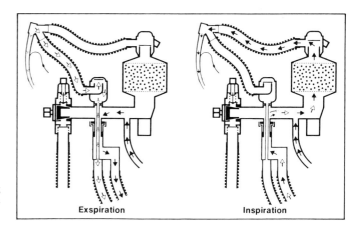

Abb. 3.7.4-4 Maschinelle Beatmung am Kreisteil im „Zweischlauchsystem"

Durch Anbringen eines h-förmigen Adapterstückes, wie in Abbildung 3.7.4-4 gezeigt, erfolgt die Auftrennung des Gasweges im Kreisteil in einen Inspirations- und Exspirationsschenkel und somit die Umwandlung in ein „Zweischlauchsystem". Diese Variante wird eingesetzt, wenn zur maschinellen Beatmung der Spiromat 656 (Dräger) (s.u.) eingesetzt wird. Überschußgas wird dann in der Exspirationsphase nicht mehr über das Umschaltventil am Kreisteil sondern über ein Ventil mit äquivalenter Funktion im Spiromat 656 abgegeben. Das Umschaltventil ist hier ausschließlich im Inspirationsschenkel angeordnet. Spontanatmung und manuelle Beatmung sind auch im Zweischlauchsystem möglich.

Auf die Funktionskontrolle des Kreisteils wird nach Beschreibung der übrigen Systemkomponenten auf Seite 174 eingegangen.

Die **CO_2-Elimination** geschieht durch den in Absorbertöpfe gefüllten Atemkalk. Hierbei handelt es sich überwiegend um Kalziumhydroxid mit geringen Beimengungen von Natriumhydroxid, wodurch das vom Patienten abgegebene CO_2 nach folgender Reaktionsgleichung gebunden wird:

$Ca(OH)_2 + CO_2 \rightleftharpoons CaCO_3 + H_2O$ + Wärmeenergie

Analoges gilt für die Umsetzung von Natriumhydroxid. Der Reaktionsgleichung läßt sich entnehmen, daß der Prozeß neben der Elimination von CO_2 für eine willkommene Anwärmung und Befeuchtung des Inspirationsgases sorgt. Aufgrund seiner zum Teil stark alkalischen Komponenten wird der Atemkalk in einer speziell gepreßten Form verwendet, so daß die Verschleppung feiner Partikel bis in die Atemwege auf ein Minimum reduziert wird. Eine Absorberfüllung (ca. 1 l) ist bei vollständiger Umsetzung des Atemkalks (kenntlich an der violetten Verfärbung) nach ca. fünfstündigem Dauerbetrieb verbraucht. Mit der fortschreitenden Verkleinerung der Reaktionszone verringert sich jedoch kontinuierlich die Kapazität der Absorberfüllung zur CO_2-Elimination, so daß vor allem bei ganztägigem Betrieb der Einsatz von zwei hintereinandergeschalteten Absorbertöpfen sehr zu empfehlen ist. Eine tägliche Befüllung mit frischem Atemkalk ist anzuraten, da die violette Verfärbung der verbrauchten Zone nach längerer Nichtbenutzung an Intensität verliert und damit schwer beurteilbar wird.

Nicht im Einsatz befindlicher Atemkalk ist vor Luftzutritt zu schützen. Der Vollständigkeit halber sei auch noch erwähnt, daß Atemkalk wegen Entstehung toxischer Produkte nicht in Verbindung mit Trichloräthylen oder Chloroform verwendet werden darf.

Weitere Komponenten, die üblicherweise in das Kreissystem integriert werden, dienen der Überwachung einer ordnungsgemäß verlaufenden Narkosebeatmung, wofür als Mindestausstattung die Überwachung der inspiratorischen Sauerstoffkonzentration, die Messung von Atemvolumina und die atemwegsnahe Registrierung des Druckverlaufs zur Erkennung von Diskonnektionen und Stenosierungen mit den jeweils erforderlichen Alarmfunktionen angesehen wird. Eine Reihe der hierfür verwendbaren Zusatzgeräte wurde bereits in Abschnitt 3.7.2.7 beschrieben (bezüglich der Überwachung der verwendeten Inhalationsanästhetika s.u.).

Die Überwachung von Atemminutenvolumina wird darüber hinaus verbreitet mit dem **Volumeter 2000** bzw. **3000** oder aber **2000 K** (Dräger) vorgenommen. Das Volumeter ist grundsätzlich in den Exspirationsschenkel zu integrieren und wird üblicherweise mit einer gesonderten Heizeinrichtung zur Vermeidung einer Kondensatbildung betrieben (Abb. 3.7.4-5). Zur Verwendung bei Kindernarkosen ist speziell das Volumeter 2000 K mit seiner höheren Ansprechempfindlichkeit (zum Anlauf erforderlicher Flow 2 l/min gegenüber 3,5 l/min beim Volumeter 2000 bzw. 3000) und seiner doppelt so feinen Skalierung (eine Umdrehung des großen Zeigers entspricht 500 ml, eine Umdrehung des kleinen Zeigers entspricht 7,5 l) vorgesehen.

Das Volumeter 3000 unterscheidet sich vom Typ 2000 lediglich durch ein farbiges Anzeigeblatt und die Möglichkeit der Schmierölzufuhr von extern.

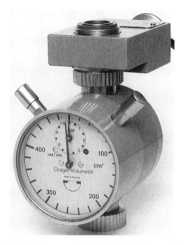

Abb. 3.7.4-5 Volumeter 2000 K mit Volumeterheizung

Diese Geräte arbeiten rein mechanisch nach dem Flügelradprinzip. Neben der kontinuierlichen Anzeige kann mit Hilfe von zwei Rückstellknöpfen die Anzeige von Hubvolumen und Atemminutenvolumen angewählt werden. **Der Anwender muß sich darüber im klaren sein, daß der Meßfehler bei dieser Art von Geräten mit ca. ± 20 % relativ hoch ist.**

Für die **Reinigung** ist außerdem zu beachten, daß das Volumeter 2000 K nur bis 50°C wärmebeständig ist und somit im Gegensatz zum Volumeter 2000 bzw. 3000 (hitzebeständig bis 120°C) nur mit handwarmem Wasser durchspült werden darf und nicht sterilisierbar ist. Die Volumeter dürfen nur in aufrechter Stellung durchspült, nicht aber vollständig in Wasser eingelegt werden.

Sollte das Volumeter nach einer Reinigung nicht anlaufen, ist eine ruckartige Drehung um seine Achse zu versuchen. Beim Rückwärtslaufen des Volumeters muß nach Undichtigkeiten im Kreissystem oder einem Defekt am Exspirationsventil gesucht werden.

Ein weiteres Gerät, das der Überwachung des Beatmungsdruckes dient, ist das **Precom** (Dräger, Abb. 3.7.4-6).

Eine akustische Warneinrichtung, die batteriebetrieben durch einen abnehmbaren Teil des Gerätes gewährleistet wird, existiert nur als Diskonnektionsalarm. Wichtig: **Im Anzeigenbereich zwischen -10 und +10 mbar erfolgt keine Warnung!** Im Warnbereich (Anzeigepfeil durch Drehung des vordersten Gehäuseteils auf den gewünschten Wert stellen) erfolgt eine Alarmierung, wenn der vorgewählte Beatmungsdruck 15 Sekunden lang nicht erreicht wird.

Auch das Precom wird üblicherweise in den Expirationsschenkel unterhalb des Volumeters plaziert.

Zur **Reinigung** ist zu beachten, daß lediglich die Untereinheit des mechanischen Beatmungsdruckmessers sterilisiert werden darf (120°C), der Stellring für die Drucküberwachung soll in heißem Zustand nicht bewegt werden. Die Alarmeinheit ist lediglich einer Wischdesinfektion zu unterziehen. Eine Behandlung im Aseptor (Dräger) ist möglich.

Bei **Funktionsstörungen** ist vor allem auf eine Bestückung mit leistungsfähigen Batterien (richtige Einlage siehe Skizze auf der Geräterückwand) und die korrekte Verbindung der beiden Untereinheiten incl. Lichtschrankenstecker zu achten.

Bei der Version **Precom II** wurde auf den Anzeigebereich negativer Druckwerte verzichtet. Statt dessen befindet sich hier eine klar kenntlich gemachte Alarm-aus-Stellung. Als Untergrenze der Alarmüberwachung werden 5 mbar angegeben.

Vor Inbetriebnahme muß sich der Anwender in jedem Fall von der Funktionsfähigkeit der Alarmeinrichtung überzeugen.

Eine weitere Überwachungseinrichtung, die aufgrund einer wiederholt festgestellten, fehlerhaften Konzentrationsabgabe von Inhalationsanästhetika aus den entsprechenden Verdampfern (s.u.) zunehmend als Basisausstattung gefordert wird, betrifft die laufende **Konzentrationsüberwachung des verwendeten Inhalationsanästhetikums** im Inspirationsschenkel (für Neuentwicklungen nach MedGV jetzt ohnehin obligat!).

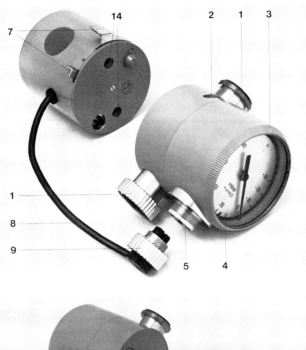

1 Schraubanschlüsse für die Verbindung mit dem Narkose-Atemsystem
2 Rändelrad für die Nullpunkt-Justierung der Skala
3 Stellring für die Einstellung der roten Marke 4 (Lichtschranke)
4 Rote Marke für die Anzeige des zu überwachenden Beatmungsdruckes (Lichtschrankenstellung)
5 Schraubanschluß für die Aufnahme und Befestigung des Lichtschrankensteckers 9
6 Kupplungsbolzen zum Koppeln von Beatmungsdruckmesser und Alarmeinrichtung
7 Sperrhebel zum Verriegeln der Kupplung von Beatmungsdruckmesser u. Alarmeinrichtung
8 Verbindungskabel der Alarmeinrichtung mit dem Lichtschrankenstecker
9 Lichtschrankenstecker
10 Deckel zum Verschließen der Batteriekammern
11 Rändelschraube für die Deckelbefestigung
12 Warnsignalgeber
13 Druckknopf für die Batteriekontrolle
14 Aufnahmebohrungen für Kupplungsbolzen 6

Abb. 3.7.4-6 Precom, Beatmungsdruckmesser und Alarmeinheit

Einen derartigen Narkosemittelmonitor stellt **Iris** (Dräger) dar. Das Gerät erlaubt die Konzentrationsbestimmung der drei gängigen Inhalationsanästhetika Halothan, Enfluran und Isofluran über einen Meßbereich von 0,0 bis 9,9 Vol%. Je nach verwendeter Gerätekonfiguration kommt entweder ein auf den speziellen Typ des Narkosegerätes abgestimmter oder ein universell verwendbarer Sensor zum Einsatz (Abs. 3.7.4-7).

Iris ist mit einem Akku ausgestattet, dessen Ladezustand wie beim Barolog P beschrieben ist (s. Abschnitt 3.7.2.1) überprüft wird. Nach Herstellung der Netzversorgung erscheinen die zuletzt eingestellten Alarmgrenzen und die Anzeige für das zuletzt verwendete Inhalationsanästhetikum, kenntlich an einer Leuchtdiode in der linken oberen Ecke der entsprechenden Folientaste. Zur Überprüfung von Anzeigen und Warnton wird die Taste (2) gedrückt. Daraufhin leuchten sämtliche Dioden und ein Dauerton setzt ein.

Nach jeder Wiederherstellung der Netzverbindung oder jedem Wiederanschließen des Sensor ist eine Aufheizzeit von ca. 3 min abzuwarten. Währenddessen sind die Anzeigen für den unteren und oberen Grenzwert mit Hilfe der Folientasten (5) und (6) auf „0" bzw. „9,5" zu stellen. Mit dem Ende der Aufheizzeit erscheint eine Anzeige der Narkosemittelkonzentration.

Anschließend ist eine **Nullpunkt-Kalibrierung** vorzunehmen: Narkosemittelverdunster abschal-

Beatmungsgeräte 173

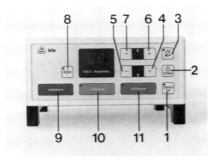

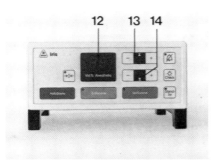

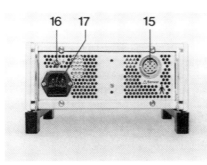

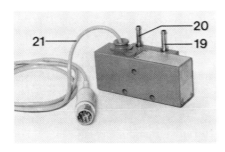

Abb. 3.7.4-7 Iris (Front- und Rückansicht) mit universellem Sensor

1 Taste »Stand-by« mit gelber Leuchtdiode
2 Taste »Check« zur Prüfung der Anzeigen- und Warnfunktion. Dient gleichzeitig zum Quittieren der blinkenden Anzeige und macht den Intervallton wieder warnbereit
3 Taste zum Abschalten des Intervalltons für ca. 2 min
4 Taste zum Einstellen der unteren Warngrenze; Wert wird größer
5 Taste zum Einstellen der unteren Warngrenze; Wert wird kleiner
6 Taste zum Einstellen der oberen Warngrenze; Wert wird größer
7 Taste zum Einstellen der oberen Warngrenze; Wert wird kleiner
8 Taste zur Nullpunkt-Kalibrierung; mit gelber Leuchtdiode
9 Wahltaste »Halothane«, mit gelber Leuchtdiode
10 Wahltaste »Enflurane«, mit gelber Leuchtdiode
11 Wahltaste »Isoflurane«, mit gelber Leuchtdiode
12 Anzeige der Narkosemittelkonzentration (zweistellig)
13 Anzeige der oberen Warngrenze (zweistellig)
14 Anzeige der unteren Warngrenze (zweistellig)
15 Buchse für Sensor-Stecker
16 Anschluß für Potentialausgleich
17 Netzanschluß mit Netzsicherung
18 ohne Abbildung: Typenschild (links neben dem Netzanschluß)

⚠ = Gebrauchsanweisung beachten

 = max. zulässiger Erdableitstrom: 0,5 mA (DIN IEC 601, Abschnitt 19, Tab. 4).
19 Frischgasanschluß
20 Frischgasanschluß
21 Sensor-Kabel

ten, als Frischgas 100 % O_2 für ca. 10 Sekunden unter hohem Flow (10 l/min) zuführen (O_2-Flush ist dazu ungeeignet, Bypass!), dann Taste (8) für mindestens 3 s drücken: Taste erlischt bei korrekter Nullpunkt-Kalibrierung, Anzeige: „0.0".

Nach Anwahl des richtigen Inhalationsanästhetikums und Einstellung adäquater Warngrenzen ist das Gerät zum Einsatz bereit.

Alarmunterdrückung für 2 min und Reaktivierung bzw. Quittierung erfolgen mit den Tasten (3) bzw. (2), wie bereits mehrfach beschrieben. Bei Meßbereichsunter- oder Überschreitung blinkt die Anzeige (12) mit „0.0" oder „9.9".

Durch Betätigen der Taste (1) wird das Gerät inaktiviert (lediglich die Diode dieser Taste leuchtet). Durch erneutes Drücken dieser Taste erfolgt Reaktivierung bei sofort einsatzbereitem Gerät. Demgegenüber muß bei mehr als 0,5 s anhaltenden Ausfall der Netzversorgung die Aufheizzeit abgewartet werden.

Das Gerät kann einer **Oberflächenreinigung und Wischdesinfektion** mit geeigneten Lösungen unterzogen werden. Auch eine Desinfektion im Aseptor (Dräger) ist möglich.

Für den Betrieb ist insbesondere zu beachten, daß das Gerät das aktuell verwendete Inhala-

tionsanästhetikum nicht selbsttätig erkennt. Bei **Funktionsstörungen** ist von Seiten des Anwenders in erster Linie auf korrekte Steckverbindungen an Sensor und Grundgerät zu achten.

Der vorangegangene Exkurs über Zusatz- und Überwachungsgeräte ist auch für die Funktionsprüfung des Kreisteils insofern von Bedeutung, als diese Geräte durch ihren Einbau oder die Integration von Sensoren in das Kreisteil zusätzliche Konnektionsstellen mit den entsprechenden Möglichkeiten für Defekte bedingen.

Die Funktion des Kreisteils ist vor allem hinsichtlich eines korrekten Zusammenbaus aller Einzel- und Kleinteile, einer ausreichend niedrigen Leckagerate und einer korrekten Funktion des Umschalt- und Überdruckventils zu überprüfen.

Bei den Kleinteilen ist insbesondere auf Vorhandensein und einwandfreien Zustand der Glimmer- bzw. Keramikscheiben im Inspirations- und Exspirationsventil sowie der Dichtringe am h-förmigen Adapterstück zum Betrieb im Zweischlauchsystem zu achten.

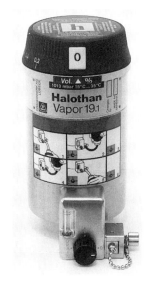

Abb. 3.7.4-8 Vapor 19.1 mit Sicherheitsfüllvorrichtung

Die maximal zulässige Leckagerate für das Kreisteil mit integrierten Überwachungs- und Zusatzgeräten beträgt 250 ml/min bei 40 mbar. Zur Dichtigkeitsprüfung muß der Tubuskonnektor am Y-Stück zuverlässig von Hand verschlossen gehalten oder mittels eines weiteren Schlauches an der für den Handbeatmungsbeutel vorgesehenen Tülle mit dem Kreisteil verbunden werden. Der genannte Flow wird am Rotameter-Block eingestellt.

Zur **Überprüfung des Überdruckventils** sollte eine Einstellung von 20 cm H$_2$O bei einem Frischgasflow von 10 l/min innerhalb einer Toleranzbreite von ± 15 % mit der Anzeige der Drucküberwachung übereinstimmen. Nach Öffnung des Umschaltventils (Knebelstellung nach unten) muß sich der Druck im Kreissystem bei einem Frischgasflow von 10 l/min zwischen 0 und 2 mbar bewegen. Wohlgemerkt darf sich bei dieser Funktionsprüfung auch kein Unterdruck durch eine Narkotikaabsauganlage ergeben, die an der unterhalb des Ventils befindlichen Tülle alternativ zu einem Narkotikafilter mit dem Kreissystem zu verbinden ist.

Nach Entfernung von Beatmungsschläuchen und -beutel sowie Überwachungs- und Zusatzgeräten können sämtliche Bestandteile des Kreisteils nach Oberflächenreinigung isoliert oder im Verbund bei 134°C autoklaviert werden. Bei Sterilisation im Verbund müssen zumindest alle Verschraubungen gelöst werden und es ist darauf zu achten, daß das Hahnküken im Umschaltventil zuvor mit etwas Silikonfett eingefettet wird. Zu beachten ist darüber hinaus, daß das Hahnküken zum jeweiligen Kreisteil passend eingeschliffen wird und somit nicht beliebig austauschbar ist.

Auf mögliche **Störquellen** wurde bereits bei der Beschreibung der Funktionsprüfung hingewiesen. Bei der Festlegung der tolerablen Leckagerate ist zu berücksichtigen, daß das Kreisteil üblicherweise nicht isoliert, sondern im Verbund mit dem Gesamtniederdrucksystem (Meßröhrenblock und Narkosemittelverdampfer mit sämtlichen Zuleitungen und Verbindungsstellen) und dem Narkosebeatmungsgerät überprüft wird. Die Bezeichnung „Niederdrucksystem" rührt von der hierfür typischen Reduktion des Versorgungsgasdruckes („Hochdrucksystem") von 5 bar auf ca. 1,5 bar. **Die zulässige Leckagerate erhöht sich für das Niederdrucksystem um ca. 40 ml/min und für das Narkosebeatmungsgerät in Abhängigkeit vom jeweiligen Gerätetyp, z.B. auf insgesamt 1200 ml/min in Verbindung mit dem Narkosespiromat 656.**

Eine bewährte Technik zur Überprüfung des Gesamtsystems ist grundsätzlich die Verfolgung des Gasweges einschließlich des Hochdrucksystems der Gasversorgung, soweit zugänglich.

Ein weiteres wichtiges Element in einem Narkosesystem stellt der **Narkosemittelverdampfer** dar. Ihn passieren die Narkosegase Sauerstoff und Lachgas bzw. Luft im Niederdrucksystem auf ihrem Weg von der Gasversorgungsquelle zum

Kreisteil. Als Beispiel soll hier der **Vapor 19.1** (Dräger) mit Sicherheitsfüllvorrichtung besprochen werden.

Dieses Gerät ist für den Einsatz in halbgeschlossenen oder halboffenen Narkosensystemen mit einem Frischgasfluß zwischen 0,5 und 15 l/min vorgesehen. Der Vapor 19.1 ist somit ungeeignet für geschlossene oder nahezu geschlossene Systeme sowie halboffene Systeme mit sehr hohem Frischgasflow. Im oberen Grenzbereich der zulässigen Flußrate liegt die tatsächlich abgegebene Konzentration des Inhalationsanästhetikums vor allem bei höherer Dosierung geringfügig unter der am Vapor eingestellten Konzentration.

Die Dosiergenauigkeit der Vapore hat je nach Ausführung des Gerätes eine Toleranzbreite zwischen 10 und 20 %. Die verschiedenen Ausführungen des Vapor 19.1 unterscheiden sich vor allem hinsichtlich ihrer Spezifität für die drei gängigen Inhalationsanästhetika Halothan, Enfluran und Isofluran sowie in einer unterschiedlichen Breite des Dosierungsbereiches.

Weiter ist zu beachten, daß die Geräte unter Luftdurchströmung justiert sind, bei anschließender Durchströmung mit 30 % Sauerstoff / 70 % Lachgas werden bei unveränderter Reglerstellung 5 - 10 % weniger, unter 100 % Sauerstoff 5 - 10 % mehr Inhalationsanästhetikum abgegeben. Der für den Betrieb zulässige Temperaturbereich liegt zwischen 15 und 35°C. In diesem Bereich gewährleistet das Gerät eine automatische Temperaturanpassung. Die maximal erlaubte Überdruckbelastung beträgt 200 mbar.

In gefülltem Zustand dürfen die Vapore auf keinen Fall über einen Winkel von 45° hinaus gekippt werden.

Zur Inbetriebnahme ist der Vapor entweder über eine Befestigungsleiste mit Umschalter oder einen Adaptersockel mit Verriegelungshebel in die Frischgaszuleitung zu plazieren. Die früher auch noch verfügbaren Schlauchverbindungen mit entsprechenden Steckkupplungen sind nicht mehr zulässig. Ist die Anbringung mehrerer Vapore an einem Narkosegerät möglich, so wird bei einer Verbindung über Adaptersockel oder

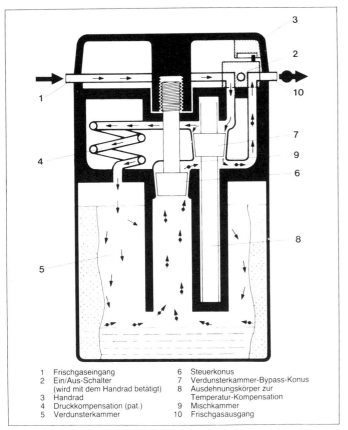

1 Frischgaseingang
2 Ein/Aus-Schalter (wird mit dem Handrad betätigt)
3 Handrad
4 Druckkompensation (pat.)
5 Verdunsterkammer
6 Steuerkonus
7 Verdunsterkammer-Bypass-Konus
8 Ausdehnungskörper zur Temperatur-Kompensation
9 Mischkammer
10 Frischgasausgang

Abb. 3.7.4-9 Vapor 19.1, Funktionsskizze

Befestigungsleiste durch einen Umschalthebel dafür gesorgt, daß immer nur ein Vapor in Betrieb geht. Hier ist lediglich auf die korrekte Stellung dieses Umschalthebels zu achten.

Zur Befüllung muß der Vapor abgeschaltet sein, damit nicht durch die Einlaßöffnung Narkosemittel nach außen gedrückt wird. Die Füllung muß nunmehr obligat über eine spezielle Sicherheitsfüllvorrichtung mit entsprechendem Adapter- und Schlauchsystem für die Verbindung mit der Narkosemittelflasche vorgenommen werden. Die Vorgehensweise ist auf einer kleinen Skizze an jedem Vapor erklärt. **Es darf nur das vaporspezifische Narkosemittel unter Beachtung der maximalen Füllhöhe eingebracht werden!**

In Handradstellung „0" (Taste für Nullarretierung hör- bzw. spürbar eingerastet) passiert das Frischgas den Vapor praktisch widerstandsfrei und ohne Kontakt mit dem Inhalationsanästhetikum. Soll eine bestimmte Narkosemittelkonzentration abgegeben werden, so ist die „0"-Taste zu drücken und gleichzeitig das Handrad mit der gewünschten Konzentration auf den Anzeigepfeil zu drehen. **Die Einstellung des Bereiches zwischen „0" und dem niedrigsten Skalenwert (zumeist 0,2 Vol%, beim Enflurane-Vapor in Sonderausstattung 0,3 Vol %) ist wegen unvorhersagbarer Konzentrationsabgabe nicht zulässig.** Die skalierten Konzentrationen werden im Vapor dergestalt erzeugt, daß durch Betätigung des Handrades ein variabler Anteil des Gasstromes durch die Verdunsterkammer geleitet und dort mit Narkosemittel bis zur Sättigung angereichert wird (Abb. 3.7.4-9). Neben der bereits angesprochenen Temperaturkompensation leistet das Gerät auch eine automatische Kompensation der Druckschwankungen während der Phasen eines Beatmungszyklus. Gleichzeitig ist der Vapor gegen die aufgrund der jeweiligen Abweichung von Meereshöhe (Justierung bei 1013 mbar) zu erwartenden Konzentrationsabweichungen kompensiert.

Der Erwerb eingehender Kenntnisse über die physikochemischen Eigenschaften der verschiedenen Inhalationsanästhetika trägt u.a. sehr zum Verständnis der Vehaltensweise eines Narkosemittelverdunsters unter wechselnden Betriebsbedingungen bei. Aufgrund des nicht-linearen Zusammenhangs zwischen Dampfdruck und Temperatur gegenüber einer linear wirksamen Temperaturkompensation im Vapor 19.1 ist beispielsweise verständlich, daß der Betrieb eines solchen Gerätes trotz bestehender Kompensation nur innerhalb eines bestimmten Temperaturbereichs zulässig ist. Darüber hinaus bestimmen die physikochemischen Eigenschaften des verwendeten Inhalationsanästhetikums neben dem Frischgasflow wesentlich die Dynamik eines Narkosesystems.

Funktionsstörungen eines Vapors können sich neben einer fehlerhaften Kopplung oder Befüllung vor allem aus Stabilisatorrückständen (Thymol beim Halothan) und einem Kippen des gefüllten Vapors über 45° hinaus ergeben. Nach einem derartigen Kippvorgang muß das Gerät nach Entleerung längere Zeit bei einem Flow von 10 l/min durchspült werden. Obwohl nach kurzzeitigem Kippen eine Ausspülzeit von 5 Minuten für ausreichend erachtet wird, sollte im Zweifelsfall über mindestens 20 Minuten gespült werden.

Mögliche Stabilisatorrückstände und andere Verschmutzungen können demgegenüber **Abweichungen der abgegebenen von der eingestellten Narkosemittelkonzentration** bedingen, die vom Anwender erst anhand auffälliger klinischer Zeichen erkannt werden können. Zur Vorbeugung sollten selten gebrauchte Vapore zwischen den Einsätzen entleert werden bzw. laufend eingesetzte Geräte turnusmäßig nach vorausgegangenem Schwenken und anschließendem Spülen (s.o.). Außerdem ist aus diesem Grunde ein kontinuierliches Narkosemittelmonitoring oder zumindest eine regelmäßige Überprüfung (derzeit empfohlen: zweimal jährlich) der korrekten Konzentrationsabgabe bei allen Vaporen durchzuführen.

Zur **Pflege** ist eine Wischreinigung und -desinfektion möglich; ebenso die Desinfektion der entleerten Verdunster im Aseptor (Dräger). Das Gerät darf jedoch in keinem Fall sterilisiert werden.

Last not least soll nun auf einzelne Narkosebeatmungsgeräte als letzte wesentliche Komponenten eines Narkosesystems eingegangen werden.

3.7.4.2 Anästhesieventilator AV 1 (Dräger)

Der AV 1 verbindet in gewisser Hinsicht die Eigenschaften des Langzeitbeatmungsgerätes UV 1/2 (s. Abschnitt 3.7.2.6) mit den Anforderungen an ein Narkosebeatmungssystem. Kreisteil nebst Überwachungs- und Zusatzgeräten sind dabei weitgehend integriert.

Das Gerät ist für die Narkosebeatmung im halbgeschlossenen System von Erwachsenen und Kindern ab 2 Jahren vorgesehen. Zum Betrieb im halboffenen System kann das Patientensystem ausgetauscht werden, wobei der Unterschied im wesentlichen auf einem zusätzlich vorhandenen

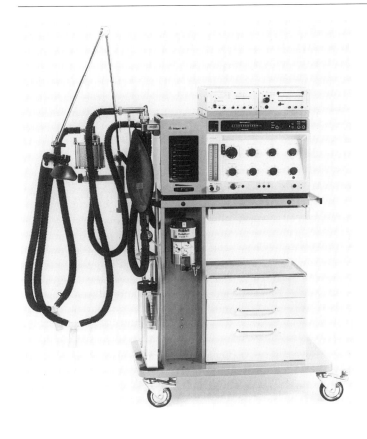

Abb. 3.7.4-10 AV 1, Frontansicht mit Zusatzgeräten und Schlauchsystem

Atemgasbefeuchter beruht. Das Patientensystem kann wie beim UV 1/2 nach Aufrichten eines Kipphebels aus der Kammer des Primärsystems entnommen werden. In das Patientensystem des AV 1 sind darüber hinaus die erforderlichen Funktionen des Umschaltventils beim Kreissystem, der Spirologsensor und die Ansatzmöglichkeit für den O_2-Sensor integriert, auf der Rückseite befindet sich ein Druckknopf zur Schnellentlüftung.

Die Kupplungsmöglichkeit für einen Vapor befindet sich an der Säule des Fahrgestells oder als Mehrfachhalterung rechts vom Gerät.

Zur **Prüfung der Betriebsbereitschaft** wird das Gerät wie üblich der Strom- und Gasversorgung zugeführt, mit der Narkosegasabsaugung verbunden und mit einem Satz Beatmungsschläuche nebst Prüflunge aufgerüstet. Überwachungs- und Zusatzgeräte sind, soweit nicht in Grundeinheit integriert, wie in den Abschnitten 3.7.2.7 und 3.7.4.1 dargelegt in Betrieb zu nehmen. Für die wiederkehrende Funktionsprüfung steht eine Checkliste zur Verfügung.

Nach Betätigen des Netzschalters muß zunächst eine Kalibration des O_2-Sensors vorgenommen werden. Nach mindestens 2-minütiger Raumluftexposition wird mit einem Schraubenzieher o.ä. unterhalb der O_2-Anzeige auf 21 % eingestellt. Mit dem daneben befindlichen Drehknopf wird die untere Überwachungsgrenze eingestellt.

Durch Umlegen des entsprechend beschrifteten Kipphebels kann das Gerät zur Beatmung mit Sauerstoff-Lachgas- oder Sauerstoff-Druckluftgemischen vorgesehen werden. Signallampen weisen auf einen ausreichenden Versorgungsdruck aller drei Gase hin.

Die Eigenschaften der integrierten Drucküberwachung entsprechen denen am UV 1/2 bzw. wie beim Barolog P/A (Abschnitte 3.7.2.1, 3.7.2.6 und 3.7.2.7) beschrieben.

Zusätzlich erfolgt eine digitale Anzeige bestimmter Druckwerte.

Die Einstellung von Beatmungsmuster und -parametern erfolgt ebenfalls in analoger Weise zum UV 1/2. Darüber hinaus ist auf die Einstellung eines geeigneten Frischgasflows am Meßröhrenblock zu achten. Rechts daneben befindet sich der Taster für den O_2-Bypass. Auf den Gasarten-Wählhebel wurde bereits hingewiesen.

Besonderheiten gegenüber dem UV 1/2 betreffen den Modus „Spontan/Manuell". In der neueren Version des Gerätes wird der Handbeatmungsbeutel hierbei nur unter einem Druck von 2 mbar gefüllt. Für eine ausreichende Füllung während der Exspirationsphase darf der Beutel also nicht durch eine auf ihm ruhende Hand belastet werden. **Diese Fülldruckbegrenzung ist im Modus „Man (Flow +)" nicht wirksam; hier bestimmt die Einstellung des Überdruckventils am Patientensystem die Druckbegrenzung im Schlauchsystem.** Grundsätzlich wirksam ist jedoch eine Druckumsteuerung bei entsprechend niedrig gewähltem oberen Grenzwert der elektronischen Drucküberwachung.

Weitere Besonderheiten betreffen Alarmfunktionen:

— So verfügt das Gerät über einen „Frischgasalarm", durch den ein nach Betriebsende fortbestehender Frischgasflow angezeigt wird.
— Bei Diskonnektion besteht eine Ansaugsperre für Raumluft an der Diskonnektionsstelle.
— Bei Ausfall einer Gasart erfolgt optische und akustische Alarmierung. Fällt eines der am momentanen Beatmungsgemisch beteiligten Gase aus, wird jegliche Gaszufuhr über den Mischer gesperrt.

Bei Ausfall von Druckluft kann mit O_2 plus N_2O manuell weiterbeatmet oder spontan geatmet werden, ist eine N_2O-Beimischung ungewünscht, öffnet ein Notventil zur Raumluft.

Bei Ausfall mehrerer Gasarten muß über einen selbstentfaltenden Beatmungsbeutel gefilterte Raumluft angesaugt werden; hier wird allerdings in der Regel der Einsatz eines Handbeatmungsbeutels zu bevorzugen sein.

Zu beachten ist außerdem, daß die Signallampen für die Versorgung mit den verschiedenen Gasarten bei Netzausfall erlöschen, ohne daß ein Gasausfall vorliegt. Bei zusätzlichem Ausfall der Druckgasversorgung erfolgt keine gesonderte Anzeige.

Reinigung und Pflege weisen keine grundsätzlichen Besonderheiten gegenüber anderen Beatmungsgeräten oder der bereits beschriebenen Behandlung der Einzelkomponenten auf. Aufgrund der verwendeten Plexiglasteile soll das Gerät keiner harten UV-Bestrahlung ausgesetzt werden.

Bei **Funktionsstörungen** ist wiederum auf korrekten Zusammenbau und dichten Sitz der zugänglichen Komponenten im Gasweg zu achten. Der Gasversorgungsdruck muß sich zwischen 3 und 6 bar bewegen. Zwei diagonal angeordnete Rauten anstelle der O_2-Anzeige deuten auf einen Sensordefekt oder gelöste Steckverbindungen des Sensorkabels.

3.7.4.3 Narkosespiromat 656 (Dräger)

Der Spiromat 656 ist ein zeitgesteuertes Narkosebeatmungsgerät, das, wie der AV 1 und das nachfolgend beschriebene Ventilog, als aktives Primär-/Sekundärsystem (s. Abschnitt 3.7.2) arbeitet. Die verschiedenen Funktionen werden teils pneumatisch, teils elektronisch gesteuert. Der Betrieb erfolgt im „Zweischlauchsystem" (s. Abschnitt 3.7.4.1).

Eine Verwechslung von Inspirations- und Exspirationsschenkel bei den Schlauchverbindungen zwischen Spiromat und Kreisteil ist durch unterschiedliche Durchmesser der Anschlüsse weitgehend ausgeschlossen. Sämtliche Schlauchverbindungen eines komplett aufgerüsteten Narkosebeatmungssystems sind in Abbildungen 3.7.4-11 a bis d zu entnehmen.

Neben Spontanatmung und manueller Beatmung am Kreisteil erlaubt der Narkosespiromat die kontrollierte und assistierte Beatmung im halbgeschlossenen oder halboffenen System. **Soll von Spontanatmung oder manueller Beatmung am Kreisteil auf maschinelle Beatmung übergegangen werden, so sind bei einer Konfiguration in den Abbildungen 3.7.4-11 a und b folgende Handgriffe durchzuführen:** Einschalten des Spiromaten mit dem Schalter (126), Stellung „Automat" am Drehschalter (107), waagerechte Stellung des Knebels am Umschaltventil (64), Aktivieren der Diskonnektionsüberwachung am Precom (16). Mit dem Drehschalter (108) muß darüberhinaus eine Entscheidung zwischen halbgeschlossen (Kreissymbol) oder halboffen (lineares Symbol) getroffen werden. Dementsprechend ist die Flowhöhe der Frischgaskomponenten am Meßröhrenblock (111) bis (115) einzustellen. Sollte die Einstellung des Frischgasflows für einen Betrieb im halboffenen System unzureichend sein, wird über den Filtertopf (96) zusätzlich Raumluft angesaugt, was üblicherweise durch ein charakteristisch schnarrendes Geräusch kenntlich ist.

Zur **Funktionsprüfung** steht auch hier eine Checkliste zur Verfügung. Besonderes Gewicht wird auf die wie beim isolierten Kreisteil durchzuführende Dichtigkeitsprüfung zu Beginn jeder Narkose gelegt.

Die für ein Narkosebeatmungsgerät spezifischen Warneinrichtungen beinhalten ein nicht

8 CO$_2$-Absorber
9 Inspirationsventil mit Mischgasanschluß
14 Mischgasanschluß
15 Exspirationsventil
16 Beatmungsdruckmesser
27 Überdruckventil Kreissystem
30 Volumeter
31 Wasserabscheider
52 Inspirationsschlauch
53 Exspirationsschlauch
56 Gassammeltülle
59 Anschlußgehäuse
63 Kreissystemträger
64 Umschalthebel
66 Anschlußschlauch
67 Anschluß Katheter-Schlauchverbinder
85 Akustisches Warnsignal
91 Mischgasschlauch
92 Spiroscop-Anschlußbuchse
93 Vapor 19.1
94 Spannbügel
95 Spannmutter
107 Umschalter manuell/automat
108 Umschalter halboffenes/halbgeschlossenes System
109 Schalter O$_2$-Bypass
110 Schauzeichen N$_2$O
111 Meßröhre N$_2$O
112 Dosierventil N$_2$O
113 Schauzeichen O$_2$
114 Meßröhre O$_2$
115 Dosierventil O$_2$
118 Schauzeichen Betriebsgas
119 Schauzeichen Trigger
120 Drehknopf Triggerempfindlichkeits-Einstellung
121 Drehknopf Beatmungsfrequenz-Einstellung
122 Drehknopf Beatmungs-Zeitverhältnis-Einstellung
123 Drehknopf Volumeneinstellung
124 Drehknopf Exspirationsdruck-Einstellung
125 Drehknopf Arbeitsdruck-Einstellung
126 Einschalter
127 Gelenkarm
128 Narkoseuhr
129 Blutdruckmesser
130 O$_2$-Sensor
131 O$_2$-Anzeigegerät

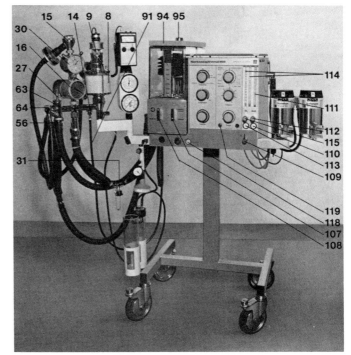

a

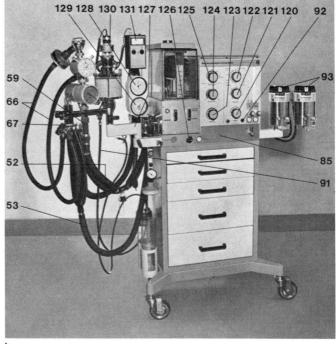

b

Abb. 3.7.4-11 a/b Spiromat 656 mit komplettem Narkosesystem, Frontansicht

5 Haube
10 Haube
11 Exspirationsbeutel
13 Inspirationsbalg
37 Faltenschlauch mit Beatmungsbeutel
86 Mischgasanschluß
87 Abgastülle
88 Anschlußtülle Inspiration
89 Anschlußtülle Exspiration
90 Anschlußtülle manuelle Beatmung

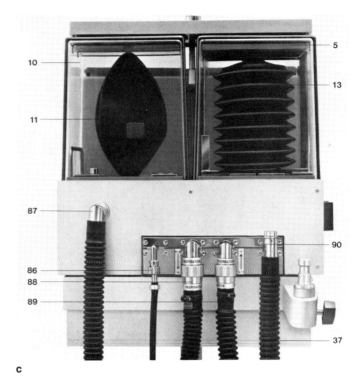

c

20 Bakterienfilter
22 Vorratsbeutel
96 Filtertopf mit Bakterienfilter
98 Vapor-Anschluß — Ausgang
99 Vapor-Anschluß — Eingang
100 Siebgehäuse O_2
101 Siebgehäuse N_2O
102 Siebgehäuse Druckluft
103 Betriebsstundenzähler
104 Stift für Anschluß des Potentialausgleichskabels
105 Netzkabel mit Netzstecker

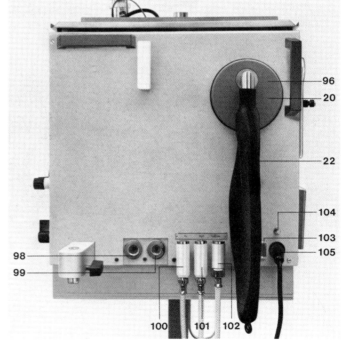

d

Abb. 3.7.4-11 c/d Spiromat 656, Seitenansichten

unterdrückbares Sauerstoffmangelsignal bei Abfall des Sauerstoffversorgungsdruckes unter 2,5 bar sowie eine in diesem Fall wirksam werdende Lachgassperre. **Bei korrektem O_2-Versorgungsdruck wird dadurch jedoch nicht verhindert, daß am Meßröhrenblock lediglich eine N_2O-Zufuhr eingestellt werden kann!**

Durch Umlegen des Hebels (109) kann das Kreissystem unter Umgehung von Meßröhrenblock und Vaporen (O_2-„Bypass") unter einer Flowrate von etwa 40 l/min mit reinem O_2 gespült werden.

Für die Wahl des Beatmungsmusters gelten die zu Beginn dieses Kapitels beschriebenen Prinzipien. **Bei der Verstellung der Einstellknöpfe (120) bis (125) sind teilweise Rastungen zu überwinden oder gleichzeitig mit dem Verdrehen ein axialer Zug auszuüben (123).**

Reinigung und Desinfektion weisen keine prinzipiellen Besonderheiten gegenüber der Vorgehensweise bei anderen Beatmungsgeräten auf. Zum Abnehmen des Steuerkopfes sowie zur Entfernung von Beatmungsbalg und Exspirationsbeutel muß die Mutter auf der Halteplatte der Plexiglasgehäuse gelöst werden.

Bei **Funktionsstörungen** ist wiederum primär auf einen korrekten Zusammenbau und dichten Sitz der extern zugänglichen Komponenten zu

Tabelle 3.7.4-1 Ventilog und Ventilog 2, technische Daten

Funktionsprinzip	Balggerät mit Primär/Sekundär-System
Steuerprinzip	pneumatisch, zeitgesteuert, volumenkonstant
Beatmungsfrequenz	Ventilog: 6 bis 40/min ± 20 % Ventilog 2: 6 bis 60/min ± 15 %
Atemzeitverhältnis	Ventilog: 1:2 ± 20 %, fest eingestellt Ventilog 2: 1:1, 1:2, 1:3 ± 20 % einstellbar
Schalter »0«/»1«	Hauptschalter für das Ventilog
Schalter »0«/»I:E«	Haupt- und Wahlschalter für Ventilog 2
Inspirationsflow	Ventilog: 20 bis 80 L/min ± 15 %, stufenlos einstellbar Ventilog 2: 20 bis 80 L/min ± 15 % bei 20 mbar Gegendruck, stufenlos einstellbar
Tidalvolumen	50 bis 150 mL mit Faltenbalg K für Kinder 150 bis 1600 mL mit Faltenbalg E für Erwachsene
Interne Compliance	2,3 mL/mbar mit Faltenbalg K für Kinder, Faltenschlauch 1 m 3,0 mL/mbar mit Faltenbalg E für Erwachsene, Faltenschlaulch 1 m 6,4 mL/mbar mit Faltenbalg E, Faltenschlauch 1 m, Umschaltventil, Kreissystem 7 a/8 ISO mit 2 Absorbern
Minutenvolumen (nach ISO)	bis 25 L/min, bei einem Frischgasflow von 4 L/min
Arbeitsdruck	80 mbar ± 15 %, fest eingestellt
PEEP	bis 19 mbar ± 20 %, stufenlos einstellbar
Druckgasversorgung	Sauerstoff oder ölfreie Druckluft aus einer zentralen Versorgungsanlage oder aus Druckgasflaschen. Anschlußgewinde M 15 × 1 außen
Druckgasverbrauch	Ventilog: $1/3$ des eingestellten Inspirationsflows Ventilog 2: 16 L/min (bei I:E = 1:2)
Patientensystem	autoklavierbares Faltenbalgsystem, nach Entriegelung des Einschubs herausnehmbar
Narkosegasentsorgung	Überschuß-Ausatemgas ist über die geräterückseitige Abgasfülle zur Narkosegasabsaugung zu führen
Abmessungen	B × H × T = 212 × 266 × 300 mm
Gewicht	12 kg

Abweichungen der Einstell- und Betriebsbereiche sind für die Sollwerte angegeben.
Die Frequenz-Steuerelemente sind mit Sauerstoff kalibriert.
Die Verwendung von Druckluft als Antriebsgas hat eine Frequenzerhöhung von ca. 10 % zur Folge

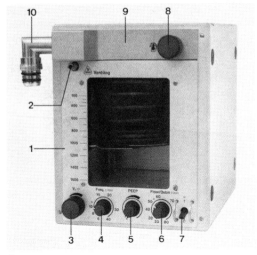 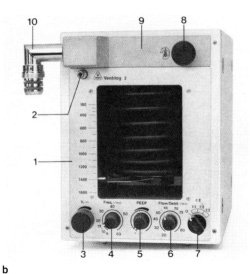

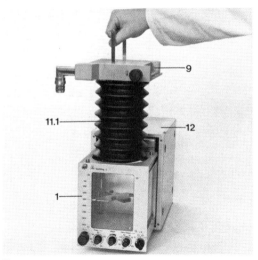

Abb. 3.7.4-12
a: Ventilog, Frontansicht
b: Ventilog 2, Frontansicht
c: Ventilog 2 mit Erwachsenenbalg
d: Ventilog 2 mit Kinderbalg

1 Einschub
2 Kupplung (für Steuerdruckleitung 16)
3 Drehknopf für Volumeneinstellung
4 Drehknopf für Beatmungsfrequenzeinstellung
5 Drehknopf für PEEP-Einstellung
6 Drehknopf für inspiratorische Arbeitsfloweinstellung
7 Schalter für folgende Betriebsarten:
»1« = automatische/ kontrollierte Beatmung
»I:E« = automatische/ kontrollierte Beatmung mit einem wählbaren Atemzeitverhältnis von 1:1, 1:2 oder 1:3 (nur bei Ventilog 2)
»0« = manuelle Beatmung über Atembeutel oder Spontanatmung, Aus-Schaltung des Ventilog
8 Drehknopf für Ausrastung des Einschubs
9 Patientensystem
10 Schraubtülle für Verbindungsschlauch zum Kreissystem

11.1 Faltenbalg E für das Patientensystem zur Erwachsenenbeatmung
11.2 Faltenbalg K für das Patientensystem zur Kinderbeatmung
12 Ventiloggehäuse

Beatmungsgeräte 183

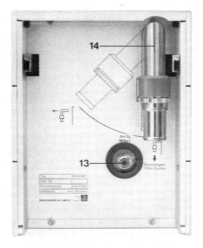

e

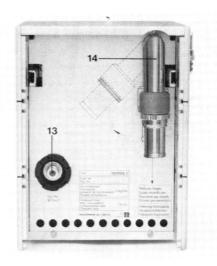

f

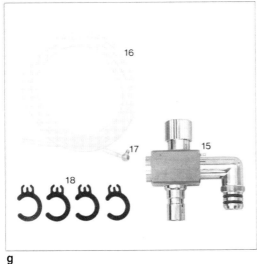

g

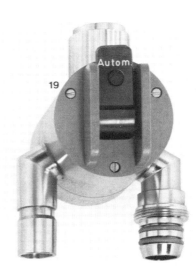

h

Abb. 3.7.4-12
e: Ventilog, Rückansicht
f: Ventilog 2, Rückansicht
g: Pneumatisches Umschaltventil mit Steuerleitung und Führungsringen
h: Manuelles Umschaltventil

13 Druckgasanschluß für Sauerstoff oder ölfreie Druckluft, 2 bis 6 bar
14 Abgastülle mit eingebautem Rückschlagventil zur Abführung von Narkosegas zum Narkotikafilter oder zur Ejektor-Absaugvorrichtung
15 Pneumatisches Umschaltventil
16 Steuerdruckleitung
17 Anschluß
18 Schauchklammern
19 Manuelles Umschaltventil

achten. Ein anderweitig unerklärbares „Nachziehen" des Volumeters am Ende einer Exspiration deutet häufig auf eine feuchtigkeitsbedingte Störung des Exspirationsventils im Steuerkopf des Spiromaten.

3.7.4.4 Ventilog / Ventilog 2 (Dräger)

Eigenschaften dieser rein pneumatisch betriebenen und gesteuerten Narkosebeatmungsgeräte und **Unterschiede zwischen Ventilog und Ventilog 2** lassen sich übersichtlich der Tabelle 3.7.4-1 entnehmen.

Unter Verwendung eines Kinderschlauchsystems und eines kleinen Faltenbalgs sind diese Geräte auch für die Narkosebeatmung von Kleinkindern verwendbar. Aufbau und Bedienelemente gehen aus den Abbildungen 3.7.4-12 a bis h hervor.

Zur **Entriegelung des Einschubs im Ventiloggehäuse** muß der entsprechende Bedienungsknopf (8) gezogen und gegen den Uhrzeigersinn gedreht werden. An einem Kipphebel kann das Patientensystem anschließend aus dem Einschub entnommen werden. Die Abgastülle (14) auf der Rückseite des Gerätes kann entsprechend der dort befindlichen Skizze entfernt werden. Es ist darauf zu achten, daß nur für das Ventilog vorgesehene Faltenbälge zum Einsatz kommen (siehe Kennzeichnung an der Faltenbalgunterseite). Die Hubvolumenskalierung bezieht sich auf den Erwachsenenbalg und wurde unter einem Frischgasflow von 4 l/min vorgenommen.

Das Ventilog wird im „Einschlauchsystem" betrieben. Um auch die Möglichkeit zur Handbeatmung am Kreisteil zu gewährleisten, ist ein pneumatisch gesteuertes (15) oder ein manuell zu betätigendes (19) **Umschaltventil** vor die Verbindung zum Kreisteil zu plazieren. Bei Verwendung eines pneumatischen Umschaltventils ist auf korrekten Anschluß und knickfreie Führung der Steuerleitung zu achten.

Der Check-up vor Inbetriebnahme schließt insbesondere auch eine Funktionskontrolle von Umschalt- und Rückschlagventilen ein. Für die diesbezüglichen Einzelheiten sei auf Checkliste und Betriebsanleitung verwiesen.

Bei **Funktionsstörungen** ist neben der Überprüfung von korrektem Zusammenbau und dichtem Sitz der Systemkomponenten auf eine korrekt angebrachte und knickfreie Steuerleitung bzw. die richtige Hebelstellung am Umschaltventil zwischen Ventilog und Kreisteil zu achten. Undichtigkeiten können auch aus einem defekten Profildichtring zwischen Einschub und Patientensystem, einer mangelhaft sitzenden Abgastülle oder einem unvollständig aufgeschobenen Balg resultieren.

Reinigung und Wiederaufbereitung erfolgen in typischer Weise, wobei sämtliche mit der Exspirationsluft des Patienten in Berührung kommenden Teile (Patientensystem, Abgastülle, Umschaltventil mit Schlauchverbindungen) sterilisierbar sind. Bei herausgefahrenem Ventilogeinschub ist auf eine sichere Befestigung des Gehäuses zu achten, da andernfalls Kippgefahr besteht.

Aluminiumteile, wie z.B. Umschaltventil und Patientensystem, dürfen wegen Korrosionsgefahr keine chlorabspaltenden Reinigungsmitteln ausgesetzt werden.

3.7.5 Geräte zur Hochfrequenzbeatmung

Wie zu Beginn dieses Kapitels bereits erläutert wurde, ist die Hochfrequenzbeatmung, z.B. High Frequency Jet Ventilation (HFJV), derzeit eine Domäne transluminaler Eingriffe an den Atemwegen, weswegen eines der hierfür verfügbaren Geräte im Anschluß an die Narkosebeatmung dargestellt werden soll.

Diese Form der Beatmung macht sich den **Venturi-Effekt** zunutze: Das unter hoher Geschwindigkeit und hohem Druck am Ende des Beatmungskatheters bzw. -kanals austretende Beatmungsgas erzeugt in den zunächst erheblich weiteren Atemwegen einen Unterdruck, der zum Ansaugen von Raumluft führt (s.a. Abschnitt 3.12). Nachdem das injizierte Gas somit nur einen relativ geringen Anteil des Hubvolumens ausmacht, wird üblicherweise mit einer F_IO_2 von 0,5 und höher gearbeitet. Während der kurzen Exspirationsphase unter höheren Beatmungsfrequenzen bleibt ein gewisser PEEP-Effekt wirksam (üblicherweise ca. 2-4 mbar).

Da der Abstrom des Beatmungsgases unkontrolliert in die Umgebung erfolgt, können weder exspiratorische Atemvolumina bestimmt noch Inhalationsanästhetika verwendet werden. Die Einstellung der Beatmungsparameter erfolgt nach gewissen Erfahrungswerten, deren nachfolgende Angaben lediglich als Anhaltswerte zur individuellen Modifikation verstanden werden sollten. Dementsprechend kommt auch einer engmaschigen klinischen Kontrolle des Beatmungserfolges (Hautkolorit, Thoraxexkursion, präkordiales Stethoskop), der Pulsoximetrie und intermittierenden Blutgasanalysen eine ganz besondere Bedeutung zu.

Erfolgt die Beatmung nicht über das Instrumentarium des Operateurs sondern über einen separat - meist nasotracheal - eingeführten, dünnen Beatmungskatheter, so ist insbesondere in den Phasen ohne eingebrachtes Stützautoskop oder Bronchoskop auf einen unbehinderten Gasabstrom zu achten (ggf. Guedeltubus o.ä.). Generell gelten Atemwegsobstruktionen als Gegenanzeige für deratige Beatmungsformen.

3.7.5.1 Universal-Jet-Ventilator AMS 1000 (Stimotron)

Dieses Gerät erlaubt eine echte Hochfrequenzbeatmung bis zu Frequenzen von 600/min. Jedoch ist auch eine normofrequente Überdruckbeatmung unter einer Frequenz ab 10/min möglich. Die Inspirationszeit kann zwischen 20 und 60 %

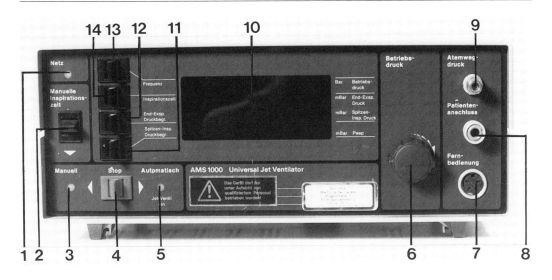

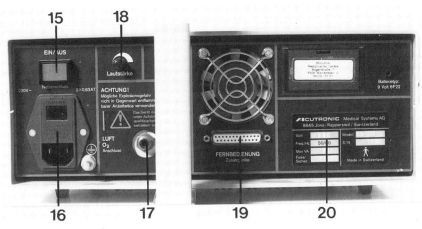

Abb. 3.7.5-1 AMS 1000, Front- und Rückansicht

(1) Leuchtdiode (LED) zur Anzeige „NETZ/EIN"
(2) Kippschalter zur manuell ausgelösten Inspiration
(3) LED zur Anzeige der manuellen Inspirationsphase
(4) Betriebsartenwahlschalter
(5) LED zur Anzeige der Inspirationsphase im Automatikbetrieb
(6) Betriebsdruckregler
(7) Fernsteuer-Anschluß für die manuelle Inspiration
(8) Jet-Schlauch-Anschluß (Verbindung Gerät-Patient)
(9) Anschluß zur Messung des Atemwegsdruckes
(10) Digitalanzeige für die links und rechts davon bezeichneten Parameter
(11) Einstellung zur Begrenzung des Spitzendrucks (PIP)
(12) Einstellung zur Begrenzung des endexspiratorischen Drucks (EEP)
(13) Einstellung der Jet-Frequenz
(14) Einstellung der Inspirationszeit in Prozent der Zykluszeit

Rückseite:
(15) Ein/Aus-Schalter
(16) Netzkabel-Anschlußbuchse
(17) Gas-Anschluß
(18) Lautstärkeregler für Alarmton
(19) Schnittstelle
(20) Betriebsdaten (vorgesehene Netzspannung etc.)

des Atemzyklus gewählt werden. Der applizierte Flow ist einstellbar bis 60 l/min; dies erfordert ggf. einen entsprechend leistungsfähigen Gasmischer (Mindestdurchflußrate 150 l/min).

Mit Kipphebel (4) kann zwischen dem automatischen und dem manuellen (zusätzliche Drucktaste (2)) Modus umgeschaltet werden.

Alarmüberwachungen für den inspiratorischen

Spitzendruck und den endexspiratorischen Druck im Jetschlauch unterbinden bei Überschreiten der Alarmgrenze den Jetstrom bis sich die entsprechenden Drucke wieder unter einen bestimmten Schwellenwert abgebaut haben.

Als Gasversorgungsdruck sind 5 bar vorgesehen. Der Betriebsdruck des Gerätes ist mit dem Drehknopf (6) einzustellen und kann naturgemäß nicht über dem Versorgungsdruck der Gasquelle liegen. Der Betriebsdruck sollte so gewählt werden, daß sich ein Flow von 200 bis 300 ml/kg KG ergibt (Anzeige im Zentrum des Displays).

Weitere **Ausgangseinstellungen:** 100 % O_2 initial, Frequenz 150/min, Inspirationszeit 30 - 40 % eines Zyklus. Höhere Beatmungsfrequenzen gehen in der Regel mit einer kontinuierlich abnehmenden CO_2-Elimination und einer leicht fallenden Oxygenierung einher.

Die **Funktionsprüfung** vor Anwendung des Gerätes am Patienten erstreckt sich auch hier vor allem auf die Überprüfung korrekter und dichter Verbindungen der Gaszuleitung und deren knickfreier Führung und einen Probelauf des Gerätes mit Überprüfung sämtlicher Anzeigeelemente und Funktionen.

Das Grundgerät ist für keinerlei Sterilisationsverfahren zugelassen; erlaubt ist lediglich eine **Wischdesinfektion,** wobei ein Eindringen von Flüssigkeit unbedingt zu vermeiden ist. Wiederverwendbares Zubehör kann mit Äthylenoxid sterilisiert werden; Insufflationskatheter sind Einmalartikel.

Die Einflußmöglichkeiten des Anwenders bei **Funktionsstörungen** beschränken sich weitgehend auf die Überprüfung einer korrekten und knickfreien Schlauchführung sowie die Überprüfung eines ausreichenden Versorgungsdruckes der Gasquelle (mindestens 1 bar). Bei Auslösen der Alarmgrenze für den endexspiratorischen Druck im Jetschlauch kann auch ohne Vorliegen pathologischer Bedingungen ein beim gewählten Betriebsdruck und relativ hoher Beatmungsfrequenz zu kleiner Beatmungskatheter ursächlich sein.

3.7.6 Weiterführende Literatur

Ahnefeld, F.W., Bergmann, H., Burri, C., Dick, W., Halmágyi, M., Hossli, G., Rügheimer, E. (Hrsg.): Akutes Lungenversagen. Springer, Berlin-Heidelberg-New York 1979

Dittmann, M. (Hrsg.): Respiratoren in der klinischen Praxis. Springer, Berlin-Heidelberg-New York 1987

Dudziak, R.: Lehrbuch der Anästhesiologie, 2. Auflage. Schattauer, Stuttgart-New York 1982

Lawin, P., Scherer, R., Lennartz, H.: Beatmung. In: *Lawin, P.* (Hrsg.): Praxis der Intensivbehandlung, 5. Aufl. Thieme, Stuttgart-New York 1989

Lotz, P., Siegel, E., Spilker, D.: Grundbegriffe der Beatmung. Ernst Giebeler, Darmstadt 1984

Suter, P.M.: Beatmungsgeräte. In: *Lawin, P.* (Hrsg.): Praxis der Intensivbehandlung, 5. Aufl. Thieme, Stuttgart-New York 1989

Wolff, G.: Die künstliche Beatmung auf Intensivstationen. Springer, Berlin-Heidelberg-New York 1977

3.8 Pulsoximetrie

3.8.1 Funktionsprinzip und Anwendungsweise

Pulsoximetrie ist die kontinuierliche, nichtinvasive Messung der arteriellen Sauerstoffsättigung mittels eines pulswellenabhängigen photometrischen Verfahrens. Die bislang ausschließlich gebräuchlichen **Transmissionssensoren** (s.u.) werden an ausreichend dünnen, entsprechend durchstrahlbaren Körperteilen (Finger, Zehen, Ohrläppchen) angebracht.

Bis zur Einführung der Pulsoximetrie wurde an technischen Verfahren zur Beurteilung der Oxygenierung ganz überwiegend die Bestimmung des arteriellen Sauerstoffpartialdruckes (p_aO_2) anhand der Blutgasanalyse herangezogen. Die Bestimmung der arteriellen Sauerstoffsättigung mittels geeigneter Hämoglobin(Hb)-Analysegeräte war demgegenüber weniger verbreitet und erforderte gleichfalls eine arterielle Blutentnahme. Zur Erläuterung des Zusammenhangs beider Größen sollen nachfolgend einige **Begriffe des Sauerstoffstatus** kurz erläutert werden.

Der O_2-Transport von der Lunge zu den Geweben gliedert sich in drei Teilprozesse: Sauerstoffaufnahme, -transport und -abgabe.

Treibende Kraft für die **Diffusionsvorgänge** der O_2-Aufnahme und O_2-Abgabe ist die Partialdruckdifferenz zwischen Alveolarraum und Blut bzw. Blut und Gewebe.

Der **konvektive Transport** im Blut wird dagegen von der Menge des im Blut enthaltenen Sauerstoffs (cO_2) bestimmt, wofür der Hb-Gehalt des Blutes wiederum eine wesentliche Determinante darstellt.

Sofern O_2-Sättigung (sO_2), Hb-Gehalt (cHb) und Sauerstoffpartialdruck (pO_2) bekannt sind, kann der O_2-Gehalt des Blutes nach folgender Formel errechnet werden:

$cO_2 = sO_2 \cdot c_{Hb} \cdot 1{,}39$ [ml O_2/gHb] + $pO_2 \cdot 0{,}0225$ [ml O_2/l kPa]

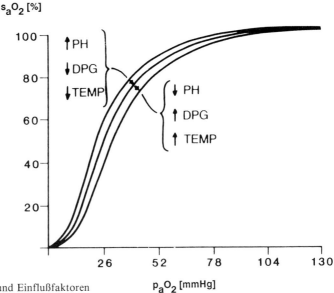

Abb. 3.8.1-1 Sauerstoffbindungskurve und Einflußfaktoren

Die Sauerstoffsättigung, auch „fraktionelle" Sättigung genannt, ist definiert als der Anteil des oxigenierten Hämoglobins im Verhältnis zum Gesamthämoglobin:

$$sO_2 \text{ (frac)} = \frac{cHbO_2}{cHb + HbO_2 + cMetHb + cCOHb + \ldots}$$

Die fraktionelle Sauerstoffsättigung hängt vom Sauerstoffpartialdruck entsprechend der S-förmigen Sauerstoffbindungskurve ab.

Die Lage dieser Kurve ist bestimmt durch weitere Faktoren wie Temperatur, pH, und 2,3-Diphosphoglyzerat-Gehalt (2,3-DPG) der Erythrozyten. Eine Verschiebung dieser Kurve nach links, mithin also eine Zunahme der O_2-Affinität des Hämoglobins, tritt auf bei Hypothermie, Alkalose oder vermindertem 2,3-DPG-Gehalt, eine verringerte Affinität liegt bei gegensinniger Veränderung dieser Faktoren vor. Unter Normalbedingungen liegt ein Halbsättigungsdruck von 3,6 kPa, entsprechend 27 mm Hg vor.

Aus technischen Gründen, auf die weiter unten noch einzugehen sein wird, ermittelten die bislang auf dem Markt erhältlichen Pulsoximeter jedoch nicht die fraktionelle, sondern eine „pulsoximetrische" Sättigung.

Im Falle einer Carboxyhämogobinämie ist der CO-Hämoglobinanteil pathologisch erhöht. Dann entspricht der pulsoximetrische Meßwert im Sättigungsbereich über 80 % näherungsweise der **funktionellen** Definition:

$$sO_2 \text{ (func)} = \frac{cHbO_2}{cHb + cHbO_2}$$

Bei Vorliegen einer Methämoglobinämie (dreiwertiges Häm-Eisen anstelle von zweiwertigem liefert die Oximeteranzeige einen Wert zwischen der fraktionellen und der funktionellen Definition.

Bei Vorliegen eines größeren Anteils dieser Fraktionen (z.B. Patienten mit Rauchvergiftung) zeigt das Pulsoximeter folglich einen **falsch hohen Sättigungswert** an.

Grundlage des Meßprinzips ist die photometrische Ermittlung von Hb-Konzentrationen. Die verschiedenen Hb-Fraktionen weisen unterschiedliche Extinktionsverläufe auf, d.h. sie absorbieren in unterschiedlichem Ausmaß Licht verschiedener Wellenlängen. Je mehr definierte Wellenlängen das jeweilige Analyseinstrument verwendet, desto mehr verschiedene Hämoglobinfraktionen können ermittelt werden.

Derzeitig gebräuchliche Plusoximeter verwenden zwei Wellenlängen zur Analyse - eine bei 660 und eine im Bereich zwischen 920 und 950 Nanometer; dementsprechend können diese Pulsoximeter nur zwei Hämoglobinfraktionen, nämlich oxygeniertes und desoxygeniertes Hämoglobin erfassen.

Im durchstrahlten Körperteil befinden sich neben arteriellem und venösem Blut verschiedene Gewebeanteile. Mit Ausnahme des arteriellen Blutes kann die Absorption durch die übrige Körpersubstanz als konstant betrachtet werden. Arterielle Gefäßabschnitte weisen mit ihrer pulssynchron schwankenden Füllung variable Absorptionen auf, die für beide Meßwellenlängen ausgewertet und zur Berechnung der arteriellen O_2-Sättigung (s_aO_2) herangezogen werden. Die Analyse der pulsatilen Komponente eliminiert somit den Einfluß der übrigen Anteile.

Die technische Weiterentwicklung wird in Zukunft zu Mehrwellenlängen-Pulsoximetern führen. Dreiwellenlängen-Plusoximeter werden zunächst die CO-Sättigung bestimmen. Darüber hinaus werden künftige Geräte nicht mehr alleine eine Durchstrahlung des untersuchten Gewebeabschnittes vornehmen (**Transmissionstechnik,** Lichtquelle und -detektor liegen einander gegenüber), sondern vermögen die reflektierte Lichtintensität auszuwerten (**Reflexionspulsoximetrie,** Lichtquelle und Detektor liegen benachbart auf dem untersuchten Hautbezirk). Bei ausreichender Durchblutung wird eine Messung dadurch prinzipiell an jeder beliebigen Körperstelle möglich.

Die **Indikation zum Einsatz der Pulsoximetrie** sollte sehr weit gestellt werden, da das Verfahren nichtinvasiv und kaum belastend ist. Vor allem in der Anästhesie, Notfall- und Intensivmedizin besteht eine breite Palette von Anwendungsmöglichkeiten:

— Narkosemonitoring, insbesondere bei kardiopulmonalen Risikopatienten
— Schwierige oder fiberoptische Intubation
— Hochfrequenzbeatmung (s. Abschnitt 3.7)
— Thorakale Eingriffe, insbesondere bei Einlungenbeatmung
— Kinderanästhesie
— Postoperative Überwachung
— Monitoring während Bronchoskopie
— Respiratorentwöhnung
— Inner- und außerklinische Notfallmedizin

Verschiedene **Störeinflüsse** können eine pulsoximetrische Überwachung beeinträchtigen oder unmöglich machen:

— Doppelzählung der Pulsfrequenz bei ausgeprägter dikroter Welle
— Bewegungsartefakte durch Zittern oder anderweitig unruhigen Patienten
— Periphere Minderperfusion durch Zentralisation, Hypotonie oder Volumenmangel; nach einer Reduktion des pulsatilen Signals werden die Grenzen des Verfahrens bei einer Restperfusion von etwa 5 - 8 % des Normalwertes erreicht.
— Verlust des pulsatilen Flows bei extrakorporaler Zirkulation
— Erhöhter Anteil von Dyshämoglobinen
— Extreme Abweichungen von Durchschnittswerten an durchstrahltem Gewebe
— Störeinflüsse durch Umgebungslicht, Elektrokauter oder intravasale Farbstoffe (Cardiogreen, Methylenblau)
— Venöse Pulsation

Hinweise für die Praxis:

— Klebesensoren sind den Klemmsensoren vorzuziehen, da weniger Bewegungsartefakte auftreten. Der Gefahr von Zirkulationsstörungen muß jedoch in beiden Fällen durch regelmäßige Kontrollen begegnet werden.
— Sensoren nur an den vom Hersteller empfohlenen Stellen anbringen, die Meßgenauigkeit kann sonst beeinträchtigt sein.
— Bei Klebesensoren ist darauf zu achten, daß „Sende-" und „Empfangselement" genau gegenüberliegen und kein „Shunt"-Licht in den Empfänger fällt.
— Ein Indiz für die Verläßlichkeit der Sättigungsanzeige ist die Übereinstimmung der vom Pulsoximeter angezeigten Pulsfrequenz mit der auf einem Monitor angezeigten Puls- bzw. Herzfrequenz.

Diesbezüglich ist insbesondere bei Kleinkindern der Einsatz von Pulsoximetern mit EKG-Synchronisierung zu bevorzugen, um eine Irreführung durch Bewegungsartefakte zu reduzieren.

3.8.2 Einzelgeräte

3.8.2.1 Pulsoximeter Modell N-100 E (Nellcor)

Das Gerät ist routinemäßig für den Netzbetrieb vorgesehen, eingebaute Akkus erlauben jedoch einen netzunabhängigen Betrieb für ca. eine Stunde. Bei Akku-Betrieb leuchtet die Kontrollampe (3), wenige Minuten vor Erschöpfung der Akkus beginnt sie zu blinken.

Die Aufladezeit für vollständig entladene Batterien beträgt ca. acht Stunden.

Für das Gerät sind sechs verschiedene Transmissionssensoren verfügbar, vier für Erwachsene und zwei speziell für Säuglinge und Kleinkinder. Mit Ausnahme eines der Erwachsenensensoren sind alle Sensortypen mit Klebefolien anzubringen und zum einmaligen Gebrauch bestimmt. Gelegentliches Entfernen zur Beurteilung des Hautzustandes und Wiederanbringen sind mit einer gewissen Einbuße an Haftfähigkeit jedoch möglich.

Nach dem Einschalten vollführt das Gerät einen kurzen Selbsttest, der auch eine Kalibration beinhaltet; dementsprechend ist nach längerem Dauerbetrieb, insbesondere aber **nach Wechseln des Sensorkabels durch Ein- und Ausschalten eine Kalibration zu veranlassen.**

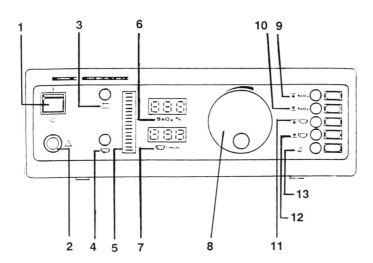

Abb. 3.8.2-1 Pulsoximeter N-100 E, Frontseite

(1) Ein/Standby-Schalter; in Stellung „stand by" erfolgt bei eingeschaltetem, rückseitigem Netzschalter (18) eine Aufladung der integrierten Akkumulatoren
(2) Anschluß für Sensorkabel
(3) Kontrollampe für Akku-Betrieb
(4) Kontrollampe, blinkt während Pulssuche
(5) Leuchtbalkenanzeige zur semiquantitativen Angabe der Pulsintensität; beim Erwachsenen sollte mindestens die Hälfte der Diodensegmente aufblinken, bei Säuglingen sind geringere Intensitäten zu erwarten
(6) Leuchtdiodenanzeige zur digitalen Angabe der momentanen Sauerstoffsättigung im Routinebetrieb, gegebenenfalls auch der zugehörigen Grenzwerte sowie weiterer Status- und Fehlermeldungen
(7) Leuchtdiodenanzeige zur digitalen Angabe der aktuellen Pulsfrequenz sowie der zugehörigen Alarmgrenzen.
(8) Digitaler Drehknopf zur Veränderung der Anzeige- und Warntonlautstärke, der Grenzwert- und Statuseinstellungen
(9) Taste zur Aktivierung der oberen s_aO_2-Grenze, die nach Druck auf diese Taste für 3 s von der zugehörigen Digitalanzeige (6) ausgegeben wird; während dieser Zeit muß eine eventuell gewünschte Veränderung mit dem Drehknopf (8) begonnen werden. Die rechts daneben befindliche Kontrollampe blinkt bei Grenzwertüberschreitung. **Diese Funktionsweise gilt auch für die drei nachfolgend beschriebenen Bedienelemente;** obere und untere Alarmgrenze können nicht zur Überschneidung gebracht werden:
(10) Untere Alarmgrenze s_aO_2
(11) Obere Alarmgrenze Pulsfrequenz
(12) Untere Warngrenze Pulsfrequenz

Die Lautstärke des Warntons kann verändert werden, indem gleichzeitig die Tasten für die obere und untere s_aO_2-Warngrenze gedrückt werden und zusätzlich der Drehknopf (8) nach rechts oder links gedreht wird. Derartige Lautstärkeveränderungen bleiben ebenso wie vom Anwender veränderte Alarmgrenzen oder eine vollständige Warntonunterdrückung bis zum Ausschalten des Gerätes erhalten
(13) Taste zur Warntonunterdrückung bei Grenzwertüberschreitung oder verlorengegangenem Pulssignal. Für die Warntonunterdrückung wird vom Gerät ein Ausgangswert von 60 s automatisch vorgewählt; durch Drücken dieser Taste und gleichzeitige Veränderung am Drehknopf (8) kann die Warntonunterdrückung zwischen 30 und 120 s eingestellt werden; wird nach Erreichen des 120 s-Wertes weiter nach rechts gedreht, so erscheint die Meldung „OFF" in der Digitalanzeige für die Sauerstoffsättigung, der akustische Alarm ist jetzt dauerhaft abgeschaltet. Bei vorübergehender Warntonunterdrückung leuchtet die zugehörige Kontrollampe, bei dauerhafter Unterdrückung blinkt sie

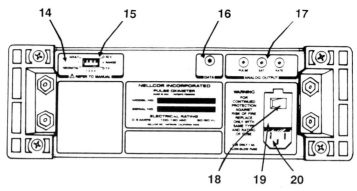

Abb. 3.8.2-1 Pulsoximeter N-100 E, Rückseite

(14) Die beim Einschalten des Gerätes vorgegebenen Warngrenzen können je nach Stellung dieses Schalters in einen „Erwachsenenmodus" (s_aO_2-Warngrenzen zwischen 85 und 100 %, Pulsfrequenzwarngrenzen zwischen 55 und 140/min) und einen „Neugeborenenmodus" (s_aO_2-Warngrenzen zwischen 80 und 95 %, Pulsfrequenzwarngrenzen zwischen 100 und 200/min) festgelegt werden
(15) Umschalter für Spannungsbereiche der Analogausgänge
(16) Optischer Datenausgang, Anschluß für Lichtleiterkabel
(17) Analogausgänge
(18) Netzschalter
(19) Sicherungsgehäuse
(20) Anschlußbuchse für Netzkabel

Registrierte Pulsationen werden vom Gerät laufend mit einem Registrierton angezeigt, dessen Tonhöhe sich gleichsinnig mit dem Sättigungswert verändert.
Durch drei verfügbare Funktionsmodi kann das Gerät auf unterschiedliche Betriebsbedingungen eingestellt werden:

— Modus 1 wird routinemäßig angewählt; die Mittelungszeit für die Sättigung beträgt 5-7 s.
— Modus 2 hat eine kürzere Mittelungszeit und damit auch eine sehr kurze Ansprechzeit auf Veränderungen; die Störanfälligkeit für Bewegungsartefakte ist jedoch ebenfalls gesteigert.
— Modus 3 hat demgegenüber eine Mittelungszeit von 10 - 15 s, wodurch sich dieser Modus besonders zur Überwachung sehr unruhiger Patienten empfiehlt. Die Pulsfrequenz wird hierbei jedoch nicht angezeigt.

Angewählt werden können die verschiedenen Funktionsmodi durch gleichzeitiges Drücken der Tasten (11) und (12) bei gleichzeitiger Veränderung am Drehknopf (8).
Bei **Funktionsstörungen** gelten im wesentlichen die allgemeinen Ausführungen des vorangegangenen Abschnittes 3.8.1. Bei spezifischen Fehlermeldungen, die durch „ERR" und einen Zahlenwert angezeigt werden, ist fachmännische Hilfe in Anspruch zu nehmen.

Werden Sensorkabel ausgetauscht, so ist darauf zu achten, daß keine Verwechslung zwischen den verschiedenen Gerätetypen erfolgt.

Je nach Sättigungsbereich beträgt die einfache Standardabweichung des Meßfehlers bis zu $\pm$ 3 %-Einheiten, unter 50 % Sättigung ist der Meßfehler nicht spezifiziert.

Für die Geräte ist keine Wartung in regelmäßigen Abständen vorgesehen. Zur Reinigung gelten die allgemeinen Hinweise in Abschnitt 2.4.

3.8.2.2 Accusat (Datascope)

Auch dieses Pulsoximeter arbeitet netz- und batteriebetrieben. Die Akkus sind in einer abtrennbaren Einheit untergebracht, die über ein Verbindungskabel an die Buchse (24) auf der Rückseite der Oximeter-Einheit anzuschließen ist. Während des Anschließens soll die Oximeter-Einheit vom Netz getrennt sein, danach ist der Hauptschalter (19) wieder einzuschalten, um eine Aufladung der Akkus (Gesamtladezeit 16 Stunden) zu ermöglichen. Akku-Betrieb ist nach Volladung über ca. zwei Stunden möglich.

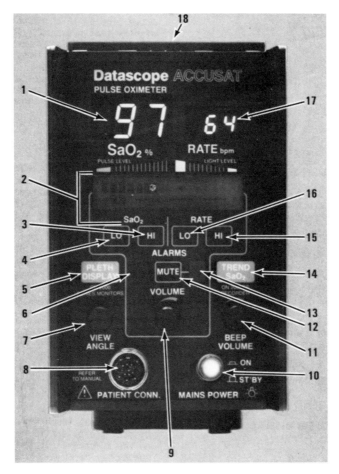

Abb. 3.8.2-2 Accusat, Frontseite

(1) Digitalanzeige s_aO_2; diese Anzeige blinkt im Alarmfall, werden lediglich Striche angezeigt, ist auf eine Meldung im Hinweisfenster (2) zu achten
(2) Hinweisfenster für alphanumerische Anzeigen und Balkengrafik zur Angabe von Alarmgrenzen, Pulssystole und -intensität sowie Statusmeldungen
(3) Taste zum Einstellen der oberen s_aO_2-Warngrenze
(4) Taste zum Einstellen der unteren s_aO_2-Warngrenze
(5) Taste zur Anzeige der Pulskurve (nur in Verbindung mit einem Zusatzgerät)
(6) Rote Kontrolleuchte, die im Alarmfall aufleuchtet
(7) Regler zur Anpassung an verschiedene Betrachtungswinkel.
(8) Anschlußbuchse für Sensorkabel
(9) Lautstärkeregler für den Alarmton
(10) Ein/Standby-Schalter, sobald der Hauptschalter (19) auf der Rückseite eingeschaltet ist, leuchtet eine grüne Diode in diesem Druckschalter
(11) Lautstärkeregler zur Anzeige der Pulssystole
(12) Taste zur Alarmtonunterdrückung für 60 s
(13) Gelbe Kontrolleuchte, die während einer Alarmtonunterdrückung aufleuchtet
(14) s_aO_2-Trendinformation (nur in Verbindung mit einem Zusatzgerät)
(15) Taste zur Einstellung der oberen Alarmgrenze für die Pulsfrequenz
(16) Taste zur Einstellung der unteren Alarmgrenze für die Pulsfrequenz
(17) Digitalanzeige der Pulsfrequenz, Verhalten wie bei (1)
(18) Lasche für die Verbindung mit dem Batterieblock

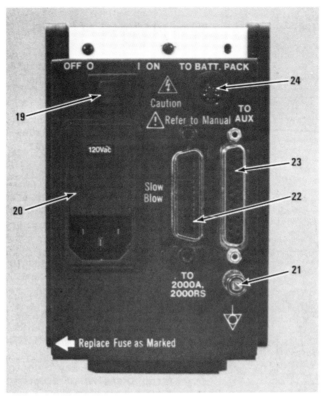

Abb. 3.8.2-2 Accusat, Rückseite

(19) Netzhauptschalter
(20) Netzanschlußteil mit Halterung für zwei Sicherungen
(21) Anschlußbolzen für Potentialausgleich
(22) Anschlußbuchse zur Verbindung mit weiteren Datascope-Geräten
(23) RS 232-Schnittstelle
(24) Anschlußbuchse für Batteriesatz

Nach dem Einschalten führt das Gerät einen Selbsttest durch („SYSTEM CHECK"). Wird anschließend im Hinweisfenster (2) eine der **Fehlermeldungen** „RAM TEST", „ROM TEST", „OFFSET" oder „FILTER MISMATCH" angezeigt, liegt ein interner Fehler vor, der durch Fachpersonal behoben werden muß. Bei Meldung „VENTILATOR DEF" liegt ein Fehler am Lüfter vor, das Gerät arbeitet zwar weiter, sollte jedoch auch in diesem Fall umgehend der Reparatur zugeführt werden.

Bei allen anderen Fehlfunktionen sind grundsätzlich die in Abschnitt 3.8.1 aufgeführten Störeinflüsse auszuschließen; Meldung „BATT SCHWACH" verlangt ein Nachladen der Akkus.

Je nach Sättigungsbereich beträgt die einfache Standardabweichung des Meßfehlers bis zu ± 4 %-Einheiten, unter 60 % Sättigung ist der Meßfehler nicht spezifiziert.

Reinigung und Wartung entsprechen dem in Abschnitt 3.8.2.1 Ausgeführten.

3.8.3 Weiterführende Literatur

Forstner, K., Faust, U.: Pulsoximetrie. Biomedizinische Technik 35 Suppl. 1 (1990) 38-46

Schubert, H.: Meßtechnik in der medizinischen Diagnostik - Pulsoximeter. mt-Medizintechnik 108 (1988) 190-192

Striebel, H.W., Steinhoff, U., Kretz, F.J.: Die pulsoximetrische Überwachung der arteriellen Sauerstoffsättigung. Anästh. Intensivmed. 29 (1988) 8-16

3.9 Kapnometrie

3.9.1 Allgemeines

Unter **Kapnometrie** versteht man die ausschließlich zahlenmäßige Erfassung, unter **Kapnographie** die zusätzliche zeitkontinuierliche Darstellung der CO_2-Konzentration in der Atemluft. Eine differenzierte Interpretation der erfaßten Kurvenverläufe erlaubt Rückschlüsse auf die pulmonale, kardiozirkulatorische und metabolische Situation des Probanden bzw. Patienten oder liefert Hinweise auf bestimmte Gerätestörungen, vorzugsweise während einer Beatmung.

Besondere Beachtung wird in der Regel der endexspiratorischen CO_2-Konzentration ($etCO_2$) zuteil, da diese eng mit dem arteriellen pCO_2 korreliert. **Die CO_2-Konzentration in der Ausatemluft wird von folgenden Vorgängen beeinflußt:**
- CO_2-Produktion, bestimmt durch Körpertemperatur, Suffizienz der Mikrozirkulation, Muskelaktivität und Stoffwechselsituation
- CO_2-Transport, beschrieben durch die Transportmechanismen (physikalische Lösung, Bicarbonat, Carbaminoverbindung) und die Hämodynamik (Kreislaufverhältnisse im großen und kleinen Kreislauf)
- CO_2-Elimination, abhängig von der Diffusion in der Lunge, von der Ventilation, vom Ventilations-Perfusions-Verhältnis und vom Quotienten der Totraumventilation zur Gesamtventilation

Den meisten Geräten für den klinischen Routineeinsatz gemeinsam ist **das auf Infrarotabsorption von CO_2 beruhende Meßprinzip:** Wird eine Meßküvette von Atemgas durchströmt, so verändert sich die Absorption von Infrarotlicht (Meßwellenlänge im Bereich von 4,3 µm) in der Meßkammer proportional zur CO_2-Konzentration. Als Bezug zur Nullpunkt-Festlegung wird CO_2-freies Gas verwendet.

Die in klinischem Einsatz befindlichen Geräte lassen sich in zwei Gruppen einteilen:
— **Geräte mit Seitenstromverfahren:** Über einen tubusnahen Konnektor wird kontinuierlich Atemgas angesaugt und der Meßkammer im Gerät zugeführt.

Vorteile des Verfahrens sind die leichten Konnektionsstellen am Tubus sowie die mögliche Trendüberwachung auch eines Nichtintubierten. Nachteilig ist demgegenüber, daß die Übertragungsbandbreite geringer ist als beim unten beschriebenen Hauptstromverfahren; somit verliert die Messung bei hohen Atemfrequenzen an Aussagekraft. Hinzu kommt, daß der Gasfluß im Absaugschlauch durch Kondenswasser und Bronchialsekret beeinträchtigt werden kann.
— **Geräte mit Hauptstromverfahren:** Hierbei befindet sich die Meßküvette direkt im Atemstrom, sie wird nach Möglichkeit unmittelbar auf den Tubus aufgesetzt.

Die Vorteile liegen in der genaueren Meßwerterfassung und den kurzen Ansprechzeiten. Nachteile entstehen durch den relativ großen und schweren Meßkopf auf dem Tubus, Totraum und Atemwegswiderstand werden vergrößert. Außerdem besteht bei manchen Produkten die Gefahr von thermischen Hautschäden durch eine relativ hohe Betriebstemperatur am Meßkopf.

Die **Interpretation** der CO_2-Kurve wird durch eine standardisierte Darstellungsweise erleichtert: Im Rahmen der Narkoseüberwachung wird die CO_2-Kurve üblicherweise mit einer Ablenkgeschwindigkeit von 25 oder 12,5 mm/s dargestellt und weist folgenden typischen Verlauf auf:

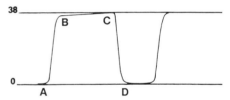

Abb. 3.9.1-1 Typisches Kapnogramm

Auf folgende Parameter sollte geachtet werden:
— Höhe der Kurve: Der mit „C" bezeichnete Punkt entspricht der endexspiratorischen CO_2-Partialdruck. Dieser liegt unter physiologischen Verhältnissen um etwa 2 - 4 mm Hg unter dem arteriellen Wert. Unter — anderweitig unkomplizierten — Narkosebedingungen können sich diese Normgrenzen in etwa verdoppeln.
— Frequenz: Hilfreicher Parameter bei der Überwachung intubierter und spontanatmender Patienten, z.B. während der Narkoseausleitung.
— Grundlinie: Ein Abweichen von der Nullinie spricht für einen Kalibrationsfehler oder eine CO_2-Rückatmung. **Zur Erfassung dieses Effektes darf die Inspirationsluft nicht vom Gerät als Referenz zur Nullpunktfestlegung verwendet werden.**

— Kurvenform: Die Plateaulinie (B-C in Abb. 3.9.1-1) verläuft idealerweise annähernd horizontal. Ein deutlich aszendierender Verlauf spricht für eine Atemwegsobstruktion. Zakken in der Plateaulinie sind Zeichen einer einsetzenden Spontan- oder Gegenatmung des Patienten am Beatmungsgerät. Darüber hinaus können sie auf eine mangelhaft koordinierte Atemmuskulatur wie beispielsweise unter Relaxantienüberhang hinweisen.

Indikationen zur Kapnographie:
— Frühdiagnostik für Luftembolien oder Lungenembolien, z.B. bei Eingriffen in sitzender Position in der Neurochirurgie oder bei Hüftendoprothesen.
— Frühdiagnostik der malignen Hyperthermie.
— Ausschluß der oesophagealen Intubation, Erkennen von Diskonnektionen, Stenosen und sonstigen Tubusfehllagen.
— Überwachung der kontrollierten Hypotension.
— Einstellung der adäquaten Ventilation bei Laparoskopie mit CO_2-Insufflation in die Peritonealhöhle und bei Sectio-Narkosen.
— Kontrollierte Hyperventilation zur Senkung eines erhöhten intrakraniellen Druckes.
— Steuerung und Überwachung der Beatmung von Frühgeborenen, Säuglingen und Kindern.

Bei folgenden Erscheinungen ist nicht nur an pathologische Veränderungen, sondern vor allem auch an gerätebedingte Störungen zu denken:
— Ein plötzlicher Abfall des $etCO_2$ auf Null oder sehr niedrige Werte spricht für technische Probleme und sollte vor allem die Überprüfung korrekter Konnektionen von Tubus und Beatmungsschläuchen, den Ausschluß einer Abknickung, und die Überprüfung von Beatmungsgerät und Kapnograph veranlassen.
— Ein mäßiger Abfall des $etCO_2$ kann folgende Ursachen haben: Leck im Beatmungssystem, Atemwegsobstruktion, zunehmende Auskühlung des Patienten, Tubus einseitig nach endobronchial disloziert. Verläuft der Abfall über einen längeren Zeitraum exponentiell, so kann dies Zeichen einer schweren Zirkulationsstörung (Blutdruckabfall, Embolie) sein.
— Abwandern der Grundlinie von Null weist entweder auf eine Rückatmung von CO_2 hin (Atemkalk prüfen) oder ist Hinweis auf Kondenswasser in der Meßkammer.

3.9.2 Einzelgeräte

Die Möglichkeit zur Kapnographie ist in zunehmendem Umfang in das Leistungsspektrum von Monitorsystem integriert (s. Abschnitt 3.1.2.7), so daß hier lediglich auf einen Vertreter der Kapnometer eingegangen werden soll, die eine Meßwertanzeige, nicht jedoch eine Kurvendarstellung erlauben.

3.9.2.1 Kapnometer 47210A (Hewlett-Packard)

Das Gerät erlaubt die Anzeigearten „kontinuierlich", „endexspiratorisch" oder „inspiratorisches Minimum".

Der Modus „kontinuierlich" bedeutet quasi eine „digitale Kurvendarstellung", jedoch dürfte eine vergleichbare Interpretierbarkeit auch nach entsprechender Gewöhnung nicht in demselben Umfang wie bei der gewohnten analogen Kurvendarstellung gegeben sein. Von Herstellerseite ist dieser Modus ohnehin zur Überwachung für sich langsam ändernde oder konstante CO_2-Konzentrationen vorgesehen. Über den rückseitigen Systemstecker (24) kann jedoch der Kurvenverlauf auf einem geeigneten Monitor zur Darstellung gebracht werden.

Im Modus „endexspiratorisch" wird der Spitzenwert des CO_2-Partialdruckes am Ende der Exspiration angegeben, in Stellung „inspiratorisches Minimum" der kleinste während des Einatmens erfaßte Wert. Werden beide Tasten gleichzeitig gedrückt, wechselt die Anzeige ständig zwischen „endexspiratorisch" und „inspiratorisches Minimum".

In jedem Fall erfolgt gleichzeitig eine Überwachung der Atemfrequenz, durch Aktivierung bestimmter Korrekturtasten läßt sich die Meßwertbeeinflussung durch andere Gase korrigieren.

Das Gerät arbeitet im Hauptstromverfahren, der Meßkopf darf beim Betrieb lediglich handwarm werden. Bemerkenswert ist außerdem, daß dieses Kapnometer eine echte Zweipunktkalibration erlaubt, der CO_2-Gehalt des Inspirationsgemisches wird also nicht automatisch gleich Null gesetzt. Das Gerät ermöglicht somit die Erkennung einer CO_2-Rückatmung.

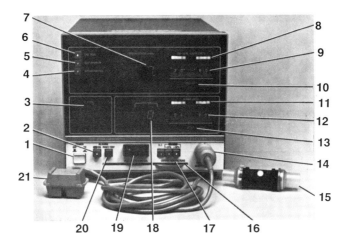

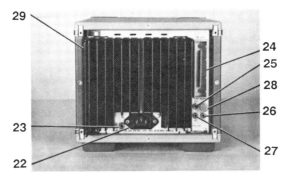

Abb. 3.9.2-1 HP 47210A, Front- und Rückansicht

(1) Netzschalter
(2) Alarm-Ein/Aus-Schalter
(3) Kontrollanzeige bei ausgeschalteten Alarmen
(4) Funktionstaste kontinuierlicher Modus
(5) Modus „inspiratorisches Minimum"
(6) Modus „endexspiratorisch"
(7) Digitalanzeige des pCO_2 wahlweise in mmHg oder kPa
(8) Alarmanzeige für den endexspiratorischen CO_2-Wert
(9) Einstellung endexspiratorische Alarmgrenzen
(10) Alarmanzeige für hohes inspiratorisches CO_2, löst bei 3 mmHg aus, über 10 mmHg blinkt die Lampe.
(11) Alarmanzeigen für Atemfrequenz
(12) Wahl Atemfrequenz-Alarmgrenzen
(13) Alarmanzeige für Atemstillstand
(14) Anschluß für Sensorkabel
(15) Meßküvette und Luftstromadapter
(16) Kurzbedienungsanleitung
(17) Korrekturtasten bei Anwesenheit von N_2O und während unterschiedlicher Sauerstoffkonzentrationen
(18) Digitalanzeige Atemfrequenz
(19) Kalibrator
(20) Taste für Rückstellung nicht-selbsterlöschender Alarme und Test-Funktion: In allen Digitalanzeigen muß „8.8.8." ausgegeben werden, alle optischen und der akustische Alarm werden aktiviert (letzterer ist nur hörbar, wenn der Lautstärkeregler (28) nicht ganz zurückgedreht wurde); außerdem werden die Analogausgänge (25) - (27) zur Kalibration auf Null gesetzt
(21) Sensor

Rückseite:
(22) Anschlußbuchse für Netzkabel
(23) Anschluß für besonderen Potentialausgleich
(24) Systemschnittstelle
(25) - (27) Analogausgänge für Einzelparameter
(28) Einstellknopf für Alarmlautstärke
(29) Anpassung der Versorgungsspannung

Nach dem Einschalten befindet sich das Gerät grundsätzlich in demselben Funktionszustand, wie beim vorangegangenen Ausschalten. Während der nun folgenden, **ca. 3-minütigen Aufwärmphase** (Sensorkabel muß eingesteckt sein!) erscheint auf der Digitalanzeige für die Atemfrequenz der Code „E 10".

Nach dem Erlöschen dieser Meldung kann die Genauigkeit der Anzeige überprüft werden:

— Kalibrator herausziehen, es erscheint der Code „E 14"
— Sensor auf die CO_2-freie „Null-Zelle" des Kalibrators setzen, es erscheint der Code „E 10" für ca. 10 s, danach wieder der Code „E 14".
— Nach ca. drei min muß in der oberen Digitalanzeige der Wert „0" mit einer Toleranz von ± 1 mm Hg erscheinen.
— Vorgang in gleicher Weise mit der zweiten, CO_2-haltigen Meßzelle wiederholen. Der CO_2-Partialdruck in dieser Meßzelle wird vom Hersteller für jedes Gerät individuell bestimmt und ist auf dem Kalibrator aufgedruckt; auch dieser Wert muß nach ca. drei min mit einer Toleranz von ± 1 mm Hg angezeigt werden.

Liefert die Genauigkeitsprüfung keine Meßwerte innerhalb der vorgegebenen Toleranzbreite oder wurde der Sensor ausgetauscht, so ist grundsätzlich eine **Kalibration** durchzuführen:

— **Vor einer Kalibrierung sollte das Kapnometer für mindestens 20 min bei eingestecktem Sensorkabel eingeschaltet sein.**
— Anschließend ist der Sensor in gleicher Weise wie bei der Genauigkeitsprüfung auf die Null-Zelle des herausgezogenen Kalibrators zu stecken.
— Abweichend von der Genauigkeitsprüfung ist jetzt die zugehörige rote Taste auf dem Kalibrator zu drücken. In den Digitalanzeigen erscheint für ca. drei min die Meldung „LO CAL", anschließend leuchtet der Code „E 14" auf.
— In gleicher Weise ist mit der CO_2-haltigen Meßkammer zu verfahren; es erscheint initial die Anzeige „HI CAL".
— Die nach Kalibration ausgegebenen Meßwerte müssen wiederum mit einer Toleranzbreite von ± 1 mm Hg mit den Werten der Meßzellen übereinstimmen.
— Wird nach Kalibration der Code „E 09" angezeigt, ist die Kalibrierung fehlerhaft durchgeführt worden und muß wiederholt werden.

— Nach korrekt verlaufener Kalibration den Kalibrator einschieben, Sensor auf die vorstehende Lippe des Kalibrators in Parkstellung bringen oder an die Meßküvette anschließen.

Bei **Funktionsstörungen** gibt das Gerät je nach Ursache eine ganze Reihe weiterer Fehlercodes aus, die detailliert in der Gebrauchsanweisung aufgelistet sind.

Bei ausbleibender Meßwertanzeige unmittelbar nach Anschluß des Sensors an die Meßküvette ist zunächst eine gewisse Aufwärmzeit abzuwarten, da es zwischenzeitlich in der Küvette zu Kondenswasserbildung gekommen sein kann.

Des weiteren ist an eine entsprechende Aktivierung der Korrekturtasten (17) zu erinnern.

Während atmosphärische Luftdruckschwankungen von vernachlässigbarem Einfluß auf die Meßgenauigkeit sind, sollte bei Inbetriebnahme eine Justierung an die Höhenlage des Betriebsortes durch Fachpersonal vorgenommen werden.

Kapnometer und Sensor sind der üblichen Oberflächenwischdesinfektion zuzuführen, die Meßküvette kann bei 120°C autoklaviert werden.

3.9.3 Weiterführende Literatur

Gravenstein, J.S., Paulus, D., Hayes, T.J.: Capnography in clinical practice. Butterworths, Boston 1989

Smalhout, B.: A quick guide to capnography and its use in differential diagnosis. Hewlett-Packard, Böblingen 1983

3.10 Infusionstherapie

3.10.1 Allgemeines

Die Aufrechterhaltung oder Wiederherstellung der Vitalfunktionen verlangt in zahlreichen klinischen Situationen die **kontrollierte** Verabreichung von teilweise hochpotenten Medikamenten- und Infusionslösungen.

Voraussetzung für die Zufuhr solcher Lösungen ist der sichere Gefäßzugang entweder über eine periphervenöse Verweilkanüle (kurzfristig, Lösungen bis 800 mosmol, physiologischer pH-Wert) oder einen zentralvenösen Katheter (langfristig, Lösungen über 800 mosmol, unphysiologischer pH-Wert). In besonderen Situationen kann auch die kontrollierte enterale Zufuhr von entsprechenden Nährlösungen die Therapie der Wahl darstellen (s. Abschnitt 3.10.7).

Als Verbindung zwischen der Infusionsflasche und dem Zugang am Patienten wird in der Regel ein **Infusionsbesteck nach DIN** verwendet, bestehend aus:

— Einstechteil
— Belüftungsteil (mit Bakterienfilter)
— Tropfkammer mit 15 µm-Filter
— Schlauch mit Durchflußregler (Rollenklemme)
— Eventuell Zwischenstück aus Silikon für Pumpenbetrieb
— Anschlußstück mit verriegelbarer Kegelverbindung (Luer-Lock-Verbindung)

Das Material des Infusionsgerätes darf mit dem zu fördernden Medikament nicht reagieren (z. B. kein PVC bei Nitroglycerin).

Für lichtempfindliche Substanzen müssen geschwärzte Systeme vorhanden sein. Die für eine Pumpeninfusion verwendeten Bestecke müssen druckstabil sein, da bei dem Einsatz von Infusionspumpen je nach Typ Druckwerte von 0,5 - 5,0 bar (das entspricht 5 - 50 m Wassersäule!!!) und darüber erreicht werden.

Aufgrund dieser beträchtlichen Druckbelastung ist es absolut essentiell, darauf zu achten, daß Besteck und Pumpe miteinander kompatibel sind (aus Bauartzulassung, Kompatibilitätsbescheinigung oder Gebrauchsanweisung ersichtlich).

Die Dosierung der zuzuführenden Flüssigkeitsmengen erfolgt entweder über die Tropfrate, wobei bei Infusionsgeräten nach DIN 20 Tropfen einem ml entsprechen (gilt nur für Standardelektrolytlösungen), oder volumenschlüssig durch Entleerung definierter Volumina (Volumenkassette, Spritze, peristaltisches Ausdrücken des Lumens eines definierten Schlauches) mittels Pumpen.

Bei der Dosierung über die Tropfrate ohne Pumpkraft sind folgende Störfaktoren zu berücksichtigen:

— Änderung des hydrostatischen Druckes, z. B. Lageänderung des Patienten.
— Druckänderung in der Infusionsflasche (Unterdruck bei gestörter Belüftung ergibt eine geringere Tropfgeschwindigkeit bis Stillstand der Infusion).
— Änderung des venösen Druckes.
— Fließen des Schlauchmaterials im Bereich der Rollenklemme bewirkt eine Abnahme der Infusionsgeschwindigkeit über die Zeit.

Zusätzlich kann es zu Änderungen der Tropfengröße kommen durch:

— Physikalische Eigenschaften der Infusionslösungen.
— Volumenzunahme der Tropfen bei Erhöhung der Infusionsgeschwindigkeit.
— Kalibrierung der Abtropfspitze (Fertigungstoleranzen).

3.10.2 Möglichkeiten der Regelung

3.10.2.1 Schwerkraftinfusion

— **Schlauchklemme:**
Die Förderung der Flüssigkeit erfolgt passiv mit Hilfe des hydrostatischen Druckes. Die Tropf- bzw. Infusionsrate wird durch Veränderung des Flußwiderstandes (Schlauchquerschnitt) über eine Rollenklemme reguliert. Eine Einhaltung der Infusionsrate über einen längeren Zeitraum ist ohne laufende Kontrolle, z.B. durch Auszählen der Tropfen pro Minute, nicht möglich. Das Risiko einer Luftinfusion ist gering (Ausnahme: Zufuhr über einen zentralen Venenkatheter bei negativem zentralvenösem Druck).

— **Kalibrierte Dosierhilfen:**
Dies sind Hilfsgeräte in Form kalibrierter, verstellbarer oder fest eingestellter Strömungswiderstände. Die eingestellte Infusionsrate wird nur unter optimalen Bedingungen mit physiologischer Kochsalzlösung eingehalten. Druckschwankungen können nicht automatisch ausgeglichen werden.

— **Elektronische Tropfenregler:**
Die Arbeitsweise ist passiv mit Hilfe des hydrostatischen Druckes. Über einen Tropfensensor (Ist-Wert) an der Tropfenkammer wird eine vorgewählte Tropfrate (Soll-Wert) über einen Regler mit Hilfe einer verstellbaren Schlauchklemme eingehalten. Ein Alarm erfolgt bei Nichteinhalten der eingestellten Tropfrate (z. B. Kanülenverschluß, leere Infusionsflasche) und die Infusion wird durch Schließen der Schlauchklemme unterbrochen. Bei ordnungsgemäßem Funktionieren des Abschaltmechanismus ist eine Luftinfusion auch bei negativem Venendruck nicht möglich. Bei Versagen des Abschaltmechanismus ist das Risiko einer Luftinfusion ähnlich gering wie bei ungeregelter Schwerkraftinfusion. Kurzfristige Veränderungen der Strömungswiderstände im System, die durch den hydrostatischen Druck nicht überwunden werden können, führen relativ häufig zu Alarmen.

3.10.2.2 Gepumpte Infusion

— **Peristaltikpumpen:**

Bei Peristaltikpumpen wird das Volumen durch eine fortschreitende Kompression des Infusionsschlauches zum Patienten gefördert. Die Förderung wird durch lineare Peristaltik (Fingerpumpe) oder durch rotierende Peristaltik (Rollenpumpe) erreicht. Die Dosierung erfolgt entweder tropfengeregelt über einen Tropfensensor oder volumengesteuert, wobei mit jedem Durchlauf einer Rollenklemme bzw. jedem Zyklus einer Fingerpumpe ein definiertes Volumen gefördert wird. Dabei ist die Motordrehzahl proportional dem eingestellten Soll-Wert. Eine direkte Dosierungskontrolle ist nicht möglich. Bei Okklusion der Verweilkanüle und Erreichen des maximalen Arbeitsdruckes kann es zum „Schlupf" kommen, so daß kein weiteres Volumen gefördert wird. Es erfolgt jedoch kein Alarm, da die Nenndrehzahl weiter eingehalten wird. Eine indirekte Kontrolle der Förderrate ist durch die Koppelung mit einem Tropfenzähler möglich. Technisch bedingt muß eine erhebliche Toleranz im Verhältnis der errechneten Förderrate und dem eingestellten Soll-Wert zugelassen werden.

— **Kolbenpumpen, Membranpumpen:**

Pumpen dieses Typs enthalten eine Volumenkammer mit definierten Abmessungen. Füllen und Entleeren der Kammer erfolgen durch die entsprechenden Arbeitstakte des Kolbens bzw. der Membran. Um die gewünschte Durchströmungsrichtung der Volumenkammer zu erreichen, werden Ventile benötigt, die fremdgesteuert oder selbststeuernd sein können. Die Überwachung der Dosierung geschieht über den Arbeitsdruck. Eine Luftförderung ist bei Kolbenpumpen möglich, Membranpumpen können so konstruiert werden, daß eine Luftförderung nicht erfolgen kann.

— **Infusionsspritzenpumpen:**

Spritzenpumpen sind Kolbenpumpen, bei denen eine mit Infusionslösung gefüllte Spritze über einen Antriebsmechanismus mit definierter Geschwindigkeit entleert wird. **Die Differentialindikation ihres Einsatzes gegenüber Infusionspumpen besteht vor allem in der exakten Verabreichung hochwirksamer Medikamentenlösungen in geringen Volumina.**

Dies kann beim Wechseln einer leergepumpten Spritze zu besonderen Problemen führen, da es einerseits zu **unkontrollierten Bolusgaben** durch unachtsame Manipulation mit der frisch gefüllten Spritze kommen kann und andererseits Infusionsspritzenpumpen ein teilweise recht **träges Anlaufverhalten** zeigen, so daß sich die angestrebte Förderrate unter Umständen erst nach 10 - 20 min innerhalb der gültigen Toleranzgrenzen bewegt. Dem kann bei Bedarf durch einen rechtzeitig begonnenen, überlappenden Wechsel begegnet werden, bei dem unter ständiger Beobachtung der Patientenreaktion die Förderrate der bisherigen Pumpe schrittweise reduziert wird.

Da die Förderrate neben der Vortriebsgeschwindigkeit des Stempels auch von den geometrischen Abmessungen der eingelegten Spritze abhängig ist, dürfen nur vom Hersteller angegebene Spritzentypen verwendet werden (sonst Fehldosierung!). Bei neueren, programmierbaren Spritzenpumpen besteht die Möglichkeit, verschiedene Spritzentypen zu verwenden. Dabei wird über einen Code der jeweilige Spritzentyp einprogrammiert und die Vortriebsgeschwindigkeit zum Erreichen der Förderrate der Geometrie der Spritze entsprechend angepaßt.

Werden Spritzenpumpen gegenüber dem Patienten in erhöhter Lage betrieben, besteht entlang der Flüssigkeitssäule im Zuleitungsschlauch eine hydrostatische Druckdifferenz, die auf die Flüssigkeit in der Spritze einen Sog ausübt. Der Inhalt einer nicht korrekt eingespannten Spritze kann somit rasch infundiert werden und schlimme Folgen auslösen. Auch die langsame Bildung einer Luftblase durch Haarrisse oder einen nicht vollständig abdichtenden Spritzenstempel ist auf diese Sogwirkung zurückzuführen.

3.10.3 Alarmeinrichtungen

— **Luftüberwachung:**

Kolbenpumpen und Peristaltikpumpen sind grundsätzlich in der Lage, Luft zu fördern. Um eine Luftinfusion zu verhindern, besitzen diese Pumpen entsprechende Alarmeinrichtungen und zwar indirekt über Tropfenzähler und direkt am Pumpenausgang über „Luftfallen" (optisch oder akustisch). Nach der Luftfalle in das Infusionssystem eintretende Luft kann selbstverständlich nicht erkannt werden. Bei Koppelung von gepumpter Infusion und Schwerkraftinfusion ist dies nach Leerlaufen der Schwerkraftinfusion jedoch grundsätzlich möglich, so daß aktiv Luft in den Patienten gepumpt wird. **Von einer solchen Kopplung ist daher dringend abzuraten!**

— **Druckalarm:**
Bei Systemverschluß wird mit Erreichen eines bestimmten Ausgangsdruckes ein Druckalarm ausgelöst. Vor allem bei Infusionspumpen erfolgt die Erkennung jedoch häufig nicht direkt durch Druckmessung, sondern indirekt durch ausbleibenden Tropfenfall.

In den Infusionsbestecken läuft aufgrund deren Eigenelastizität ein bestimmtes Speichervolumen auf (bis 2 ml bei Bestecken für Infusionspumpen, bis 1 ml bei Bestecken für Spritzenpumpen). Die Fehlererkennungszeit richtet sich nach dem Speichervolumen bei Erreichen der Druckgrenze und der eingestellten Förderrate (Beispiel: Ein Speichervolumen von 1 ml bei einer Förderrate von 6 ml/h ergibt eine Fehlererkennungszeit von 10 min).

Die Beseitigung einer Okklusion (z.B. versehentlich geschlossener Dreiwegehahn) muß nach extern erfolgen! Andernfalls droht eine Bolusapplikation möglicherweise hochpotenter Medikamente.

Druckveränderungen unterhalb der Alarmgrenze werden als normale Funktion interpretiert. Daher werden Diskonnektionen oder auch paravenöse Infusionen nicht erkannt.

Weitere Alarmeinrichtungen sind den Gerätebeschreibungen im speziellen Teil zu entnehmen.

Nach Alarmgabe müssen die Geräte in den sicheren Zustand übergehen, d.h. die gepumpte Infusion muß abgeschaltet und ein passives Durchlaufen der Infusion muß durch Abklemmen des Schlauches verhindert werden.

Von Seiten der Hersteller sind für die meisten Infusions- und Infusionsspritzenpumpen keine festen Wartungsintervalle angegeben. Eine sicherheitstechnische Kontrolle nach MedGV ist üblicherweise jährlich einmal vorzusehen.

Der hohe technologische Aufwand bei der Ausstattung der Geräte darf nicht dazu verführen, die Geräte ohne sorgfältige Kontrolle aller Funktionen in Betrieb zu nehmen oder nach Inbetriebnahme sich selbst zu überlassen. Eine ständige Überwachung durch Pflegepersonal und Ärzte ist unerläßlich. Diese Feststellungen gelten allgemein und werden daher bei den nachfolgend beschriebenen Einzelgeräten nicht extra wiederholt.

3.10.4 Einzelne Infusionspumpen

3.10.4.1 Infusomat II (Braun)

Verwendungszweck: Infusionen aller Art, keine Transfusionen
Ungeeignet zum Patiententransport (kein Akku)
Funktionsprinzip: Rollenpumpe
Fördermenge: 1 ml/h - 999 ml/h
Genauigkeit: ± 5 %
Zubehör: Original-Infusomatleitung mit Luer-Lock-Konus
Anschlußkabel für Schwesternrufanlage komplett mit Stecker
Kleinstativ

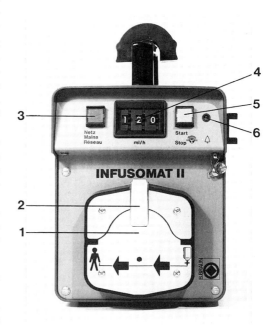

Abb. 3.10.4-1a Infusomat II, Frontansicht
1 Pumpenkopf   4 Vorwahlschalter
2 Verschluß   5 Start-Stop-Taste
3 Netzschalter   6 Störungslampe

Inbetriebnahme:
— Gerät auf Vollständigkeit und eventuelle Beschädigungen überprüfen.
— Der Infusomat II kann sowohl als Tischgerät verwendet als auch an jedem **Unterteil** von 5-Rollen-Infusionsständern oder auch am Bett befestigt werden. Die rückseitige Klemmvorrichtung ist für Rohre von 10 mm bis 40 mm Durchmesser ausgelegt. Bei Verwendung als Tischgerät steht ein Kleinstativ für die Infusionsflasche als Zubehör zur Verfügung.

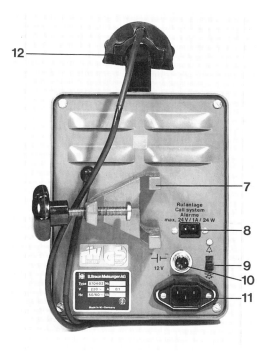

Abb. 3.10.4-1b Infusomat II, Rückansicht

7 Klemmvorrichtung
8 Anschlußbuchse für hausinterne Rufanlage
9 Schalter für interne Alarmlöschung
10 Buchse für Niederspannungsanschluß
11 Gerätesteckdose
12 Halter für Tropfendetektor

Für alle Geräte gilt: Beim Abstellen auf erhöhten Flächen darauf achten, daß das Gerät nicht durch Zug an der Infusionsleitung etc. auf den Patienten oder andere Personen fallen kann.

— Netzkabel einstecken. Ein Anschluß an eine hausinterne Rufanlage ist möglich.
— Infusionssystem in üblicher Weise vorbereiten. Auf Luftblasen kontrollieren (Silikonteil zur Vermeidung von Blasenbildung **langsam mit aufsteigender Flüssigkeitssäule** füllen).
— Einlegen des Silikonschlauches in den geöffneten Pumpenkopf. Dabei darauf achten, daß der Schlauch auf der Mitte der Andruckrolle und in den beiden ausgesparten seitlichen Führungen des Pumpenkopfes liegt. Auf Pumprichtung achten (s. Pfeile am Pumpenkopf). Nach Schließen des Pumpenkopfes die Rollklemme des Infusionssystems vollständig öffnen. Es darf keine Infusionslösung in die Tropfkammer nachlaufen. Falls doch, Lage des Silikonschlauches im Pumpenkopf kontrollieren.
— Tropfendetektor auf den weißen Ring der Tropfkammer schieben (Angabe „oben" bzw. „top" beachten).
— Gewünschte Förderrate durch Drehen der Daumenräder einstellen.
— Netzschalter drücken (leuchtet grün). Es leuchtet die rote Störungslampe auf und nach 5 s ertönt ein Warnton, danach Start-Taste drücken (leuchtet gelb), die Alarmsignale erlöschen.

Alarmsignale:

— Bei Alarm leuchtet die rote Störungslampe (Dauerlicht), nach ca. 5 s ertönt ein Warnton (der interne akustische Alarm kann nur abgeschaltet werden, wenn die hausinterne Rufanlage angeschlossen ist).
— Grundsätzlich löst jede erkannte Störung ein solches Alarmsignal aus. Eine differenzierte

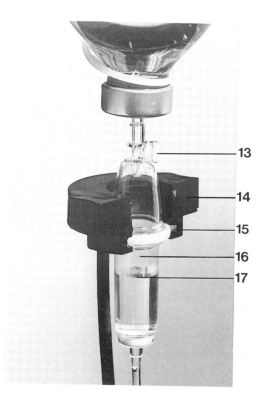

Abb. 3.10.4-1c Infusomat II, Tropfendetektor in Position

13 Belüftung
14 Tropfendetektor
15 Halteklammer
16 Tropfkammer
17 Flüssigkeitsspiegel

Angabe über die Störungsursache existiert nicht.
— Störungen werden über eine Diskrepanz zwischen Tropfenzähler und eingestellter Förderrate erkannt.

Störungsursachen:

— Tropfendetektor nicht oder nicht exakt aufgesetzt oder verschmutzt
— Tropfkammer beschlagen oder in Schräglage, Flüssigkeitsspiegel zu hoch, Schaumbildung: Es werden keine Tropfen erkannt.
— Schlauchsystem abgeknickt oder Rollenklemme zu; Silikonschlauch nicht exakt eingelegt, Pumprichtung nicht beachtet, evtl. Dreiwegehahn nicht freigegeben (bei Stenosen ensteht ein Überdruck von 1,1 - 1,3 bar, es kann bei niedrigen Infusionsgeschwindigkeiten längere Zeit bis zur Alarmgabe vergehen).
— Flaschenbelüftung nicht geöffnet, Flasche leer.

Kein Alarm bei Stromausfall! Bei Blinken der Störungslampe besteht ein Defekt in der Eigenüberwachung des Gerätes. Das Gerät muß ausgetauscht und zur Reparatur gegeben werden.

Außerbetriebnahme:

Netzschalter ausschalten, Rollklemme schließen (nach Öffnung des Pumpenkopfes ist bei geöffneter Rollklemme ein Durchlaufen der Infusion möglich).

Wartung und Reinigung:

Der Infusomat II ist wartungsfrei. Zur Reinigung können übliche Haushaltsspülmittel bzw. Desinfektionsmittel verwendet werden. Dabei darf Flüssigkeit nicht direkt in die Bedienelemente und in das Innere des Gerätes gelangen.

1 Förderratenanzeige ml/h
2 Alarmanzeige
3 Akkukontrollanzeige
4 Betriebskontrollanzeige
5 Eingabetastatur 1—9
6 Türverriegelung
7 Schlauchführung
8 Luftüberwachung
9 Peristaltikpumpe
10 Netzschalter beleuchtet (bei Akkubetrieb unbeleuchtet)
11 Fördermengenanzeige
12 Alarmüberbrückungstaste
13 Eingabetaste für Summe der gewünschten Fördermenge
14 Start-Stop Taste
15 Kurzbedienungsanleitung
16 Tragegriff
17 Führung für Kurzstativ
18 Führungssechskant für Stativbefestigung
19 Anschluß für Diagnose / externe Steuerung
20 Anschlußbuche für Schwesternrufanlage
21 Taste für Akkutest
22 Typenschild
23 Netzkabel
24 Netzsicherungen
25 Anschlußstift für Potentialausgleich
26 Tropfensensor
27 Gerätekennzeichnungsschild
28 Anschlußbuchse für Tropfensensor
29 Halter für Tropfkammer

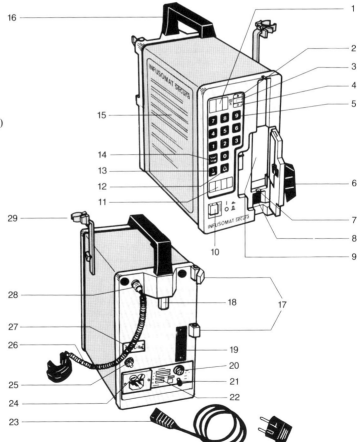

Abb. 3.10.4-2 Infusomat secura, Front- und Rückansicht

3.10.4.2 Infusomat secura (Braun)

Verwendungszweck: Wie Infusomat II
Funktionsprinzip: Peristaltikpumpe
Fördermenge: 1 ml/h - 400 ml/h, 1 ml/h - 600 ml/h bzw. 1 ml/h - 999 ml/h, je nach Fertigungsstand
Genauigkeit: ± 5 %
Netz- und Akkubetrieb: Akkukapazität ausreichend für ca. 1,5 Stunden, Wiederaufladungszeit: 20 Stunden
Zubehör: Original-Infusomatleitung II/secura mit Luer-Lock-Anschluß, Anschlußkabel für Rufanlage.

Inbetriebnahme:
— Gerät auf Vollständigkeit und eventuelle Beschädigung überprüfen.
— Der Infusomat secura kann sowohl als Tischgerät verwendet werden als auch an jedem Infusionsständer bzw. Bett befestigt werden (Universalklemme mit Schrift nach oben am Infusionsständer festschrauben und das Gerät mit dem Sechskantbolzen an der Geräterückseite in die Sechskantführung einhängen). Bei Verwendung als Tischgerät kann ein Kleinstativ an der Geräterückseite befestigt werden.
— Netzverbindung herstellen; evtl. Anschluß an die hausinterne Rufanlage. Anschlußmöglichkeit an externe Rechner besteht über eine Datenschnittstelle RS 232.
— Infusionssystem in üblicher Weise vorbereiten und entlüften, Rollklemme schließen.
— Pumpentür öffnen (Verriegelungshebel nach unten ziehen, dann abwinkeln) und Silikonzwischenstück mit den Krallen von oben nach unten in die vorgesehene Aufnahme einhängen (auf Pumprichtung achten, siehe Pfeile); Schlauch sorgfältig in alle Kerben der Schlauchführung drücken.
— Pumpentür schließen (Verriegelung muß hörbar einrasten).
— Rollklemme öffnen (es darf keine Infusionslösung in die Tropfkammer nachlaufen).
— Netzschalter drücken (leuchtet grün bei Netzbetrieb, bei Akku-Betrieb leuchtet die gelbe Akku-Kontrollanzeige).
— Es folgt die interne Sicherheitskontrolle. An deren Ende erscheint in der Förderratenanzeige (oben) „000", die Fördermengenanzeige (unten) erlischt.
— Eingabe der gewünschten Förderrate (1 - 400 ml/h, 1 - 600 ml/h bzw. 1-999 ml/h) durch Drücken der entsprechenden Folientasten (bei Falscheingabe kann durch wiederholtes Drücken beliebiger Zahlen auf „000" zurückgesetzt werden).
— Die Eingabe der Gesamtfördermenge erfolgt durch Drücken der Summentaste „Σml" und anschließender Eingabe über die Zahlentastatur.
— Das Starten der Infusion erfolgt über die Start-Stop-Taste. Gleichzeitig leuchtet die gelbe Kontrollanzeige. Die Pumpe arbeitet jetzt die Gesamtfördermenge mit der eingegebenen Förderrate ab. Die jeweilige Restfördermenge wird am unteren Display angezeigt.
— Änderungen der Förderrate erfolgen durch Drücken der Start-Stop-Taste, Eingabe der neuen Förderrate und erneutes Drücken der Start-Stop-Taste. Bei Änderungen der Fördermenge muß zusätzlich die Summentaste gedrückt werden.
— Bei vorgewählter Fördermenge ertönt nach Abarbeitung von 93 % der Gesamtfördermenge ein akustischer Voralarm, der kontinuierlich wiederholt wird. Die Infusion wird nicht unterbrochen.
— Nach Ablauf der vorgewählten Gesamtfördermenge schaltet das Gerät auf die Offenhaltungsförderrate von 1 ml/h um (im oberen Display erscheint abwechselnd die gewählte Förderrate und 001 ml/h. Nach maximal 30 min bleibt die Pumpe stehen und gibt akustischen und optischen Alarm.

Im Akkubetrieb leuchten die Anzeigen nur intermittierend. Sie können aber jederzeit durch Drücken einer beliebigen Taste (außer „Start-Stop") abgefragt werden.

Alarme:
Alarme werden angezeigt durch
— rote Kontrolleuchte,
— codierte Alarmmeldung in der Förderratenanzeige (s. Tab. 3.10.4-1),
— akustischen Alarm (Summer),
— eventuell Fernalarm über Schwesternrufanlage.

Der akustische Alarm kann für zwei Minuten durch Drücken der Alarmüberbrückungstaste unterbrochen werden (Flaschenwechsel, Fehlersuche).

Blinkt bei Akku-Betrieb die Akku-Kontrolleuchte (gleichzeitig Summer), dann reicht die Akku-Kapazität noch für ca. 10 Minuten.

Bei jedem Alarm geht das Gerät in den sicheren Zustand und stoppt die Infusion.

Der Druckalarm spricht an bei einem maximalen Arbeitsdruck am Pumpenausgang von ca. 1,3

Tabelle 3.10.4-1 Codierte Alarmanzeigen des Infusomat secura, mögliche Ursachen und Abhilfe

Anzeige	Möglicher Fehler	Abhilfe
AAA/F4F4	Tropfensensor noch auf Halterung	Tropfensensor aufsetzen
	Tropfensensor nicht an das Gerät angeschlossen	Sensor anschließen (Rückseite)
	Tropfensensor defekt	Sensor austauschen
A 40	Infusionsbehälter leer	wechseln
	Belüftung des Infusionsbesteckes verschlossen (Gerät läßt sich starten, geht aber nach kurzer Zeit in Alarm)	Belüftung öffnen
	Schräglage der Tropfkammer	senkrecht fixieren
	Rollklemme geschlossen	öffnen
	Stenose im Schlauchsystem	Stenose beseitigen, Dreiwegehahn öffnen (Cave: System vorher nach extern druckentlasten)
	Tropfensensor verschmutzt	reinigen
	Tropfkammer beschlagen	Beschlag durch Schütteln der Tropfkammer entfernen
A 50	Luft im System	entlüften
	Infusionsschlauch nicht exakt eingelegt	Lage korrigieren
	Pumpentür nicht richtig geschlossen	Pumpentür schließen
Gerät zeigt unklare Symbole	Gerät defekt	in Reparatur geben

bar. Der Luftalarm spricht an bei Luftblasen über 0,3 ml oder 0,6 ml/h bei Mikroblasen.

Außerbetriebnahme:
— Netzschalter auf „Aus".
— Rollklemme schließen, Pumpentür öffnen und Infusionsbesteck von unten nach oben herausnehmen.
— Zum Öffnen der Schlauchklemme schwarzen Entriegelungsknopf drücken.

Wartung:
Der zeitliche Abstand von sicherheitstechnischen Kontrollen ist in den Prüfbescheinigungen nach MedGV festgelegt. Die im Bereich der Pumpentür befindlichen Dichtmembranen (Fingerpumpe, Luftfalle) sollten vor jeder Anwendung auf Beschädigung überprüft werden, ebenso die Andruckplatte in der Pumpentür.

Reinigung:
Das Gerät kann mit üblichen Haushaltsreinigern gesäubert werden. Entkeimung erfolgt als Wischdesinfektion.

3.10.4.3 Imed Serie 922 (Imed)

Verwendungszweck: Infusionspumpe zur volumengesteuerten Dauerinfusion (keine Transfusion)

Funktionsprinzip: Kolbenpumpe, Ventilsteuerung

Ein digital-elektronisches Steuersystem reguliert die Wechselwirkung des Kolbens und der separat angetriebenen Drehventile mit Saug-Pump-Takt (in „Accuset"-Kassette eingebaut).

Förderrate: 1 - 799 ml/h Genauigkeit ± 2 % (unabhängig von der Tropfengröße)

Akku-Betrieb: Je nach Förderleistung, z.B. 25 Stunden bei 125 ml/h, 30 Stunden bei 50 ml/h

Zubehör: Netzanschlußkabel, Imed-Einmalkassette (Cave verschiedene Ausführungen!)

Inbetriebnahme:
— Sichtprüfung auf Vollständigkeit und eventuelle Beschädigungen. Die Imed 922 kann als Tischgerät oder zum Patiententransport

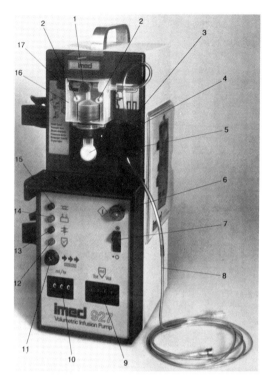

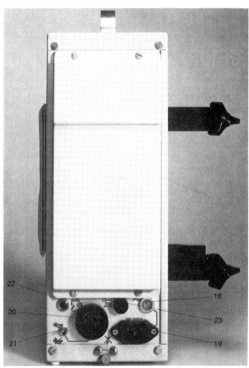

(Klemmhalterung an der rechten Geräteseite) verwendet werden.
- Netzanschluß herstellen.
- Den Förderratenregler auf „000" ml/h stellen und das Gerät einschalten. Das Alarmsignal ertönt solange, bis die Infusionsleitung in den Luftdetektor gelegt, entlüftet und die Starttaste gedrückt wird.
- Nach dem Einschalten wird der Schlitz der Ventilwelle (1) automatisch um 50 Grad nach links gestellt.
- Daraufhin wird die Accuset-Kassette über die Halterungen geschoben und der Kolbenschaft bis zum Einrasten auf den Kolbenanschlag gedrückt (kräftig drücken!). Die Ventilwelle muß fest eingerastet sein (die Ventile dürfen nur durch die Entlüftungstaste verstellt werden).
- **Niemals die Stellung des Kassettenventils verändern!**
- Patientenseitige Infusionsleitung in den Luftdetektor einlegen (Schlinge bilden, sonst Gefahr der Schlauchabknickung).
- Infusionsbesteck wie üblich füllen und an Accuset-Kassette anschließen (Luer-Lock-Verbindung).
- Schlauchklemme öffnen und Entlüftungstaste drücken bis die Kassette und die patientenseitige Infusionsleitungen entlüftet sind (die Infusionsleitung nach dem Luftdetektor durch Sichtprüfung kontrollieren). **Die Ent-**

1 Ventilmotorwelle
2 Halterungen für Accuset
3 Luftdetektor
4 Kolbenschaft
5 Kolbenanschlag
6 Starttaste
7 Ein/Aus-Taste
8 Patientenseitige Infusionsleitung
9 Infusionsvolumenregler
10 Geschwindigkeitsregler (ml/h)
11 Entlüftungstaste
12 Anzeige „Infusion beendet"
13 Anzeige „Verschluß"
14 Anzeige „Niedrige Batterieladung"
15 Anzeige „Luft-im-System"
16 Accuset-Kassette
17 Accuset-Stöpsel
18 Netzanschluß-Meldelampe
19 Netzkabelbuchse
20 Akustische Alarmmeldung
21 Ein/Aus-Lautstärkeschalter, akustisches Signal
22 Anschlußbuchse für Schwesternruf
23 Sicherung

Abb. 3.10.4-3 Imed Serie 922, Front- und Rückansicht

Tabelle 3.10.4-2 Fehlermeldungen der Imed Serie 922, mögliche Ursachen und Abhilfe

Anzeige	Möglicher Fehler	Abhilfe
Luft im System	Luftblasen ≥ 0,045 ml auf der Distalseite der Accu-set-Kassette	System entlüften
	Infusionsleitung falsch eingelegt	korrigieren
	Infusionsleitung nicht im Luftdetektor	in Luftdetektor einlegen
	Luftdetektor verschmutzt	reinigen
Verschluß	Schlauch geknickt Kanüle verstopft Dreiwegehahn verschlossen bei Verwendung von Filtern: Filter verstopft	entsprechenden Fehler korrigieren, Infusionsbesteck nach extern druckentlasten
Infusion beendet	vorgewähltes Infusionsvolumen ist abgearbeitet	neue Infusion anhängen, Fördervolumen vorwählen, Start-Taste drücken
Batteriealarm	Batterieladung reicht noch für ca. 1 h Betriebszeit (wird das Gerät länger als 1 h mit Batterie betrieben, reicht die Batteriekraft nicht mehr für den Antrieb der Pumpe aus und es erscheint zusätzlich das Alarmsignal „Verschluß")	Gerät an das Netz anschließen
Gerätedefekt (Blinken aller Alarmleuchten und akustisches Signal)	mechanischer oder elektronischer Fehler	einsenden an Kundendienst
	irrtümlich ausgelöst durch Bedienungsfehler: Gerät zu schnell aus und wieder eingeschaltet	zwischen aus- und einschalten 3 s warten
	Entlüfungstaste und Ein-/Aus-Schalter gleichzeitig gedrückt	erst Gerät einschalten, dann entlüften
	während Entlüftung Infusionsrate eingestellt Infusionsmengenregler zu langsam gedreht	löschen durch Aus- und erneutes Einschalten

lüftungsfunktion darf nur betätigt werden, wenn patientenseitig noch kein Anschluß hergestellt ist. Die Fördergeschwindigkeit beträgt hierbei bis 3600 ml/h!
— Danach Einstellung von Fördergeschwindigkeit und Gesamtfördermenge an den entsprechend bezeichneten Reglern (Änderungen der Fördergeschwindigkeit sind jederzeit während der laufenden Infusion möglich). Die Einstellung des Volumenreglers muß mindestens 5 ml unter dem Volumen der Infusionslösung liegen.
— Nach den Einstellvorgängen wird die Infusion patientenseitig angeschlossen und die Start-Taste (6) gedrückt. Die Pumpe arbeitet das eingestellte Gesamtvolumen mit der gewählten Förderrate ab.
— Nach Abarbeiten der Infusion schaltet die Pumpe automatisch auf eine Offenhalterate von 1 ml/h um und gibt akustischen Alarm

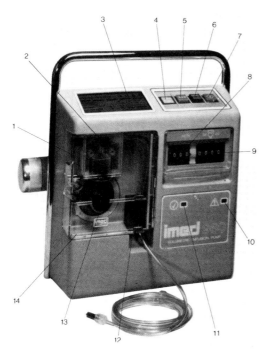

(bei korrekter Einstellung und ordnungsgemäßem Ablauf der Infusion stehen jetzt noch die oben erwähnten 5 ml Volumen zur Überbrückung bis zum Wechsel der Infusion zur Verfügung).

Alarme:

Alarmzustände werden durch ein akustisches und ein optisches Signal angezeigt. Mit Hilfe des optischen Signals lassen sich unterschiedliche Alarmzustände differenzieren.

Der Druckalarm spricht an bei einem Druck von 1,5 bar am Pumpenausgang.

Außerbetriebnahme:

— Netzschalter auf „Aus", Gerät abrüsten.
— Um jeweils die volle Akku-Kapazität zur Verfügung zu haben, sollte die Pumpe immer am Netz verbleiben.
— Ein Überladen des Akkus ist nicht möglich.

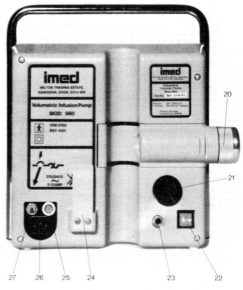

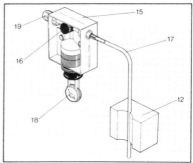

Abb. 3.10.4-4 Imed 960, Front- und Rückansicht mit Einmalkassette

1 Accuset (bzw. Microset) Kassettenhalterung
2 Ventilwelle
3 LCD-Schriftfeld
4 Ein/aus-Taste
5 Entlüftungstaste
6 Infundiertes Volumen — Rückstelltaste
7 Start-Taste
8 Regler für Infusionsrate (ml/h)
9 Infusionsvolumenregler
10 Alarm-Meldelampe
11 Betrieb-Meldelampe
12 Luftdetektor
13 Accuset (bzw. Microset) Kolbenanschlag
14 Tür
15 Accuset (bzw. Microset) Volumetrische Kassette
16 Accuset (bzw. Microset) Ventil
17 Patientenseitige Anschlußleitung
18 Accuset (bzw. Microset) Kolbenschaft
19 Accuset (bzw. Microset) Kassettenstopfen
20 Ständer-Klemmvorrichtung
21 Akustisches Alarmsignal
22 Ausschalter für akustisches Signal
23 Schwesternruf-Buchse
24 Kabelklemme
25 Netz-Ein Meldelampe
26 Netzkabelbuchse
27 Stromunterbrecher

Tabelle 3.10.4-3 Alarme der Imed 960, mögliche Ursachen und Abhilfe

Anzeige LCD-Feld	Fehler	Abhilfe
Luft im System	Luftblasen ≥ 0,045 ml auf der Distalseite der Akkuset-Kassette Infusionsleitung falsch eingelegt Infusionsleitung nicht im Luftdetektor Luftdetektor verschmutzt	System entlüften korrigieren in Luftdetektor einlegen reinigen
Verschluß	Schlauch geknickt Kanüle verstopft Dreiwegehahn verschlossen bei Verwendung von Filtern: Filter verstopft	entsprechenden Fehler korrigieren, Infusionsbesteck nach extern druckentlasten
Infusion beendet	vorgewähltes Infusionsvolumen ist abgearbeitet	neue Infusion anhängen, Fördervolumen vorwählen, Start-Taste drücken
Batterie leer	Batterieladung reicht noch für ca. 1 h Betriebszeit (wird das Gerät länger als 1 h mit Batterie betrieben, reicht die Batteriekraft nicht mehr für den Antrieb der Pumpe aus und es erscheint zusätzlich das Alarmsignal „Defekt 14")	Gerät an das Netz anschließen
Tür offen	Akkuset-Kassette nicht ordnungsgemäß eingelegt (Tür kann dann nicht geschlossen werden)	korrekt einlegen und Tür schließen
Keine Infusion	Wurde nach Einschalten der Pumpe die Start-Taste nicht gedrückt, erscheint in der LCD-Anzeige „keine Infusion", nach weiteren 45 s blinkt die LCD-Anzeige und es ertönt das akustische Signal	Infusion weiter vorbereiten und Start-Taste drücken oder Ein-/Aus-Schalter zweimal betätigen
ML/H nicht 000	Förderrate nicht auf 000 ml/h während des Drückens der Entlüftungstaste	beim Entlüften Förderrate auf 000 ml/h einstellen
Infusionsrate 000	Förderrate steht noch auf 000 ml/h nach Drücken der Start-Taste	gewünschte Förderrate einstellen
Volumen einstellen	Fördervolumen steht noch auf 000 ml nach Drücken der Start-Taste	gewünschtes Fördervolumen einstellen
Defekt	Bei Auftreten einer Gerätestörung; zusätzlich erscheint eine Nummer, die mit dem Service-Handbuch identifiziert werden kann	Kundendienst benachrichtigen

Reinigung:
Die Reinigung kann mit wasserlöslichen Desinfektionsmitteln erfolgen. Das Gerät kann auch mit Kaltgas (Äthylenoxid) bei maximal 60°C und 50 % relativer Luftfeuchtigkeit desinfiziert werden.

Der Pumpenbetrieb kann gestört werden, wenn Infusionslösung auf folgende Teile tropft und antrocknet: Luftdetektor, Geschwindigkeitsregler, Volumenregler, Start-Taste, Entlüftungstaste.

3.10.4.4 Imed Serie 960 (Imed)

Verwendungszweck: Infusionspumpe zur volumengesteuerten Dauerinfusion

Funktionsprinzip: Kolbenpumpe, Ventilsteuerung. Ein digitalelektronisches Steuersystem reguliert die Wechselwirkung des Kolbens und der separat angetriebenen Drehventile mit Saug-Pump-Takt (in Accuset-Kassette eingebaut).

Förderrate: 1 ml/h - 999 ml/h

Genauigkeit: ± 2 % (unabhängig von der Tropfengröße)

Akku-Betrieb: 5 Stunden bei 999 ml/h, 18 Stunden bei 125 ml/h, 24 Stunden bei 50 ml/h.

Zubehör: Netzanschlußkabel, Imed-Einmalkassette (Cave verschiedene Ausführungen!).

Die korrekte Bestückung mit Einmalkassetten muß zweifelsfrei feststehen: Accuset für die Imed-Pumpe 960, „Microset" für die Pumpe „965 Micro", die speziell für kleine Förderraten ausgelegt ist.

Inbetriebnahme:
Wie Imed 922 (s. Abschnitt 3.10.4.3)

Alarme:
Bei Alarm geht die Imed 960 in den sicheren Zustand. Alarme werden über ein akustisches und ein optisches Signal und über eine Meldung in der Flüssigkristallanzeige ausgegeben.

Die **Reinigung** erfolgt als Oberflächenwischdesinfektion.

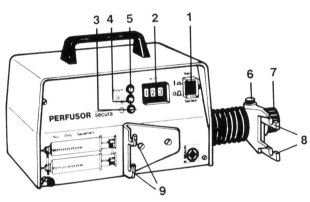

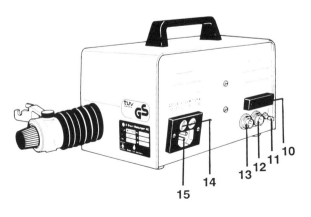

Abb. 3.10.5-1 Perfusor secura, Front- und Rückansicht

1 Netzschalter
2 Förderrateneinstellung und -anzeige
3 Betriebskontrollanzeige
4 Alarmanzeige
5 Kontrolleuchte bei externer Ansteuerung
6 Entriegelungsdruckknopf
7 Nachstelldrehknopf
8 Hintere Spritzenauflage
9 Vordere Spritzenauflage
10 RS-232-Schnittstelle
11 Anschlußbolzen für Potentialausgleich
12 Anschluß für externe Niederspannungsversorgung
13 Anschluß für Schwesternruf
14 Netzsicherungen
15 Anschlußbuchse für Netzkabel

3.10.5 Einzelne Infusionsspritzenpumpen

3.10.5.1 Perfusor secura (Braun)

Verwendungszweck: Langzeitinfusion kleiner Flüssigkeitsmengen
Funktionsprinzip: Kolbenpumpe
Förderrate: 0,1 - 99,9 ml/h
Genauigkeit: ± 2 %
Sicherheitsabschaltung bei ca. 2 bar Gegendruck

Zubehör:

Original-Perfusorspritze 25 ml oder 50 ml mit Luer-Lock-Konus mit oder ohne Spezialaufziehkanüle, Verbindungsschlauch.

Der Perfusor secura kann je nach Ausführung mit einer oder zwei 25 ml- oder 50 ml-Spritzen betrieben werden. Dieser Umstand verlangt besondere Aufmerksamkeit bei der Wahl der Förderrate, deren Angabe am Vorwahlschalter sich grundsätzlich auf den Betrieb mit einer 50 ml-Spritze bezieht.

Der gleichzeitige Betrieb mit einer 25 ml- und einer 50 ml-Spritze ist nicht zulässig.

Inbetriebnahme:

— Gerät auf Vollständigkeit und eventuelle Beschädigungen überprüfen. Netzstecker einstecken.
— Infusionssystem (Original-Perfusorspritze, Infusionsleitung) wie üblich vorbereiten.
— Spritze einlegen (bei zwei Spritzen untere zuerst):

Durch Drücken des Entriegelungsknopfes (6) am Ende der Schubstange wird diese vom Antrieb getrennt und kann durch Verschieben entsprechend der Spritzenlänge positioniert werden; Feinregulierung und Schlauchentlüftung durch den Nachstelldrehknopf (7).

1 LCD-Display
2 Tragegriff
3 Eingabetastatur
4 Hintere Spritzenauflage
5 Vordere Spritzenauflage
6 Sicherungsbügel
7 Kurzgebrauchsanweisung
8 Taste für externen Betrieb
9 Taste für geförderte Menge
10 Start/Stop-Taste
11 Löschtaste
12 Alarmanzeige
13 Lade-/Netz-Kontrollanzeige
14 Tragegriff mit 6-Kant
15 Anschluß für Potentialausgleich
16 Ein-/Aus-Schalter
17 Stromversorgungsbuchse
18 Anschluß für Personalruf
19 Faltenbalg
20 Nachstellknopf
21 Steckernetzgerät
22 ⊕ Akkusymbol
23 ⊘ Laufkontrolle
24 ⊶ Spritzensymbol
25 ⊠ Externer Betrieb
26 ⚠ Alarmanzeige
27 ⟞ Netzkontrollanzeige

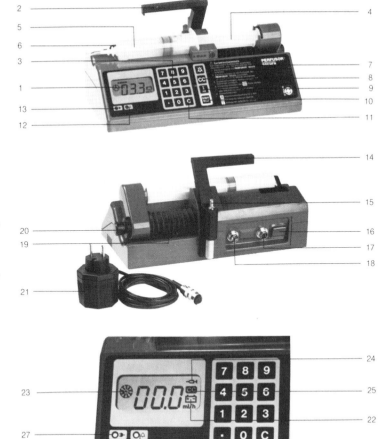

Abb. 3.10.5-2 Perfusor secura FT, Front- und Rückansicht

- Gewünschte Förderrate an den Vorwahlknöpfen (2) einstellen: Untere Drucktastenreihe erhöht, obere erniedrigt die Förderrate.
- Durch Drücken der Netztaste wird das Gerät in Betrieb gesetzt (kurzfristige optische und akustische Alarmanzeige, danach leuchtet die Betriebsanzeige).
- Am laufenden Gerät kann kein Wechsel der Förderrate vorgenommen werden, ggf. Alarmmeldung! Bei beabsichtigtem Wechsel Gerät ausschalten, Förderrate verändern und Gerät wieder einschalten.

Alarme:

Alarmsituationen werden durch das Aufleuchten der roten Lampe an der Frontseite und/oder durch ein akustisches Signal bekanntgegeben.
Alarme treten auf:
- als Voralarm über 3 min vor Infusionsende
- bei Infusionsende, wenn sich die Schubstange in der linken Endstellung befindet (Lichtschranke)
- bei erhöhtem Gegendruck (maximal 2 bar)
- bei fehlerhafter Förderrate (über ± 10% Sollabweichung)
- bei defekter Elektronik
- bei Verstellen des Vorwahlschalters während der laufenden Infusion (s.o.)

Reinigung:

Oberflächenwischdesinfektion mit Detergentienlösung (Eindringen von Flüssigkeit vermeiden!).

3.10.5.2 Perfusor secura FT (Braun)

Verwendungszweck: Dauerinfusionsgerät zur Langzeitinfusion kleiner Flüssigkeitsmengen
Funktionsprinzip: Kolbenpumpe
Förderrate: 0,1 - 99,9 ml/h
Fördermengenanzeige: 1 - 999 ml
Genauigkeit: ± 2 %
Akku-Betrieb: über 4 Stunden bei maximaler Förderrate, Gesamtladezeit ca. 16 h
Abschaltdruck: 1 ± 0,2 bar
Zubehör: Original-Perfusorspritze 50 ml. Original-Perfusorleitung in verschiedenen Ausführungen

Tabelle 3.10.5-1 Alarmmeldungen am Perfusor secura FT, mögliche Ursachen und Abhilfe

Anzeigen	Ursache	Abhilfe
Rote LED leuchtet Laufkontrolle steht Spritze blinkt Akustischer Alarm 1:4	Druck im System zu hoch	Okklusion beseitigen Evtl. Katheterwechsel notwendig Neu starten
Personalruf	Spritze leer	Spritze wechseln Neu starten oder Infusion beenden Gerät ausschalten
	Spritze falsch oder nicht eingelegt	Spritze richtig einlegen Neu starten
	Nachstellknopf noch entriegelt	Nachstellknopf einrasten Neu starten
Rote LED leuchtet auf Laufkontrolle steht Akustischer Alarm	Förderrate nicht eingestellt Anzeige 00.0 Bei Ratenwechsel C-Taste nicht betätigt	Förderrate eingeben Neu starten C-Taste betätigen, Rate eingeben, neu starten
Rote LED leuchtet auf Laufkontrolle steht Akustischer Alarm Personalruf	Gerät nicht gestartet	Förderrate eingeben Neu starten Gerät starten

Tabelle 3.10.5-1 Alarmmeldungen am Perfusor secura FT, mögliche Ursachen und Abhilfe

Anzeigen	Ursache	Abhilfe
Spritzensymbol blinkt Akustisches Signal 1:9 Laufkontrolle rotiert	Voralarm 3 min. vor Infusionsende	Keine Störung, da normaler Betrieb mit Voralarm abläuft
Akkusymbol blinkt Akustisches Signal 1:9 Laufkontrolle rotiert	Akkuvoralarm	Im Netzbetrieb weiter betreiben
Akku blinkt Akustisches Signal 1:4 Laufkontrolle steht Rote LED leuchtet Personalruf	Akku leer Akkuvoralarm übersehen	Sofort abschalten oder mit Netzanschluß betreiben
Rote LED leuchtet Laufkontrolle steht Akkuanzeige leuchtet Dauerton Personalruf	Akku leer	Sofort abschalten und Akku laden
Rote LED leuchtet Akkuanzeige leuchtet Dauerton Personalruf	Akku leer	Sofort abschalten Akku laden
Rote LED leuchtet Dauerton Personalruf	Gerätefehler	Gerät zur Reparatur
Rote LED leuchtet Dauerton Laufanz. zeigt 9 Speichen	Tastatur im Selbstcheck betätigt Gerätefehler	Ausschalten und neu starten Gerät zu Reparatur

Inbetriebnahme:

— Gerät auf Vollständigkeit und Beschädigungen überprüfen.
— Netzanschluß herstellen (dabei wird unabhängig vom Betriebszustand des Gerätes der Akku geladen). Das Gerät kann als Tischgerät verwendet oder am Infusionsständer bzw. Bett befestigt werden.
— Infusionssystem in üblicher Weise vorbereiten.
— Einlegen der Spritze: Spritzenauflage entsprechend der Spritzenlänge einstellen. Dazu den Nachstellknopf durch Ziehen entriegeln. Den Luer-Konnektor der Spritze unter den Sicherungsbügel schieben, die Griffplatten in die vordere, die Druckplatte des Kolbens in die hintere Spritzenaufnahme bis zum Anschlag eindrücken. Durch Drehen des Nachstellknopfes im Uhrzeigersinn wird die Leitung entlüftet und das Spiel in der Spritzenauflage eliminiert. Anschließend den Nachstellknopf durch Eindrücken verriegeln.
— Einschalten des Gerätes durch den Ein-/Aus-Schalter auf der Rückseite. Zunächst läuft ein Selbstcheck automatisch ab. Alle Anzeigeelemente und der akustische Alarm werden dabei kurzzeitig aktiviert. Am Ende des Selbstchecks erscheint im Display der Schriftzug „B.Braun". Erst nach Erscheinen des Schriftzuges darf das Gerät in Betrieb genommen werden.
— Anschließend die gewünschte Förderrate einstellen (Tastenfeld). Die gewählte Förderrate wird auf dem Display angezeigt. Bei Fehleingabe kann das Display durch Drücken der Taste „C" auf 00.0 gesetzt und die Förderrate neu eingegeben werden.

— Gestartet wird die Infusion durch Drücken der „Start/Stop-Taste". Die Laufkontrolle im Display beginnt zu rotieren.
— Bei Akku-Betrieb erscheint das Akku-Symbol im Display. Das Gerät schaltet bei Netzausfall automatisch auf Akku-Betrieb um.
— Durch Drücken der Taste „ ml" wird auf dem Display die seit dem Einschalten geförderte Menge für ca. 2 s in ganzen ml angezeigt. Die „CC"-Taste dient zur Verwendung der Schnittstelle.

Alarme:

Alarmsituationen werden durch das Aufleuchten der Kontrolleuchte auf der Frontseite sowie durch ein akustisches Signal bekanntgegeben. Der Perfusor FT geht in den sicheren Zustand.
Der akustische Alarm kann grundsätzlich in folgenden Formen auftreten:

— 1 s Alarm / 9 s Pause: Voralarm
— 1 s Alarm / 4 s Pause: Betriebsalarm
— Dauerton: Gerätealarm

Reinigung:

Das Gerät kann mit den üblichen Haushaltsreinigungsmitteln gereinigt werden. Zur Desinfektion dürfen nur Oberflächendesinfektionsmittel eingesetzt werden.

Wartung: Gemäß den Angaben auf der Bauartzulassung

3.10.5.3 Program 1 (Vial medical)

Verwendungszweck: Intravenöse Dauerinfusion kleiner Infusionsmengen
Funktionsprinzip: Kolbenpumpe

3   Antriebsblock
4   Feststellschraube für Spritzenkolben
5   Spritzenkolbenhalterung
6   Spritzenniederhalter
8   Anschlußkontrollampe für Netzbetrieb
9   Ein-Taste
10 Zeit-Anzeige
11 Spritzentyp-Anzeige
12 Durchflußraten-Anzeige
13 Spritzen-Programmtaste
14 Kurzbedienungsanleitung und Alarmcode
15, 16 und 17 Eingabe der Durchflußrate
18 Zeiteingabe
19 Bestätigung
20 Betriebsanzeige
21 Zeitabfrage
22 Volumenabfrage
23 Pausentaste
24 Anzeige für Batteriebetrieb
25 Aus-Taste
26 Typenliste für Spritzen
27 V-Aufnahme für Spritzenzylinder
28 Halteschlitz für Spritzenflügel
29 Tragegriff
31 Alarmanzeige

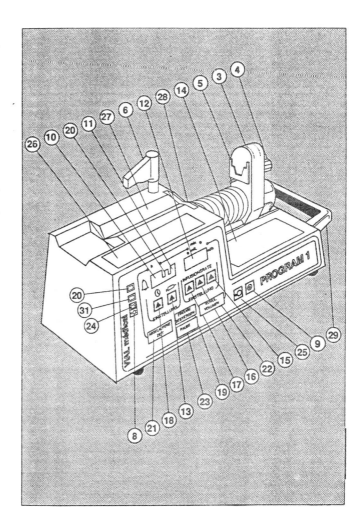

Abb. 3.10.5-3 „Program 1", Frontansicht

Fördermengen:
0,1 ml/h - 19,9 ml/h für 10 ml-Spritzen
0,2 ml/h - 49,9 ml/h für 20-25-30 ml-Spritzen
0,7 ml/h - 99,9 ml/h für 50-60 ml-Spritzen
Genauigkeit: ± 2,9 % der eingestellten Fördermenge
Akku-Betrieb: mindestens acht Stunden bei Höchstlast
Wiederaufladungszeit: 15 Stunden bei 80 % Entladung bis zur vollen Leistung. Zubehör: 12 verschiedene Spritzentypen möglich (entsprechende Codierung am Gerät).

Inbetriebnahme:
— Gerät auf Vollständigkeit und Beschädigungen überprüfen. Die Program 1 kann als Tischgerät verwendet oder am Infusionsständer bzw. Bett befestigt werden.
— Das Infusionssystem (Spritze, Infusionsleitung) wie üblich vorbereiten.
— Zum Einlegen der Spritze den Entriegelungsknopf auf der Rückseite ziehen und die Kolbenhalterung entsprechend der Spritze einstellen (am Entriegelungsknopf drehen).
— Das Kolbenende in die Halterung einrasten und mittels Klemmschraube befestigen.
  Die Spritzenflügel müssen in die Nut auf der Geräteoberseite eingelegt werden.
— Anschließend den Spritzenniederhalter auf den Spritzenkörper drehen und den Entriegelungsknopf wieder einrasten.
— Danach Netzanschluß herstellen und Netzschalter auf der Geräterückseite auf „I" stellen.
— Das Gerät durch Drücken der Folientaste „⊙" auf der Frontseite einschalten.
— Um die Infusion zu starten muß jetzt in einer bestimmten Reihenfolge vorgegangen werden:

1 Netzanschluß
2 Entriegelungsknopf für Antriebsmechanismus
7 Netzschalter
30 Buchse für Niederspannung (Notarztwagen)
32 Potentialausgleich

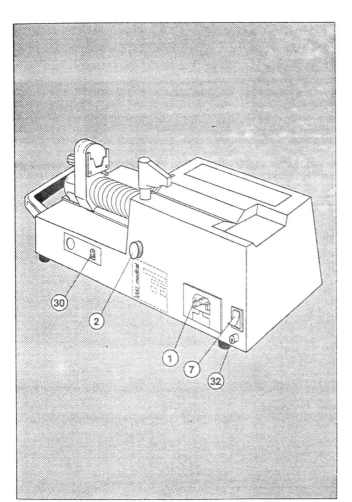

Abb. 3.10.5-3 „Program 1", Rückansicht

1. Eingabe des Spritzencodes durch wiederholtes Drücken der Folientaste unter dem Spritzensymbol (den Spritzencode dem Etikett auf der Geräteoberseite entnehmen). Die Code-Nummer wird auf dem Display über der Taste angezeigt. Bestätigung durch Drücken der Taste „Eingabe bestätigen".
2. Die Infusionsrate durch Drücken der Tasten für Zehntel-, Einer- und Zehner-Stelle eingeben. Die Infusionsrate wird auf dem rechten Display angezeigt. Bestätigung durch Drücken der Taste „Eingabe bestätigen".
3. Eingabe der Infusionszeit (1 - 24 Stunden in 1-Stunden-Schritten) durch Drücken der Taste mit dem Uhrensymbol. Die Zeit wird auf dem Display über der Taste angezeigt. Bestätigung durch Drücken der Taste „Eingabe bestätigen". Die Eingabe der Infusionszeit ist fakultativ.

Wird die Reihenfolge nicht wie oben angegeben eingehalten, erfolgt ein optischer und akustischer Alarm. Durch Bestätigen der Infusionsrate wird die Infusion gestartet.
— Wird ein eingestellter Parameter nicht bestätigt, blinkt das entsprechende Display und eine Minute später erfolgt zusätzlich ein akustischer Alarm.
— Durch Betätigung der Tasten „abgelaufene Zeit" und „kumuliertes Volumen" können die abgelaufene Infusionszeit und das infundierte Volumen abgerufen werden. Die Daten werden für vier Sekunden angezeigt.
— Mit der Taste „Pause" kann der Infusionsvorgang für die Dauer von zwei Minuten unterbrochen werden. Durch erneutes Drücken der Pausentaste innerhalb dieser zwei Minuten wird die Infusion fortgesetzt, ansonsten wird der Infusionsvorgang nach zwei Minuten automatisch wieder aufgenommen.
— Durch Betätigung des Schalters „● ○" wird

Tabelle 3.10.5-2 Alarme der Program 1 mit sofortigem Infusionsstop (Alarm kann nicht unterbrochen werden)

Anzeige	Fehler	Abhilfe
A 0	keine Spritze eingelegt oder Spritzenkolben nicht befestigt	Spritze einlegen bzw. korrekt befestigen
A 2	Batterie entladen	Netzanschluß herstellen
A 3	hoher Gegendruck, Verschluß Abschaltdrucke: 90 kPa/675 mm Hg bei 50 ml 120 kPa/900 mm Hg bei 25/30 ml 250 kPa/1875 mm Hg bei 10 ml	Verschluß beseitigen, System nach extern druckentlasten
A 4	Mechanismus nicht eingerastet	Drehknopf auf der Rückseite einrasten
A 6	Infusionsende (vorgegebene Infusionszeit ist abgelaufen)	evtl. neue Infusion vorbereiten
A 7	Gerät im Pausenzustand	durch erneutes Drücken der Pausentaste fortsetzen der Infusion. Nach zwei Minuten wird die Infusion automatisch fortgesetzt
A 8	Bestätigung einer 0-Durchflußrate	Durchflußrate korrigieren

Tabelle 3.10.5-3 Alarme, die die Infusion nicht stoppen (Alarme können bestätigt, die Ursache muß jedoch beseitigt werden)

Anzeige	Fehler	Abhilfe
A 1	Batterie entladen, Voralarm (ca. 1 h vor Totalentladung)	Gerät ans Netz anschließen
A 5	Infusionsende, Voralarm 5 min vor Ablauf der vorgegebenen Infusionszeit	Taste „Bestätigung" drücken, nach 5 min erfolgt Alarm mit Code „A 6"
A 9	Infusionsende, Voralarm wenn noch ca. 1 ml Volumen in der Spritze ist	Taste „Bestätigung" drücken, nach kompletter Entleerung erfolgt Alarm mit Code „A 3"

Tabelle 3.10.5-4 Technische Alarme (Infusion wird unterbrochen)

Anzeige	Fehler	Abhilfe
AA	Gerät nicht angeschlossen oder kein Strom am Motor (Gerät defekt)	Kundendienst benachrichtigen
Ab	Mikroprozessorkontrolle	Kundendienst benachrichtigen

die Pumpe ausgeschaltet. Um ein versehentliches Abschalten zu vermeiden, muß der Schalter drei Sekunden lang gedrückt werden, außerdem ertönt ein akustisches Signal. Bei abgeschalteter Pumpe, eingeschaltetem Netzschalter (Rückseite) und Anschluß an das Netz wird die Batterie geladen (grüne Kontrolleuchte).

Alarme:
Die Alarme werden durch ein akustisches und optisches Signal angezeigt. Im Display erscheint ein Code (A 0-9), der die entsprechende Ursache angibt.

Reinigung und Sterilisation:
Die Reinigung erfolgt mit wasserhaltigen Desinfektionsmitteln. Gassterilisation mit Äthylenoxid ist möglich. Dampfsterilisation ist nicht zulässig.

Sicherheitstechnische Kontrolle alle 12 Monate nur durch vom Hersteller autorisiertes Personal.

3.10.6 PCA-Pumpe Prominject (Pharmacia)

Verwendungszweck: Programmierbare volumetrische Infusionspumpe zur intravenösen Infusion

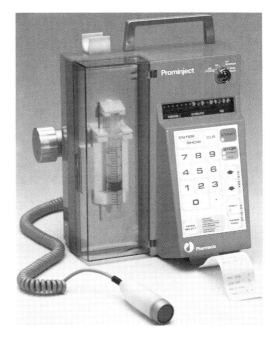

Abb. 3.10.6-1 Programmierbare Infusionspumpe „Prominject", Gesamtansicht

kleiner Medikamentenmengen, speziell zur patientenkontrollierten Analgesie (PCA).
Funktionsprinzip: Kolbenpumpe
Fördermenge: 0,1 ml/h - 99,9 ml/h
Akku-Betrieb: Zwei Stunden
Wiederaufladezeit: 15 Stunden, unter laufendem Betrieb länger.
Zubehör: 20 ml *Becton-Dickinson* Luer-Lock-Spritze (keine anderen Spritzen möglich), Bedienungshandknopf, Netzteil.

Inbetriebnahme:

— Die Infusionspumpe kann als Tischgerät oder am Infusionsständer bzw. Bett befestigt verwendet werden.
— Es stehen drei Infusionsprogramme zur Verfügung:
  ● Patientensteuerung (patient control)
  ● Folgeinfusion (consecutive infusion)
  ● Dauerinfusion (constant infusion)
— Nach dem Einschalten (Schlüsselstellung auf „SET PROGRAM") und dem Ablauf eines Selbsttests geht die Pumpe automatisch in das Programm „Patientensteuerung". Um ein anderes Programm abzurufen, muß die Taste „MODE SELECT" gedrückt werden. Das ausgewählte Programm wird durch eine Leuchtdiode angezeigt.
— Nach dem Selbsttest erscheint im Signalfeld die Anzeige „CONC ----/ml". Nun muß die Uhrzeit überprüft werden (wichtig für den Protokollausdruck). Dazu dreimal die Taste „0" drücken. Falls erforderlich, die genaue Uhrzeit einstellen: Taste „CLR" drücken und anschließend die Uhrzeit angeben, danach die Taste „ENTER/SHOW" drücken (es erscheint die Uhrzeit, danach erneut die Taste „ENTER/SHOW" drücken. Im Anzeigenfeld erscheint dann wieder „CONC ----/ml").
— Spritze und Infusionsset in üblicher Weise vorbereiten. Zum Öffnen der Tür den Schlüssel in Position „OPEN DOOR" bringen. Die Spritze in die Halterung einsetzen. Zum Ausrichten der Halterung dienen die beiden „SYRINGE"-Tasten. Die Pfeilrichtung gibt die Bewegungsrichtung der Halterung an. Die Taste, die die Halterung nach oben bewegt ist selbstarretierend. Der Bewegungsablauf wird durch erneutes Drücken dieser Taste gestoppt. Die Taste, die die Halterung nach unten bewegt, muß dauernd gedrückt werden, um die Halterung nach unten zu bewegen.
— Nach dem Schließen der Tür den Schlüssel auf „SET PROGRAM" stellen, Programm wählen und entsprechende Daten eingeben (s.u.).
— Am Ende der Dateneingabe erscheint im Anzeigefeld „TURN KEY TO ON", danach Schlüssel in Stellung „ON" drehen (im Anzeigefeld erscheint „READY") und die „START"-Taste drücken.
— Die „STOP"-Taste erfüllt mehrere Funktionen:
  ● Quittieren einer akustischen Alarmierung (Ausnahmen: Stenose „LINE OCCLUDED" und Systemfehler „SYSTEM ERROR"); nach Beseitigung der Alarmursache kann die Infusion durch Drücken der „START"-Taste fortgesetzt werden.
  ● Willkürliches Unterbrechen einer laufenden Infusion durch einmaligen Tastendruck („INTERRUPT"). Der Dosierzähler bleibt unbeeinflußt, die Fortsetzung der Infusion im gleichen Programm erfolgt mit Hilfe der „START"-Taste.
  ● Willkürliches Unterbrechen einer laufenden Infusion zum Zwecke einer Programmänderung durch doppelten Tastendruck („CANCEL"). Der Dosierzähler wird auf Null gesetzt. Zur Programmänderung Schlüsselschalter auf „SET PROGRAM" stellen, Parameter ggf. nach Veränderung mit der „ENTER/SHOW"-Taste bestätigen, Schlüsselschalter nach Aufforderung wieder auf „ON" stellen und „START"-Taste drücken.

Programmierung:

— Die Auswahl des Programms erfolgt durch Drücken der Taste „MODE SELECT".
— In allen drei Programmen werden die für den Ablauf notwendigen Daten (Medikamentenkonzentration, Dosis, Infusionsrate, Zeit) in einer bestimmten Reihenfolge abgefragt.
— Nach Eingabe des abgefragten Parameters über die Zifferntastatur erfolgt die Bestätigung jeweils über die Taste „ENTER/SHOW". Danach wird der nächste Parameter abgefragt.
— Sind alle erforderlichen Daten eingegeben, erscheint im Signalfeld „TURN KEY TO ON" und es wird wie oben beschrieben die Infusion in Gang gesetzt.

Programme:

— **Patientensteuerung (patient control):** Bei diesem Programm wird der Medikamentenbedarf in vom Arzt gesetzten Grenzen vom Patienten selbst gesteuert. Der Patient kann intermittierend Injektionen von bestimmten Bolusdosen selbst auslösen. Die Bolusdosis wird dann über einen Zeitraum von 1 min verabreicht. Wenn nötig, kann diesem ersten Bolus eine zweite Dosis („TAIL DOSE") folgen, die anschließend über einen Zeitraum von einer Stunde verabreicht wird. Um eine zu hohe Frequenz von Bolusdosen zu verhindern, wird noch eine auf den Bolus folgende Refraktärzeit („LOCKOUT") eingegeben. Erst nach Ablauf dieser Zeit kann eine neue Injektion vom Patienten angefordert werden. Die erste Bolusdosis kann auch mit der Start-Taste in Gang gesetzt werden, die nachfolgenden Dosen müssen über den Handsteuerknopf angefordert werden.

Einzugebende Daten im Programm „patientengesteuert" (werden im Schriftfeld in folgender Reihenfolge abgefragt):
CONC----/ml
BOLUS DOSE
LOCKOUT (Minimum 5 min, Maximum 999 min)
TAIL DOSE (bei Eingabe „0" werden nur Bolusdosen verabreicht)

— **Folgeinfusion (consecutive infusion):** Mit diesem Programm können dem Patienten wie im patientengesteuerten Programm zwei verschiedene Dosen eines Medikamentes verabreicht werden. Allerdings sind hier die Parameter „Infusionsrate" und „Infusionszeit" frei wählbar. Der Patient hat keine Einflußmöglichkeit auf den Ablauf.
Für beide Teildosen gilt allgemein folgende Formel:
Dosis (Gewichtseinheit) = Medikamentenkonzentration x Infusionsrate (ml/h) x Zeit (h).
Grundsätzlich eingegeben wird die Medikamentenkonzentration. Mit zwei weiteren von drei möglichen Parametern wird dann der Ablauf der Infusion festgelegt.
Es können folgende Möglichkeiten programmiert werden:
- Konstante Infusion mit festgelegter Infusionsrate; Eingabe:
Konzentration
1. DOSE = „0"
1. RATE = Infusionsrate (ml/h)
1. TIME = „0"
Darauf folgt im Signalfeld „TURN KEY TO ON".
- Infusion einer festgelegten Dosis über einen bestimmten Zeitraum; Eingabe:
Konzentration

1. DOSE = Dosiswert eingeben (in mg, I.E. etc.)
1. RATE = „0"
1. TIME = den entsprechenden Zeitwert eingeben.
Wenn eine Dosis-Infusionsraten-Programmierung gewünscht wird, Zeit mit „0" eingeben. Das Gerät fragt dann nach der ersten Rate.
Weitere Eingaben in diesem Programm:
2. DOSE = „0"
2. TIME = „0"
Es folgt „TURN KEY TO ON".
- Infusion einer festgesetzten Dosis über einen bestimmten Zeitraum mit anschließender konstanter Infusion; Eingabe:
Konzentration
1. DOSE = Dosiswert eingeben
1. TIME = Zeitwert eingeben (bzw. bei Dosis-Infusionsraten-Programmierung die Zeit mit „0" eingeben. Das Gerät fragt dann nach der ersten Rate)
2. DOSE = „0"
2. RATE = Infusionsrate eingeben
2. TIME = „0"
Es folgt „TURN KEY TO ON".
- Gabe zweier Dosen über einen bestimmten Zeitraum; Eingabe:
Konzentration
1. DOSE = Dosiswert eingeben
1. RATE = „0"
1. TIME = Zeitwert eingeben
2. DOSE = Dosiswert eingeben
2. RATE = „0"
2. TIME = Zeitwert eingeben
Es sind auch die Beziehungen Dosis-Rate (Zeit = „0") und Rate-Zeit (Dosis = „0") möglich.
Es folgt „TURN KEY TO ON".

— **Kontinuierliche Infusion:** Für dieses Programm ist die Eingabe von Infusionsrate und Volumen erforderlich; Eingabe:
RATE = Infusionsrate eingeben
VOLUME = Volumenwert eingeben
Es folgt "TURN KEY TO ON„.

Alarme:
Alarme werden akustisch und optisch (Signalfeld) angezeigt. Bei Auftreten einer Fehlfunktion geht die Pumpe in den sicheren Zustand.
Weitere Fehler werden mit dem Schriftzug „System Error" und einer Zahl angezeigt, deren Bedeutung aus einer Fehlercodeliste der Gebrauchsanweisung hervorgeht.
Bei den Zahlen 2, 3, 71, 73, 82 - 85 und 87 kann ein erneuter Startversuch gemacht werden.

Tabelle 3.10.6-1 Fehlermeldungen der „Prominject", mögliche Ursachen und Abhilfe

Anzeige	Fehler	Abhilfe
DOOR OPEN	Tür zum Spritzenabteil geöffnet, keine Infusion möglich	Tür zum Spritzenabteil schließen
CHARGE BATTERY	Batteriespannung zu niedrig	Netzteil an Steckdose anschließen
INFUSION COMPL'D	Bei den Programmen „Folgeinfusion" und „Dauerinfusion", sobald die Infusion vollständig verabreicht ist.	Neue Infusion; dabei Schlüssel auf „SET PROGRAM"
LINE OCCLUDED	Stenose im Schlauchsystem	Stenose beseitigen; System nach extern druckentlasten; Schlüsselschalter zunächst in Position „ON", dann auf „SET PROGRAM"
COMPLETE PROGRAM	Schlüsselschalter wurde vor Beendigung des Programmiervorgangs in Position „ON" gebracht	Schlüsselschalter in Position „SET PROGRAM" und Programm vervollständigen
INCREASE LOCKOUT	eingegebene Refraktärzeit < 5 min	neue Refraktärzeit ≥ 5 min eingeben
KEYBOARD LOCKED	Programmierversuch, während der Schlüsselschalter in Position „ON" steht.	Schlüsselschalter in Position „SET PROGRAM" bringen
RATE TOO FAST	errechnete Infusionsrate > 99,9 ml/h	Werte neu festlegen
RATE TOO SLOW	errechnete Infusionsrate < 0,1 ml/h	Werte neu festlegen
SYRINGE OVERFLOW	programmierte Dosierung > 20 ml	Werte neu festlegen
VOLUME TOO SMALL	Infusionsvolumen zu klein	Werte neu festlegen
TURN KEY TO SET	Programmierversuch bei Schlüsselstellung „ON"	Schlüssel in Position „SET PROGRAM" bringen

Bei den Zahlen 1, 4 - 8, 72, 74 - 81 und 86 muß das Gerät zur Reparatur eingeschickt werden. Ein erneuter Startversuch ist nicht zulässig.

Sämtliche Fehlermeldungen werden ausgedruckt. Falls eine Reparatur nötig ist, sollten die Ausdrucke am Gerät verbleiben.

Außerbetriebnahme:
Schlüsselstellung auf „CHARGE/OFF". Dabei das Netzteil eingesteckt lassen zum Laden der Batterie.

Reinigung:
Zulässig sind flüssige Seifenlösungen, Benzin für medizinische Zwecke, 70 %iges Äthanol, Chlorhexidin in 70 %igem Äthanol (kein Methanol oder Isopropylalkohol).

Wechsel von Papierrollen und Farbband:
Deckelverschluß am Geräteboden mit Schraubenzieher öffnen (1/4 Umdrehung), leere Rolle herausnehmen und neue Rolle einlegen. Danach Papierstreifen durch Schreiberöffnung führen und „PAPER FEED"-Taste drücken.

Farbbandwechsel: Ebenfalls am Geräteboden auf die linke Seite der Farbbandkassette drücken und die Kassette entnehmen, eine neue Kassette einlegen (Papier zwischen Farbband und Behälter). Das Farbband spannen (Hebel an Farbbandkassette in Uhrzeigersinn drehen).

Gefahren beim Betrieb:
Durch zu kurze Refraktärzeiten im patientengesteuerten Programm ist eine Überdosierung des Medikamentes möglich. Eine ständige Überwachung des Patienten ist daher ratsam.

3.10.7 Kontrollierte enterale Zufuhr von Nährlösungen

Voraussetzung für eine enterale Ernährung sind:
— Gastral:
  • Motilität des Gastrointestinaltraktes erhalten
  • Digestion und Absorption erhalten
— Duodenal-Jejunal:
  • Motilität des Intestinaltraktes erhalten
  • Absorption erhalten

Zur Applikation der Nährstoffe werden weiche Magensonden bei gastraler Zufuhr bzw. weiche, filiforme Ernährungssonden mit Führungsballon oder -mandrin bei duodenal- jejunaler Zufuhr verwendet.

Die Lagekontrolle kann bei Magensonden auskultatorisch oder durch Aspiration von Magensaft vorgenommen werden. Dünndarmsonden sollten röntgenologisch kontrolliert werden. Eine andere Kontrollmöglichkeit ist die tägliche Bestimmung des pH-Wertes des aspirierten Sekretes. Die Lagekontrolle der Sonde vor der ersten Applikation von Nährlösung ist zwingend erforderlich, da es bei Fehllagen (z. B. endotracheal) zu fatalen Folgen für den Patienten kommen kann.

Die Zufuhr des Substrates kann über Schwerkraftsysteme erfolgen, besser ist eine Zufuhr mit Hilfe von Pumpen. Die Pumpen sollten in der Lage sein, bei gastraler Sonde das Substrat in Bolusform, bei Dünndarmsonden kontinuierlich abzugeben.

Wenn auch die Zufuhr von Luft bei enteraler Ernährung nicht unmittelbar lebensbedrohliche Folgen nach sich zieht, ist die Möglichkeit einer Luftüberwachung bei den Ernährungspumpen wünschenswert.

3.10.7.1 Nutromat S/Päd S (Pfrimmer-Viggo)

Verwendungszweck: Ernährungspumpe sowohl zur kontinuierlichen enteralen Verabreichung von Substraten als auch zur Bolusgabe

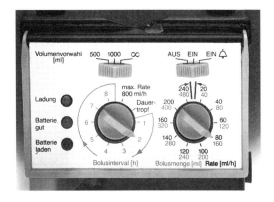

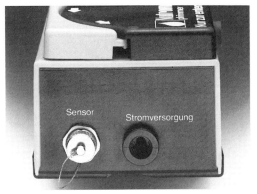

Abb. 3.10.7-1 Nutromat S, Anzeige- und Bedienelemente an beiden Stirnseiten

Funktionsprinzip: Rollenpumpe
Fördermenge: maximal 800 ml/h (Päd S 400 ml/h), diese Raten nur zum Füllen des Sets.
Bei Dauertropf: 20 ml/h bis 240 ml/h in 20 ml-Stufen (Nutromat S), 5 ml/h bis 60 ml/h in 5 ml-Stufen (Päd S)
Bolusmenge: 40 - 480 ml in 40 ml-Stufen (Nutromat S), 10 - 120 ml in 10 ml-Stufen (Päd S)
Genauigkeit: ± 10 % bezogen auf die eingestellte Rate.
Abschaltdruck: ca. 2 bar.
Akku-Betrieb: Bei voll aufgeladener Batterie bis 3,8 l, bei Betrieb mit Tropfensensor bis 3,2 l Gesamtfördermenge.
Zubehör: Tropfensensor, Ladegerät, Tragetasche, Nutriset-Container, Nutriset- Überleitungsgerät (Äquivalent zum Infusionsbesteck) mit Pumpsegment.

Inbetriebnahme:
— Gerät auf Vollständigkeit und Beschädigungen überprüfen.

- Ladegerät über die Buchse „Stromversorgung" am Nutromat anschließen und mit dem Netz verbinden.
- Bei Akku-Betrieb Ladezustand des Akkus überprüfen (grüne Leuchtdiode „Batterie gut" blinkt bei ausreichendem Ladezustand. Die rote Leuchtdiode „Batterie laden" beginnt zu blinken, wenn der Ladezustand nur noch zur Förderung von ca. 0,5 l ausreicht.
- Überleitungsgerät vorbereiten und einlegen. Dazu Frontklappe öffnen (Drehknopf „auf"), Silikonsegment entsprechend der Farbcodierung in die Halterung einlegen und Frontklappe schließen (Drehknopf „zu").
- Rollenklemme öffnen. Tropfensensor anschließen (bei Betrieb in der mobilen Tragetasche ist ein Sensoreinsatz nicht möglich).
- Anschließend am linken Vorwahlschalter die Betriebsart anwählen (Dauertropf bzw. Bolusintervall von 1 - 8 Stunden in Stufen von einer Stunde, bei Päd S 0,5 - 4 Stunden in Stufen von 0,5 Stunden).
- Am rechten Vorwahlschalter die Rate einstellen (Dauertropf schwarze Skala in ml/h, Bolusmenge rote Skala in ml).
- Am linken Schiebeschalter das Gesamtvolumen einstellen (500 ml, 1000 ml bzw. bei Päd S 250 ml, 500 ml oder unbegrenzte Gesamtmenge). Bei Einstellung einer begrenzten Gesamtmenge gibt das Gerät nach Applikation der entsprechenden Menge akustischen Alarm und bleibt automatisch stehen.
- Das Gerät wird über den rechten Schiebeschalter in Betrieb genommen. Bei der Stellung „EIN" mit dem Glockensymbol (rechter Anschlag) ertönt bei Unterspannung, z.B. bei nahezu erschöpften Akkus, ein akustisches Alarmsignal im Einsekundenabstand in Stellung „EIN" alleine (Mittelstellung) wird das akustische Signal unterdrückt.

Fehlermöglichkeiten

Da das Gerät ohne angeschlossenen Tropfensensor keinen Luftalarm gibt, ist es vor allem bei der Einstellung „Gesamtmenge unendlich" möglich, daß das Gerät Luft in den Patienten pumpt; dies vor allem beim Betrieb mit Tragetasche, da dort kein Tropfensensoreinsatz möglich ist.

Beim Betrieb mit vorgewählter Gesamtmenge sollte die vorgehaltene Substratmenge nicht unter dem eingestellten Wert liegen.

Reinigung

Mit warmem Wasser und milden Spülmitteln; Desinfektion als Wischdesinfektion. Es darf keine Flüssigkeit in das Gehäuseinnere gelangen.

Tabelle 3.10.7-1 Nutromat S/Päd S: Funktionsstörungen, mögliche Ursachen und Abhilfe

Reaktion des Gerätes	Mögliche Ursache	Abhilfe
Diode „Ladung" leuchtet nicht	Gerät nicht am Netz angeschlossen	Gerät über Ladegerät an das Netz anschließen.
	Steckverbindung lose	Steckverbindung überprüfen und korrekt anbringen
	Ladegerät defekt	Ladegerät an den Service einschikken
Gerät fördert nicht	Rollenklemme geschlossen	Rollenklemme öffnen
Fallende Tropfen in Stellung „Aus"	Pumpsegment nicht richtig eingelegt	Einmalbesteck erneut wie beschrieben einlegen
Gerät fördert in verkehrte Richtung	Einmalbesteck seitenverkehrt eingelegt	Einmalbesteck seitenrichtig einlegen (Farbmarkierungen beachten)
Gerät geht in Alarm (3 s Intervall), und fördert nicht mehr	vorgewähltes Volumen verabreicht	Volumen erneut vorwählen oder in Stellung unbegrenzt bringen — Gerät starten

Tabelle 3.10.7-1 Nutromat S/Päd S: Funktionsstörungen, mögliche Ursachen und Abhilfe (Fortsetzung)

Reaktion des Gerätes	Mögliche Ursache	Abhilfe
Gerät geht während des Betriebs in Alarm (1 s Intervall) fördert aber nicht.	Stromversorgung unterbrochen — Unterspannungsbereich erreicht	siehe: Diode „Ladung" leuchtet nicht
	Bei Sensorenanschluß: fallender Tropfen wird nicht erkannt	Flüssigkeitspegel in der Tropfkammer absenken
		Rollenklemme öffnen
		Beschlag der Tropfkammer entfernen
		Substratbehälter leer — wechseln
Gerät ist in Betrieb und fördert nicht in Stellung „EIN" oder „EIN" mit Glockensymbol	Förderpause	keine Fehlfunktion
Gerät fördert permanent	max. Rate 800 ml/h vorgewählt	Stellung Dauertropf oder Bolus vorwählen
Gerät fördert diskontinuierlich in Stellung Dauertropf	keine Fehlfunktion	siehe „Funktionsprinzip — Minibolus"
Gerät fördert nicht in der angegebenen Fehlertoleranz	ungeeignetes Überleitungsgerät in Verwendung; Förderung mit einem Überleitungsgerät länger als 24 Stunden	vorgeschriebenes Überleitungsgerät verwenden; Überleitungsgerät wechseln
	Frontklappe nicht geschlossen	Frontklappe schließen
	Pumpsegment nicht sachgemäß eingelegt	Pumpsegment erneut einlegen
bei Anschluß des Sensors während des Betriebs geht das Gerät sofort in Alarm (0,2 s Intervall)	keine Fehlfunktion	Gerät ausschalten, noch einmal in Betrieb nehmen. Sensor vor Beginn der Betriebsphase anschließen.
Beim Ändern der Geräteeinstellung während des Betriebes Alarm (0,2 s Intervall)	keine Fehlfunktion	Geräteeinstellung nur in Stellung „AUS" ändern.

Nach Reinigung oder Desinfektion sind vor erneuter Inbetriebnahme ca. 30 min abzuwarten.

Wartung

Sicherheitskontrollen sollten jährlich entsprechend einer separaten Herstellerempfehlung durchgeführt werden.

3.10.8 Weiterführende Literatur

Ahnefeld, F.W., Schmitz, J.E.: Infusionstherapie - Ernährungstherapie. Kohlhammer, Stuttgart 1986

Detering, F.: Infusionstherapie - Teil 1 (von 14). mt - Medizintechnik 104 (1984) 26-28

Kindler, M., Schumacher, W.: Medizinische Gerätekunde (3. Folge): Infusionspumpen. Die Schwester Der Pfleger 27 (1988) 554-558

3.11 Geräte zur Elektrostimulation

3.11.1 Transkutane elektrische Nervenstimulation (TENS)

3.11.1.1 Verwendungszweck

Nervenstimulation bei Schmerzzuständen: TENS-Geräte werden hauptsächlich bei **chronischen muskuloskelettalen Schmerzen** (z. B. degenerative Erkrankungen der Wirbelsäule und der großen Gelenke) und bei **peripher-neurogenen Schmerzsyndromen** (z. B. postherpetische Schmerzen, Phantomschmerzen) eingesetzt.

3.11.1.2 Wirkungsmechanismus

Für den schmerzlindernden Effekt der TENS gibt es zwei Mechanismen, die zur Erklärung herangezogen werden:

— Die **Aktivierung deszendierender spinaler Bahnen durch Modulation des afferenten Impulsmusters** wurde 1965 von *Melzack* und *Wall* als **Gate-Control-Theorie** formuliert. Obwohl diese Theorie in ihrer ursprünglichen Form mittlerweile von Neurophysiologen in Zweifel gezogen wurde, bleibt doch das Phänomen einer Veränderbarkeit der Schmerzschwelle in Abhängigkeit von der Zusammensetzung peripher-afferenter Impulse. Durch TENS wird zweifelsfrei das periphere Impulsmuster verändert und in vielen Fällen (bei Probanden und Patienten) die Schmerzschwelle erhöht bzw. vorhandene Schmerzen gelindert.
— Der **Endorphingehalt** in verschiedenen Kompartimenten (Serum, Liquor cerebrospinalis) kann durch TENS erhöht werden. Die Bedeutung dieser Befunde für die Analgesie konnte durch Naloxon-Gaben mit anschließender Reduktion der TENS-Wirkung erhärtet werden.

Zusammenfassend läßt sich feststellen, daß TENS physiologische Mechanismen der Schmerzkontrolle aktivieren kann. Der gesamte Wirkmechanismus läßt sich noch nicht abschließend beurteilen; man muß stets damit rechnen, daß Patienten mit vergleichbaren Schmerzsyndromen recht unterschiedlich auf TENS reagieren können.

3.11.1.3 Applikationsdeterminanten der TENS

Grundsätzlich wird mit **Einzelimpulsen** gearbeitet; galvanische Ströme oder kontinuierliche Wechselströme kommen nicht zum Einsatz. Somit sind die relevanten physikalischen Parameter:
— Form des Einzelimpulses: Die Darstellung der Stromstärke über der Zeitachse ergibt verschiedene Impulsformen, wie Abbildung 3.11.1-1 zeigt. Der Rechteckstrom ist die heutzutage bevorzugte Impulsform.
— Impulsbreite: Dauer des Einzelimpulses.
— Impulsamplitude: Stärke des einzelnen Stromflusses.
— Frequenz der Impulse: hohe (10 - 100 Hz) oder niedere (1 - 4 Hz) Frequenz.
— Sequenzmuster, Rhythmus: regelmäßig (feste Frequenz), salvenartig (Impulszüge mit definierter innerer Frequenz und definierten Abständen zueinander) = Burst Stimulation, stochastische Sequenz (die zeitliche Abfolge wird von einem Zufallsgenerator bestimmt) oder programmierter Rhythmus (Frequenzmodulation innerhalb bestimmter Grenzen).
— Stromstärke als Funktion von Spannung und Widerstand

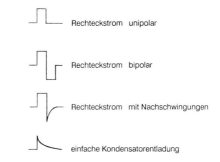

Abb. 3.11.1-1 Impulsformen

3.11.1.4 Bauteile eines TENS-Gerätes

— Pulsgenerator: elektronisches Bauteil
— Regler zur Einstellung der gewünschten Parameter
— Stromquelle: Batterie/Kleinakku
— Stromanschlüsse: meist als Steckanschlüsse für Elektrodenkabel realisiert, mindestens zwei.

Eine typische äußere Erscheinungsform eines TENS-Gerätes ist in Abbildung 3.11.1-2 dargestellt.

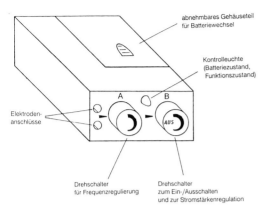

Abb. 3.11.1-2 TENS-Gerät

3.11.1.5 Zubehör

— Elektrodenkabel: 2 oder 4 (je nach Anzahl der Stimulationskanäle) Elektrodenkabel, ca. 1 m bis 1,20 m lang, an beiden Enden mit Steckern versehen für das Anbringen am TENS-Gerät und an der Stimulationselektrode. Polare Elektroden sind häufig verschiedenfarbig: Anode (Pluspol) rot, Kathode (Minuspol) blau oder schwarz.
— Elektrodengel: wird vom Gerätehersteller in der Regel in einer Tube mitgeliefert und dient dem Bestreichen der Elektroden zur Minderung des Übergangswiderstandes.
— Die Elektroden sind meist in leitendem Gummi oder anderen leitenden Materialien zum Ankleben auf die Haut; einige Hersteller liefern auf Wunsch auch selbstklebende Elektroden mit fertiger Gelbeschichtung.
— Pflaster: wird meist als handelsübliche Pflasterrolle zum Ankleben der Elektroden mitgeliefert.
— Netzteil: Netzteile für die Stromversorgung während des Stimulationsbetriebes sind nicht üblich; die bei manchen Geräten mitgelieferten Netzstromanschlüsse dienen lediglich der Wiederaufladung von Kleinakkus.

3.11.1.6 Elemente zur Bedienung und zur Anzeige

Zur Inbetriebnahme und zur Einstellung der gewünschten Parameter sind je nach Gerät und Behandlungskonzept jeweils eine unterschiedliche Anzahl von Drehknöpfen, Schaltern und Tasten zu bedienen. In der Regel sind **Stimulationsstärke** (als Impulsbreite oder -höhe) und **Stimulationsfrequenz** wählbar. Die meisten Geräte verwirklichen Bedienung und Anzeige in Form einfacher Drehknöpfe; es gibt aber auch neuere Geräte mit Tastatur und Display. Eine oder mehrere Leuchtanzeigen können auf den Funktionszustand des Gerätes oder die Energieversorgung (Batteriezustand) hinweisen.

3.11.1.7 Praktisches Vorgehen beim Geräteeinsatz

— Nach Anamnese und Befund Indikationsstellung für die TENS.
— Kontraindikationen beachten (s. Abschnitt 3.11.1.10).
— Aufklärung des Patienten über Prinzipien und Technik der TENS.
— Gerät betriebsbereit machen: Als erstes darauf achten, daß das Gerät ausgeschaltet ist, dann Anbringen der Elektrodenkabel (meist Steckanschlüsse am Gerät), Anbringen der Elektroden am Kabel.
— Elektrodenplazierung bestimmen: In der Regel Kathode proximal der Anode, Mindestabstand 3 cm (meist mehr). Der schmerzhafte Bezirk bzw. dessen Zentrum sollte zwischen den Elektroden liegen oder die Elektroden folgen dem Verlauf eines peripheren Nerven.
— Zur Widerstandsverminderung muß die ganze Elektrodenfläche mit einem Elektrolytgel bestrichen werden. Dieser Vorgang kann nur entfallen, wenn bereits fertig beschichtete und vom Hersteller für den Gerätebetrieb bestimmte Elektroden verwendet werden.
— Elektroden plazieren und befestigen: Hautfreundliches Pflaster verwenden, gegen Ablösen sichern.
— Zuerst Frequenz wählen (zu Beginn in der Regel hochfrequent), dann Einschalten, Stromstärke allmählich steigern, bis der Patient „ein deutliches, aber noch angenehmes Kribbeln" spürt. **Faustregel: Skalenwert der Reizschwelle plus 1/3**; bedarfsentsprechend nachregulieren.
— Stimulationsdauer: ca. 30 min; **keine Dauerstimulation über die Nacht. Verbrennungsgefahr!**
— Betriebsende: Zuerst Stimulationsstärke auf „0" stellen bzw. Gerät ausschalten; dann die

Elektroden von der Haut lösen, Kabel vom Gerät und von den Elektroden lösen, das aufgetragene Elektrodengel mit einem Tuch oder auch etwas warmem Wasser von den Klebeelektroden entfernen; das Gerät in der vom Hersteller dafür vorgesehenen Verpackung aufbewahren.
— **Der Umgang mit dem Gerät muß vom Patient unter Aufsicht geübt werden; beachte dabei die Problematik der Schmerzklientel: Oft ältere und bewegungseingeschränkte Patienten!** Nach einer ca. 30minütigen Probesitzung müssen Effekt und Probleme der TENS mit dem Patienten besprochen werden.
— Dann wird die weitere Therapie festgelegt: Rezeptierung des Gerätes „leihweise für 4 Wochen" zur Erprobung, in diesem Zeitraum 2 - 6 mal täglich anwenden für ca. 30 min unter Beachtung der mit dem Patienten besprochenen Regeln. Insbesondere die Plazierung und Befestigung der Elektroden muß mit dem Patient besprochen werden; gegebenenfalls sind hierfür Hilfspersonen heranzuziehen (z.B. Angehörige).
— Nach ca. 4 Wochen müssen Wirkung und Probleme der TENS ausführlich mit dem Patienten besprochen werden. Falls sich ein deutlicher analgetischer Effekt eingestellt hat, kann das Gerät auf Dauer rezeptiert werden (vorab Klärung der Kostenübernahme je nach Krankenkasse).
— **Beurteilungskriterien für den Effekt der TENS:**
  • Häufigkeit und Intensität der Schmerzzustände (Fragebogen mit Schmerzskalen zur Selbsteinschätzung vor und nach der Behandlung).
  • Analgetikaverbrauch vor und nach TENS
  • Carry over: Wie lange besteht Schmerzlinderung über die eigentliche Stimulationszeit hinaus?

3.11.1.8 Wartung

Zeitabstand und Umfang sicherheitstechnischer Kontrollen richten sich nach Herstellerangaben und Auflagen der Bauartzulassung (es handelt sich um Geräte der Gruppe 1). Die Geräte sind in der Regel wartungsfrei. Außer Batteriewechsel bzw. Wiederaufladen der mitgelieferten Kleinakkus und der Reinigung der Elektroden nach Benützung fallen keine regelmäßigen Arbeiten an. Bei technischen Störungen muß das Gerät dem Hersteller bzw. einem kompetenten medizintechnischen Service vorgelegt werden.

3.11.1.9 Checkliste bei Problemen

— Batterie-/Netzteildefekte?
— Kabelbrüche?
— Defekte Steckanschlüsse?
— Mangelnde Elektrodenbefeuchtung?
— Elektrodenplazierung?
— Parametereinstellung?
— Patientencompliance?
— Fortschreiten der schmerzverursachenden Erkrankung?

3.11.1.10 Gefahren, Sicherheitsaspekte

Bei Stromapplikation besteht grundsätzlich die **Gefahr der Auslösung von Herzrhythmusstörungen** bis hin zum Kammerflimmern. Die elektrischen Parameter bei der TENS bewegen sich jedoch in Bereichen, die zu arrhythmogenen Schwellenwerten ein ausreichender Sicherheitsabstand bieten. Der maximale Stromfluß soll 75 mA und die maximale Dauer eines Einzelimpulses 0,5 ms nicht übersteigen. Jedoch halten sich nicht alle Geräte an diese Grenzen.

Es gibt zwar Publikationen über die problemlose Anwendung von **TENS bei Herzschrittmacherträgern**; angesichts der Möglichkeit einer Funktionsbeeinträchtigung durch fälschliches Sensing bei Bradykardie oder Asystolie oder auch einer Umprogrammierung des Schrittmachers sollte bei dem betroffenen Personenkreis die TENS doch sehr zurückhaltend eingesetzt werden. Die meisten Gerätehersteller sehen im implantierten Schrittmacher eine Kontraindikation zur Anwendung ihrer TENS-Geräte. Eine Position des Schrittmachers zwischen den TENS-Elektroden ist in jedem Fall zu vermeiden.

Während die Anwendung von TENS zur Linderung von Wehenschmerzen unter der Geburt immer wieder mit unterschiedlichem Erfolg versucht wird, ist **von einer Anwendung in früheren Phasen der Schwangerschaft abzuraten.**

Stimulationen am Hals über dem Karotissinus sollten vermieden werden, um eine **Vagusreizung und Bradykardie** zu vermeiden.

Auch auf die **Gefahr von Verbrennungen** bei Dauerapplikation, insbesondere während des Schlafes, und bei Wackelkontakten am eingeschalteten Gerät wurde bereits hingewiesen.

Gel- und/oder Pflasterallergien müssen ausgeschlossen werden.

3.11.1.11 Geräteauswahl

Die experimentellen und klinischen Ergebnisse einerseits sowie die Möglichkeit der Verordnung auf Kassenrezept andererseits haben in den vergangenen Jahren zu einer starken Zunahme der Gerätetypen geführt. Medizinische Anwender sollten sich - wie grundsätzlich bei allen medizintechnischen Geräten - auf den Einsatz weniger Gerätetypen beschränken. Kriterien für die Geräteauswahl werden neben den Kosten die einfache und sichere Handhabung (Ergonomie der Bedienelemente, Tragbarkeit am Gürtel oder in der Tasche) sowie die Einstellbarkeit adäquater Stimulationsparameter sein (konventionell 80 - 150 Hz; akupunkturähnlich 2 - 6 Hz; Rechteckstrom regulierbar von 0 - 75 mA; Stromkonstanz im Widerstandsbereich 500 - 2500 Ohm).

3.11.1.12 Einzelne TENS-Geräte

3.11.1.12.1 Cefar dual (Cefar Medical Products, Lund, Schweden)

— Zwei Kanäle
— Impulsform: max. 60 mA Rechteckstrom (mit „flacher" negativer Nachschwankung); Breite: 0,2 ms
— Stimulationsmodus: wählbar
  • „HI" = regelmäßige Frequenz 10 - 100 Hz
  • „LO" = Impulszüge von je 8 Impulsen (innere Frequenz ca. 80 Hz); Frequenz der Impulszüge 1,7 Hz (entspricht Burst Stimulation).
— Inbetriebnahme/Handhabung:
  • Anschluß von Kabeln und Elektroden am Gerät wie oben beschrieben; dabei müssen beide Kanäle ausgeschaltet sein (Stellung „OFF")!
  • Modus „HI" oder „LO" wählen (Schiebeschalter für jeden Kanal auf der Geräterückseite)
  • Frequenz am Drehknopf „FREQ" zum Stimulationsbeginn auf 10 stellen (entspricht f = 100 Hz); mit dem Drehknopf läßt sich nur die Frequenz im Modus „HI" regulieren; der Modus „LO" hat eine feste Impulssequenz (s.o.).
  • Elektrodenplazierung und Fixierung
  • Einschalten: Jeder Kanal („CH 1" bzw. „CH 2") muß getrennt in Betrieb genommen werden; dabei wird jeweils der Drehknopf „AMPL" im Uhrzeigersinn aus der Position „OFF" wegbewegt, bis das eingangs beschriebene Kribbeln auftritt.
— Leuchtanzeigen:
  • Rote Lampe „BATT" in der Mitte: muß in Amplituden-Stellung „6" kräftig leuchten, sonst besteht Batteriedefekt.
  • Gelbe Lampen: zeigen Stromfluß im jeweiligen Kanal an; bei Elektrodenkabel-Kurzschluß (Kontakt herstellen) und Amplituden-Stellung „6" muß die gelbe Lampe blinken oder leuchten, sonst besteht Kabelbruch oder Defekt der Steckanschlüsse. Die Funktionstüchtigkeit (Leitfähigkeit) der Elektroden kann entsprechend getestet werden, indem befeuchtete Elektroden zusammengebracht werden.

3.11.1.12.2 Cefar mini (Cefar Medical Products, Lund, Schweden)

— Ein Kanal
— Impulsform: Rechteckstrom (mit „flacher" negativer Nachschwankung) Breite: 0,2 ms; max. Amplitude: 60 mA
— Stimulationsmodus: wählbar
  • „HI" = regelmäßige Frequenz verstellbar von 10 -100 Hz
  • „LO" = regelmäßige Frequenz verstellbar von 1 - 10 Hz
— Inbetriebnahme/Handhabung:
  • Anschluß von Kabeln und Elektroden am Gerät wie eingangs beschrieben; dabei muß der Drehschalter „AMPL" auf „OFF" stehen!
  • Modus „HI" oder „LO" am Kippschalter wählen.
  • Ausgangsstellung am Drehknopf „FREQ" für „HI" = 10 (= 100 Hz) und für „LO" = 2 (= 2 Hz) wählen
  • Elektrodenplazierung und Fixierung
  • Einschalten: Drehknopf „AMPL" aus der „OFF"-Stellung im Uhrzeigersinn wegbewegen bis das eingangs beschriebene Kribbeln eintritt.
  • Mit dem Kippschalter „TIMER" kann die Stimulation auf 25 min beschränkt werden, wenn man ihn in die Position „ON" bringt; bei „OFF"-Stellung dieses Schalters entfällt diese Zeitbeschränkung.
— Leuchtanzeigen:
  • Rote Lampe muß in Amplituden-Stellung „6" leuchten sonst besteht Batteriedefekt.

- Gelbe Lampe zeigt den Stromfluß an. Bei Kurzschluß des Stromkreises (Kabel zusammenführen!) muß die Lampe blinken oder leuchten, wenn die Amplitude auf „6" gestellt ist, andernfalls liegt ein Defekt der Anschlüsse, Kabel oder Elektroden vor.

3.11.1.12.3 TENS 2000 (Dr. Rowedder)

— Ein Kanal
— Impulsform: Rechteckimpuls mit negativer Nachschwankung; die Impulsbreite variiert gleichsinnig mit der Amplitudenhöhe (max. 130 mA).
— Stimulationsmodus: je nach Geräteversion
  - Typ 00: regelmäßige Frequenz, durch Drehknopf regulierbar (1,3 - 100 Hz)
  - Typ 01: die regelmäßige Frequenz ist nur mit einem Schraubenzieher (anstelle Drehradschlitz) verstellbar (1,3 - 100 Hz)
  - Typ 03: wechselnde Frequenz; ein elektronischer *Frequenzmodulator variiert die Impulsabfolge so, daß Frequenzen zwischen 20 und 140 Hz entstehen. Als zusätzliche Option können diese Impulse als Züge (burst) mit Pausen appliziert werden.
— Inbetriebnahme/Handhabung
  - Anschluß von Kabeln und Elektroden am Gerät wie oben beschrieben; dabei muß das Drehrad „E" auf „0" stehen.
  - Frequenz:
    — bei Typ 00 mit Drehrad „F" verstellbar.
    — bei Typ 01 prüfen, ob Frequenz richtig eingestellt ist, ansonsten mit Schraubenzieher korrigieren.
    — bei Typ 03 ist keine Frequenz einstellbar; dafür kann durch einen Kippschalter eine Impulsunterbrechung (Pause) von 0,5 s erreicht werden, so daß Impulszüge zustandekommen.
  - Elektrodenplazierung und -fixierung.
  - Einschalten:
  Drehrad „E" aus der „0"-Position im Uhrzeigersinn drehen, bis das eingangs beschriebene Kribbeln auftritt. Neben dem Drehrad „E" leuchtet während des Stromflusses eine Leuchtdiode auf.

3.11.1.12.4 EPIX TENS-System (Medco)

— Zwei Kanäle
— Impulsform: Rechteckimpuls mit negativer Nachschwankung; die Impulsbreite variiert gleichsinnig mit der eingestellten Amplitudenhöhe.
— Stimulationsmodus; bei diesem Gerät stehen 5 Modi zur Auswahl:
  - „TEST" = regelmäßige Einzelimpulse, einstellbar von 2 - 100 Hz.
  - „Intermittierend" = regelmäßige Einzelimpulse mit einstellbarer Frequenz von 2 - 100 Hz für die Dauer von 2 s; dazwischen 2 s Pause.
  - „Ampl. Mod" = Amplitudenmodulation zwischen 60 % und 100 % der eingestellten Stärke; Frequenz einstellbar von 2 - 100 Hz
  - „Freq. Mod" = Frequenzmodulation zwischen 60 % und 100 % der eingestellten Frequenz.
  - „Misch-Mod" = Modulation von Frequenz und Amplitude (wie oben beschrieben).
  Die Impulsform bei den verschiedenen Modi ist gleich.
— Inbetriebnahme/Handhabung:
  - Anschluß von Kabeln und Elektroden am Gerät wie eingangs beschrieben; dabei müssen beide Kanäle ausgeschaltet sein (Stellung „OFF"). Die Funktionskontrolleuchten sind erloschen.
  - Stimulationsprogramm auf „TEST" stellen, Anfangsfrequenz am Drehrad „R" auf „100" stellen. Die Frequenz ist für beide Kanäle gleich.
  - Elektrodenverbindung zum Körper herstellen und Amplitude des jeweiligen Kanals am Drehrad „A 1" und „A 2" verstellen bis zum eingangs beschriebenen Kribbeln; bei Stromfluß leuchtet das Lämpchen des jeweiligen Kanals.
  - Dann den gewünschten Stimulationsmodus mit Schraubenzieher auf der Frontplatte einstellen. Der Stimulationsmodus ist für beide Kanäle gleich.
    Es ist nicht unbedingt erforderlich, bei jedem Stimulationsbeginn den „Umweg" über den Modus „TEST" zu gehen. Der Arzt kann den geeigneten Modus einstellen und den Schraubenzieher einbehalten. Der „TEST"-Modus ist als Stimulationsmodus ebenfalls möglich.

— Das Epix-System gibt es in den Typen:
  Epix 982: Impulsamplitude 0 - 50 mA
  Epix 982 H: Impulsamplitude 0 - 60 mA

3.11.2 Elektrostimulatoren für die Relaxometrie

3.11.2.1 Verwendungszweck

Stimulation peripherer motorischer Nerven zur Erfassung der motorischen Antwort auf elektrischen Reiz. Hauptsächlich werden diese Stimulatoren zur **Beurteilung der neuromuskulären Blockade nach der Gabe von Muskelrelaxanzien** benutzt.

3.11.2.2 Hintergrund und Rahmenbedingungen

Einige Zusammenhänge sollen stichwortartig angesprochen werden; für weitergehende Fragestellungen wird auf das Literaturverzeichnis am Ende dieses Kapitels verwiesen.

3.11.2.2.1 Physiologie

— Die Erregungsübertragung vom Nerv zum Muskel erfolgt durch Acetylcholinfreisetzung in den synaptischen Spalt der motorischen Endplatte und Bindung eines Teiles von Acetylcholin an cholinerge Rezeptoren der postsynaptischen Membran, wodurch ein Endplattenpotential und hierdurch wiederum ein muskuläres Aktionspotential ausgelöst wird.
— Für die normale Übertragung einer Einzelzuckung sind nur ca. 25 % der vorhandenen postsynaptischen Acetylcholinrezeptoren erforderlich.
— Zusätzliche präsynaptische Rezeptoren können auf die Acetylcholinbereitstellung und damit indirekt auf die motorische Reizantwort einwirken.

3.11.2.2.2 Pharmakologie

Die motorische Endplatte kann unterschiedlich durch Pharmaka beeinflußt werden.
— **Blockierung von präsynaptischen Rezeptoren** mit Hemmung der Acetylcholinmobilisierung (nichtdepolarisierende Relaxanzien).
— **Hemmung der Acetylcholin-Spaltung** (Cholinesterasehemmer), wodurch die Acetylcholinkonzentration im synaptischen Spalt erhöht wird, was im Falle des kompetitiven Blocks therapeutisch bedeutsam sein kann.
— Funktion als Transmitter an cholinergen Rezeptoren (**depolarisierende Relaxanzien**) mit anschließender Unerregbarkeit durch anhaltende Depolarisation. Erst hohe bzw. repetitive Dosen führen zum Bild eines Blockes wie bei nichtdepolarisierenden Relaxanzien („Phase II"-Block).
— Blockierung der postsynaptischen Rezeptoren ohne intrinsische Wirkung (**nichtdepolarisierende Relaxanzien**), wobei das Pharmakon mit Acetylcholin um die Rezeptoren konkurriert (kompetitiver Block).
— Andere Interaktionen, auf die an dieser Stelle nicht näher eingegangen wird.

3.11.2.2.3 Elektrophysiologische Gegebenheiten

— In jedem Nerv oder Muskel kann durch elektrischen Strom ein Aktionspotential ausgelöst werden.
— Die Art des elektrischen Reizes und die zeitliche Abfolge von mehreren Reizen bestimmen die Reizantwort im gesamten Nerv bzw. Muskel; die einzelne Nerven- bzw. Muskelfaser folgt dem „Alles-oder-Nichts"-Gesetz (Schwellenwertprinzip).
— Motorische Nerven haben meist niedrigere Schwellenwerte als Muskeln; diesen Umstand kann man für eine Funktionsbeurteilung der motorischen Endplatte ausnützen, indem Reizort und Reizstärke auf einen Nerv abzielen. Dieser Nerv muß für eine nichtinvasive Stimulation zugänglich sein (oberflächliche Lage) und die zugehörige Muskulatur muß in ihren Funktionen - auch graduell - gut beurteilbar sein. Die neuromuskuläre Topographie muß am Reizort so beschaffen sein, daß eindeutig zwischen Nervenstimulation und direkter Muskelstimulation unterschieden werden kann. Diese Bedingungen erfüllt der Nervus ulnaris am ulnaren Handgelenk fast ideal (Prüfmuskel: Musculus adductor pollicis).
— Um sicher eine maximale motorische Antwort eines Gesamtmuskels zu erreichen, muß der Reiz auf den Nerv supramaximal sein.

3.11.2.2.4 Klinischer Rahmen für den Einsatz von Stimulationsgeräten zur Relaxometrie

Der Verlauf des Relaxationsgrades ist vor allem für den Anästhesisten von Interesse, wobei je nach Situation verschiedene Fragen im Vordergrund stehen.
— Ist die Relaxation schon tief genug (Intubation)?
— Ist die Relaxation noch tief genug (Operation)?
— Ist die Muskelfunktion schon wieder ausreichend für die Spontanatmung (Extubation)?
— Anteil blockierter Rezeptoren (Narkoseplanung/Antagonisierung)?

Die Beantwortung dieser Fragen kann von einem Stimulationsgerät unterstützt, jedoch niemals alleine geleistet werden! Art des Eingriffes, klinischer Zustand des Patienten sowie Narkoseverlauf sind selbstverständlich wichtige Kriterien für Beurteilungen und Entscheidungen hinsichtlich der Relaxation. Muskeltonus, Zittern, Reflexe und willkürliche Bewegungen können auch ohne Stimulationsgerät erkannt und entsprechend interpretiert werden.

3.11.2.3 Applikationsdeterminanten der Stimulation

Zu diesen Determinanten zählen: Impulsform, Impulsbreite und -amplitude, Frequenz und Rhythmus der Impulsfolge, Spannung und Widerstände, Stimulationsort. Die üblicherweise verwirklichten Parameter sind:
— Unipolarer Rechteckstrom mit verstellbarer Amplitude und fester Breite
— Reizarten
  • Feste Reizfrequenz von 1 Hz
  • Feste Reizfrequenz von ca. 0,15 Hz (twitch)
  • Tetanus: 50 Hz für 5 s = ca. 250 Einzelimpulse
  • „T 4" (train of four): 4 Einzelimpulse in der Frequenz von 2 Hz = 2 s Gesamtdauer
  • Double Burst Stimulation (DBS): modifizierter T 4-Reiz, bei dem der 2. und 4. Impuls dicht auf den 1. bzw. 3. folgen; der Abstand zwischen den Impulspaaren ist in diesem Fall 0,75 s. Anstatt Paaren sind auch Tripletts realisiert.

— Innerhalb gewisser Widerstandsgrenzen wird der Stromfluß durch Spannungsanpassung konstant gehalten (Konstantstromtechnik).

3.11.2.4 Bauteile des Stimulationsgerätes

— Pulsgenerator: elektronisches Bauteil
— Regler für Stimulationsparameter
— Stromquelle: Batterien, Kleinakkus
— Stromanschlüsse: meist als 1 Paar Steckanschlüsse für Elektrodenkabel realisiert, Anode und Kathode gekennzeichnet.

3.11.2.5 Zubehör

— Elektrodenkabel mit Steck- und/oder Klemmanschlüssen für Gerät und Elektroden
— Klebeelektroden: Anwendbar sind auch handelsübliche EKG-Klebeelektroden mit Gelbeschichtung.

3.11.2.6 Elemente zur Bedienung und Anzeige

Über Kippschalter, Knöpfe und Drehregler erfolgt das Einschalten, die Wahl der Reizart und die Einstellung der Stromstärke. Leuchtelemente können den Funktionszustand anzeigen (s.a. Abb. 3.11.2-3).

3.11.2.7 Klinische Anwendung der Stimulationsgeräte

3.11.2.7.1 Praktisches Vorgehen beim Geräteeinsatz

— Indikation für Stimulatoreinsatz stellen, sich über Fragestellungen im klaren sein.
— Solange die Kontraindikationen beachtet werden, ist eine spezielle Aufklärung des Patienten nur erforderlich, wenn eine Stimulation am wachen Patienten vorgenommen wird.
— Kontraindikationen beachten: Herzschrittmacher (Demand-Schrittmacher) können durch den Stimulator in ihrer Funktion beeinträchtigt werden. Hersteller sehen in einem implantierten Schrittmacher eine Kontraindikation für den Einsatz ihrer Geräte.
— Gerät betriebsbereit machen: Als erstes darauf achten, daß das Gerät ausgeschaltet ist, dann Kabel am Gerät anbringen.
— Gerätetest (Batterie- und Funktionszustand)

— Elektrodenpaar plazieren, im Verlauf des Nervus ulnaris proximal des Handgelenkes in ca. 3 cm Abstand; Elektroden sollen sich nicht berühren (bei Kurzschluß verminderter Stromfluß im Gewebe).
— Anode (rot) proximal und Kathode (schwarz) distal anklemmen/anstecken. Wird bei vertauschter Polung eine stärkere Reizantwort erzielt, ist diese zu bevorzugen.
— Stromstärke und Reizart wählen: Zur vollständigen Aktivierung des Nerven einen deutlich überschwelligen Reiz applizieren (nur bei entsprechend vorbereitetem oder narkotisiertem Patienten!).
— Reiz auslösen
— Falls erforderlich oder sinnvoll: Folgereiz applizieren.
— Beurteilen der Daumenbewegung (s. Abschnitt 3.11.2.8), ggf. Dokumentation. Es ist zu empfehlen, eine Reizantwort nach der Exkursion und nach der Kraft der Bewegung zu beurteilen. Dafür eignen sich z.B. zwei benachbarte T 4-Reize, von denen der erste visuell und der zweite mittels sanftem Fingerwiderstand taktil erfaßt wird. Objektiv ist sicherlich nur eine apparative Meßvorrichtung auf die aber im klinischen Alltag bislang meist verzichtet wird (s.u.).
— Zum Abschluß der Überwachung zuerst das Gerät ausschalten, dann Elektroden diskonnektieren.

3.11.2.7.2 Typische Situationen für den gezielten Einsatz eines Stimulators

— Erhebung eines Ausgangsbefundes mit T 4 oder niederfrequenten Einzelreizen von 20 - 40 mA; am nicht anästhesierten Patienten nur nach entsprechender Aufklärung unter Herantasten an den supramaximalen Reiz. Diese Erhebung kann auch nach einer intravenösen Narkoseeinleitung, jedoch vor Relaxanziengabe, zumindest orientierend erfolgen. Es ist jedoch bereits durch die verwendeten Narkotika und Sedativa mit einem Effekt auf die motorische Antwort zu rechnen.
— Mit demselben Stimulationsmodus kann nach der Relaxanziengabe der Wirkungseintritt beobachtet werden.
— Wenn eine „totale" muskuläre Paralyse erforderlich ist oder war, können intakte Restüberleitungen durch den posttetanischen T 4-Reiz aufgedeckt werden; wenn dieser jedoch keine Antwort erfährt (T 4-Zahl = 0), so hat eine weitere Relaxanziengabe wahrscheinlich keinen nennenswerten zusätzlichen Effekt auf den Muskeltonus, sofern nicht eine periphere Hypothermie am Reizort das Stimulationsergebnis beeinflußt hat (verminderte Reizantwort am hypothermen Nerv!).
— Bei alleiniger Anwendung von depolarisierenden Substanzen für operative Zwecke (hohe Anforderungen an Relaxationstiefe bei kurzer Dauer des Eingriffes) eignet sich der kontinuierlich-niederfrequente Reizmodus gut zur Steuerung der Relaxanziengabe (z. B. Succinylcholininfusion); zusätzlich kann durch den T 4-Modus - insbesondere bei unerwartet langem Verlauf - ein Phase II-Block erkannt werden, indem die elektrophysiologischen Befunde des Nichtdepolarisationsblockes in Erscheinung treten.

— Die **Entscheidung über den richtigen Zeitpunkt zur Antagonisierung** und/oder Extubation wird unterstützt (s. Abb. 3.11.2-2):
  ● Eine T 4-Zahl von 4 (d.h. alle vier Reize werden durch eine Kontraktion beantwortet) nach nichtdepolarisierenden Relaxanzien bedeutet immerhin schon über 25 % freie Rezeptoren, welche durch eine Antagonisierung noch vermehrt werden können.
  ● Eine T 4-Zahl von 0 - 2 bedeutet noch einen hohen Relaxationsgrad, der eine suffiziente Spontanatmung ausschließt; eine jetzt vorgenommene Antagonisierung birgt möglicherweise eine spätere „Recurarisierung" in sich.
  ● Eine T 4-Ratio (Verhältnis der vierten zur ersten Reizantwort) von 0,7 spricht in der Regel dafür, daß der Patient zu einer ausreichenden Spontanatmung in der Lage ist, was das Atemzugvolumen anbetrifft. Ein ausreichender Muskeltonus zum spontanen Freihalten der Atemwege ohne Tubus ist dabei aber möglicherweise noch nicht gewährleistet!
— In unklaren Fällen postoperativer respiratorischer Einschränkungen kann - neben den typischen klinischen Zeichen - der Einsatz eines Stimulators dabei helfen, einen Relaxanzienüberhang von anderen residuellen Effekten (Opiate, „Narkoseüberhang") zu unterscheiden.

Der adäquate Modus für die meisten Fragestellungen wird also der T4-Reiz sein; beim wachen Patienten ist ohnehin nur dieser Modus erlaubt (der tetanische Reiz ist äußerst unangenehm!).

Die **tetanische Stimulation** (ggf. mit der Frage nach der anschließenden posttetanischen Potenzierung) ist nur sinnvoll zum Erkennen eines Phase II-Blocks und zum Delarvieren einer geringen Restüberleitung bei einer T4-Zahl = 0.

3.11.2.8 Beurteilung der Relaxation

3.11.2.8.1 Blockformen

Sofern keine vollständige Paralyse vorliegt, ergeben sich je nach Art der neuromuskulären Blockierung charakteristische Befunde (s. Abb. 3.11.2-1):
— Beim **Depolarisationsblock** sind die motorischen Antworten (Ausmaß der Daumenbewegung) gegenüber dem Ausgangswert verändert aber innerhalb einer Serie von Reizen gleich.
— Beim **kompetitiven (Nichtdepolarisations-) Block** lassen die Einzelantworten innerhalb einer Serie von Einzelreizen nach („Ermüdung" = „Fading"), sind jedoch in den ersten Minuten nach einem hochfrequenten („tetanischen") Reiz stärker als vor diesem („posttetanische Potenzierung"); entsprechendes gilt für den Phase II-Block.
— Eine pharmakologisch unbeeinflußte neuromuskuläre Funktion zeigt im Normalfall keine „Ermüdung" aber bei entsprechender Reizfrequenz eventuell eine posttetanische Potenzierung.

Aus diesen Zusammenhängen läßt sich eine relativ einfache diagnostische Matrix für die Blockadekennung formulieren (Abb. 3.11-2-1).

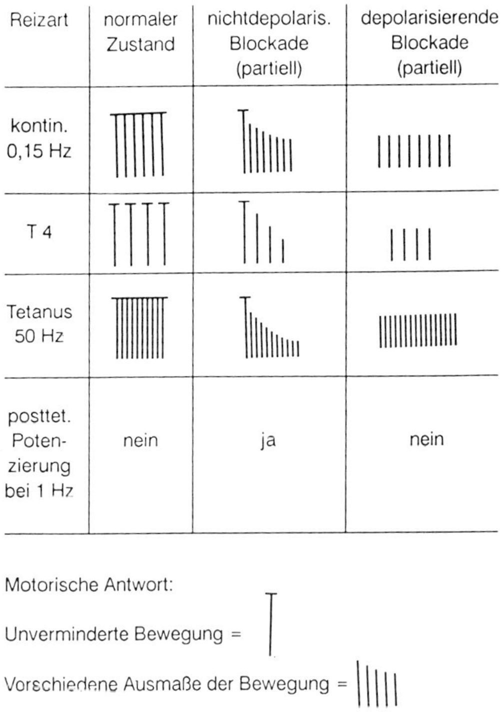

3.11.2.8.2 Ausmaß der Blockade

Echte quantitative Aussagen bei der visuellen oder taktilen Beurteilung der Reizantwort sind schwierig. Ausgangsbefunde am nicht anästhesierten Patienten und/oder eine Einrichtung zur genauen Proportionalerfassung der muskulären Antwort wären erforderlich. Grundsätzlich besteht die Möglichkeit, die motorische Antwort (eMMG = evoziertes Mechanomyogramm) oder die elektrische Antwort (eEMG = evoziertes Elektromyogramm) zu erfassen. In jüngerer Zeit wurden für diesen Zweck auch spezielle Geräte und Vorrichtungen (hauptsächlich Dehnungsmeßbrücken und Akzelographen) entwickelt. Sie sind jedoch im klinischen Alltag noch nicht sehr verbreitet.

Reizart	normaler Zustand	nichtdepolaris. Blockade (partiell)	depolarisierende Blockade (partiell)
kontin. 0,15 Hz	∥∥∥∥∥	∥∥∥∥∥	∥∥∥∥∥∥∥
T 4	∥∥∥∥	∥∥∥	∥∥∥∥
Tetanus 50 Hz	∥∥∥∥∥	∥∥∥∥	∥∥∥∥∥∥∥∥
posttet. Potenzierung bei 1 Hz	nein	ja	nein

Motorische Antwort:
Unverminderte Bewegung = ∣
Verschiedene Ausmaße der Bewegung = ∥∥∥∥

Abb. 3.11.2-1 Die Reizantwort in Abhängigkeit von neuromuskulärer Blockade und Reizart

Eine sichtbare Einschränkung der motorischen Antwort im Reizversuch kommt erst zustande, wenn ca. 70 -75 % der postsynaptischen Rezeptoren blockiert sind. Im Bereich zwischen 75 und 100 % Blockade bilden bestimmte Verhältnisangaben ein Maß für den Relaxationsgrad:
— Beim partiellen Nichtdepolarisationsblock ist das Verhältnis der vierten zur ersten Einzelzuckung relevant (4er-Serien-Quotient = T 4-Ratio = TOF-Ratio); die T 4-Zahl (Anzahl der motorischen Antworten) sagt dagegen, wieviele Stimuli eines T 4-Reizes motorisch überhaupt beantwortet werden und dient zur Beurteilung höhergradiger Blockierungen.
— Beim Depolarisationsblock ist die Verminderung der einzelnen Reizantwort im Vergleich zum Ausgangswert entscheidend.

Abbildung 3.11.2-2 gibt einen semiquantitativen Überblick bei der nichtdepolarisierenden neuromuskulären Blockade. Die Angaben differieren in der Literatur. Die Zahlen stellen somit nur Orientierungswerte dar.

Reizantwort bei Reizart T4	T4-Zahl	% blockierte Rezeptoren (nur Orientierungsgrößen)
∥∥∥∥	4	70
∥∥ı	4	75
∥ı₀	3	80
∥ı₀₀	2	90
ı₀₀₀	1	95
₀₀₀₀	0	100

Ausmaß der motorischer Antwort = ∥∥ı

Keine motorische Antwort = o

Abb. 3.11.2-2 Grad der Blockierung und Reizantwort

3.11.2.9 Wartung

Hier gilt in Analogie das unter 3.11.1.8 Ausgeführte.

3.11.2.10 Checkliste bei Problemen

— Batteriedefekte?
— Kabelbrüche?
— defekte Steckanschlüsse?
— Elektrodenqualität?
— richtige Elektrodenplazierung?
— Reizstärke?
— direkte Muskelstimulation?
— Plausibilität von operativer Situation/Relaxanziengabe/klinischem Relaxationsgrad/Elektrostimulationsbefunden?
— Einfluß von Anästhetika/Vorerkrankungen auf neuromuskuläre Übertragung?
— Sonstige Interaktionen: Acidose/Hypothermie/Antibiotika?

Merke: Der am M. adductor pollicis erhobene Befund darf nicht unkritisch auf andere Muskeln übertragen werden! Kehlkopfmuskeln, große Muskeln des Rumpfes und Zwerchfell zeigen meist eine größere Resistenz gegenüber Relaxanzien als feine Muskeln an Augen oder Extremitäten.

3.11.2.11 Gefahren und Sicherheitsaspekte

Vom Funktionsprinzip her gilt in Analogie das unter 3.11.1.10 Ausgeführte. In Anbetracht des üblichen Stimulationsortes und der intermittierenden Anwendung (s.o.) dürfte dies jedoch kaum von praktischer Relevanz sein.

Vor einer Myokard-Defibrillation sollen die Elektroden entfernt bzw. der Anschluß diskonnektiert werden.

3.11.2.12 Gerätebeschreibung Neurostim T 4, Typ 219 D (Hugo Sachs Elektronik)

— Elektrische Parameter:
  • Impuls: unipolarer Rechteckstrom 0,2 ms
  • Reizarten: T 4, Tetanus (50 Hz für 5 s), Einzelimpulse mit 1 Hz
  • Stromstärke 0 - 80 mA stufenlos einstellbar
  • Konstantstromtechnik (bis 2800 Ohm)

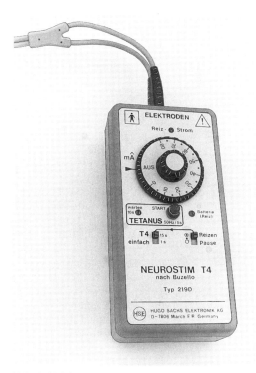

Abb. 3.11.2-3 Neurostim T 4, Typ 219 D

— Handhabung (s.a. Abschnitt 3.11.2.7.1 „Praktisches Vorgehen beim Geräteeinsatz"):
  • Vor dem Anschluß des Gerätes am Patienten muß die Batterie getestet werden. Die gründe Leuchtdiode „Batterie Reiz" muß im Sekundenrhythmus blinken unter der Schalterstellung „Reizen", „einfach-1 s" und der Drehradstellung „20 mA", sonst ist die Batterie leer.
  • Funktionstest: die gelbe Leuchtdiode „Reizstrom" darf beim Batterietest noch nicht leuchten; sie zeigt Stromfluß an und darf deshalb erst leuchten, wenn die Elektrodenanschlüsse zusammengehalten werden. In dieser Einstellung (mit Elektrodenkontakt) blinken nun gelbe und grüne Lampen im Sekundenrhythmus. Ist dies nicht der Fall, darf das Gerät nicht eingesetzt werden.
  • Die „Tetanus"-Funktion wird in derselben Einstellung getestet (mit Elektrodenkontakt) durch Drücken der Taste „Tetanus-Start": Die zwei blinkenden LED's (Leuchtdioden) erlöschen und die gelbe LED „warten 10 s" leuchtet für 10 s, danach leuchten die beiden anderen LED's für 5 s und zeigen somit den Tetanusreiz an, danach blinken beide wieder im Sekundenrhythmus. Abweichungen von diesem Verhalten verbieten den Geräteeinsatz.
  • Jetzt wird das Gerät ausgeschaltet und die Verbindung zum Patienten (Elektroden, Kabel, Steckanschlüsse) wie eingangs beschrieben hergestellt.
  • Die Handhabung zur Relaxationsüberwachung ist weitgehend der nahezu selbsterklärenden Frontseite des Gerätes zu entnehmen (s. Abb. 3.11.2-3). Es ist darauf zu achten, daß das Gerät im Bereitschaftszustand auf „Pause" steht.
  • In der Position T 4 wird alle 15 s ein T 4-Reiz appliziert, sofern das Gerät auf „Reizen" steht.
  • Der „Tetanus" kann in der Position „Pause" sofort ausgelöst werden, während in der Position „Reizen" zuerst eine 10 s lange Reizstille eingeleitet wird, bevor der Tetanus-Reiz appliziert wird. Die Refraktärzeiten vor Tetanus und T4-Reiz entsprechen den anerkannten Forderungen und sind somit wichtige Funktionsmerkmale des Neurostim.
— Gerätezusatz: Für den kabellosen Betrieb gibt es einen Elektrodenaufsatz, der in die Ausgangsbuchsen anstelle des Kabels eingesteckt werden kann. Die Stimulation erfolgt nun durch Andrücken der beiden Metallelektroden auf die Haut über dem Verlauf des zu stimulierenden Nerven, also dort, wo man die Kabelelektroden anbringen würde.

3.11.3 Stimulationsgeräte zur Lokalisierung peripherer Nerven

3.11.3.1 Verwendungszweck

Diese Geräte werden vor allem für die Lokalisation peripherer Nerven zum Zweck einer Leitungsanästhesie eingesetzt.

3.11.3.2 Wirkungsmechanismus

— Elektrischer Strom ist in der Lage, Nervenaktionspotentiale auszulösen.
— Ein Stromfluß (Impuls) muß nach Polarität, zeitlichem Verlauf und Stärke gewisse Voraussetzungen erfüllen, um ein Aktionspotential auszulösen.
— Eine „punktförmige" Elektrode (z. B. eine bis fast zur Spitze isolierte Nadel) bedingt in ihrer unmittelbaren Umgebung ein elektrisches Feld von hoher Dichte.
— Der für die Auslösung eines Aktionspotentials erforderliche Strom wird also um so geringer, je näher eine „punktförmige" Elektrode einem Nerven kommt.

3.11.3.3 Applikationsdeterminanten der Nervenstimulation

Üblich sind Stromimpulse mit folgenden Parametern:
— Monophasischer Rechteckimpuls mit konstanter Breite
— Impulsamplitude stufenlos ab 0 mA einstellbar
— Konstantstromtechnik

3.11.3.4 Bauteile des Stimulators

— Impulsgenerator: elektronisches Bauteil
— Regler für Parametereinstellung
— Elektrodensteckanschluß
— Stromquelle: Batterien/Kleinakku

3.11.3.5 Zubehör

— Kabelpaar mit Anschluß für Stimulations- und „Neutral"-Elektrode
— Eine spezielle Injektionskanüle, die gleichzeitig als „punktförmige" Stimulationselektrode fungiert
— Eine relativ großflächige „Neutral"-Elektrode (z.B. EKG-Einmalelektrode), in deren Umgebung zur Vermeidung unerwünschter Reizeffekte eine vergleichsweise niedrige Felddichte angestrebt wird.

Im Gegensatz zu Stimulationsgeräten für andere Zwecke liegt beim „Nervensuchgerät" die Problematik hauptsächlich beim Zubehör. Kabel und Kanüle bilden eine Funktionseinheit, an die hohe Anforderungen gestellt werden:
— Kabel und Kanüle müssen steril und aus hochwertigem und zuverlässigem Material sein
— Aus wirtschaftlichen Gründen sollte das Material möglichst resterilisierbar sein.
— Die Kanüle braucht den für Plexusanästhesien üblichen „stumpfen" Schliff
— Die Vorgänge „Suchen" und „Injizieren" sollten nahezu übergangslos möglich sein, d.h. die Injektion von Lokalanästhetikum muß erfolgen können, ohne daß mit Klemmen o.ä. hantiert werden muß.
— Kabel und Schlauch dürfen die freie Kanülenführung des Anästhesisten nicht beeinträchtigen.

— Sterilen Arbeitsplatz vorbereiten, Injektionsgebiet am Patienten säubern, desinfizieren.
— Dem Patienten das Vorgehen erklären. Sie/Er muß wissen, daß wiederholtes Zucken und Elektrisieren ungefährlich und ein Zeichen dafür sind, daß die Nadel „den richtigen Weg zur Betäubung geht".
— „Neutral"-Elektrode anbringen und am Kabel konnektieren; Anschluß für die differente Elektrode an der Kanüle anbringen.
— Übliche Palpation, örtliche Betäubung (Hautquaddel) und Eindringen mit der stumpfen Nadel in Richtung auf den Nerv.
— Gerät einschalten und Stromstärke verstellen, bis Muskelzuckungen in der Frequenz der applizierten Impulse auftreten.
— Nadelposition korrigieren bis Zuckungen mit dem „Minimalstrom" ausgelöst werden. Die Stärke (Pulsamplitude) dieses Stromes ist abhängig von der (gerätespezifischen) Impulsbreite und muß - zumindest zur Orientierung - der Betriebsanleitung entnommen werden.
— In optimaler Nadelposition: Applikation des Lokalanästhetikums als Test- oder Vollwirkdosis unter Beachtung der Dosierungsrichtlinien
— Bei Bedarf zur Dauerapplikation: Plazierung eines Kunststoffverweilteiles (Kanüle/Katheter)
— Abschalten des Gerätes, Entfernen der Metallkanüle

3.11.3.6 Elemente für Bedienung und Anzeige

— Leuchtdioden für Funktions- und Batteriezustand
— Stufenloser Stromstärkeregler

3.11.3.7 Praktisches Vorgehen beim Geräteeinsatz

— Alle üblichen Anästhesievorbereitungen durchführen
— Kontraindikationen beachten:
  • allgemein für Lokalanästhesie
  • speziell für Stimulator: implantierter Herzschrittmacher
— Assistenz heranziehen
— Vorgeschriebene Gerätetests durchführen; Gerät wieder ausschalten

3.11.3.8 Wartung

S. Abschnitt 3.11.1.8.

3.11.3.9 Checkliste bei Problemen

— Batterie?
— Kabelbrüche?
— Kontakt Kabel-Nadel?
— Stromstärke?
— Anatomie?

Grundsätzlich sollte man sich darüber im klaren sein, daß dieses Gerät nur ein Hilfsmittel ist bei der Suche nach dem zu betäubenden Nerv. Es entbindet nicht von der Pflicht, anatomische, physiologische und pharmakologische Aspekte der Lokal-/Regionalanästhesie genau zu studieren.

3.11.3.10 Gefahren und Sicherheitsaspekte

S. Abschnitt 3.11.1.10

3.11.3.11 Gerätebeschreibung Stimuplex S (Braun)

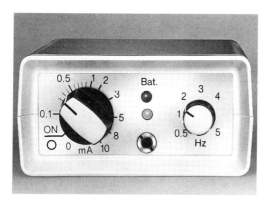

Abb. 3.11.3-1 Stimuplex S, Frontansicht

— Elektrische Parameter:
  • unipolarer Rechteckstrom, 0,1 ms
  • Frequenz 0,5 - 5 Hz stufenlos einstellbar
  • Stromstärke: 0 - 10 mA stufenlos einstellbar
— Handhabung (s.a. Abschnitt 3.11.3.7 „Praktisches Vorgehen beim Geräteeinsatz"):
  • Funktionstest: Beim Einschalten (Drehschalter von „0" auf „ON" stellen) ertönt ein akustisches Signal (Piepton) im Takt der eingestellten Frequenz, die gelbe Diode leuchtet einmal kurz auf. Diese Diode muß bei einer Stromeinstellung › 0,2 mA und Elektrodenkontakt (Kabel kurzschließen) durch Blinken in der eingestellten Frequenz den Stromfluß anzeigen. Bei Dauerleuchten, bei Blinken unter 0,1 mA und bei Blinken ohne Elektrodenkontakt (oder ohne Kabelanschluß) ist das Gerät defekt.
    Bei Abfall der Batteriespannung unter 6 V (normal: 9 V) blinkt die rote Diode „Bat.".
  • Das weitere Vorgehen ergibt sich aus Abschnitt 3.11.3.7 (s. auch Kurzbedienungsanleitung auf dem Gerät).
  • Die „minimale" Stromstärke im Sinne einer optimalen Nadelposition liegt bei 0,2 - 0,5 mA.

— Wie bereits angedeutet, liegt bei den Stimulatoren zur Lokalisation von Nerven eine besondere Problematik im Zubehör.
Für den Stimuplex S gibt es eine ganze Reihe von Kanülen, die hier nicht im einzelnen beschrieben werden sollen. Sie unterscheiden sich in Stärke und Länge sowie in der Ausstattung (isolierte Stahlnadeln, Kunststoffverweilkanüle, Kunststoffkatheter für kontinuierliche Plexusanästhesie). Es ist zu beachten, daß für die Contiplex-Varianten ein spezielles Verbindungskabel verfügbar ist.

3.11.4 Weiterführende Literatur

Ahnefeld, F.W., Bergmann, H., Burri, C., Dick, W., Halmágyi, M., Hossli, G., Rügheimer, E. (Hrsg.): Muskelrelaxanzien. Springer, Berlin-Heidelberg-New York 1980

Ali, H., Savarese, H.: Monitoring of neuromuscular function. Anasthesiology 45 (1976) 216-249

Bissinger, O., Rothe, K.F., Lenz, G.: Überwachung der neuromuskulären Funktion, Teil I: Grundlagen der Relaxometrie. Anaesth. Intensivmed. 30 (1989) 132-137

Bissinger, O., Rothe, K.F., Lenz, G.: Überwachung der neuromuskulären Funktion, Teil II: Relaxometrische Befunde bei neurosmuskulärer Blockade. Anaesth. Intensivmed. 30 (1989) 164-167

Eriksson, M.B.E., Sjölund, B.H.: Transkutane Nervenstimulierung zur Schmerzlinderung. Verlag für Medzin, Heidelberg 1979

Kossmann, B., Ahnefeld, F.W., Bowdler, I., Zimmermann, M.: Schmerztherapie. Kohlhammer, Stuttgart 1986

Krieg, N., Buzello, W.: Muskelrelaxanzien und ihre Überwachung. Anaesth. Intensivmed. 26 (1985) 280-286

Melzack, R., Wall, B.D.: Pain mechanisms; a new theory. Science 150 (1965) 971-979

3.12 Thoraxdrainagesysteme

3.12.1 Grundlagen

Die **Indikation** für Thoraxdrainagen ist bei zahlreichen Krankheitsbildern in der Notfallmedizin, postoperativ nach intrathorakalen oder thoraxnahen Eingriffen und in der konservativen Medizin zu stellen.

Je nach klinischer Gesamtsituation sind zwischen die Pleurablätter eingedrungene Gas- (Pneumothorax) oder Flüssigkeitsansammlungen (Exsudat bzw. Transsudat, Blut, Eiter, Chylus, Infusionslösungen u.a.) mit unterschiedlicher Dringlichkeit zu drainieren.

Die **Einstichstelle** zum Plazieren einer Drainage richtet sich ebenfalls nach den individuellen Gegebenheiten; in der Notfallmedizin wird bei unaufschiebbarer Indikation für eine Thoraxdrainage die Punktion im zweiten oder dritten Intercostalraum in der Medioclavicularlinie empfohlen. Ansonsten liegt der Routinezugang im 5. oder 6. ICR in der vorderen Axillarlinie.

Bei der Punktionstechnik ist zu beachten, daß die Einstichstelle an der Hautoberfläche nicht direkt über dem anschließend zu penetrierenden Interkostalraum, sondern über der darunterliegenden Rippe oder noch weiter entfernt liegen sollte, um eine Leckage entlang des Drainageschlauches zu vermeiden. Neben einer adäquaten Anästhesie ist für ein streng steriles Vorgehen Sorge zu tragen.

Bedingt durch die elastischen Retraktionskräfte der Lunge herrscht im kapillaren Flüssigkeitsspalt zwischen den beiden Pleurablättern physiologischerweise bereits ein **Unterdruck**. Eingedrungene Luft oder Flüssigkeiten können daher insbesondere bei weiterhin wirksamen Leckstellen nur drainiert und die möglicherweise kollabierte Lunge wieder zur Entfaltung gebracht werden, wenn an die plazierten Drainagen ein Unterdruck von mindestens 10 - 20 cm Wassersäule angelegt wird; in besonderen Fällen (z.B. bronchopleurale Fistel) ist ein noch höherer Sog ratsam.

Besteht kein nachlaufendes Luft- oder Flüssigkeitsleck, so ist es demgegenüber ausreichend, die Pleurahöhle ohne Sog zu drainieren und lediglich ein Eindringen von Luft über den Drainageschlauch zu verhindern; diesem Zweck dient die nach dem Heberprinzip arbeitende *Bülau*-Flasche (s.u.).

3.12.2 Drainagesysteme

Als **Vakuumquellen** sind folgende Möglichkeiten gebräuchlich:
— **Zentrale Vakuumanlage mit Ringleitungssystem:** das durch Pumpen zentral erzeugte Vakuum (üblicherweise zwischen 0,7 und 1 bar Unterdruck) wird dabei in größeren Kesseln „gespeichert", damit die Pumpen nicht permanent in Betrieb sein müssen und Schwankungen des verfügbaren Unterdrucks reduziert werden.

Durch Rückschlagventile und andere Vorkehrungen muß verhindert werden, daß an den peripheren Anschlußstellen Flüssigkeit oder Schaum in das Leitungssystem gelangt.

Die zugehörigen Anschlußelemente bestehen im wesentlichen aus der passenden Steckkupplung für die zentrale Vakuumversorgung und einem Regler für die Grobeinstellung.
— **Ejektor-Absaugungen nach dem Venturiprinzip;** hierbei macht man sich das dynamische Druckverhalten in durchströmten Röhren zunutze (Abb. 3.12.2-1):
Das durchströmte Rohr wird unter erheblicher Querschnittsverengung zu einer Düse ausgezogen, in deren Bereich die Strömungsgeschwindigkeit zunimmt. Dies führt zu einem Anwachsen des Staudrucks, was nach dem Gesetz von der Konstanz der Energiedichte *(Bernoulli*-Gleichung) von einer Abnahme des hydrostatischen Drucks begleitet sein muß, da die Summe aus beiden Drucken an jeder Stelle im Rohr gleich ist. Bei einem starken Anstieg des Staudrucks muß zur

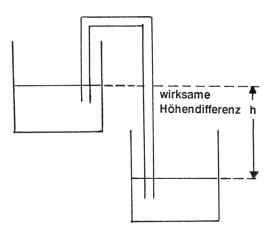

Abb. 3.12.1-1 Heberprinzip: Die „überstehende" Flüssigkeitssäule h in der Verbindungsleitung übt eine Sogwirkung aus

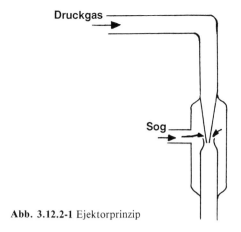

Abb. 3.12.2-1 Ejektorprinzip

Gewährleistung dieser Konstanz sogar ein negativer hydrostatischer Druck, also ein Sog entstehen.

Auch der Ejektoranschluß besteht in der zugehörigen Steckkupplung zur Druckgasversorgung und einem Grobregulierventil. Ein Ejektor wie der in Abb. 3.12.2-2 gezeigte hat etwa 90 mbar maximale Saugleistung. Am Gasauslaß ist ein Bakterienfilter anzubringen.

— Eine weitere Möglichkeit zur Vakuumerzeugung besteht im Betrieb kleiner, dezentraler **Elektropumpen.**

Alle genannten Vakuumquellen sind primär in der Lage, eine erheblich höhere Saugwirkung zu entfalten, als dies für die therapeutischen Zwecke angestrebt wird. Zur **Feinregulierung** wird daher üblicherweise ein Wassermanomter mit Steigrohr zur Atmosphäre oder eine Manometervorrichtung mit Belüftungsventil zwischengeschaltet. Der Sog aus der Vakuumquelle sollte in jedem Fall möglichst niedrig gewählt werden (geringerer Vakuum„verbrauch", weniger Verdunstung pro Zeit im durchperlten Wassermanometer).

Zum Auffangen der drainierten Flüssigkeit bedarf es schließlich noch der Einfügung von ein oder zwei **Sekretbehältern** (der zweite Behälter hat ggf. Sicherheitsfunktion bei Überlauf des ersten). Die gesamte Anordnung mit ihren alternativen Möglichkeiten ist in Abb. 3.12.2-2 skizzenhaft dargestellt:

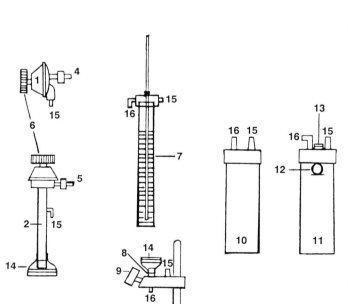

Abb. 3.12.2-2 Mehrgliedriges Drainagesystem; die übereinander angeordneten Elemente sind alternativ zueinander, die korrespondierenden Anschlüsse (15) und (16) sind mit Schlauchverbindungen zu überbrücken.

Vakuumquellen:
(1) Vakuumregler
(2) Ejektor
(3) Elektrische Vakuumpumpe
(4) Steckkupplung zur zentralen Vakuumversorgung
(5) Steckkupplung zur zentralen Druckgasversorgung (Druckluft oder Sauerstoff)
(6) Ventile zur Grobregulierung
Feinregulierung:
(7) Wassermanometer
(8) Belüftungsventil
(9) Dosenmanometer
Sekretbehälter:
(10) Sicherheitsflasche gegen Übertritt von Flüssigkeit und Schaum
(11) Sekretflasche
(12) Überlaufsicherung
(13) Überdruckventil
(14) Bakterienfilter
(15) Sauganschluß in Richtung Drainage
(16) Versorgungsanschluß in Richtung Vakuumquelle

Entsprechend der größeren Zahl von Einzelelementen ist das Aufspüren von Fehlerquellen bei **Funktionsstörungen** gelegentlich nicht ganz einfach. Gegebenenfalls ist zu überprüfen, ob an jedem Element korrekt die Konnektionen auf dem Weg zwischen Patient und Vakuumquelle eingefügt und nicht etwa vertauscht wurden. Des weiteren ist an eine mögliche Fehlfunktion von Rückschlagventilen und eventuelle Defekte von Dichtungselementen zu denken.

Für **Wiederaufbereitung und Gerätehygiene** ist zu berücksichtigen, daß diese mehrgliedrigen Systeme häufig die unterschiedlichsten Materialien einbeziehen und somit eine recht differenzierte Behandlung der Einzelteile erforderlich ist.

Transportvorgänge sind in der Regel nur unter Abtrennung von der Vakuumquelle möglich, so daß die Drainagen üblicherweise vom übrigen System dekonnektiert und am spontanatmenden Patienten abgeklemmt, am beatmeten unter einem meist improvisierten Sterilüberzug offengelassen werden.

Diesen Schwierigkeiten kann durch den Einsatz relativ komplexer **Einmal-Thoraxdrainagesysteme** begegnet werden, wobei hier die Nachteile relativ hoher Kosten und einer weiteren Quelle voluminösen Klinikmülls in Kauf zu nehmen sind.

Das System **Sentinel Seal (Argyle/Sherwood Medical)** vereinigt die Funktionen einer Vakuumfeinregulierung mit Manometer-Anzeige, eines Wasserschlosses nach dem Heberprinzip und eines überlaufsicheren Sekretbehälters in einem fakultativ mobilen Einmalsystem. Das System ist steril verpackt und kann dementsprechend bereits dem Operationsteam angereicht werden.

In der einfachsten Ausführung verfügt dieses System über zwei Konnektionen, nämlich dem Drainageanschluß (oben links in Abb. 3.12.2-3) über dem gekammerten Sekretbehälter („COLLECTION TRAP") und dem Anschluß für die Vakuumquelle am Reguliertventil (oben rechts).

Wird die Vakuumquelle abgetrennt, bleibt der Unterdruck im System erhalten, falls keine Undichtigkeiten an den übrigen Konnektionsstellen oder eine bronchopleurale Fistel bestehen.

Zum Befüllen des Wasserschlosses bis zur angezeichneten Marke („1 cm" über dem schmalen Schenkel) mit 90 - 95 ml Kochsalzlösung oder Aqua dest. kann das Reguliertventil insgesamt abgenommen werden. Dabei wird außerdem ein kleines Lippenventil sichtbar, das jederzeit das Entweichen von Überdruck aus dem System ermöglicht.

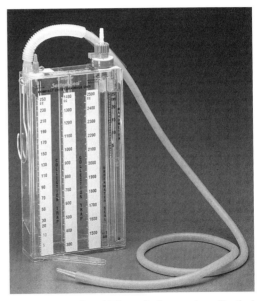

Abb. 3.12.2-3 Einmal-Thoraxdrainagesystem „Sentinel Seal"

Nach dem Befüllen des Wasserschlosses wird das Reguliertventil wieder aufgesetzt und das Manometer mit 35 - 40 ml befüllt (farbige Lösung). Dieses Manometer arbeitet nach dem Prinzip eines U-Rohres, dessen einer Schenkel zur Atmosphäre hin offen ist und von dort aus befüllt werden muß (rechts außen in Abb. 3.12.2-3). Der andere Schenkel wird ebenso wie die Sekretkammer und über diese die Drainage selbst der Sogwirkung über den schmalen Schenkel des Wasserschlosses („UNDERWATER SEAL") ausgesetzt.

Der Meßschenkel des Manometers ist ebenso wie der schmale Schenkel des Wasserschlosses am oberen Ende mit einem Schwimmerventil ausgestattet, das im Fall des Manometers den Übertritt von Indikatorflüssigkeit bei Meßbereichsüberschreitung und im Falle des Wasserschlosses den Übertritt drainierter Flüssigkeit bei vollgelaufenen Sekretkammern in die Vakuumleitung verhindern soll.

Zu Beginn der Drainage, insbesondere eines Pneumothorax kann am Wasserschloß das Durchperlen abgesaugter Luft beobachtet werden. Wenn im weiteren Verlauf Luftblasen zu beobachten sind, so ist dies entweder auf eine bronchopleurale Fistel oder anderweitige Leckstellen zurückzuführen. Ansonsten darf während des Dauerbetriebs im Gegensatz zu den herkömmlichen Wassermanometern keine kontinuierliche Blasenbildung zu beobachten sein.

Das **Verhalten der Flüssigkeitsspiegel** im Manometer richtet sich nach der Atemform:

Während **unter ruhiger Beatmung** ohne besondere bronchopleurale Pathologie kaum Spiegelschwankungen zu beobachten sind, schwankt die Indikatorflüssigkeit **unter Spontanatmung** synchron mit den Atemphasen um einige cm. Hierbei können kaum Absolutwerte für ein Normalmaß angegeben werden; von höherer Bedeutung ist demgegenüber der Verlauf am individuellen Patienten (mögliche Hinweise auf Veränderungen im Ausmaß eines Pneumothorax oder einer bronchopleuralen Fistel, beginnender Drainageverschluß u.a.).

Bei korrektem Betrieb stehen die **Wasserspiegel in den beiden Kompartimenten des Wasserschlosses** (dünner Schenkel und „Reservoir" unterhalb des Vakuumregulierventils) auf gleicher Höhe. Steigt der Spiegel im dünnen Schenkel an, so überwiegt der intrathorakale Sog möglicherweise den geräteseitigen, der dann entsprechend nachzuregulieren ist oder es liegt eine Abknickung im Schlauchsystem vor.

Der am Regulierventil anliegende Negativdruck der Vakuumversorgung sollte für dieses System mindestens 80 mm Hg betragen. Wurde innerhalb des Systems versehentlich ein zu kräftiges Vakuum installiert, so kann das neben der Drainagezuleitung angebrachte Belüftungsventil (in Abb. 3.12.2-3 oben links, vor dem Schlauchansatz, mit roter Gummikappe verschlossen) für eine dosierte Vakuumreduktion verwendet werden.

Die bereits erwähnte **Bülau-Flasche** ist ein Drainagesystem, das ohne zusätzlichen Sog die Drainage intrapleuraler Flüssigkeit ermöglicht und ein Entweichen intrapleuralen Überdruckes erlaubt. Der Sogwirkung durch den normalerweise bestehenden Unterdruck im Pleuraraum wird durch die ggf. im Drainageschlauch stehende Flüssigkeitssäule nach dem Heberprinzip begegnet. Der drainierende Schenkel sollte 1 - 2 cm unterhalb des Flüssigkeitsspiegels in der Flasche münden.

Allen Drainagesystemen gemeinsam ist, daß die Sekretbehälter stets senkrecht gehalten werden müssen.

3.13 Hämofiltration

3.13.1 Grundlagen

Die Hämofiltration ist ein in aller Regel kontinuierliches Verfahren der extrakorporalen Nierenersatztherapie zur Ausscheidung von Flüssigkeit und harnpflichtigen Substanzen auf der Grundlage von **Ultrafiltration und bedarfsgerechter Substitution.**

Aufgrund einer hydrostatischen Druckdifferenz strömt Wasser durch die Poren einer Filtermembran. Teilchen, die kleiner als die Poren sind, werden in unveränderter Konzentration filtriert (konvektiver Transport). Die **Trenngrenze** bezeichnet das Molekulargewicht, bis zu dem die Teilchen mitgeführt werden (10 000 - 50 000 Dalton). Die Hämofiltration liefert somit wie die glomeruläre Filtration der Niere ein weitgehend **eiweiß- und zellfreies Ultrafiltrat.**

Die gängigen **Hämofiltrationsfilter** bestehen aus ca. 5000 Kapillaren, die vom Blut durchströmt („Blutkompartiment") und vom abgepreßten Ultrafiltrat („Ultrafiltratkompartiment") umspült werden. Die Membran besteht darüber hinaus aus einer engporigen, „aktiven" Innenschicht und einer grobporigen äußeren Stützschicht.

Determinanten des Filtratflusses sind:

— Blutfluß
— Nettofiltrationsdruck
— Membraneigenschaften

Bei den **Formen der Hämofiltration** wird die **spontane** und die **pumpengetriebene** Hämofiltration unterschieden. Ein weiteres Unterscheidungsmerkmal richtet sich danach, ob **arteriove-**

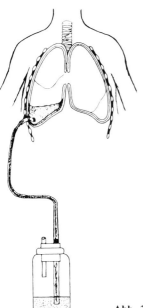

Abb. 3.12.2-4 *Bülau*-Flasche

nös oder **venovenös** hämofiltriert wird. Ferner wird zwischen **intermittierender** (selten) und **kontinuierlicher** (routinemäßig) Hämofiltration unterschieden.

CAVH Kontinuierliche Arteriovenöse Hämofiltration

CVVH Kontinuierliche Venovenöse Hämofiltration

Der erforderliche **Gefäßzugang** kann als modifizierter Quinton-Scribner-Shunt chirurgisch etabliert werden.

Verbreiteter jedoch dürften nach perkutaner Punktion eingebrachte großlumige, gegebenenfalls doppelläufige Verweilkatheter sein, die in große arterielle oder venöse Gefäße eingebracht werden.

Bei der **spontanen CAVH** ist die treibende Kraft für die Filtration die Druckdifferenz zwischen Arterie und Vene. Blutfluß und Filtrationsdruck werden außerdem von der Qualität der Gefäßzugänge, der Rheologie des Blutes und dem mittleren Blutdruck bestimmt. Bei Blutflußraten zwischen 50 und 120 ml/min kann eine Filtratrate von 12 - 15 l/24 h erreicht werden. Eine effektive Ultrafiltration setzt bei dieser Methode suffiziente Kreislaufverhältnisse voraus.

Durch eine Rollerpumpe werden bei der **pumpengetriebenen Hämofiltration** Blutfluß und mittlerer hydrostatischer Druck im Blutkompartiment weitgehend konstant aufrechterhalten. Dies ermöglicht eine venovenöse Hämofiltration oder auch eine Funktion der Methode bei instabilen Kreislaufverhältnissen. Bei Flußraten bis 300 ml/min lassen sich Filtratmengen bis zu 40 l/24 h erzielen.

Derartige Hämofiltrationspumpen werden in der Regel mit einem vorgefertigten Schlauchsystem bestückt, das in gewissen Grenzen noch eine Modifikation durch den Anwender erlaubt.

Das abgepreßte Ultrafiltrat wird an der Filterpatrone abgeleitet und wird je nach angestrebter Flüssigkeitsbilanz mit einer geeigneten Substitutionslösung ersetzt. Eine engmaschige und detaillierte Protokollierung des Flüssigkeitsumsatzes ist hierfür eine unabdingbare Voraussetzung.

Da das Blut bei diesem Verfahren über eine Reihe unphysiologischer Oberflächen geleitet wird, muß durch die **Zufuhr gerinnungshemmender Substanzen** (meist Heparin) die Möglichkeit der Gerinnung innerhalb des Schlauch- und Filtersystems reduziert werden. Dem steht die Notwendigkeit gegenüber, den Patienten nicht durch eine erhöhte Blutungsbereitschaft zu gefährden, so daß die geeignete Dosierung nach Würdigung der Gesamtsituation unter Einbeziehung insbesondere von Ergebnissen des Gerinnungslabors festzusetzen ist.

Als **Differentialindikation der Hämofiltration** gegenüber anderen Verfahren der extrakorporalen Nierenersatztherapie sind alle Zustände einer voraussichtlich vorübergehenden oder auch chronischen Niereninsuffizienz zu nennen, deren Gesamtkonstellation dieses vergleichsweise schonende, weil kontinuierliche Verfahren verlangt, also ausgeprägtes Dysäquilibriumsyndrom unter Hämodialyse, Niereninsuffizienz bei Sepsis, höhergradige Insuffizienz oder Versagen eines weiteren oder mehrerer vitaler Organsysteme mit Beteiligung der Nieren, Hyperkatabolismus, Notwendigkeit einer hochkalorischen, parenteralen Substratzufuhr, medikamentös therapierefraktäre Überwässerung insbesondere nach Eingriffen unter Verwendung der Herz-Lungen-Maschine u.a. Ein oftmals willkommener Begleiteffekt an febrilen Patienten ist die Temperatursenkung unter Hämofiltration.

Ungeeignet ist die Wahl der Hämofiltration demgegenüber bei fehlender qualifizierter Dauerüberwachung, anderweitig unkompliziertem Nierenversagen, akuter, ausgeprägter Hyperkaliämie (generell geringere Clearance gegenüber der Hämodialyse), frischen Hämorrhagien u.ä.

3.13.2 Gerätebeschreibung NFG 05 SN (Dialysetechnik)

Vor der eigentlichen Gerätebeschreibung soll zunächst der Weg der „extrakorporalen Zirkulation" des Blutes verfolgt werden:

Vor dem Aufbau sollten alle **Systemkomponenten** bereitgelegt werden (Abb. 3.13.2-1):
— Arterielles (rot) und venöses (blau) Schlauchsystem
— Filterpatrone
— Filtratableitung mit zugehörigem Pumpensystem, „Windkessel", Sammelgefäß, Schläuchen und Adapterteilen
— Substitutionslösung mit zugehörigem Pumpensystem
— Spüllösung: 1 l NaCl 0,9% ohne und 1 l mit Heparinzusatz (10 000 IE)
— Infusionsspritzenpumpe mit vorbereiteter Antikoagulanzienlösung

Grundsätzlich empfiehlt es sich, beim Aufbau der Anordnung streng systematisch vorzugehen, **d.h. erst den Blutweg nachzuvollziehen und anschließend das Bilanzierungssystem aufzubau-**

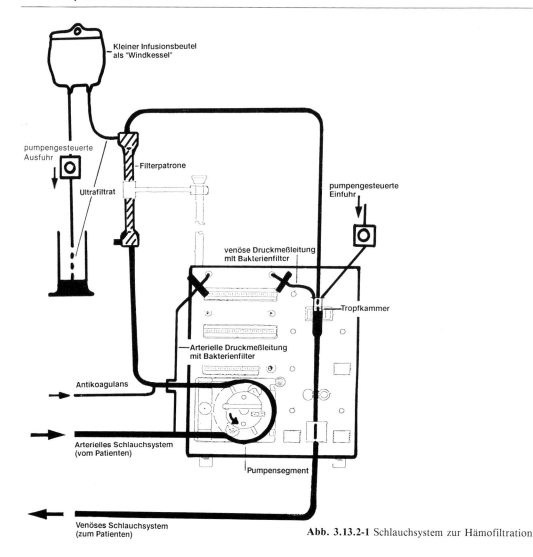

Abb. 3.13.2-1 Schlauchsystem zur Hämofiltration

en; dabei ist die Sterilität aller Anschlüsse strikt zu wahren:

— Arterielles Schlauchsystem mit dem kompressiblen Pumpensegment in der dargestellten Weise (Druckmeßleitung vor, Heparinzufuhr nach der Pumpe) in die Rollerpumpe einspannen und die Konnektionen zur arteriellen Druckmessung und zur Filterpatrone (unterer Anschluß der senkrecht eingespannten Patrone) **fest** anziehen.

Zum Einspannen in die Rollerpumpe muß zunächst der Magnetverschluß des Gehäuses geöffnet und das Plexiglastürchen aufgeklappt werden; anschließend kann über der Achse eine Handkurbel herausgeklappt werden, mit der die Pumpe zum Einspannen des Schlauches zu drehen ist. Das Zurückklappen der Handkurbel ist nur möglich, wenn sich das gekappte Achsensegment in die Nut für die Handkurbel einfügt.

— Zufuhrschenkel mit der vorbereiteten Antikoagulanzienlösung verbinden und diese bereits jetzt in das Schlauchsystem infundieren.

— An den oberen Filterkonnektor den einen Schenkel des venösen Systems **fest** anschließen, ebenso die von der Luftfalle abgehende

venöse Druckmeßleitung, Zufuhrschenkel für Substitutionslösung an der Luftfalle durch schräg gestellten Dreiwegehahn o.ä. vorläufig verschlossen halten.
— Patientenseitigen Teil des venösen Schlauchsystems zwischen die Ultraschall-Luftüberwachung und die darunter befindliche Schlauchklemme einspannen, Schallköpfe und zugehöriges Schlauchsegment satt mit Ultraschallgel bestreichen (sonst evtl. falscher Luftalarm).
— Freien arteriellen und venösen Anschluß an den zur Füllung des Systems vorbereiteten heparinfreien Infusionsbeutel konnektieren, jedoch den Auslaß noch nicht freigeben.

Nun kann das **Bilanzierungssystem** mit dem Ablauf für das Ultrafiltrat und dem Zulauf für die Substitutionslösung aufgebaut werden; für diese Flüssigkeitsbewegungen empfiehlt sich der Einsatz entsprechend leistungsfähiger Infusionspumpen (hohe Flußrate bei genauer Dosierung!):

— Im Ausfuhrschenkel für das Ultrafiltrat sollte zum Zweck einer besseren Regulierbarkeit ein kleiner Infusionsbeutel mit Windkesselfunktion zwischengeschaltet werden, dessen Anschlüsse in diesem Stadium jedoch auch noch nicht freigegeben werden.
— Einlegen des terminalen Abschnitts der Ausfuhrleitung in die zugehörige Pumpe.
— Verbindung mit dem Reservoir für das Ultrafiltrat.
— Vorbereitung der geeigneten Substitutionslösung.
— Einlegen des zuführenden Schlauches in die zugehörige Infusionspumpe und Anschluß an den dafür vorgesehenen Schenkel an der Tropfkammer.

Nachdem das Schlauchsystem für den Blutweg und die Ein- und Ausfuhr aufgebaut ist, kann das System gefüllt werden. Dazu wird üblicherweise bereits die Pumpe in Betrieb genommen, so daß es zweckmäßig erscheint, zunächst die Funktions- und Bedienelemente zu bezeichnen:

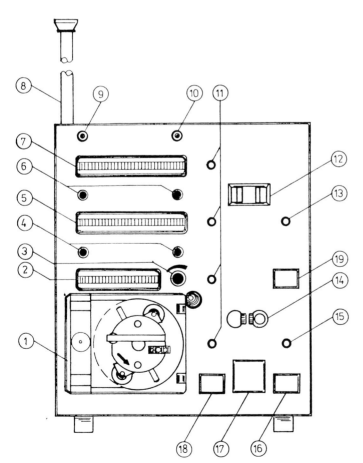

Abb. 3.13.2-2 NFG 05 SN, Frontseite
(1) Rollerpumpe
(2) Blutflußanzeige
(3) Blutflußregler
(4) Regler für untere und obere Druckalarmgrenze im arteriellen Schlauchsystem
(5) Arterielle Druckanzeige
(6) Regler zur Einstellung der unteren und oberen Druckalarmgrenze für das venöse Schlauchsystem
(7) Venöse Druckanzeige
(8) Teleskopstange für Filterhalterung
(9) Arterieller Druckmeßanschluß
(10) Venöser Druckmeßanschluß
(11) Alarmanzeigen
(12) Halterung für Tropfkammer
(13) Kontrollanzeige, blinkt im Modus „Füllen"
(14) Ultraschallköpfe zur Luftdetektion
(15) Anzeige „Netzausfall"
(16) Ein-/Ausschalter
(17) Blutschlauchabklemmung
(18) Start-Taste
(19) Taste für Single-Needle-Betrieb

Die Verbindung der zum Füllen des Systems vorgesehenen Infusionslösung zum arteriellen Schlauchsystem kann nunmehr freigegeben werden. Aus dem venösen Schenkel sollte ein Entweichen von Luft möglich sein, die Sterilität des zugehörigen Konnektors ist jedoch zu wahren.

Wenn jetzt die Pumpe eingeschaltet wird (16) - dabei müssen alle Druckanzeigen auf „0" stehen -, befindet sie sich für ca. zwei Minuten im Modus „Füllen", worauf durch die blinkende Kontrolleuchte (13) hingewiesen wird.

In diesem Modus erfolgt trotz erkannter Luft im Schlauchsystem (Alarmanzeige (11) blinkt) keine Abklemmung! Anschließend wird automatisch in den Routinebetrieb mit ggf. aktiver Schlauchabklemmung gewechselt. Der Füllmodus kann durch Drücken der Start-Taste (18) auch schon vorher verlassen werden (Kontrollampe (13) erlischt).

Mit dem Blutflußregler (3) kann nun die gewünschte Geschwindigkeit zur Füllung eingestellt werden, es ist jedoch zu beachten, daß eine hohe Geschwindigkeit zusätzliche Blasenbildung begünstigt (s.u.).

Bei weiterhin abgeklemmter Filtratableitung wird das gesamte Blutsystem mit einem Liter zunächst heparinfreier Kochsalzlösung durchgespült, um Kunststoffpartikel zu eliminieren. Anschließend werden arterieller und venöser Schenkel über einen weiteren Infusionsbeutel mit einem Liter heparinisierter (10 000 IE) Kochsalzlösung im Kurzschluß betrieben.

Durch diesen ersten Füllvorgang wurde in der Filterpatrone hauptsächlich das Blutkompartiment entlüftet. Da residuelle Luft die Gerinnungsbereitschaft des Blutes erheblich begünstigen würde, schließt sich nun das sorgfältige Entlüften der Filterpatrone an: Dazu muß der venöse Schenkel des Blutsystems hinter dem Filter abgeklemmt werden; anschließend die seitlichen Verschlüsse an der Filterpatrone bzw. die Verbindung zum „Windkessel" lockern, und unter geeigneter Lageveränderung (seitliche Ansätze der Filterpatrone nach oben) die Luft entweichen lassen, welche durch die nunmehr ins Filtratkompartiment dringende Flüssigkeit verdrängt wird. Nach abgeschlossener Entlüftung des Filters können die Verbindungen des Filtratschenkels zum „Windkessel" freigegeben werden, der unbenützte seitliche Anschluß an der Filterpatrone wird wieder verschlossen.

In den Schenkel der venösen Tropfkammer, über den die Zufuhr der Substitutionslösung erfolgt, sollte zur Regulation des Flüssigkeitsspiegels in der Tropfkammer und gegebenenfalls auch Medikamentenzufuhr ein Dreiwegehahn eingebaut werden: Öffnung zur Atmosphäre läßt den Spiegel in der Tropfkammer ansteigen, Injektion von Luft (sterile Injektionsspritze mit Bakterienfilter) drückt ihn nach unten.

Sollte die anfängliche Inaktivierung der Schlauchabklemmung bei Luftdetektion nicht ausgereicht haben, muß das Gerät aus- und erneut eingeschaltet werden.

Bei einwandfreiem Kurzschlußbetrieb über die heparinisierte Kochsalzlösung kann das System nunmehr mit dem Patienten verbunden werden:

Dazu unter Wahrung der Sterilität vierfache Abklemmung zwischen Füll-Infusionsbeutel sowie arteriellem und venösem Patientenschenkel, luftblasenfreier Anschluß (evtl. vorher Gerinnsel aspirieren) an den Gefäßzugang, der für den Blutaustritt vorgesehen ist.

In Abhängigkeit von Kreislaufsituation und Gerinnungsstatus des Patienten kann die heparinisierte Kochsalzlösung im System (bei Verwendung des Routineschlauchsatzes ca. 170 - 180 ml im Blutkompartiment) über den venösen Schenkel verworfen oder dem Patienten infundiert werden. Ist letzteres geplant, so muß unmittelbar nach dem Anschluß des arteriellen Schenkels in gleicher Weise auch die venöse Verbindung hergestellt werden.

Spätestens jetzt ist durch Druck auf die Start-Taste (18) der Modus „Füllen" zu verlassen und damit die Schlauchabklemmung bei Luftdetektion im System zu aktivieren.

Zu Beginn ist der Patient besonders sorgfältig zu überwachen und die Antikoagulation nochmals zu überprüfen.

Die Durchflußrate wird am Regler (3) auf den gewünschten Wert (Routine 100 - 120 ml/min) eingestellt und die Alarmgrenzen für die arterielle und venöse Drucküberwachung aktiviert.

Die Transportrate an der Filtratableitung und der Zufuhr für die Substitutionslösung wird nach angestrebter Flüssigkeitsbilanz und Elimination harnpflichtiger Substanzen eingestellt (gängiger Wert für Filtratableitung: 1000 ml/h, adäquate Substitution nicht vergessen!).

Die bisherigen Ausführungen bezogen sich auf die gebräuchliche, weil effektivere Zirkulation über zwei Gefäßzugänge. Steht in Ausnahmefällen jedoch nur ein einlumiger Zugang zum Gefäßsystem des Patienten zur Verfügung, kann das System auch unter der sog. **Single-Needle-Technik** verwendet werden.

Hierbei nimmt die Schlauchklemme eine zentrale Funktion ein, insofern sie nicht nur bei Luftdetektion aktiviert wird, sondern bei jedem

Pumpzyklus bis zum Erreichen einer gewissen oberen Druckgrenze (meist zwischen 150 und 250 mm Hg), **die an der venösen Drucküberwachung einzustellen ist,** bei laufender Rollerpumpe geschlossen bleibt. Somit wird trotz fehlender Zirkulation auf das Blut ein Filtrationsdruck ausgeübt.

Bei Erreichen der oberen Druckgrenze stoppt die Rollerpumpe und die Schlauchklemme öffnet sich. Der über ein Y-Stück zum Patienten nunmehr offene venöse Schenkel kann sich durch den angestauten Druck entleeren, bis dieser Druck auf eine vorgewählte untere Druckgrenze (üblicherweise zwischen 50 und 150 mm Hg) abgefallen ist.

Bei Erreichen der unteren Druckgrenze schließt sich die Schlauchklemme wieder und die Rollerpumpe baut unter Förderung einer neuen Portion Patientenblut den Filtrationsdruck bis zum Erreichen der oberen Druckgrenze auf.

Dieser Funktionsmodus wird durch Druck auf die Single-Needle-Taste (19) aktiviert.

Eine weitere Modifikation des Routineverfahrens ist durch einen zusätzlichen Gegenstrom im Filtratkompartiment der Filterpatrone möglich, so daß hier prinzipiell die **Kombination aus Hämofiltration und Hämodialyse (Hämodiafiltration)** vorliegt. Der Zulauf zum Filtratkompartiment erfolgt dann über den oberen seitlichen Ansatz der Filterpatrone, das Filtrat/Dialysat läuft über den unteren Ansatz ab.

Weitere Einsatzmöglichkeiten des Gerätes für Hämoperfusion und Plasmapherese seien hier nur am Rande erwähnt.

Ein gezielter **Abgang vom System** bei ausreichender Restitution der Nierenfunktion oder aus anderen Gründen vollzieht sich prinzipiell in umgekehrter Folge wie der Anschluß an den Patienten: Nach Diskonnektion des arteriellen Schenkels (Gefäßzugang mit geeigneter Lösung spülen und verschließen) wird das Blut im System dem Patienten üblicherweise über den venösen Schenkel retransfundiert, bis die Luftfalle auslöst, oder der arterielle Schenkel wird vorübergehend wieder an einen Infusionsbeutel angeschlossen. Der restliche Anteil kann ggf. mit der Handkurbel weiterbefördert oder verworfen werden. Der venöse Gefäßzugang ist in gleicher Weise zu versorgen wie der arterielle.

Meist jedoch erübrigt sich eine derart geplante Beendigung der Therapie, da häufig eine Koagulation im System („Clotting") den Anstoß für diese Entscheidung gibt. In diesem Falle ist naheliegenderweise das Schlauchsystem ohne Retransfusion zu verwerfen.

Die Koagulation des Systems tritt selbstverständlich auch unter fortbestehender Indikation zur Hämofiltration auf; sie tritt jedoch selten schlagartig auf, sondern kündigt sich durch eine nachlassende Filtratleistung („Windkessel wird schlaff") und durch ein Auslösen der Druckalarme bei unveränderter Förderrate an. Da der Gerinnungsprozeß häufig von der Filterpatrone ausgeht, kann ein vollständiges Wiederaufrüsten des Systems u.U. vermieden werden, wenn bereits in diesem Stadium die Verbindung zum Patienten kurzfristig unterbrochen und ein erneuter Kurzschlußbetrieb über einen heparinisierten Infusionsbeutel installiert wird. Anschließend kann der Filter gewechselt und das gesamte System am Patienten weiterbetrieben werden.

Auf die Sicherheitsvorkehrungen mit entsprechenden **Alarmmeldungen** bei Luftdetektion wurde bereits mehrfach eingegangen; eine weitere Alarmüberwachung betrifft den Single-Needle-Betrieb: Wird nicht innerhalb von 15 s durch Erreichen der oberen oder unteren Druckbegrenzung ein Phasenwechsel im Pumpzyklus ausgelöst, so geht das Gerät in Alarm.

Richtwerte für die Druckalarmgrenzen in mm Hg:

Arteriell, unten: 0 - 20, oben: 100 - 200
Venös, unten: 5 - 15, oben: 30 - 70

Druckalarme sollten stets zu einer Überprüfung der Konnektionen (Blutungsgefahr!), einer knickfreien Schlauchführung und, soweit möglich, der Gefäßkatheter Anlaß geben. Andernfalls ist beginnendes Clotting als Ursache zu vermuten (s.o.).

Im Alarmfall stoppt die Pumpe und fährt nach Beseitigung der Ursache wieder langsam an.

Ein Vordringen der Bultsäule in den Druckmeßleitungen bis zum Bakterienfilter muß durch dicht sitzende Konnektionen in diesem Bereich vermieden werden, da mit Koageln in den Filterporen keine suffiziente Druckmessung mehr möglich ist.

Bei Netzausfall ist notfalls ein Weiterbetrieb über die Handkurbel möglich.

Eine Rosafärbung des Filtrats deutet auf Hämolyse oder eine Ruptur der Filtermembran.

Spezifische **Schwierigkeiten auf Seiten des Patienten** betreffen neben der bereits erwähnten Blutungsgefahr vor allem eine Thrombosierung der kanülierten Gefäße und septische Komplikationen, bei afebriler Ausgangslage besteht auch die Gefahr einer Auskühlung (ggf. zusätzlich Blutwärmegerät in den venösen Schenkel integrieren; s. Abschnitt 3.16).

Sicherheitstechnische Kontrollen nach MedGV sind in jährlichem Abstand vorgeschrieben. Eine Einstellung des Anpreßdruckes an der Rollerpumpe und die Justierung der Durchflußanzeige je nach Durchmesser des verwendeten Schlauchsystems werden zwar in der Gebrauchsanweisung beschrieben, sollten aus Sicherheitsgründen jedoch nur von besonders geschultem Personal vorgenommen werden.

Wie bereits erwähnt, wird das Schlauchsystem bei Betriebsende vollständig verworfen; die Pumpeneinheit ist der üblichen **Oberflächenwischdesinfektion** zuzuführen.

3.13.3 Weiterführende Literatur

Henderson, L.W., Quellhorst, E.A., Baldamus, C.A., Lysaght, M.J. (Hrsg.): Hemofiltration. Springer, Berlin-Heidelberg-New York 1986

Kramer, P., Wigger, W., Rieger, J., Matthaei, D., Scheler, F.: Arteriovenous hemofiltration: a new simple method for treatment of overhydrated patients resistant to diuretics. Klin. Wochenschr. 55 (1977) 1121-1122

Stein, B., Maucher, H., Wiedeck, H., Born, B., Ahnefeld, W.F.: Die Steuerung der Ultrafiltrationsrate als Hauptkomponente eines neuen Bilanzierungssystems während kontinuierlicher Hämofiltration. Anaesthesist 38 (1989) 536-538

3.14 Neugeborenenversorgung

3.14.1 Reanimationsplatz Ohio NICC (Ohio/Hoyer)

3.14.1.1 Gerätebeschreibung

Zur Statuserhebung und Erstversorgung des Neugeborenen versucht die Ohio-Pflegeeinheit die Anforderungen eines Inkubators (Wärmeapplikation, Sauerstoffzufuhr) mit der Forderung der freien Zugänglichkeit zum Patienten zu verbinden. Weitere Maßnahmen zur Verhinderung von Auskühlung und Flüssigkeitsverlust (frühzeitiges Trockenreiben, Vermeidung unnötigen Aufdeckens etc.) werden dadurch jedoch nicht ersetzt (vergl. dazu auch Abschnitt 3.1.1.5), zumal die Einheit konstruktionsbedingt kein Mikroklima mit kontrollierter Luftfeuchtigkeit wie im Inkubator bieten kann.

Aus der Abb. 3.14.1-1 gehen die **Baugruppen** der Behandlungseinheit hervor (von oben nach unten):

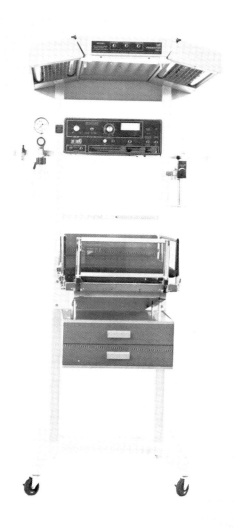

Abb. 3.14.1-1 Ohio NICC, Gesamtansicht

— Beleuchtung, Wärmestrahler und Phototherapielampen
— Temperaturüberwachungs- und -steuerungseinheit
— Sauerstoffzufuhr und Absaugung (gesondertes Zubehör)
— Patientenauflage
— Schubladen für Arbeitsmaterial, Gerätschaften und Notfallmedikamente

Abb. 3.14.1-2 zeigt die Bedienelemente der Temperaturüberwachungs- und -steuerungseinheit sowie der Phototherapielampen:

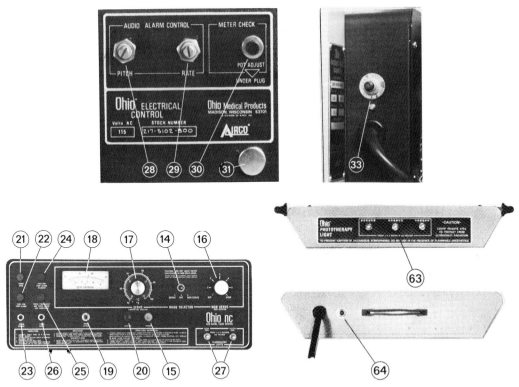

Abb. 3.14.1-2 Ohio NICC, Bedienelemente der Temperaturüberwachungs- und -steuerungseinheit und der Phototherapieeinrichtung

(14) Betriebsarten-Wählschalter für den Wärmestrahler: „Aus", manueller Betrieb („Non Servo") oder automatische Regelung in Verbindung mit einem Temperaturfühler („Servo")
(15) Netzkontrolleuchte
(16) Intensitätsregler für die Wärmezufuhr bei manueller Betriebsart
(17) Regler für die Sondentemperatur im Servo-Betrieb
(18) Sondentemperaturanzeige für manuellen und Servo-Betrieb
(19) Buchse zum Anschluß des Temperatursensorkabels
(20) Kontrollampe bei Betrieb der Heizröhren; Leuchtintensität variiert gleichsinnig mit der Leistung der Heizröhren
(21) Alarm bei „offener Sondenschaltung", d.h. optischer und akustischer Alarm bei defekter Sonde, wenn auf Servo-Betrieb gestellt wird, ohne daß die Sonde angeschlossen ist oder wenn die Sondentemperatur unter 32°C beträgt
(22) Alarmleuchte bei Temperaturbereichsüberschreitung
(23) Unterdrückung für optischen und akustischen Alarm nach Temperaturbereichsüberschreitung. In Betriebsart „Servo" wird die Temperatur automatisch innerhalb einer Toleranz von ± 1°C um den am Drehknopf (3) eingestellten Wert überwacht
(24) Kontrolleuchte bei unterdrücktem Temperaturbereichsalarm; leuchtet so lange bis Alarmursache beseitigt ist
(25) Periodische Alarmanzeige in manueller Betriebsart: Mit diesem Alarm wird das Personal alle 15 min daran erinnert, daß die Heizstrahler ohne automatische Regelung in Betrieb sind. Damit soll eine Überprüfung der weiterhin bestehenden Notwendigkeit für diese Betriebsart und eine Beurteilung des Patientenstatus veranlaßt werden
(26) Quittieren des periodischen Rufalarms und Starten einer neuen 15-min-Periode.
(27) Je ein Druckschalter für das innere und das äußere Lampenpaar
(28) Alarmtonhöhenregler
(29) Alarmtonfrequenzregler
(30) Druckknopf zur Überprüfung der Temperaturanzeige: Bei gedrückter Taste muß eine Temperatur von 37,0 ± 0,1°C angezeigt werden
(33) Sicherung
Sonderausstattung:
(63) Einer von drei Drucktasten für je zwei Blaulicht-Lampen zur Phototherapie
(64) Zugehörige Sicherung

3.14.1.2 Überprüfung des Gerätes

— Gerät anschließen
— Prüfen der Beleuchtung
— Schalter (14) auf „manuell", nach 15 Minuten muß eine akkustische und optische Alarmierung (25) erfolgen, die sich mit dem Schalter (26) quittieren läßt.
— Auf der Rückseite des Gerätes befindet sich ein Testknopf für die Temperatursteuerung (30); wenn dieser gedrückt gehalten wird, muß das Anzeigegerät (18) eine Temperatur von 37,0 ± 0,1 °C anzeigen.
— Betriebsschalter (14) auf „Servo", Temperaturregler auf 36 °C: Ist die Sondentemperatur niedriger als 35 °C, muß jetzt der Temperaturalarm (22) ausgelöst werden, beträgt sie weniger als 32 °C, auch der Alarm (21).
— Wird die Sonde jetzt in die Nähe eines Heizstabes gebracht (nicht berühren!), muß der Temperaturalarm erlöschen, bei einer Sondentemperatur von 37 °C muß die Heizung abschalten - Lampe (20) erlischt -, während der Temperaturalarm schon vorher wieder einsetzen kann.
— Alarm durch den Knopf (23) unterdrücken, dadurch muß die Anzeige (24) aufleuchten.
— Jetzt die Temperatursonde ausstecken, dadurch muß die Alarmleuchte (21) aktiviert werden.

3.14.1.3 Routinebetrieb

— Schalter (14) auf „Servo"
— Einstellen der gewünschten Temperatur mit Regler (17)
— Befestigung der Temperatursonde am Patienten über der Leberregion mit speziellem Klebepolster (Klebefläche durch Entfernen des Schutzpapiers freilegen)
— Die Metallfolie des Klebepolsters muß obenauf liegen; dadurch wird die Wärmestrahlung reflektiert, so daß der Temperaturfühler nur durch den Körper angewärmt wird.

3.14.1.4 Fehlermöglichkeiten und Gefahren

— Den Säugling grundsätzlich nicht nur apparativ überwachen lassen
— Evtl. Augen zum Schutz vor Strahlung bedecken
— Korrekten Sitz des Temperaturfühlers engmaschig kontrollieren

— Unnötig lange Wärmebestrahlung vermeiden (Flüssigkeitsverlust, Gefahr der Überhitzung!)
— Nie die Heizstrahler berühren
— Der Betrieb des Gerätes ist nur mit Original Ohio-Temperatursonden zugelassen, die ein Zulassungszeichen (s. Abschnitt 2.5) besitzen müssen.

3.14.1.5 Reinigung und Wartung

Die Temperatursonden können mit Ausnahme des Steckers in Desinfektionslösung eingelegt werden (nicht autoklavieren oder gassterilisieren!). Unnötige Biegungen vermeiden, nicht am Kabel ziehen, sondern Stecker fassen!

Die Gummiauflage kann bei 120 °C über 20 min autoklaviert werden.

Die Reinigung der übrigen Geräteteile erfolgt als Oberflächenwischdesinfektion mit Detergentienlösung.

Wie für alle medizinisch genutzten Elektrothermometer besteht die Pflicht zur zweijährlichen Nacheichung.

3.14.2 Weiterführende Literatur

Von der Mosel, H.: Medizinische Gerätekunde (10. Folge): Säuglings-Inkubator. Die Schwester Der Pfleger 28 (1989) 812-816

3.15 Flexible Bronchoskope

3.15.1 Allgemeine Gerätebeschreibung

Fiberbronchoskope bestehen aus einer optischen Einheit (Okular, Lichtleiter, Objektiv) und einem Kanal zur Applikation von Flüssigkeiten (z.B. Lokalanästhetika) bzw. zur Einführung spezieller Instrumente (Biopsiezangen, Zytologiebürsten), der auch als Absaugkanal dient. Die Bestandteile sind von einer flexiblen Kunststoffhülle umschlossen. Der Teil des Bronchoskopes, der in die Atemwege einzubringen ist, wird als Einführungsteil bezeichnet, der Teil, der dem Anschluß an Lichtquelle und Absaugung dient, als Versorgungsteil.

Auf die in verschiedenen medizinischen Fachdisziplinen auch noch gebräuchlichen **starren Bronchoskope,** wie sie beispielsweise zur Extraktion größerer Fremdkörper verwendet werden, wird an dieser Stelle nicht näher eingegangen.

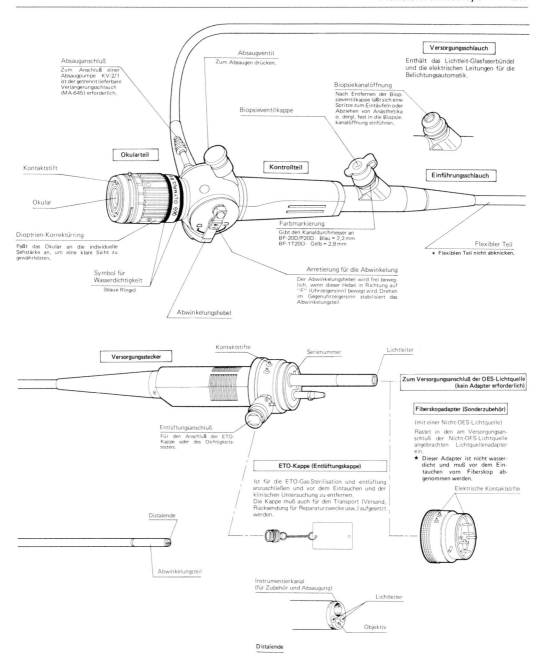

Abb. 3.15-1 Flexibles OES-Bronchoskop (Olympus) mit typischen Funktions- und Bedienelementen sowie Zubehör

3.15.2 Indikationen zur Bronchoskopie in der Anästhesie und Intensivmedizin

— Primäre bronchskopische Intubation bei zu erwartenden Intubationsschwierigkeiten
— Kontrolle von Tubuslage (speziell bei Doppellumentuben) und -durchgängigkeit
— Stridor
— Nach Lungenresektionen: Prüfung des Resektionsstumpfes
— Verdacht auf oder Ausschluß einer Aspiration, ggf. Absaugung des aspirierten Materials
— Verdacht auf Bronchusruptur bei Thoraxtrauma
— Tracheobronchialtoilette, besonders bei Atelektasenbildung
— Materialgewinnung für Bakteriologie

3.15.3 Praktisches Vorgehen

Bronchoskopien können am wachen, erforderlichenfalls sedierten Patienten unter **Oberflächenanästhesie** (Xylocain^R, Novesine^R) oder in **Vollnarkose** am intubierten Patienten durchgeführt werden.

Im letzteren Fall sollte der Tubus so groß wie möglich gewählt werden, da der Gasfluß im Freiraum zwischen Tubus und Bronchoskop erfolgen muß.

Spezielle Vorkehrungen sind auch bei primärer **fiberoptischer Intubation** bei zu erwartenden Intubationsschwierigkeiten im Hinblick auf eine ausreichende, aber nicht zu tiefe Sedierung und das geeignete Instrumentarium (sind anatomische Gegebenheiten, Durchmesser des Bronchoskops und Tubusgröße aufeinander abgestimmt?) zu treffen.

Der Zugang kann entweder transnasal oder transoral erfolgen. Je nach vorgesehenem Weg muß neben einer Lokalanästhesie beim transnasalen Zugang an das Einbringen abschwellender Nasentropfen und eventuell zusätzliches Gleitmittel gedacht werden, beim transoralen Zugang vor allem an einen **Beißschutz**.

Soll durch einen liegenden Tubus bronchoskopiert werden, bedarf es eines sterilen Konnektors (Y-Stück) mit entsprechender Einführmöglichkeit für das Bronchoskop. In dieser Situation wird der Einführungsteil üblicherweise auch mit Silikon gleitfähig gemacht. Hier ist besonders zu beachten, daß der Einführungsteil **nicht direkt mit den handelsüblichen Silikonsprays angesprüht** werden soll, da das Treibmittel die flexible Außenhülle angreift; statt dessen ist das Mittel auf eine sterile Kompresse zu sprühen und der Einführungsteil damit anschließend abzuwischen.

Vor Durchführung der Bronchoskopie sind Gerätschaften und Zubehör auf Vollständigkeit und Funktionstüchtigkeit hin zu überprüfen:

— Bronchoskop ordnungsgemäß aufbereitet in einer Hülle, die eine erneute Kontamination verhindert, spezifisches Zubehör (Biopsiezangen, Bürsten) ebenso nach Sterilisation. Bowdenzüge zur Abwinkelung der Spitzenregion müssen einwandfrei arbeiten.
— Lichtquelle auf Funktion (Gebläse, Lampe - wegen Blendgefahr nicht direkt hineinblikken!) und Kompatibilität mit dem Bronchoskop-Versorgungsteil überprüfen.
  Gegebenenfalls geeigneten **Adapter** (s. Abb. 3.15-1) bereithalten.
— Absaugung auf Funktion, Zugänglichkeit und Kompatibilität - auch bei Zwischenschaltung von Entnahmeröhrchen für mikrobiologische Proben - überprüfen.
— Ausreichend Spüllösung bereithalten.
— Erforderliche Medikamente (Lokalanästhetika, Bronchodilatatoren, Sekretolytika etc.) und steriles Einmalmaterial (Handschuhe, Abdecktuch, Kompressen usw.).
— Durchsichtkontrolle des an die Lichtquelle konnektierten Bronchoskops.

Von seiten des Patienten ist vor allem auf folgende Komplikationsmöglichkeiten und Gefahren hinzuweisen:
— Hypoxie
— Sympathiko- bzw. parasympathikotone Reaktionen, vor allem bei ungenügender Anästhesie, mit den entsprechenden kardiovaskulären Reaktionen
— Schleimhautverletzungen und Perforationen durch ungeschicktes Arbeiten und unnötige Absaugmanöver
— Verletzungen durch Zurückziehen des Bronchoskops mit arretierter Abwinkelung oder blindes Zurückziehen
— Thermische Schäden durch lange stationäre Untersuchungen, auch unter Verwendung von sog. „Kaltlichtquellen"

Aus diesen Gründen ist als Mindestmaß für das Patientenmonitoring zu fordern:

EKG- und Blutdruckmonitoring sowie Pulsoximetrie. Darüber hinaus ist die Anwesenheit versierter Mitarbeiter dringend anzuraten.

Im übrigen ist es nicht sinnvoll, in Erwartung einer - hoffentlich nur vorübergehenden - Verschlechterung der Lungenfunktion bei der Bronchoskopie in jedem Fall mit 100% O_2 zu beatmen, um „auf der sicheren Seite" zu sein. Das Gegenteil ist der Fall, da ein Abfall der O_2-Sättigung dann erst erkennbar wird, wenn man schon „mit dem Rücken zur Wand" steht. Die O_2-Sättigung vor Bronchoskopie sollte zwischen 94 und 98% liegen, da in diesem Bereich die Oxygenierung gesichert und gleichzeitig jeder p_aO_2-Abfall sofort erkennbar ist. Bei Abfall der Sättigung um 2 Prozentpunkte sollte die Bronchoskopie beendet werden, da anschließend häufig noch für einige Zeit ein weiterer Abfall zu beobachten ist.

Die **Orientierung** im Tracheobronchialsystem erfolgt anhand der Pars membranacea in der Trachea sowie der typischen Ostienkonfiguration in den distaleren Abschnitten (s. dazu Beitrag *Wiemers* im Literaturverzeichnis).

3.15.4 Reinigung und Wiederaufbereitung

Nach durchgeführter Untersuchung muß sich eine sachgerechte Reinigung und Wiederaufbereitung unmittelbar anschließen, damit sich zum einen keine Verunreinigungen und Rückstände insbesondere in den feinen Kanälen absetzen können und zum anderen für nachfolgende Patienten und Untersucher die Gewähr für ein nach technischen und hygienischen Gesichtspunkten einwandfreies Gerät zum frühestmöglichen Zeitpunkt besteht.

Aus den genannten Gründen werden die vor allem bei nicht vollständig wasserdichten Bronchoskopen relativ aufwendigen Arbeitsgänge in vollem Umfang dargestellt.

— Unmittelbar im Anschluß an die Untersuchung restliche Spüllösung oder Leitungswasser (mindestens 200 ml) absaugen.
— Mechanische Reinigung des Einführungsteils mit Gaze unter fließendem Wasser.

Dichtigkeitsprüfung:
— Bronchoskop von der Lichtquelle abnehmen, dabei ggf. Adapter an der Lichtquelle belassen oder ganz entfernen, da dieser nicht wasserdicht ist.
— Absaugleitung vom Bronchoskop abnehmen.
— Dichtigkeitstester und Lichtquelle verbinden, Luftzufuhrschalter an der Lichtquelle auf „Ein".
— Luftaustritt am freien Ende des Dichtigkeitsprüfers kontrollieren.
— Dichtigkeitstester an den Versorgungsstecker des Bronchoskops anschließen.
— Bronchoskop - **bei nicht wasserdichten Geräten nur Einführungsteil** - in Wasser einlegen und darauf achten, ob Luftblasen austreten; **wenn ja, kein Einlegen in Desinfektionslösung, weitere Verwendung ausschließen und Reparatur veranlassen,** wenn nein, Lichtquelle ausschalten und die Verbindung zum Dichtigkeitsprüfer lösen. Anschließend ca. 30 s entlüften, bis die Auftreibung des Gummiüberzuges am Abwinkelungsteil wieder in die ursprüngliche Form zurückgekehrt ist.

Definitive Reinigung und Desinfektion:
— Einführungsteil in 1 %ige Seifenlösung (jedesmal neu herzustellen!) für 15 min einlegen.
— Absaugkanal durch aufgesetzte 10 ml-Spritze gründlich mit Reinigungslösung durchspülen;

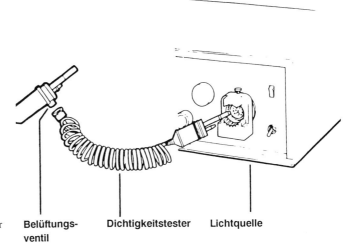

Abb. 3.15-2 Geräteanordnung zur Dichtigkeitsprüfung   **Belüftungsventil**   **Dichtigkeitstester**   **Lichtquelle**

gefüllte Spritze auf dem Absaugventil stekkenlassen.
— Absaugventil zerlegen und mit feiner Bürste gründlich reinigen, ebenso gesamten Absaugkanal.
— Absaugventil wieder zusammenbauen, Saugung anschließen und 50 ml Seifenlösung durchsaugen; Einführungsteil mit normalem Wasser abwischen und Luft durchsaugen.
— Anschließend für 30 min in materialverträglicher Desinfektionslösung (z.B. 80 ml Gigasept[R] + 770 ml Wasser, Lösung ist 14 Tage haltbar) einlegen; **dabei wiederum 10 ml Spritze auf den Absaugkanal setzen, durchspülen und in gefülltem Zustand steckenlassen (luftblasenfrei!).**
— Nach 30 min Absaugventil erneut zerlegen, unter fließendem Wasser reinigen und Ventilteile für ca. 10 min in 70 %ige Alkohollösung einlegen (sterile Metallschale!); Kanalpforte mit alkoholgetränktem Wattestäbchen reinigen.
— Ventil mit sterilen Kompressen trocknen und zusammenschrauben (sterile Einmalhandschuhe tragen!); Absaugventil montieren.
   Nach insgesamt 40 min schließt sich die Nachbehandlung möglichst unter Hilfestellung durch eine zweite Person an:
— Absaugung anschließen, Lichtkabel um den Hals legen, Einführungsteil sorgfältig mit sterilem Handschuh aus dem Behälter herausnehmen (senkrecht halten!).
— Ohne erneute Kontamination mit Aqua dest. durchsaugen.
— Sterile Kompressen mit 70 %igem Alkohol tränken und Einführungsteil mehrmals damit abwischen; ca. 10 ml dieser Lösung über den Absaugkanal durchsaugen.
— Einführungsteil unter Vermeidung einer erneuten Kontamination in die sterile Plastikhülle eines zuvor entfernten Absaugkatheters einführen und diese Hülle mit Pflaster am Kontrollteil des Bronchoskops fixieren.
— Bronchoskop beschädigungs- und verschmutzungssicher bis zum nächsten Gebrauch aufbewahren.
Die zuvor beschriebene Reinigungsprozedur bezieht sich auf nicht wasserdichte Bronchoskope. **Bei wasserdichten Geräten** (bei Olympus-Bronchoskopen kenntlich am blauen Okularring) verläuft die mechanische Grundreinigung in gleicher Weise, zur Desinfektion kann jedoch das gesamte Bronchoskop z.B. in 5 %ige Gigasept[R]-Lösung (35 ml Gigasept[R] auf 700 ml Wasser) eingelegt werden. Nach 30 min:

— Durchspülen des Absaugkanals mit Aqua dest. und Einlegen des Bronchoskops in Aqua dest für weitere 30 min.
— Durchspülen des Absaugkanals und Außenreinigung des Bronchoskops mit Alkohol sowie abschließend sterile und beschädigungssichere Aufbewahrung wie oben beschrieben.

3.15.5 Gerätespezifikationen

Intubatiosfiberskop Olympus LF-1
Blickwinkel 75 Grad
Außendurchmesser 3,8 mm
Länge 600 mm
Arbeitskanal 1,2 mm

Bronchoskop Olympus BF 1 T 10
Blickwinkel 90 Grad
Außendurchmesser 6 mm
Länge 760 mm
Arbeitskanal 2,6 mm

Bronchoskop Olympus BF 1 T 20 D
Blickwinkel 100 Grad
Außendurchmesser 6 mm
Länge 840 mm
Arbeitskanal 2,8 mm

Die zugehörigen Lichtquellen sind „**Kaltlichtquellen**", deren Name allerdings insofern irreführend ist, als nach längerer Betrachtung bei unveränderter Objektivposition im Untersuchungsbezirk durchaus **thermische Schäden** hervorgerufen werden können.

Bronchoskope sind empfindliche Präzisionsinstrumente. Neben der Gefahr chemischer Irritationen, auf die im Text bereits verschiedentlich Bezug genommen wurde, und einer möglichen Beschädigung durch lang einwirkende Röntgenbestrahlung sind Funktionseinbußen (meist Undichtigkeiten, Bruch der Lichtleiterfasern oder Riß der Bowdenzüge) vor allem auf eine grobe und unbedachtsame Behandlung zurückzuführen. Die Folge sind regelmäßig kostspielige Reparaturen beim Hersteller.

3.15.6 Weiterführende Literatur

Konrad, F.: Bronchoskopie auf der chirurgischen Intensivstation unter besonderen hygienischen Gesichtspunkten. Hyg. + Med. 12 (1987) 100-102

Von der Mosel, H.: Medizinische Gerätekunde (5. Folge): Endoskope. Die Schwester Der Pfleger 27 (1988) 868-870

Wiemers, K.: Die Bronchoskopie. In: *Benzer, H., Frey, R., Hügin, W., Mayrhofer, O.* (Hrsg.): Anästhesiologie, Intensivmedizin und Reanimatologie. Springer, Berlin-Heidelberg-New York 1982

3.16 Geräte zur Unterstützung der Temperaturhomöostase

Speziell im Rahmen einer notfallmäßigen Erstversorgung von Patienten und auch während langer Operationen kann es zu erheblichen Wärmeverlusten des Organismus kommen. Die Möglichkeiten einer physiologischen Gegenregulation stoßen insbesondere bei kleinen Kindern und Patienten mit eingeschränkter kardiozirkulatorischer Reserve rasch an ihre Grenzen oder sind während einer Narkose weitgehend unterdrückt.

Wärmeverluste treten auf durch:
— Abstrahlung
— Konvektion (z. B. Luftzug im OP)
— Verdunstung (exponierte Eingeweide etc.)
— nicht körperwarme Spüllösungen
— Abkühlung durch schnelle Zufuhr großer Mengen kristalliner und Plasmaersatzlösungen von Raumtemperatur bzw. Massentransfusionen mit kaltem Blut (Abfall auf 29°-26°C nach 25 - 30 kalten Konserven).

Symptome:
Am konstantesten von seiten des Herz-Kreislauf-Systems, da andere Symptome wie Muskelzittern, Steigerung des Muskeltonus oder Veränderungen der Atmung beim narkotisierten Patienten meist unterdrückt sind.
— Ab 33°C Körpertemperatur Abnahme des Herzzeitvolumens und Hypotonie durch Verminderung der Frequenz (Sinusbradykardie) wie auch der Kontraktilität und des Schlagvolumens
— Bradyarrhythmien (AV-Dissoziation)
— Ab 30°C bis 28°C Gefahr der Asystolie, vorangehend evtl. Kammerflimmern (man darf sich jedoch nicht in Sicherheit wiegen, wenn die Körpertemperatur noch nicht auf diesen Wert gesunken ist. Kammerflimmern kann auch bereits bei 33°C auftreten).

Gegenmaßnahmen:
Voraussetzung ist die Messung der Körpertemperatur (s. Abschnitt 3.1.1.5), um rechtzeitig eingreifen zu können, um aber auch Überwärmung zu verhindern.

Passiv:
— Abdeckung oder Umwicklung (Wattepackungen o.ä.) der freiliegenden Körperpartien, um Wärmeverluste durch Abstrahlung und Konvektion zu vermeiden.

Möglichst kurze Operationszeiten bei geöffneten Körperhöhlen

Aktiv:
— Wärmematten (elektrisch beheizbar, Warmwassersystem). Die Matten sollten mit Tüchern bedeckt werden. Gelegentliche manuelle Prüfung der Temperatur ist anzuraten. Die Geräte haben zwar einen Überhitzungsschutz, lokale Überwärmungen mit der Folge von Hautverbrennungen sind jedoch nicht ausgeschlossen.
— Anwärmen von Infusionslösungen und Blut über Durchlauferwärmer (beim Erwärmen von nichtentgasten Lösungen können im Infusionsschlauch Luftblasen entstehen). **Die Infusionsleitung vom Gerät zum Patienten sollte nicht wesentlich länger als 40 cm sein, um ein erneutes Abkühlen der Lösung bzw. des Blutes zu verhindern. Bei sehr hohem Durchsatz wird die Flüssigkeit evtl. nicht genug erwärmt (zu kurze Kontaktzeit).**
— Anwärmung von Blut über Mikrowellengeräte.
— Verwendung körperwarmer Spüllösungen.
— Wärmetauscher (Herz-Lungen-Maschine).

Der Einsatz einer Herz-Lungen-Maschine erlaubt überdies auch die apparative Korrektur der Körpertemperatur zu niedrigeren Werten, die bei Fieber ansonsten durch medikamentöse oder physikalische Maßnahmen angestrebt wird.

3.16.1 Astotherm IFT 200 und IFT 220 (Stihler)

Verwendungszweck: Blut- und Infusionswärmer
Funktionsprinzip: Durchlauferwärmung
Inbetriebnahme:
— Gerät an das Netz anschließen, Netzschalter drücken. Dabei werden die Alarmeinrichtungen (Rotlicht, Summer) aktiviert.
— Nach Betätigen der Start-Taste werden die Alarmmeldungen gelöscht und die Heizung geht in Betrieb.
— Wärmeschutzmanschette öffnen und nach oben abnehmen.

— Schlauchverlängerung entsprechend der geplanten Flußrate wählen: Bis 1,5 l/h Durchfluß 3 Umschlingungen (Verlängerung insgesamt ca. 2 m), ab 1,5 l/h 6 Umschlingungen (Verlängerung: 2,8 - 3,5 m). Beim IFT 220 ist mit 10 Umschlingungen (4,6 m Verlängerung) eine maximale Flußrate von 5,5 l/h möglich.
— Infusionsleitung von unten nach oben in die Nut eindrücken und in die Ein- und Ausfuhrsicherung einhängen.
— Wärmeschutzmanschette über den Wärmetauscher schieben.
— Infusion anschließen.

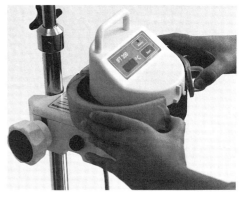

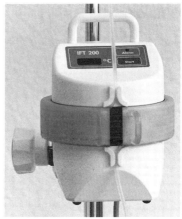

Zur Vermeidung von Hitzeschäden durch überwärmte Lösungen und Hämolyse bei Transfusionen ist der Betriebsbereich für die Temperatur fest eingestellt zwischen 30 und 38°C.

Die Sicherheitsabschaltung tritt bei 41,5 bis 42°C in Kraft, dabei erscheint ein rotes Warnlicht und es ertönt ein Summton.

Die Vorwärmzeit (von 20 auf 38°C) beträgt 1 min.

Die **Reinigung** erfolgt als Oberflächenwischdesinfektion.

Eine **Überprüfung** von Temperaturanzeige und Sicherheitsabschaltung ist alle 6 Monate vorzusehen.

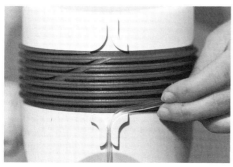

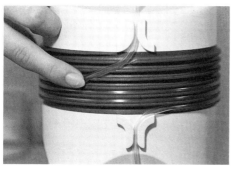

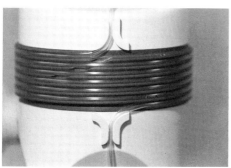

Abb. 3.16.1-1 Einlegen der Schlauchverlängerung in den IFT 200 und den IFT 220

3.17 Anti-Dekubitus-Systeme

Die Dekubitus-Prophylaxe gehört zu den wichtigsten pflegerischen Aufgaben bei länger liegenden Patienten.

Neben individuellen Momenten der Hautbeschaffenheit ist ein entscheidender Faktor bei der Entstehung eines Dekubitus die Druckbelastung der Haut. Bereits ab einem konstant einwirkenden Auflagedruck von 20 - 30 mm Hg wird die Kapillardurchblutung der betroffenen Hautareale entscheidend beeinträchtigt. Die Grenze der Erholungsfähigkeit nicht vorgeschädigter Haut liegt bei 120 min.

Weitere **einen Dekubitus begünstigende Faktoren** sind Reibung, Feuchtigkeit, Kälte, Übergewicht, Mangeldurchblutung aus zusätzlichen Gründen, reduzierter Allgemeinzustand und Sensibilitätsstörungen.

Prädilektionsstellen:

75 % der Dekubitalläsionen entwickeln sich in der Sakralregion, Ferse, Knöchel und Trochanterregion.
25 % entfallen auf Schulterblätter, Knie, Ellenbogen, Hinterkopf und Ohrmuscheln.

Vorbeugende Maßnahmen:
— Mobilisierung
— Lagerung bewegungsunfähiger Patienten alle zwei Stunden
— Hautpflege

Lagerungshilfsmittel:
— Naturfelle
— Synthetische Polstermaterialien
— Wasserkissen
— Pneumatische Matratzen (Low-Flow-Systeme)
— Spezialbetten (Air-Fluidised-Systeme, High-Flow-Systeme)

Bei den pneumatischen **Low-Flow-Systemen** (Wechseldruckkissen, pneumatische Matratzen wie z.B. das System **Alphabed/Betabed** ist die Auflageschicht luftdicht.

Es muß darauf geachtet werden, daß der Druck in den Systemen nicht zu hoch ist, da sonst das Gegenteil des gewünschten Effektes erreicht wird (punktuelle Druckbelastung der Haut zu hoch).

Außerdem ist regelmäßig zu überprüfen, daß die Kammersysteme auch tatsächlich abwechselnd aufgeblasen und entlüftet werden. Dem können beispielsweise Abknickungen der Verbindungsschläuche entgegenstehen.

Das **Air-Fluidised-System** (z.B. **Clinitron®-Bett**) beruht auf einem Schwebeprinzip. Es besteht aus einer Wanne, die mit mikroskopisch kleinen, silikonisierten Glasperlen (Mikrosphären) gefüllt ist. Durch Druckluft werden diese Mikrosphären in der Schwebe gehalten und bilden eine Schicht von ca. 30 cm Dicke. Der Patient dringt etwa 10 cm in diese Schicht ein. Der Kontaktdruck beträgt 10 - 14 mm Hg.

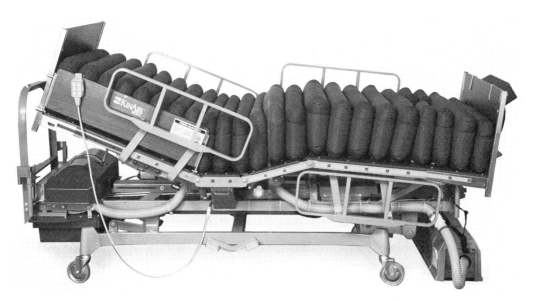

Abb. 3.17-1 KinAir-Bett

Intensität und Temperatur des Luftstromes können den Anforderungen des Patienten entsprechend eingestellt werden.

Diesen Vorzügen des Air-Fluidised-Systems stehen das erhebliche Gewicht des Bettes (je nach Hersteller und Modell bis über 1000 kg) und die erschwerte Mobilisierbarkeit des Patienten gegenüber.

Die **High-Flow-Systeme** sind durch eine begrenzt luftdurchlässige Auflagefläche gekennzeichnet. So besteht beispielsweise das **Kin-Air-Bett (KCI Medical)** aus 23 senkrecht stehenden, luftdurchströmten Kissen aus Gore-Tex. Durch fünf getrennt regulierbare Druckzonen kann der Auflagedruck individuell auf die Belange des Patienten eingestellt werden.

Mit diesem Bett sind auch Transporte innerhalb der Klinik möglich, da das Gewicht mit 220 kg vergleichsweise niedrig ist und die Kissen durch einen Akku noch über 90 min nach Trennung vom Netz insuffliert werden. Eine vollständige Entleerung des Akkus muß allerdings vermieden werden.

Mobilisierungs- und Lagerungsmöglichkeiten sind bei diesem Bett ausreichend gewährleistet. **Allerdings besteht die Gefahr, daß der Patient bei Verlagerung zum Bettrand plötzlich von den nachgebenden Kissen rutscht. Bei nicht unmittelbar beabsichtigter Mobilisierung sind daher stets die seitlichen Bettgitter zu installieren.**

Wird eine **Herzdruckmassage** notwendig, müssen alle Systeme durch die jeweils geeigneten Bedienschritte (Belüftungsschläuche lösen, Pneumatik abstellen, Schnellentlüftung betätigen etc.) sofort zu entlüften sein.

3.18 Laborgeräte

Laborgeräte werden als Geräte der Gruppe 3 unmittelbar in den Geltungsbereich der MedGV einbezogen, soweit die mit ihrer Hilfe gewonnenen Untersuchungsergebnisse die Behandlung von Menschen beeinflussen. Insofern ist ihre Berücksichtigung im Rahmen dieses Handbuches naheliegend.

Auf der anderen Seite erzwingt die Weitläufigkeit involvierter Wissensgebiete und Berufsgruppen zwischen der Anordnung einer bestimmten Laboruntersuchung und der Interpretation ihres Ergebnisses auf der einen Seite und der Beherrschung klinisch-chemischer und labortechnischer Anforderungen auf der anderen eine Beschränkung auf diejenigen Aspekte beim Umgang mit Laborgeräten, die auch für den ausschließlich klinisch tätigen Anwender solcher Geräte ein unverzichtbares Minimum bedeuten.

Dementsprechend sollen in diesem Abschnitt vor allem die Prinzipien der jeweiligen Meßmethode, einer korrekten Probenentnahme und die wesentlichsten Bedienschritte zur Sprache kommen.

3.18.1 Analysemethoden

Bei der Auswahl der nachfolgend beschriebenen Meßmethoden wurden hauptsächlich **Parameter des „Notfall-Labors"** berücksichtigt, wie sie in der Akut- und Intensivmedizin von vorrangiger Bedeutung sind. Dabei wurden insbesondere die Meßmethoden der nachfolgend beschriebenen Einzelgeräte berücksichtigt.

3.18.1.1 Glukosebestimmung mittels Teststreifen

Die Bestimmung der Glukosekonzentration auf den handelsüblichen Teststreifen basiert auf der

Glukoseoxidase-Methode:

Glukose wird durch die Glukoseoxidase zu Glukonsäure und H_2O_2 umgesetzt. Nachgeschaltet ist eine durch die Peroxidase vermittelte Reaktion, in der ein Chromogen durch H_2O_2 oxidiert und in einen Farbstoff überführt wird.

Die Reaktionskomponenten sind in der Reaktionszone des Teststreifens aufgebracht.

Bei der **Interpretation der Meßwerte** ist zu beachten, daß die Blutglukosewerte je nach Verwendung von kapillärem, venösem oder arteriellem Blut in einer Größenordnung von bis zu 10 % differieren.

Weiter ist zu beachten, daß eine bis zu 50 % zu niedrige Glukosekonzentration resultieren kann, wenn Novaminsulfon oder Ascorbinsäure in Konzentrationen von mehr als 0,4 mg/ml Serum vorliegen.

Die Messung sollte unmittelbar nach Probenentnahme erfolgen, da bei Raumtemperatur mit einer Abnahme der Glukosekonzentration von 10 - 15 % pro Stunde gerechnet werden muß (Venenblut).

Weitere Hinweise:
— Bei kapillärer Blutentnahme den ersten austretenden Blutstropfen verwerfen.
— Den Meßstreifen mit Watte, nicht mit Zellstofftupfern abwischen, da sonst das Ergebnis verfälscht werden kann.

— Bei nicht plausibel erscheinenden Werten des Photometers (s.u.) den Teststreifen visuell mit Hilfe der Farbskala am Röhrchen auswerten.

3.18.1.2 Natrium

Im Unterschied zum klinisch-chemischen Labor, wo die Elektrolytbestimmungen in der Regel **flammenphotometrisch** erfolgen, arbeiten die handelsüblichen „Bedside"-Ionometer mit **natriumselektiven Glasmembranelektroden**. Eine Meß- und eine Referenzelektrode sind über eine leitende Brücke miteinander verbunden. Die sich einstellende Änderung des Potentials ist der Natriumkonzentration in der Meßkammer proportional.

Mit der natriumselektiven Elektrode werden oberhalb von 160 mmol/l falsch hohe Werte gemessen. Mit **Meßwertverfälschungen** in der entnommenen Probe ist ansonsten kaum zu rechnen, lediglich bei längerem Offenstehen der Probe kann durch Verdunsten von Flüssigkeit ein erhöhter Wert vorgetäuscht werden.

3.18.1.3 Kalium

Auch die Kaliumkonzentration kann potentiometrisch an einer für Kaliumionen selektiven Membran gemessen werden.

Eine **hämolysefreie Blutentnahme** ist in diesem Fall besonders wichtig. Bei **Lagerung** von mehr als einer Stunde müssen die Erythrozyten abgetrennt werden, da sonst falsch hohe Werte resultieren. Bei ausgeprägter **Thrombozytose** kann durch den Zerfall der Blutplättchen bei Blutentnahme ebenfalls ein zu hoher Wert vorgetäuscht werden.

Eine **Pseudohypokaliämie** kann durch lipämisches Plasma oder bei einer Serumeiweißkonzentration von über 80 g/l entstehen. Die Verwendung von **kalium- oder ammoniumhaltigen Antikoagulanzien** in der Monovette täuscht eine falsch hohe Kaliumkonzentration vor, desgleichen das Vorliegen einer **Procainamidkonzentration von über 8 mg/ml**.

3.18.1.4 Calcium

Bei der flammenphotometrischen Bestimmung wird das **Gesamtcalcium**, also der proteingebundene und der freie, ionisierte Anteil bestimmt.

Bei der bettseitigen Messung an einer calciumselektiven Membran wird nur die Konzentration des **freien, ionisierten Calciums** erfaßt. Der Anteil des ionisierten am Gesamtcalcium beträgt bei normalem Serum-pH 40 - 57 %. Eine Alkalose führt zu einer Verminderung des ionisierten, elektrophysiologisch wirksamen Anteils, eine Azidose zu einer Erhöhung.

Als Vorteil der Bestimmung des ionisierten Calciums ist somit anzusehen, daß die Meßergebnisse unabhängig vom Plasmaproteingehalt sind.

Die Blutentnahme sollte möglichst **anaerob** erfolgen, um pH-Verschiebungen infolge von CO_2-Verlusten zu vermeiden. Die Probenstabilität (Vollblut) beträgt für Calcium bei 4°C bis zu acht Stunden.

3.18.1.5 Hämatokrit

Die Bestimmung des prozentualen Volumenanteils der Erythrozyten im Blut kann entweder durch **Zentrifugation** in einer heparinisierten Mikrokapillare (12.000 g über 3 min) erfolgen; andere Methoden machen sich die **geringere elektrische Leitfähigkeit** (Impedanz-Methode nach *Coulter*) der Erythrozyten zunutze. Gelegentlich werden zur Hk-Bestimmung auch **Verdrängungs- oder Ultraschallmethoden** angewandt.

Bei kapillärer Blutentnahme, z.B. aus dem Ohrläppchen oder der Fingerspitze, darf **nicht zu stark gequetscht** werden, da es sonst zum Einströmen von Gewebsflüssigkeit kommt und ein falsch niedriger Hk-Wert resultiert.

Bei ausgeprägten Leukosen wird die nach der Zentrifugation über der Erythrozytensäule stehende Leukozytenschicht nicht berücksichtigt.

Wird die Probe nicht unmittelbar nach Abnahme der Bestimmung zugeführt, muß durch fortgesetzte Rotation einer **verfälschenden Sedimentation** begegnet werden.

3.18.1.6 Hämoglobin

Die Routinebestimmung von Hämoglobin erfolgt durch die **Cyanhämiglobin-Methode**. Dadurch werden sämtliche Hämoglobin-Komponenten mit Ausnahme des Sulfhämoglobins erfaßt.

Die differenzierte Erfassung von Oxyhämoglobin, Desoxyhämoglobin und verschiedenen Dyshämoglobinen erfordert die **spektralphotometrische Analyse** bei verschiedenen Wellenlängen.

Für die Blutentnahme gelten die gleichen Regeln wie für die Hämatokritbestimmung. **Verfälschte Meßergebnisse,** insbesondere bei der differenzierten Erfassung sind zu erwarten bei hohen Methämoglobinspiegeln, erhöhten Bilirubinkonzentrationen sowie nach Applikation von Methylenblau oder Evansblau.

Die Referenzbereiche der beiden wichtigsten Dyshämoglobine sind:
Methämoglobin: 0,4 - 1,5 %
Carboxyhämoglobin: Nichtraucher um 1,5 %, Raucher 1,5 - 10 %.

Methämoglobinbildner unter den Medikamenten sind insbesondere Natriumnitroprussid, Prilocain und Nitropräparate.

3.18.1.7 Blutgasanalyse einschließlich Säure-Basen-Status

Die Messung von pH und pCO_2 erfolgt direkt **potentiometrisch** durch eine pH-Glaselektrode bzw. eine CO_2-*Severinghaus*-Elektrode (modifizierte pH-Messung).

Der pO_2 kann ebenfalls direkt **polarographisch** an einer Platinelektrode gemessen werden. Der permeierte Sauerstoff wird an der Elektrode reduziert, der Strom der freigesetzten Elektronen ist proportional der Menge des diffundierten Sauerstoffs.

Nach den bekannten Zusammenhängen werden aus diesen drei gemessenen Größen die Werte für das aktuelle Plasmabicarbonat (HCO_3^-), den Basenüberschuß im Blut (BE_b), den Basenüberschuß in der extrazellulären Flüssigkeit (BE_{ecf}) und das Standardbicarbonat errechnet.

Die Messungen erfolgen bei einer Temperatur von 37°C. Sofern vom Bediener eine andere Temperatur eingegeben wird, erfolgt meist sowohl die Ausgabe der bei 37°C gemessenen Werte, als auch der auf Patiententemperatur korrigierten Ergebnisse.

Die Probengewinnung sollte streng anaerob erfolgen. Zur **Antikoagulation** wird der Spritzenkonus einer 2 ml-Spritze mit Heparin gefüllt und der Spritzenstempel einmal durchgezogen. EDTA, Citrate oder Oxalate sollten wegen der Beeinflussung des pH-Wertes nicht verwendet werden. Auch Heparin kann in größeren Mengen zu einer pH-Verschiebung in den sauren Bereich führen.

Wie bereits erwähnt, sollten die Proben möglichst luftblasenfrei gehalten werden; sonst werden sich die Meßergebnisse mit zunehmender Kontaktzeit an die Partialdrucke der Luft (pO_2 bei etwa 150 mm Hg, pCO_2 0,0 mm Hg) angleichen. Je größer das Probenvolumen, desto geringer die Verfälschung durch kleine, häufig nicht ganz zu vermeidende Luftblasen.

Die Messung sollte sofort nach Abnahme erfolgen, falls dies nicht möglich ist, muß die Probe anaerob **auf Eis gelagert** werden (Hemmung des Erythrozyten-Stoffwechsels mit Lactat-Produktion).

Venöse Proben können zur Beurteilung des Säure-Basen-Status verwandt werden; berücksichtigt werden muß, daß der pH-Wert etwas niedriger (-0,03), der pCO_2-Wert höher (+6 mm Hg) sowie das aktuelle Bicarbonat ebenfalls höher (+1,7 mmol/l) liegen. Stärkere Abweichungen gegenüber dem arteriellen Blut sind bei Entnahme aus einer gestauten peripheren Vene oder bei Zuständen mit peripherer Minderperfusion (Schock) zu erwarten.

3.18.1.8 Kolloidosmotischer Druck

Als kolloidosmotischer Druck (KOD) wird der Druck bezeichnet, der durch hochmolekulare, kolloidale Substanzen an einer semipermeablen Membran erzeugt wird.

In vivo sind dies vor allem die Kapillarwände der Mikrozirkulation. Der durch Eiweiße, vor allem durch Albumin entstehende KOD spielt für die Flüssigkeitshomöostase im Kapillarbereich, also für die dort ablaufenden Vorgänge der Filtration und Resorption eine entscheidende Rolle als Gegengewicht zum hydrostatischen Druck. Aufgrund komplexer physikochemischer Vorgänge läßt sich der KOD in der Praxis nicht hinreichend zuverlässig aus der Plasmaprotein- oder Albuminkonzentration ableiten.

Ein Gerät zur Messung des KOD besteht aus den Bauteilen Probenkammer, semipermeable Membran, Referenzkammer, Druckwandler, Verstärker und Anzeigeinstrument.

Hierbei kommt der semipermeablen Membran eine entscheidende Bedeutung zu: Sie muß Wasser und Elektrolyte frei passieren lassen, Makromoleküle ab einer bestimmten Größe aber zurückhalten.

Die Grenze, ab der ein Molekül nicht mehr permeieren kann, wird „**Ausschlußgrenze**" genannt. Je höher die Ausschlußgrenze liegt, desto niedriger wird der Meßwert für den KOD liegen, weil die Fraktion der Makromoleküle, die dann für seine Entstehung übrigbleibt, immer kleiner wird.

Da die Permeabilität der Kapillaren in den verschiedenen Geweben durchaus unterschiedlich ist und auch unter verschiedenen physiologischen Bedingungen variiert, kann die Verwendung einer künstlichen Membran nur einen Kompromiß darstellen. Die Meßergebnisse sollten unter diesem Vorbehalt kritisch gewertet werden. Absolutwerte sind weniger aussagekräftig als Verlaufsbeobachtungen.

Wichtig ist insbesondere auch, daß sich das endgültige KOD-Ergebnis nur durch mehrere, unmittelbar aufeinanderfolgende Bestimmungen aus derselben Probe ermitteln läßt (s.u.).

Wie bei zahlreichen klinisch-chemischen Bestimmungen, beeinflußt die **Körperposition** bei Probenentnahme auch das Ergebnis der KOD-Messung erheblich; die Blutentnahme sollte daher immer am liegenden Patienten erfolgen.

Darüber hinaus sollte die Blutentnahme möglichst aus einer Arterie oder einer zentralen Vene erfolgen, **die Stauung bei peripherer Venenpunktion führt rasch zu einem signifikanten Anstieg des KOD.**

Bei Verlaufskontrollen entweder immer Blut (heparinisiert, weniger als 100 IE pro ml) oder immer Serum verwenden, um vergleichbare Werte zu erzielen.

Hämolyse muß vermieden werden, das freigesetzte Hämoglobin kann den KOD erhöhen.

3.18.2 Einzelgeräte

Während an den meisten, durch klinisch tätige Anwender zu bedienenden Laborgeräten bei ungestörtem Betrieb nur wenige Bedienschritte für Probeneingabe und Start der Messung zu beherrschen sind, kann die Beseitigung von Funktionsstörungen von diesem Personenkreis meist nur soweit erwartet werden, wie sie sich auf den Ersatz verbrauchter Reagenzien, die Beseitigung von Probenabfall und evtl. auch äußerlich erkennbare Diskonnektionen von Schlauchführungen erstrecken. Wichtigste Maßnahme für den anderweitig nicht versierten Anwender ist es somit, durch eine korrekte Probenvorbereitung und die Vermeidung von Verschmutzungen am Analysegerät Funktionsstörungen nicht selbst zu provozieren.

3.18.2.1 Reflolux II (Boehringer Mannheim)

Dieses Gerät zur Blutzuckerbestimmung arbeitet reflexionsphotometrisch nach der oben geschilderten Teststreifen-Methode über einen Meßbereich von 0,5 - 27,7 mmol/l (10 - 500 mg/dl). Es ist obligat batteriebetrieben. Die Umgebungstemperatur soll zwischen 18 und 35°C betragen, die relative Luftfeuchte unter 75%.

Für eine einwandfreie Messung ist die Kompatibilität von Teststreifen und Grundgerät Voraussetzung. Dazu ist jeweils nach Anbruch einer neuen Packung der zugehörigen Teststreifen (Haemo-Glukotest^R 20-800 R) eine chargenspezifische Codierung am Grundgerät erforderlich:

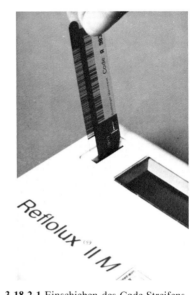

Abb. 3.18.2-1 Einschieben des Code-Streifens

— Bei ausgeschaltetem Gerät Einschieben des in der Teststreifenpackung enthaltenen Code-Streifens in der dargestellten Weise (Abb. 3.18.2-1) bis der Code-Streifen auf die Unterlage auftrifft (Seitenorientierung spielt keine Rolle).
— Gerät durch Drücken der ON/OFF-Taste einschalten.
— Code-Streifen von unten fassen und über ca. eine Sekunde gleichmäßig durch den Schlitz nach unten herausziehen (**nicht rückwärts schieben!**).
— Zur Bestätigung einer korrekten Codierung ertönt ein Summton und es erscheint die Anzeige „CCC"; sollte statt dessen die Anzeige „---" auftreten, so ist die Codierung nicht korrekt verlaufen und muß wiederholt werden.

Jetzt muß der Code noch eingespeichert werden:

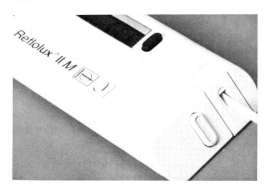

Abb. 3.18.2-2 Belegte Teststreifenaufnahme

— Einen unbenutzten Teststreifen **mit dem Testfeld voraus und von der ON/OFF-Taste abgewandt** bis zum Anschlag in die Teststreifenaufnahme schieben (Abb. 3.18.2-2).
— Blaue TIME-Taste drücken bis ein Summton ertönt; es erscheint die Anzeige „888" und danach die Code-Nummer des verwendeten Code-Streifens.
— Eine saubere Teststreifenaufnahme ist Voraussetzung für eine erfolgreiche Code-Einspeicherung (Reinigung s.u.)

Damit ist das Gerät zur Blutzuckerbestimmung bereit:
— Allgemeine Hinweise in Abschnitt 3.18.1.1 beachten.
— Einschalten mit der ON/OFF-Taste: Es erscheint die Anzeige „888", anschließend die Code-Nummer.
— Beide Testbezirke vollständig und gleichmäßig mit dem zur Messung vorgesehenen Blutstropfen bedecken, gleichzeitig die blaue TIME-Taste solange drücken, bis ein Summton ertönt.
— Während der letzten vier Sekunden der Kontaktzeit mit dem Blut ertönt im Sekundentakt ein akustisches Signal, beim letzten Summton das Blut mit einem Wattebausch unter mäßigem Druck sorgfältig abwischen. (Blut- und Wattereste vermeiden!)
— Testfeld einige Sekunden trocknen lassen, dann mit dem Testfeld voraus bis zum Anschlag in die Teststreifenannahme einschieben, **wobei jetzt das Testfeld im Gegensatz zur Code-Einspeicherung der ON/OFF-Taste zugewandt ist.**

— Nach insgesamt 120 Sekunden ertönt ein weiterer Summton, kurz danach wird der Meßwert in mg/dl angezeigt.
— Die Meldung „LLL" zeigt einen Blutzuckerwert unter 10 mg/dl an, die Meldung „HHH" einen Wert über 500 mg/dl.

Eine grobe Plausibilitätskontrolle der Meßwertanzeige an der Farbskala des Teststreifenröhrchens ist grundsätzlich empfehlenswert, insbesondere aber, wenn Blutzuckerwerte unter 100 mg/dl angezeigt werden (ausreichender Blutkontakt des unteren, blau verfärbenden Testfeldes?).

Die **Kontrolle einer gleichmäßigen Anfärbung** ist auch bei der Anzeige „5--" durchzuführen. Bei gleichmäßiger Anfärbung Streifen erneut einschieben und blaue TIME-Taste bis zum Summton drücken, andernfalls visueller Farbvergleich oder Bestimmung wiederholen.

Sind mehrere Bestimmungen kurz hintereinander durchzuführen, so kann für eine derartige „Serienmessung" der 120 s-Takt des Gerätes auch umgangen werden:

Nach dem Einschalten des Gerätes wird die blaue TIME-Taste zweimal nacheinander gedrückt, es erscheint die Meldung „CHE".

Der Teststreifen wird wie üblich eingelegt, nach erneutem Drücken der TIME-Taste erscheint der Meßwert sofort.

Trotz einer nach ca. 5 min wirksam werdenden Abschaltautomatik sollte das Gerät unmittelbar nach Abschluß der Messungen ausgeschaltet werden, um eine unnötige Beanspruchung der Batterie zu vermeiden.

Eine nahezu **erschöpfte Batterie** wird durch die Meldung „PPP" angezeigt. Gegebenenfalls ist die 6 V-Batterie nach Entfernen des Batteriefachdeckels auszuwechseln. War das Gerät für längere Zeit ohne Stromversorgung, kann die **Codierung verlorengegangen** sein und muß wie oben beschrieben wiederholt werden.

„EEE" weist auf einen **Elektronikdefekt**, die Meldung „OFF" erscheint, wenn der Teststreifen bereits vor Drücken der ON/OFF-Taste ins Gerät eingeschoben worden war.

Eine Validitätskontrolle der Meßwerte kann mit Hilfe von Testlösungen bekannter Konzentration mit jeweils einer niedrigen und hohen Glukosekonzentration durchgeführt werden.

Die **Oberflächenreinigung** erfolgt als Wischdesinfektion mit Detergentienlösung. Wichtig ist auch die **Reinigung des Teststreifenaufnehmers**: Dieser kann an der gerillten Oberfläche gefaßt

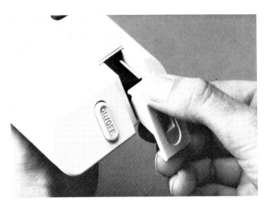

Abb. 3.18.2-3 Herausnehmen der Teststreifenaufnahme

und seitlich herausgezogen werden (Abb. 3.18.2-3). Durch Zusammendrücken der darunter erscheinenden Spannplättchen kann die Teststreifenaufnahme ganz aus der Führungsschiene herausgenommen werden. Anschließend kann sie mit einem nichtfusselnden Tuch und 70 %igem Alkohol gereinigt werden. Nach Lufttrocknung (nicht hineinblasen!) kann der Aufnehmer wieder ins Gerät eingerastet werden.

3.18.2.2 Stat Profile (Nova)

Der Stat Profile-Analysator mißt in der maximalen Leistungsbreite folgende Laborparameter direkt:

pH	=	Negativ-dekadischer Logarithmus der Wasserstoffionen-Konzentration
pCO_2	=	Partialdruck Kohlendioxyd
pO_2	=	Partialdruck Sauerstoff
Na	=	Natrium
K	=	Kalium
Ca^{2+}	=	ionisiertes Calcium
Cl	=	Chlorid
Hk	=	Hämatokrit
Glu	=	Glukose

Aus den gemessenen können die folgenden Parameter rechnerisch ermittelt werden:

Hb	=	Hämoglobin
BE-ECF	=	Basenabweichung extracelluläre Flüssigkeiten

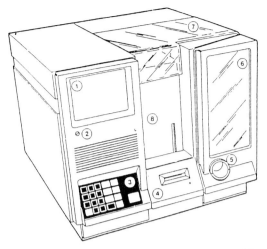

Abb. 3.18.2-4 Stat Profile-Analysator, Gesamtansicht mit Baugruppen

1 Bildschirm, 2 Statuslampe, 3 Tastatur, 4 Drucker, 5 Probeneingang, 6 Meßkammer, 7 Reagenzdeck, 8 Reagenzmodul

BE-B	=	Basenabweichung im Blut
SBC	=	Standard-Bikarbonat
HCO_3	=	Aktuelles Bikarbonat
TCO_2	=	Gesamt-CO_2-Gehalt
O_2sat	=	Sauerstoffsättigung
O_2ct	=	Sauerstoffkonzentration
nCa^{2+}	=	Normiertes Calcium
AL	=	Anionenlücke (Na + K) − (Cl + TCO_2)
Osm	=	Osmolalität

Eine Funktionsübersicht enthält das Flußdiagramm der Abbildung 3.18.2-5. Dabei dienen Gas A und B zur Kalibration der Gaselektroden, Reagenzien A und B zur Kalibration der pH- und Hk-Elektroden, Reagenzien C und D zur Kalibration der Elektrolytelektroden. Reagenz F ist die Spüllösung (Flush), R ist die Referenzlösung.

Besonders hinzuweisen ist dabei auf die Probennadel (Aspirationskapillare), die durch einen Schrittmotor vor- und zurückbewegt wird und neben der Blutprobe je nach Position der Nadelspitze in der sogenannten „Septumkammer" die verschiedenen Reagenzien der Meßkammer zuleitet.

Sämtliche Elektroden sind durch Schnappverschlüsse in ihren Halterungen eingerastet.

Der R-Schlauch transportiert frische Referenzlösung zur Referenzelektrode, der W-(Wa-

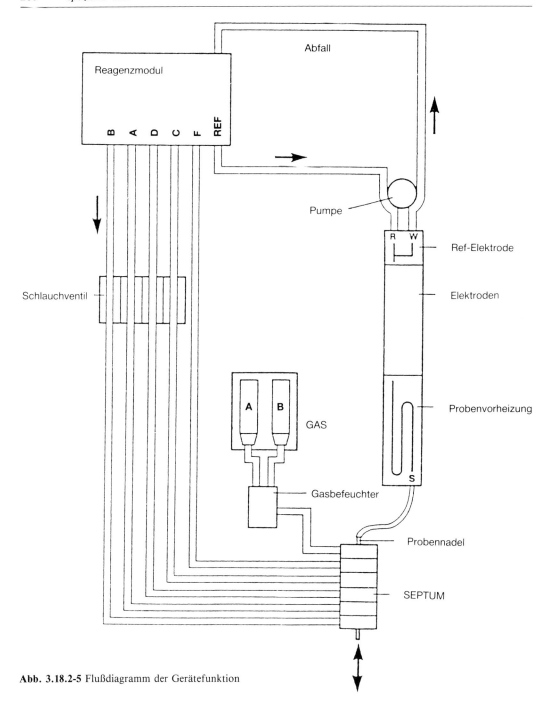

Abb. 3.18.2-5 Flußdiagramm der Gerätefunktion

ste-)Schlauch sämtliche Lösungen zum Abfallbehälter.

Je nach Geräteausführung wird der Füllstand der Reagenzlösungen elektronisch überwacht oder muß visuell kontrolliert werden.

Erfolgt über 30 Minuten keine Tastatureingabe, so wird der Bildschirm automatisch abgedunkelt. Durch Druck auf die Komma- bzw. Dezimalpunkttaste wird der zuletzt vorliegende Bildschirminhalt wieder angezeigt.

Die Funktion der einzelnen Tasten der Folientastatur geht aus Tabelle 3.18.2-1 hervor.

Tabelle 3.18.2-1 Tastaturbelegung

Taste	Funktion
0-9	Numerische Eingabe
Dezimalpunkt	1. Kommastelle bei der Dateneingabe 2. Sonderzeichen bei der Patientennummer 3. Abgedunkelten Schirm einschalten
ANALYZE	Startet eine Analyse (Taste gesperrt, wenn Gerät „In Betrieb" ist)
CAL	Startet eine 2-Punkt-Kalibration
CLEAR	1. Löschen von numerischer Eingabe 2. Verlassen eines Bildschirms (Menüebene aufwärts) 3. Abbrechen eines Vorgangs
ENTER	1. Bestätigen von Eingaben 2. Eingabemöglichkeit überspringen 3. Weiterschalten einer Bildschirmfolge (Menüebene beibehalten) 4. Angeforderten Vorgang starten
MENU	Anzeige des Hauptmenüs
PRINT	Ausdrucken des aktuellen Bildschirminhaltes (bei Bedarf)
PAPER ADV.	Papiervorschub um eine Zeile (Taste gesperrt während eines Druckvorgangs)
PATIENT DATA	Anzeige des Patientendatenmenüs
STATUS	Anzeige der Statusschirme
TEST SELECT	Einschalten der Betriebsart

Eine Analyse kann durchgeführt werden, wenn auf dem Bildschirm die Meldung „GERÄT MESSBEREIT" ausgegeben wird. Andernfalls („NICHT MESSBEREIT") kann durch Abruf der Statusmeldung die Ursache abgefragt werden. Bei Gründen, die die Meßgenauigkeit nicht beeinflussen („DATUM/ZEIT EINGEBEN" nach Stromausfall oder „TEMPERATURKONTROLLFEHLER" nach Wartungsarbeiten), kann die Meldung nach dem Ermessen des Benutzers übergangen und die Analyse trotzdem durchgeführt werden.

Meldungen mit Einfluß auf die Meßergebnisse wie „GASKONZENTRATION EINGEBEN" sollten dagegen nicht ignoriert werden. Messungen, die unter diesen Bedingungen dennoch gestartet wurden, sind auf dem Ergebnisausdruck mit einem Fragezeichen versehen.

Das Starten einer Messung erfolgt durch Drücken der Taste „ANALYZE", es erscheint die Probenkapillare, durch erneutes Drücken der Taste „ANALYZE" wird das entsprechende Probenvolumen (je nach Gerätetyp 130 bis 250 µl) heparinisierten Blutes (s.a. Abschnitt 3.18.1.7) aspiriert.

Das Menü zur Eingabe der zugehörigen Patientendaten kann mit der Taste „PATIENT DATA" aufgerufen werden.

Vom Patientendatenmenü aus können außerdem die aktuellen Werte für Temperatur und/oder Hämoglobin eingegeben werden. Unter dem Menüpunkt „Meßwerte" können einzelne Sensoren für den folgenden Ausdruck abgeschaltet werden; dies hat allerdings auch zur Folge, daß Rechenwerte, die von der Messung dieses Sensors abgeleitet werden, nicht zur Verfügung stehen.

Hinsichtlich der **Menüstruktur** kann von der obersten Menüebene = Hauptmenü (Anzeige „MESSBEREIT" oder „NICHT MESSBEREIT") durch Drücken der Tasten „STATUS", „PATIENT DATA" oder „TEST SELECT" in die zugehörigen Untermenüs verzweigt werden; oder aber es wird durch Drücken der Taste „MENU" und zusätzliche Eingabe einer Zahlenkombination in verschiednr Betriebsarten-, Wartungs-, Service- und Inbetriebnahmemenüs verzweigt. Die davon kontrollierten Funktionen sind teilweise Code-geschützt, so daß sich eine Benutzung durch nicht speziell geschulte Bediener ausschließt.

Eventuelle Zahleneingaben sind mit der Taste „ENTER" abzuschließen.

Erstreckt sich ein Menü über mehrere Bildschirme, wird mit „ENTER" zum nächsten Schirm gewechselt.

Durch maximal viermaliges Drücken der Taste „CLEAR" ist stets zum Hauptmenü zurückzukehren.

Im Betriebsartmenü (Aufruf über „TEST SELECT") können je nach Einstellung im Inbetriebnahmemenü für die folgende Messung bis zu vier verschiedene **Parameter-Kombinationen** ausgewählt werden; nach der Analyse geht das Gerät wieder in die ursprüngliche Betriebsart zurück: Blutgas und Elektrolyte, Blutgas mit abgeleiteten Berechnungen, Elektrolyte sowie pCO_2 und pO_2 aus einer Atemgasprobe.

Für letzteres wird anstelle einer Blutprobe ein Beutel mit einer Atemgasprobe vorgelegt und nach dem zweiten Betätigen der Taste „ANALYZE" leicht zusammengedrückt, bis die Nadel wieder einfährt.

Die Häufigkeit von **Einpunktkalibrationen** richtet sich nach der gewählten Betriebsart, eine **Zweipunktkalibration** wird je nach Beanspruchung des Gerätes automatisch alle zwei bis sechs Stunden durchgeführt.

Funktionsstörungen werden durch zahlreiche Statusmeldungen und Fehlernummern näher eingegrenzt und spezifiziert. Hierfür wird ebenso wie hinsichtlich der Einzelheiten bei der Menüführung auf die Gebrauchsanweisung verwiesen.

Die Meldungen der Statuslampe bedeuten im einzelnen:
— Aus: Statuslampe defekt oder Spannungsversorgung fehlt
— Grün leuchtend: Routinebetrieb
— Grün blinkend: Nächste Zweipunktkalibration innerhalb der nächsten 10 min
— Rot leuchtend: Störung an Heizung, Barometer oder Reagenzienzuführung (→ Statusmeldung abrufen
— Rot blinkend: Störung der elektronischen Steuerung (→ fachmännische Hilfe in Anspruch nehmen

Wartungsarbeiten werden in der Regel nur durch speziell geschultes Personal vorzunehmen sein, jedoch sollten folgende Maßnahmen von jedem Benutzer durchgeführt werden können:
— Wechsel einer Sicherung:
  Funktionsidentischen Ersatz bereitlegen, Sicherungsgehäuse neben der Netzkabelbuchse aufschrauben und Sicherung ersetzen.
— Wechsel des Registrierpapiers:
  Schubfach mit dem Papierschlitz herausziehen, alte Rolle von der Halterung ziehen und neue aufstecken, Papieranfang unter fortgesetztem Drücken der Taste „PAPER ADV" durch den Führungsschlitz gleiten lassen.
— Tauschen der Kalibriergasflasche (Druck unter 20 bar abgesunken):
  ● Handrad der alten Flasche zudrehen und Zuleitungssystem samt Reduzierventil entfernen
  ● Gasfilter in der Zuleitung erneuern, Reduzierventil an die neue Flasche anschließen
  ● Eventuell Zuleitung und Filter mit Leckspray auf Dichtigkeit prüfen
  ● Gassystem in der Kombination "2, 4, Enter„ vom Hauptmenü aus erneut befüllen
  ● Gaselektroden mit der Kombination "1, 5, Enter„ vom Hauptmenü aus neu kalibrieren

Zusammensetzung der Kalibriergase [Vol%]
Standard A: $CO_2 = 5$, $O_2 = 20$, $N_2 = 75$
Standard B: $CO_2 = 10$, $O_2 = 0$, $N_2 = 90$

Soll die Meßkammertür geöffnet werden, muß die Probennadel unbedingt zurückgezogen sein, da sonst ihre irreparable Beschädigung droht.

3.18.2.3 Onkometer BMT 921 (Thomae)

Beim Einschalten des Gerätes soll der Verschlußstopfen aus der Meßkammer herausgezogen sein, die Meßkammer muß sauber und zu etwa einem Drittel mit frischer Kochsalzlösung gefüllt sein, Schläuche und Spülflaschen sind ebenfalls mit physiologischer Kochsalzlösung gefüllt.

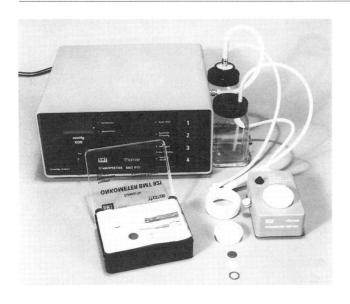

Abb. 3.18.2-6 Onkometer BMT 921, Gesamtansicht mit Meßkammer und Zubehör

Zur Messung:
— Taste 1 („Auto Null") kurz antippen: Es erscheint die Anzeige „00,0"
— Taste 2 („Kontrolle 25 mmHg") drücken: Die Anzeige muß 25,0 ± 0,2 mmHg ergeben
— Mit der Taste 3 oder dem auf dem Meßkammersockel befindlichen Druckknopf Meßkammer und Absaugschläuche leersaugen.
— **Sofort danach** erste Probe (heparinisiertes Vollblut, Heparinplasma oder Serum: Probenvolumen ca. 100 µl) einfüllen
— Nach 15 - 20 s die erste Probenmenge absaugen, **jedoch nicht spülen!**
— **Sofort danach** zweite Probenmenge einfüllen
— Die Messung ist abgeschlossen, wenn über mindestens 10 s keine Änderung der Anzeige mehr erfolgt oder die grüne Lampe „gespeichert" aufblinkt und ein Piepston zu hören ist.
— Durch Drücken der Taste „4" (Speicher löschen) wird wieder der Momentanwert angezeigt.
— Nach der letzten Messung wird die Probe abgesaugt und mit Hilfe der in den Zuleitungsschlauch integrierten Fingerpumpe gespült und wieder abgesaugt.
— Abschließend die Meßkammer wieder zu einem Drittel mit Kochsalzlösung füllen und den Verschlußstopfen aufstecken, damit die Membran nicht austrocknet.

Das soeben geschilderte Vorgehen ist zweckmäßig, wenn zur Bestimmung wenig Zeit zur Verfügung steht; optimal für die Validität der Meßwerte ist jedoch, wenn die Ergebnisse der drei letzten von mehreren aufeinanderfolgenden Messungen nur noch um 0,1 - 0,2 mmHg voneinander abweichen.

Eine eventuelle Nullpunktverschiebung des Drucktransducers - unabhängig von der Auto-Null-Funktion - kann durch Drücken der grünen Taste an der Rückwand des Hauptgerätes festgestellt werden: Der **Betrag** der Anzeige darf nicht größer als 3,0 sein. Zur Korrektur gegebenenfalls kleinen Schraubenzieher in die Öffnung an der rechten Seite der Meßkammer stecken und bei gedrückter grüner Taste die Anzeige auf Null stellen.

Der Kontrollwert 25 mm Hg kann nicht justiert werden; er dient lediglich der Überprüfung einer korrekten Druckeichung des Transducers.

Mit der roten Taste an der Geräterückwand müssen sämtliche Segmente der Anzeige zum Aufleuchten gebracht werden können („-88,8").

Referenzmessungen mit einer 5 %igen Albuminlösung lassen Werte im Bereich von 19,5 mm Hg erwarten. Besteht eine starke Abweichung hiervon bei einwandfrei verlaufender Transducer-Überprüfung (s.o.), so ist an einen Austausch der semipermeablen Membran zu denken:

— Die frische Membran muß zunächst solange in 0,9 %ige Kochsalzlösung eingelegt worden sein, bis alle weißen Flecken durch eine vollständige Quellung verschwunden sind.
— Probenraum leersaugen, Schläuche dekonnektieren, Schraubenring entgegen dem Uhrzeigersinn aufschrauben, abheben, danach gesamtes Oberteil der Meßkammer abheben.

- Lochplatte mit der semipermeablen Membran samt Dichtring mit Hilfe des beim Zubehör befindlichen Magnetstabes aus dem Unterteil der Meßkammer herausheben.
- Kochsalzlösung aus dem Unterteil der Meßkammer absaugen (dazu roten Schlauchansatz aus dem Zubehör verwenden).
- **Die jetzt freiliegende Transducer-Membran auf keinen Fall berühren!**
- Unterteil der Meßkammer bis zum Überlaufen mit Kochsalzlösung füllen (blasenfrei!)
- Siebplatte mit Pinzette so einlegen, daß sie nach oben gewölbt ist.
- Präparierte Membran mit dem schwarzen Punkt nach oben auf die Siebplatte auflegen.
- Roten Dichtring auf die Membran legen und leicht andrücken (alles mit Pinzette).
- Meßkammeroberteil wieder aufsetzen (Stifte in die Bohrungen).
- Schraubring aufsetzen und langsam zudrehen, dabei Anzeige beobachten: Der angezeigte Wert darf nicht unter -30 abfallen; gegebenenfalls das Festschrauben unterbrechen! Die Endstellung liegt vor, wenn die beiden blauen Punkte in Höhe der Luerbohrungen stehen.
- Schläuche wieder anschließen und Referenzmessung mit 5 %iger Albuminlösung wiederholen.

Die Saugflasche muß regelmäßig (gegebenenfalls täglich) entleert und gespült werden, der Bakterienfilter über der Flasche ist wöchentlich zu erneuern. Die Dichtelemente sind gelegentlich dünn mit Silikonpaste zu bestreichen.

3.18.3 Weiterführende Literatur

Thomas, L. (Hrsg.): Labor und Diagnose, 3. Aufl. Medizinische Verlagsgesellschaft, Marburg 1988

4 Anhang

4.1 Text der Verordnung über die Sicherheit medizinisch-technischer Geräte (Medizingeräteverordnung-MedGV) vom 14. Januar 1985

Auf Grund des § 24 der Gewerbeordnung in der Fassung der Bekanntmachung vom 1. Januar 1978 (BGBl. I S. 97), der zuletzt durch § 174 Abs. 1 Nr. 1 des Gesetzes vom 13. August 1980 (BGBl. I S. 1310) geändert worden ist, wird von der Bundesregierung nach Anhörung der beteiligten Kreise, auf Grund des § 24 d Satz 3 Halbsatz 1 der Gewerbeordnung von der Bundesregierung und auf Grund des § 8 a des Gerätesicherheitsgesetzes vom 24. Juni 1968 (BGBl. I S. 717), der durch Artikel 1 Nr. 9 des Gesetzes vom 13. August 1979 (BGBl. I S. 1432) eingefügt worden ist, vom Bundesminister für Arbeit und Sozialordnung nach Anhörung des Ausschusses für technische Arbeitsmittel und der beteiligten Kreise im Einvernehmen mit dem Bundesminister für Wirtschaft und dem Bundesminister für Jugend, Familie und Gesundheit mit Zustimmung des Bundesrates verordnet:

Erster Abschnitt
Allgemeine Vorschriften

§ 1
Anwendungsbereich

(1) Medizinisch-technische Geräte einschließlich Laborgeräten und Gerätekombinationen, die dazu bestimmt sind, in der Heilkunde oder Zahnheilkunde bei der Untersuchung oder Behandlung von Menschen verwendet zu werden, dürfen nur nach dieser Verordnung in den Verkehr gebracht, ausgestellt, errichtet und betrieben werden.

(2) Ausgenommen hiervon sind das Inverkehrbringen und Ausstellen von medizinisch-technischen Geräten, die nicht zur Verwendung im Geltungsbereich dieser Verordnung bestimmt sind.

§ 2
Einteilung der medizinisch-technischen Geräte

Medizinisch-technische Geräte werden in folgende Gruppen eingeteilt:
1. Gruppe 1
   Energetisch betriebene medizinisch-technische Geräte, die in der Anlage aufgeführt sind.
2. Gruppe 2
   Implantierbare Herzschrittmacher und sonstige energetisch betriebene medizinisch-technische Implantate.
3. Gruppe 3
   Energetisch betriebene medizinisch-technische Geräte, die nicht in der Anlage aufgeführt sind und nicht der Gruppe 2 zuzuordnen sind.
4. Gruppe 4
   Alle sonstigen medizinisch-technischen Geräte.

Zweiter Abschnitt
Vorschriften für das Inverkehrbringen und Ausstellen

§ 3
Allgemeine Anforderungen

(1) Medizinisch-technische Geräte dürfen gewerbsmäßig oder selbständig im Rahmen einer wirtschaftlichen Unternehmung nur in den Verkehr gebracht oder ausgestellt werden, wenn sie den Vorschriften dieser Verordnung, den allgemein anerkannten Regeln der Technik sowie den Arbeitsschutz- und Unfallverhütungsvorschriften entsprechen. Dabei muß sichergestellt sein, daß Patienten, Beschäftigte oder Dritte bei der bestimmungsgemäßen Verwendung der Geräte gegen Gefahren für Leben und Gesundheit so weit geschützt sind, wie es die Art der bestimmungsgemäßen Verwendung gestattet. Von den allgemein anerkannten Regeln der Technik sowie den Arbeitsschutz- und Unfallverhütungsvorschriften darf abgewichen werden, soweit die gleiche Sicherheit auf andere Weise gewährleistet ist.

(2) Medizinisch-technische Geräte der Gruppen 1 und 3 zur dosierten Anwendung von Energie oder Arzneimitteln müssen mit einer Warneinrichtung für den Fall eier gerätebedingten Fehldosierung ausgerüstet sein.

(3) Medizinisch-technische Geräte der Gruppen 1 bis 3 müssen deutlich sichtbar und lesbar mit folgenden Angaben gekennzeichnet sein:
1. Name oder Firma des Herstellers, bei einem ausländischen Gerät auch desjenigen, der es im Geltungsbereich dieser Verordnung in den Verkehr bringt,
2. Typ und Fabriknummer.

(4) Stellteile medizinisch-technischer Geräte müssen allgemein verständlich beschriftet oder mit genormten Bildzeichen versehen sein.

§ 4
Gebrauchsanweisung

(1) Der Hersteller hat für jedes medizinisch-technische Gerät eine Gebrauchsanweisung in deutscher Sprache mitzuliefern, in der die notwendigen Angaben über Verwendungszweck, Funktionsweise, Kombinationsmöglichkeiten mit anderen Geräten, Reinigung, Desinfektion, Sterilisation, Zusammenbau, Funktionsprüfung sowie Wartung des Gerätes enthalten sind.

(2) Der Hersteller hat darüber hinaus bei Geräten der Gruppe 2 als Teil der Gebrauchsanweisung mit jedem Gerät in zweifacher Ausfertigung eine Begleitkarte mizuliefern, die folgende Angaben enthalten muß:
1. Name oder Firma des Herstellers,
2. Typ, Fabriknummer und Datum, bis zu dem nach Herstellerangabe die Implantation spätestens erfolgt sein muß.

Daneben ist Raum für folgende Eintragungen vorzusehen:
1. Datum der Implantation,
2. Name der Person, die die Implantation verantwortlich durchgeführt hat,
3. Zeitpunkte und Ergebnisse nachfolgender Kontrolluntersuchungen.

(3) Absatz 1 gilt nicht für Geräte der Gruppe 4, die ohne Kenntnis einer Gebrauchsanweisung sachgerecht gehandhabt werden können.

§ 5
Bauartzulassung

(1) Medizinisch-technische Geräte der Gruppen 1 und 2 dürfen nur in den Verkehr gebracht oder ausgestellt werden, wenn sie von der zuständigen Behörde der Bauart nach zugelassen sind.

(2) Die Bauartzulassung ist vom Hersteller zu beantragen. Dem Antrag sind die für die Beurteilung des Gerätes erforderlichen Unterlagen einschließlich eines vom Hersteller einzuholenden Gutachtens einer Prüfstelle beizufügen. Die Prüfstelle prüft, ob die Bauart den Anforderungen des § 3 entspricht. Erforderliche Muster für die Bauartprüfung sind der Prüfstelle zur Verfügung zu stellen.

(3) Die Zulassung ist zu erteilen, wenn die Bauart den Anforderungen des § 3 entspricht.

(4) In der Zulassung sind — außer bei Geräten der Gruppe 2 — der Umfang und die Fristen wiederkehrender sicherheitstechnischer Kontrollen festzulegen, soweit dies zum Schutz von Patienten, Beschäftigten oder Dritten erforderlich ist.

(5) Die zuständige Behörde bestimmt das Zulassungszeichen und die sonstigen Angaben, mit denen das Gerät zu versehen ist.

(6) Die zuständige Behörde erteilt dem Antragsteller eine Bescheinigung über die Zulassung, aus der sich die Einzelheiten der Zulassung ergeben. Der Hersteller hat bei der Auslieferung eines jeden Gerätes einen Abdruck dieser Bescheinigung beizufügen.

(7) Eine Zulassung kann auch widerrufen werden, soweit die Bauart nicht mehr den allgemein anerkannten Regeln der Technik oder den Arbeitsschutz- und Unfallverhütungsvorschriften entspricht.

(8) Eine Bauzulassung erlischt, wenn
1. eine in ihr gesetzte Frist verstrichen ist, ohne das der Zulassungsinhaber damit begonnen hat, das zugelassene Gerät herzustellen;
2. der Zulassungsinhaber von der Zulassung drei Jahre keinen Gebrauch macht oder Geräte seit mehr als drei Jahren nicht mehr hergestellt hat und die Frist nicht verlängert worden ist.

(9) Die Bauartzulassung sowie die Rücknahme, der Widerruf oder das Erlöschen einer Bauartzulassung sind im Bundesanzeiger bekanntzumachen.

(10) Auf Antrag des Herstellers soll die zuständige Behörde Ausnahmen von Absatz 1 für medizinisch-technische Geräte zulassen, die der klinischen Erprobung am Menschen dienen, wenn die technische Unbedenklichkeit des Gerätes nachgewiesen ist. Die Absätze 6 bis 9 gelten entsprechend. Die Ausnahme ist auf einen vom Antragsteller vorgeschlagenen Anwenderkreis zu beschränken sowie auf höchstens drei Jahre zu befristen.

Dritter Abschnitt
Vorschriften für das Errichten und Betreiben

§ 6
Allgemeine Anforderungen

(1) Medizinisch-technische Geräte der Gruppen 1, 3 und 4 dürfen nur bestimmungsgemäß, nach den Vorschriften dieser Verordnung, den allgemein anerkannten Regeln der Technik sowie den Arbeitsschutz- und Unfallverhütungsvorschriften errichtet und betrieben werden. Sie dürfen nicht betrieben werden, wenn sie Mängel aufweisen, durch die Patienten, Beschäftigte oder Dritte gefährdet werden können.

(2) Medizinisch-technische Geräte der Gruppe 1 dürfen außer in Fällen des § 5 Abs. 10 nur betrieben werden, wenn sie der Bauart nach zugelassen sind. Ist die Bauartzulassung zurückgenommen oder widerrufen worden, dürfen vor der Bekanntmachung der Rücknahme oder des Widerrufs im Bundesanzeiger in Betrieb genommene Geräte weiterbetrieben werden, wenn sie der zurückgenommenen oder widerrufenen Zulassung entsprechen und in der Bekanntmachung nach § 5 Abs. 9 nicht festgestellt wird, daß Gefahren für Patienten, Beschäftigte oder Dritte zu befürchten sind. Satz 2 gilt entsprechend, wenn eine Bauartzulassung nach § 5 Abs. 8 Nr. 2 erloschen ist.

(3) Medizinisch-technische Geräte der Gruppen 1, 3 und 4 dürfen nur von Personen angewendet werden, die auf Grund ihrer Ausbildung oder ihrer Kenntnisse und praktischen Erfahrungen die Gewähr für eine sachgerechte Handhabung bieten.

(4) Der Anwender hat sich vor der Anwendung eines Gerätes der Gruppen 1, 3 oder 4 von der Funktionssicherheit und dem ordnungsgemäßen Zustand des Gerätes zu überzeugen.

(5) Gehört zu einem medizinisch-technischen Gerät ein Teil, der als überwachungsbedürftige Anlage zugleich einer anderen Verordnung nach § 24 der Gewerbeordnung unterliegt, so sind auf ihn auch die Vorschriften der anderen Verordnung anzuwenden.

§ 7
Weitergehende Anforderungen

Die zuständige Behörde kann im Einzelfall zur Abwendung konkreter besonderer Gefahren für Patienten, Beschäftigte oder Dritte über § 6 Abs. 1 Satz 1 hinausgehende Anforderungen stellen.

§ 8
Ausnahmen

(1) Die zuständige Behörde kann auf Antrag des Betreibers für einzelne medizinisch-technische Geräte aus besonderen Gründen Ausnahmen von in § 6 Abs. 1 Satz 1 genannten Vorschriften und von § 6 Abs. 2 zulassen, wenn die Sicherheit auf andere Weise gewährleistet ist.

(2) Der Betreiber darf von den in § 6 Abs. 1 genannten Regeln der Technik, soweit sie sich auf den Betrieb des Gerätes beziehen, abweichen, wenn er eine ebenso wirksame Maßnahme trifft. Auf Verlangen der zuständigen Behörde hat der Betreiber im Einzelfall nachzuweisen, daß die andere Maßnahme ebenso wirksam ist.

§ 9
Inbetriebnahme von Geräten der Gruppe 1

Der Betreiber darf ein medizinisch-technisches Gerät der Gruppe 1 erst in Betrieb nehmen, wenn der Hersteller oder Lieferant
1. das Gerät am Betriebsort einer Funktionsprüfung unterzogen hat und
2. den für den Betrieb des Gerätes Verantwortlichen anhand der Gebrauchsanweisung in die Handhabung des Gerätes eingewiesen hat.

§ 10
Einweisung des Personals

(1) Medizinisch-technische Geräte der Gruppen 1 und 3 dürfen nur von Personen nach § 6 Abs. 3 angewendet werden, die am Gerät unter Berücksichtigung der Gebrauchsanweisung in die sachgerechte Handhabung eingewiesen worden sind. Nur solche Personen dürfen einweisen, die auf Grund ihrer Kenntnisse und praktischen Erfahrungen für die Einweisung in die Handhabung dieser Geräte geeignet sind.

(2) Werden solche Geräte mit Zusatzgeräten zu Gerätekombinationen erweitert, ist die Einweisung des Personals auf die Kombinationen und deren Besonderheiten zu erstrecken.

§ 11
Sicherheitstechnische Kontrollen

(1) Der Betreiber eines medizinisch-technischen Gerätes der Gruppe 1 hat die bei der Bauartzulassung festgelegten sicherheitstechnischen Kontrollen im vorgeschriebenen Umfang fristgerecht durchführen zu lassen. Bei Dialysegeräten, die mit ortsfesten Versorgungs- und Aufbereitungs-

einrichtungen verbunden sind, ist die sicherheitstechnische Kontrolle auch auf diese Einrichtungen zu erstrecken. Der Umfang und die Fristen sicherheitstechnischer Kontrollen für die Geräte der Gruppe 1, für die nach den Übergangsvorschriften gemäß § 22 Abs. 1 und 2 Bauartzulassungen nicht erforderlich sind, richten sich grundsätzlich nach den Herstellerempfehlungen über Umfang und Fristen von Inspektionen im Rahmen der Wartung und werden im einzelnen in den Prüfbescheinigungen nach § 22 Abs. 1 oder 2 von der Prüfstelle oder vom Sachverständigen festgelegt.

(2) Die sicherheitstechnischen Kontrollen dürfen nur Personen übertragen werden, die auf Grund ihrer Ausbildung, ihrer Kenntnisse und ihrer durch praktische Tätigkeit gewonnenen Erfahrungen Kontrollen ordnungsgemäß durchführen können und bei ihrer Kontrolltätigkeit weisungsfrei sind.

(3) Werden bei den sicherheitstechnischen Kontrollen Mängel festgestellt, durch die Patienten, Beschäftigte oder Dritte gefährdet werden, so hat der Betreiber die zuständige Behörde unverzüglich zu unterrichten.

§ 12
Bestandsverzeichnis

(1) Der Betreiber hat für die von ihm betriebenen medizinisch-technischen Geräte der Gruppen 1 und 3 ein Bestandsverzeichnis zu führen.

(2) In das Bestandsverzeichnis sind für jedes einzelne Gerät folgende Angaben einzutragen:
1. Name oder Firma des Herstellers,
2. Typ, Fabriknummer und Anschaffungsjahr,
3. Gerätegruppe nach § 2,
4. Standort oder betriebliche Zuordnung.

(3) Der zuständigen Behörde ist auf Verlangen beim Betreiber jederzeit Einsicht in das Bestandsverzeichnis zu gewähren.

§ 13
Gerätebuch

(1) Für medizinisch-technische Geräte der Gruppe 1 hat der Betreiber ein Gerätebuch zu führen. Andere Dokumentationen sind dem Gerätebuch gleichgestellt, sofern sie die für das Gerätebuch geltenden Anforderungen in gleicher Weise erfüllen und dem Anwender jederzeit zugänglich sind.

(2) In das Gerätebuch sind einzutragen:
1. Zeitpunkt der Funktionsprüfung vor der erstmaligen Inbetriebnahme des Gerätes,
2. Zeitpunkt der Einweisungen sowie die Namen der eingewiesenen Personen,
3. Zeitpunkt der Durchführung von vorgeschriebenen sicherheitstechnischen Kontrollen und von Instandhaltungsmaßnahmen sowie der Name der Person oder die Firma, die die Maßnahme durchgeführt hat,
4. Zeitpunkt, Art und Folgen von Funktionsstörungen und wiederholter gleichartiger Bedienungsfehler.

(3) Ein Abdruck der Bauartzulassungsbescheinigung oder der Bescheinigung nach § 22 Abs. 1 Satz 4 oder Abs. 2 Satz 4 sind beim Gerätebuch aufzubewahren.

§ 14
Aufbewahrung der Gebrauchsanweisungen und Gerätebücher

(1) Gebrauchsanweisungen und Gerätebücher für medizinisch-technische Geräte der Gruppe 1 sind so aufzubewahren, daß sie den mit der Anwendung beauftragten Personen jederzeit zugänglich sind.

(2) Der zuständigen Behörde ist auf Verlangen am Betriebsort jederzeit Einsicht in die Gerätebücher zu gewähren.

§ 15
Unfall- und Schadensanzeige

(1) Funktionsausfälle oder -störungen an medizinisch-technischen Geräten der Gruppen 1 und 3, die zu einem Personenschaden geführt haben, hat der Betreiber der zuständigen Behörde unverzüglich anzuzeigen.

(2) Die zuständige Behörde kann von dem Betreiber verlangen, daß dieser das anzuzeigende Ereignis auf seine Kosten durch einen Sachverständigen sicherheitstechnisch beurteilen läßt und ihr die Beurteilung schriftlich vorlegt. Der Sachverständige wird im Einvernehmen mit der zuständigen Behörde ausgewählt. Die sicherheitstechnische Beurteilung hat sich insbesondere auf die Feststellung zu erstrecken,
1. worauf das Ereignis zurückzuführen ist,
2. ob sich das medizinisch-technische Gerät nicht in ordnungsgemäßem Zustand befand und ob nach Behebung des Mangels eine Gefahr nicht mehr besteht und
3. ob neue Erkenntnisse gewonnen worden sind, die andere oder zusätzliche Vorkehrungen erfordern.

§ 16
Ausnahmen für nichtgewerblich betriebene Geräte

Die §§ 6 bis 15 und 22 Abs. 2 Satz 2 gelten nicht für medizinisch-technische Geräte, die weder gewerblichen noch wirtschaftlichen Zwecken dienen und in deren Gefahrenbereich keine Arbeitnehmer beschäftigt werden.

Vierter Abschnitt
Prüfungs- und Aufsichtsorgane

§ 17
Prüfstellen

Prüfstellen für die Prüfung medizinisch-technischer Geräte der Gruppen 1 und 2 sind die in der Anlage zur Gerätesicherheits-Prüfstellenverordnung in ihrer jeweils geltenden Fassung aufgeführten Einrichtungen, soweit sie für die Prüfung dieser Geräte anerkannt sind.

§ 18
Sachverständige

Sachverständige für die Prüfung von medizinisch-technischen Geräten sind die Sachverständigen nach § 24 c Abs. 1 und 2 und § 36 der Gewerbeordnung sowie die Prüfstellen nach § 17.

§ 19
Geräte des Bundes

(1) Für Geräte der Deutschen Bundespost, der Bundeswehr, des Bundesgrenzschutzes sowie des Zivilschutzes stehen die Befugnisse nach § 6 Abs. 2 Satz 2, den §§ 7, 8 und 22 Abs. 5 sowie die Aufsicht über die Ausführung dieser Verordnung dem zuständigen Bundesminister oder der von ihm bestimmten Behörde zu. Für andere medizinisch-technische Geräte, die der Überwachung durch die Bundesverwaltung unterliegen, obliegen diese Aufgaben den Gewerbeaufsichtsbehörden. Hierbei ist § 139 b der Gewerbeordnung entsprechend anzuwenden.

(2) Der Bundesminister der Verteidigung kann darüber hinaus für Geräte der Bundeswehr, die dieser Verordnung unterliegen, Ausnahmen von den Vorschriften dieser Verordnung zulassen, wenn zwingende Gründe der Verteidigung oder die Erfüllung zwischenstaatlicher Verpflichtungen der Bundesrepublik dies erfordern und die Sicherheit auf andere Weise gewährleistet ist.

(3) § 15 gilt nicht für die Bundeswehr.

Fünfter Abschnitt
Ordnungswidrigkeiten

§ 20
Ordnungswidrigkeiten

(1) Ordnungswidrig im Sinne des § 9 Abs. 1 Nr. 1 des Gerätesicherheitsgesetzes handelt, wer vorsätzlich oder fahrlässig
1. entgegen § 6 Abs. 1 Satz 2 ein medizinisch-technisches Gerät der Gruppe 1, 3 oder 4 betreibt;
2. entgegen § 4 Abs. 1 für ein medizinisch-technisches Gerät die dort vorgesehene Gebrauchsanweisung nicht mitliefert;
3. entgegen § 5 Abs. 1 ein medizinisch-technisches Gerät der Gruppe 1 oder 2 ohne die vorgeschriebene Bauartzulassung in Verkehr bringt oder ausstellt.

(2) Ordnungswidrig im Sinne des § 143 Abs. 1 Nr. 2 der Gewerbeordnung handelt, wer vorsätzlich oder fahrlässig
1. entgegen § 6 Abs. 2 Satz 1 ein medizinisch-technisches Gerät der Gruppe 1 betreibt, das nicht nach § 5 der Bauart nach zugelassen ist;
2. entgegen § 9 ein medizinisch-technisches Gerät der Gruppe 1 ohne die vorgeschriebene Funktionsprüfung oder Einweisung in Betrieb nimmt;
3. entgegen § 11 Abs. 2 Satz 1 und 2 die vorgeschriebene sicherheitstechnische Kontrolle eines medizinisch-technischen Gerätes der Gruppe 1 nicht, nicht im vorgesehenen Umfang oder nicht rechtzeitig durchführen läßt;
4. entgegen § 12 Abs. 1 ein Bestandsverzeichnis für medizinisch-technische Geräte der Gruppe 1 und 3 oder entgegen § 13 Abs. 1 ein Gerätebuch oder eine andere nach § 13 Abs. 1 Satz 2 gleichgestellte Dokumentation für medizinisch-technische Geräte der Gruppe 1 nicht führt oder die in § 12 Abs. 2 oder § 13 Abs. 2 vorgeschriebenen Angaben nicht, nicht richtig oder nicht vollständig einträgt;
5. entgegen § 22 Abs. 2 Satz 2 oder 3 die Geräte der Gruppe 1 nicht oder nicht rechtzeitig einer auf die Betriebs- und Funktionssicherheit beschränkten sicherheitstechnischen Prüfung unterziehen läßt.

(3) Ordnungswidrig im Sinne des § 143 Abs. 2 Nr. 1 der Gewerbeordnung handelt, wer vorsätzlich oder fahrlässig eine Anzeige nach § 15 Abs. 1 nicht, nicht richtig, nicht vollständig oder nicht rechtzeitig erstattet.

§ 21
Straftaten

(1) Wer eine in § 20 Abs. 2 bezeichnete vorsätzliche Zuwiderhandlung beharrlich wiederholt, ist nach § 148 Nr. 1 der Gewerbeordnung strafbar.

(2) Wer durch eine in § 20 Abs. 2 bezeichnete vorsätzliche Zuwiderhandlung Leben oder Gesundheit eines anderen oder fremde Sachen von bedeutendem Wert gefährdet, ist nach § 148 Nr. 2 der Gewerbeordnung strafbar.

Sechster Abschnitt
Überleitungsregelungen aus Anlaß der Herstellung der Einheit Deutschlands

§ 22
Abweichendes Inkrafttreten, Überleitungen

Die §§ 13 und 14 treten in dem in Artikel 3 des Einigungsvertrages genannten Gebiet am 1. Januar 1992 in Kraft. Im übrigen gilt diese Verordnung in dem in Artikel 3 des Einigungsvertrages genannten Gebiet vom Wirksamwerden des Beitritts an nach Maßgabe der §§ 23 bis 27.

§ 23
Weitergeltung von Zulassungen für das Inverkehrbringen

Vor dem Wirksamwerden des Beitritts erteilte Zulassungen und Ausnahmegenehmigungen für das Inverkehrbringen medizinisch-technischer Geräte der Gruppen 1 und 2 gelten als Bauartzulassungen nach § 5, soweit für diese Geräte in dem Gebiet, in dem diese Verordnung schon vor dem Beitritt gegolten hat, bis zum Wirksamwerden des Beitritts Bauartzulassungen nach § 5 nicht erteilt worden sind. Die Zulassungen gelten längstens bis zum 31. Dezember 1994, die Ausnahmegenehmigungen längstens bis zum 31. Dezember 1991. Für die betroffenen Geräte gilt § 5 Abs. 6 Satz 2, soweit sie nach dem 30. Juni 1991 ausgeliefert werden.

§ 24
Weiterbetrieb, Inbetriebnahme

(1) Unabhängig davon, ob die Anforderungen nach § 6 Abs. 1 Satz 1 im Einzelfall erfüllt sind, dürfen medizinisch-technische Geräte

1. weiterbetrieben werden, wenn sie vor dem Wirksamwerden des Beitritts in dem in Artikel 3 des Einigungsvertrages genannten Gebiet zulässigerweise betrieben wurden,

2. bis zum 31. Dezember 1991 errichtet, in Betrieb genommen und auch nach diesem Tag weiterbetrieben werden, wenn sie den Vorschriften entsprechen, die am Tag vor dem Wirksamwerden des Beitritts in dem in Artikel 3 des Einigungsvertrages genannten Gebiet gegolten haben.

(2) § 6 Abs. 5 gilt für die unter Absatz 1 fallenden medizinisch-technischen Geräte mit der Maßgabe, daß die in der anderen Verordnung nach § 24 der Gewerbeordnung enthaltenen Betriebsvorschriften spätestens ab dem 1. Januar 1992 anzuwenden sind. Für die an den Geräteteil zu stellenden Beschaffenheitsanforderungen bleiben die Vorschriften maßgebend, die vor dem Wirksamwerden des Beitritts in dem in Artikel 3 des Einigungsvertrages genannten Gebiet gegolten haben.

(3) Im übrigen bleiben die Bestimmungen dieser Verordnung unberührt.

§ 25
Sicherheitstechnische Kontrollen

§ 11 ist für die unter § 24 Abs. 1 fallenden medizinisch-technischen Geräte der Gruppe 1 spätestens ab dem 1. Januar 1992 anzuwenden. Bis zur Anwendung des § 11 sind diese Geräte nach den entsprechenden Vorschriften sicherheitstechnisch zu prüfen, die in dem in Artikel 3 des Einigungsvertrages genannten Gebiet am Tag vor dem Wirksamwerden des Beitritts gegolten haben.

§ 26
Bestandsverzeichnis

Das Bestandsverzeichnis nach § 12 ist spätestens bis zum 31. Dezember 1991 zu erstellen. Bis zur Erstellung sind die medizinisch-technischen Geräte der Gruppen 1 und 3 nach den entsprechenden Vorschriften zu erfassen, die in dem in Artikel 3 des Einigungsvertrages genannten Gebiet am Tag vor dem Wirksamwerden des Beitritts gegolten haben.

§ 27
Übergangsvorschriften des § 28

(1) § 28 gilt mit der Maßgabe, daß an die Stelle der Worte „im Zeitpunkt des Inkrafttretens dieser Verordnung" in Absatz 1 Satz 1 die Worte

„am 1. Januar 1986" und an die Stelle der Worte „im Zeitpunkt des Inkrafttretens dieser Verordnung" in Absatz 2 Satz 1 und 2 sowie der Worte „bei Inkrafttreten dieser Verordnung" in Absatz 3 jeweils die Worte „am Tag des Wirksamwerdens des Beitritts" treten.

(2) Der Nachweis der regelmäßigen Wartung nach § 28 Abs. 2 Satz 2 ist für die Zeit ab der Inbetriebnahme der medizinisch-technischen Geräte der Gruppe 1 zu erbringen. Soweit diese Geräte früher als ein Jahr vor dem Wirksamwerden des Beitritts in Betrieb genommen worden sind, genügt der Nachweis für die Zeit ab dem Tag, der ein Jahr vor dem Wirksamwerden des Beitritts liegt. Der Nachweis ist für die einzelnen Geräte durch Vorlage entsprechender Unterlagen zu erbringen. Er gilt auch als erbracht, soweit der Betreiber nachweist, daß der seit mindestens einem Jahr vor dem Wirksamwerden des Beitritts sachverständige Personen beschäftigt, zu deren Aufgaben die Planung, Organisation und Durchführung der Wartung dieser Geräte gehört.

(3) Die Prüfung nach § 28 Abs. 2 Satz 2 bis 4 und Abs. 4 und Abs. 3 ist bis zum 31. Dezember 1994 durchzuführen.

Siebter Abschnitt
Übergangs- und Schlußvorschriften

§ 28
Übergangsvorschriften

(1) Die §§ 5 und 6 Abs. 2 Satz 1 gelten nicht für medizinisch-technische Geräte der Gruppe 1, § 5 gilt nicht für Geräte der Gruppe 2, die im Zeitpunkt des Inkrafttretens dieser Verordnung hergestellt sind oder mit deren serienmäßiger Herstellung begonnen ist. Diese Geräte hat der Hersteller vor dem Inverkehrbringen von einer Prüfstelle oder von einem Sachverständigen einer auf den Gerätetyp und die Bauart beschränkten vereinfachten sicherheitstechnischen Prüfung unterziehen zu lassen. Der Hersteller hat der Prüfstelle oder dem Sachverständigen die für die Prüfung erforderlichen Unterlagen zur Verfügung zu stellen. Die Prüfstelle oder der Sachverständige stellt dem Hersteller eine Bescheinigung über die Prüfung aus, in der für Geräte der Gruppe 1 Umfang und Fristen sicherheitstechnischer Kontrollen auf Grund der Herstellerempfehlungen über Umfang und Fristen von Inspektionen im Rahmen der Wartung festzulegen sind. Der Hersteller hat bei Auslieferung jedes Gerätes einen Abdruck dieser Bescheinigung mitzuliefern.

(2) § 6 Abs. 2 und § 9 gelten nicht für medizinisch-technische Geräte, die im Zeitpunkt des Inkrafttretens dieser Verordnung bereits betrieben werden. Medizinisch-technische Geräte der Gruppe 1, die im Zeitpunkt des Inkrafttretens dieser Verordnung bereits betrieben werden und für die der Betreiber nicht den Nachweis erbringt, daß sie in der Vergangenheit den Empfehlungen des Herstellers entsprechend regelmäßig gewartet worden sind, hat der Betreiber bis zum 31. Dezember 1987 durch eine Prüfstelle, einen Sachverständigen oder sonstige sachverständige Personen einer auf die Betriebssicherheit und Funktionsfähigkeit beschränkten sicherheitstechnischen Prüfung unterziehen zu lassen. Bei Dialyseeinrichtungen ist die Prüfung nach Satz 2 oder 3 auszustellen, in der Umfang und Fristen sicherheitstechnischer Kontrollen auf Grund der Herstellerempfehlungen über Umfang und Fristen von Inspektionen im Rahmen der Wartung festzulegen sind.

(3) Absatz 2 gilt auch für den Betrieb von medizinisch-technischen Geräten der Gruppe 1, die bei Inkrafttreten dieser Verordnung bereits in den Verkehr gebracht sind, aber noch nicht betrieben werden.

(4) Hat die Prüfstelle oder der Sachverständige bei einer Prüfung nach Absatz 1 Satz 2 oder die Prüfstelle, der Sachverständige oder eine sonstige sachverständige Person bei einer Prüfung nach Absatz 2 Satz 2 oder 3 Mängel festgestellt, durch die Patienten, Beschäftigte oder Dritte gefährdet werden können, so haben sie diese der zuständigen Behörde in zweifacher Ausfertigung unverzüglich mitzuteilen.

(5) Die zuständige Behörde soll
1. das Inverkehrbringen der Geräte nach Absatz 1,
2. den weiteren Betrieb der Geräte nach Absatz 2

untersagen oder von bestimmten Bedingungen und Auflagen abhängig machen, wenn Gefahren für Patienten, Beschäftigte oder Dritte zu befürchten sind.

§ 29
Berlin-Klausel

Diese Verordnung gilt nach § 14 des Dritten Überleitungsgesetzes in Verbindung mit § 156 der Gewerbeordnung und § 13 des Geräte-Sicherheitsgesetzes auch im Land Berlin.

§ 30
Inkrafttreten

(1) Diese Verordnung tritt vorbehaltlich des Absatzes 2 am 1. Januar 1986 in Kraft.
(2) § 3 Abs. 2 tritt am 1. Januar 1988 in Kraft.

Anlage (zu § 2 Nr. 1)
Medizinisch-technische Geräte der Gruppe 1

1. Elektro- und Phonokardiographen, intrakardial
2. Blutdruckmesser, intrakardial
3. Blutflußmesser, magnetisch
4. Defibrillatoren
5. Geräte zur Stimulation von Nerven und Muskeln für Diagnose und Therapie
6. Geräte zur Elektrokrampfbehandlung
7. Hochfrequenz-Chirurgiegeräte
8. Impulsgeräte zur Lithotripsie
9. Photo- und Laserkoagulatoren
10. Hochdruck-Injektionsspritzen
11. Kryochururgiegeräte (Heizteil)
12. Infusionspumpen
13. Infusionsspritzenpumpen
14. Perfusionspumpen
15. Beatmungsgeräte (nicht manuell)
16. Inhalations-Narkosegeräte
17. Inkubatoren, stationär und transportabel
18. Druckkammern für hyperbare Therapie
19. Dialysegeräte
20. Hypothermiegeräte (Steuerung)
21. Herz-Lungen-Maschine
22. Laser-Chirurgie-Geräte
23. Blutfiltrationsgeräte
24. Externe Herzschrittmacher
25. Kernspintomographen

4.2 Muster einer Dienstanweisung zur Durchführung der Medizingeräteverordnung

Medizinisch-technische Geräte dürfen in der Heilkunde oder Zahnheilkunde bei der Untersuchung oder Behandlung von Menschen nur nach den Vorschriften der ab 1. 1. 1986 geltenden Medizingeräteverordnung (MedGV), den anerkannten Regeln der Technik sowie den Arbeitsschutz- und Unfallverhütungsvorschriften errichtet und betrieben werden.

Ziel dieser Dienstanweisung ist es, die Zuständigkeit für den Vollzug der MedGV innerhalb des Klinikums zu bestimmen und die Aufgabenverteilung im Einvernehmen zwischen Krankenhausträger und leitenden Ärzten auf Verwaltung, Medizintechnik und Ärzte festzulegen sowie die ärztlichen und nichtärztlichen Mitarbeiter, die mit medizinisch-technischen Geräten arbeiten, über ihre Pflichten zu informieren.

I. Allgemeine Grundsätze und wesentlicher Inhalt der MedGV

Der Krankenhausträger hat als „Betreiber" der medizinisch-technischen Geräte im Sinne der MedGV die Bestimmungen über die Errichtung, den Betrieb und die Anwendung der Geräte zu beachten. Er hat dafür zu sorgen, daß Gefahren, die sich aus der Anwendung der Geräte für Patienten, Personal und Dritte ergeben können, weitestmöglich eingeschränkt werden. Er hat insbesondere dafür einzustehen,
— daß die medizinisch-technischen Geräte den Sicherheitsanforderungen genügen,
— daß sie nur von Personen angewendet werden, die auf Grund ihrer Ausbildung oder ihrer Kenntnisse und praktischen Erfahrungen die Gewähr für eine sachgerechte Handhabung bieten, und
— daß diejenigen, die ein Gerät anwenden, sich von seiner Funktionssicherheit und dem ordnungsgemäßen Zustand überzeugen.

Die unmittelbaren Pflichten zur vorbeugenden Gefahrenabwehr und zur Beachtung der damit in Zusammenhang stehenden Ordnungsvorschriften der MedGV obliegen dem Krankenhausträger. Zivil- und strafrechtlich haftet aber in erster Linie derjenige, der durch eine schuldhafte Fehlleistung bei der Anwendung der Geräte einen Körperschaden oder den Tod eines Menschen verursacht sowie derjenige, der durch Mängel bei der ihm obliegenden Anleitung und Überwachung von Mitarbeitern deren Fehlleistung schuldhaft ermöglicht hat.

Hinsichtlich der Intensität der Pflichten bei der Errichtung, dem Betrieb und der Anwendung der medizinisch-technischen Geräte unterscheidet die MedGV zwischen vier Gerätegruppen:

Gruppe 1
Energetisch betriebene medizinisch-technische Geräte, die in der Anlage 1 aufgeführt sind:
1. Elektro- und Phonkardiographen, intrakardial
2. Blutdruckmesser, intrakardial
3. Blutflußmesser, magnetisch
4. Defibrillatoren
5. Geräte zur Stimulation von Nerven und Muskeln für Diagnose und Therapie
6. Geräte zur Elektrokrampfbehandlung
7. Hochfrequenz-Chirurgiegeräte
8. Impulsgeräte zur Lithotripsie
9. Photo- und Laserkoagulatoren
10. Hochdruck-Injektionsspritzen
11. Kryochirurgiegeräte (Heizteil)
12. Infusionspumpen
13. Infusionsspritzenpumpen
14. Perfusionspumpen
15. Beatmungsgeräte (nicht manuelle)
16. Inhalations-Narkosegeräte
17. Inkubatoren, stationär und transportabel
18. Druckkammern für hyberbare Therapie
19. Dialysegeräte
20. Hyperthermiegeräte (Steuerung)
21. Herz-Lungen-Maschine
22. Laser-Chirurgie-Geräte
23. Blutfiltrationsgeräte
24. Externe Herzschrittmacher
25. Kernspintomographen

Gruppe 2
Implantierbare Herzschrittmacher und sonstige energetisch betriebene medizinisch-technische Implantate.

Gruppe 3
Energetisch betriebene medizinisch-technische Geräte, die nicht in der Anlage aufgeführt sind und nicht der Gruppe 2 zuzuordnen sind.

Gruppe 4
Alle sonstigen medizinisch-technische Geräte.
Im folgenden Text bezeichnet „Betreiber" den Krankenhausträger, „Geräteverantwortlicher"

den leitenden Arzt einer Fachabteilung oder eines Instituts, „Gerätebeauftragter" Mitarbeiter, denen bestimmte Aufgaben nach der MedGV hinsichtlich eines Gerätes oder einer Gruppe von Geräten übertragen sind, „Anwender" die ärztlichen oder nichtärztlichen Mitarbeiter, die diagnostisch und/oder therapeutisch mit dem Gerät arbeiten.

II. Verantwortungsbereiche des Geräteverantwortlichen

1. Grundsatz
   Soweit nicht bestimmte Pflichten allgemein oder aufgrund spezieller Anordnungen des Krankenhausträgers technischen und Verwaltungsfachkräften übertragen sind, werden die leitenden Ärzte der Fachabteilungen, Institute und zentr. Einrichtungen als Geräteverantwortliche bestellt, die dafür sorgen, daß medizinisch-technische Geräte in ihrem fachlichen Aufgabenbereich nur nach den Vorschriften der MedGV, den allgemein anerkannten Regeln der Technik sowie den Arbeitsschutz- und Unfallverhütungsvorschriften eingesetzt werden. Bei Geräten auf interdisziplinären Einheiten übernimmt die hier aufgeführten Pflichten der Leiter der Einheit.
2. Übernahme des medizinisch-technischen Gerätes nach Einweisung in die Handhabung des Gerätes vor der Inbetriebnahme (§ 9 MedGV).
   Die leitenden Ärzte der Fachabteilungen oder Institute dürfen Geräte der Gruppe 1 erst in Betrieb nehmen, nachdem ihnen der Betreiber das Gerät übergeben hat und sie selbst oder von ihnen beauftragte Mitarbeiter durch Hersteller oder Lieferant anhand der Gebrauchsanweisung in die Handhabung des Gerätes eingewiesen worden sind.
3. Medizinische Einweisung von ärztlichem, medizinisch-technischem und Pflegepersonal in die Funktion und Anwendung von Geräten der Gruppe 1 und 3.
   Die Anwendung medizinisch-technischer Geräte darf nur Mitarbeitern übertragen werden, die aufgrund der Weiter- oder Fortbildung oder ihrer Kenntnisse und praktischen Erfahrungen die Gewähr für eine sachgerechte Handhabung bieten.
   Medizinisch-technische Geräte der Gruppe 1 und 3 dürfen nur von Personen angewendet werden, die am Gerät unter Berücksichtigung der Gebrauchsanweisung in die sachgerechte Handhabung eingewiesen worden sind. Einweisen darf nur, wer aufgrund seiner Kenntnisse und praktischen Erfahrungen für die Einweisung in die Handhabung des Gerätes geeignet ist. Keiner Einweisung bedürfen Mitarbeiter, die aufgrund ihrer Aus- oder Weiterbildung die erforderlichen Erfahrungen im Umgang mit dem Gerät und mit den Funktionsprüfungen besitzen.
   Der Geräteverantwortliche oder die von ihm Beauftragten haben zu prüfen, ob die ärztlichen oder nichtärztlichen Mitarbeiter zur Anwendung der medizinisch-technischen Geräte ihres Aufgabenbereiches befähigt sind. Die Mitarbeiter erhalten nach Teilnahme an der Einweisung eine Bescheinigung. Diese Bescheinigung ist gleichzeitig Voraussetzung für die Eintragung in das Gerätebuch.
4. Mitteilungen zur Führung des Gerätebuches
   Der Geräteverantwortliche teilt dem Vertreter des Betreibers den Zeitpunkt der Einweisung sowie die Namen der eingewiesenen Personen mit, er teilt ferner mit: Zeitpunkt, Art, Folgen von Funktionsstörungen und gleichartigen Bedienungsfehlern sowie Funktionsausfälle und -störungen bei Geräten der Gruppe 1 und 3, die zu einem Personenschaden geführt haben.
5. Betriebsablauf
   Der Geräteverantwortliche sorgt für die Organisation und Überwachung der Anwendung medizinisch-technischer Geräte an Patienten im laufenden Betrieb unter Beachtung der Vorschriften der MedGV (§ 6 MedGV).
6. Nachrüstung
   Der Geräteverantwortliche sorgt für das Erstellen einer Liste über notwendige Nachrüstung bzw. Aussonderung von medizinisch-technischen Geräten zum 1. 1. 1988 in Zusammenarbeit mit dem medizinisch-technischen Servicezentrum (§ 22 MedGV).
7. Gebrauchsanweisung
   Der Geräteverantwortliche sorgt dafür, daß bei Geräten der Gruppe 1 und 3 die Gebrauchsanweisung sowie bei Geräten der Gruppe 2 die Gerätebegleitkarte am Gerät vorhanden ist. Die Gebrauchsanweisung für die Geräte der Gruppe 1 ist so aufzubewahren, daß sie den Anwendern jederzeit zugänglich ist.
8. Delegation von Pflichten
   Der Geräteverantwortliche kann die ihm obliegenden Pflichten für einzelne Geräte

oder Gruppen von Geräten einschließlich der Einweisung von ärztlichem oder nichtärztlichem Personal auf entsprechend befähigte Mitarbeiter weiterübertragen. Er überzeugt sich zumindest durch Stichproben davon, daß die übertragenen Aufgaben von den Gerätebeauftragten bzw. Anwendern ordnungsgemäß wahrgenommen werden.

III. Verantwortungsbereiche der Gerätebeauftragten

Dem Gerätebeauftragten obliegen administrative und technische Aufgaben. Die administrativen Aufgaben werden von einem Beauftragten des Betreibers in der Verwaltung (Verwaltungsbeauftragter), die technische Aufgabe vom medizinisch-technischen Servicezentrum des Betreibers in enger Zusammenarbeit wahrgenommen.

A. Aufgaben des Verwaltungsbeauftragten
1. Bestandsverzeichnis
   Dem Verwaltungsbeauftragten obliegt insbesondere das Erstellen und Fortschreiben des Bestandsverzeichnisses für medizinisch-technische Geräte der Gruppe 1 und 3 (§ 12 MedGV). In das Bestandsverzeichnis sind für jedes einzelne Gerät folgende Angaben einzutragen:
   a) Name oder Firma des Herstellers
   b) Typ, Fabriknummer und Anschaffungsjahr
   c) Gerätegruppe nach § 2 MedGV
   d) Standort oder betriebliche Zuordnung
2. Gerätebuch
   Der Verwaltungsbeauftragte führt die Gerätebücher für Geräte der Gruppe 1. In die Gerätebücher sind einzutragen:
   a) Zeitpunkt der Funktionsprüfung vor der erstmaligen Inbetriebnahme des Gerätes (Meldung durch das medizinisch-technische Servicezentrum),
   b) Zeitpunkt der Einweisungen sowie die Namen der eingewiesenen Personen (Meldung durch den Geräteverantwortlichen),
   c) Zeitpunkt der Durchführung der sicherheitstechnischen Kontrollen und von Instandhaltungsmaßnahmen sowie der Name der Person oder der Firma, die die Maßnahmen durchgeführt hat (Meldung durch das medizinisch-technische Servicezentrum),
   d) Zeitpunkt, Art und Folgen von Funktionsstörungen und wiederholter gleichartiger Bedienungsfehler (Meldung durch den Geräteverantwortlichen).
   Die Gerätebücher sind so aufzubewahren, daß sie dem medizinisch-technischen Servicezentrum und den Anwendern zugänglich sind. Ein Abdruck der Bauartzulassungsbescheinigung ist beim Gerätebuch aufzubewahren.
3. Sicherheitstechnische Kontrollen
   Der Verwaltungsbeauftragte veranlaßt und überwacht die erforderlichen sicherheitstechnischen Kontrollen für Geräte der Gruppe 1, erfaßt meldepflichtige technische Mängel und leitet sie an den Betreiber weiter.
4. Personaleinweisung
   Der Geräteverantwortliche organisiert die Personaleinweisung in Zusammenarbeit mit dem Verwaltungsbeauftragten und der Pflegedienstleitung.
5. Der Verwaltungsbeauftragte unterrichtet den Betreiber und den Geräteverantwortlichen über Rücknahme bzw. Widerruf der Bauartzulassung für Geräte der Gruppe 1.

B. Aufgaben des medizinisch-technischen Servicezentrums (MTS)
1. Grundsatz
   Die sicherheitstechnischen Kontrollen nach § 11 MedGV und die Wartung der Geräte erfordern spezifische technische Kenntnisse und Erfahrungen. Der Krankenhausträger überträgt die sicherheitstechnischen Kontrollen und die Wartung sowie die Instandsetzung und Instandhaltung der Geräte Firmen, die über qualifiziertes technisches Personal verfügen, oder hausinternen Fachkräften. Soweit hausinterne Fachkräfte vorhanden sind, obliegen ihnen folgende Aufgaben:
   1. Die Organisation und Durchführung der erforderlichen sicherheitstechnischen Kontrollen und Meldung an den Verwaltungsbeauftragten zur Eintragung in das Gerätebuch.
   2. Die regelmäßige Instandhaltung und bedarfsweise Instandsetzung, sofern kein Wartungsvertrag mit einer Firma besteht.
   3. Die Meldung technischer Mängel die bei der sicherheitstechnischen Kontrolle festgestellt werden und durch die Patienten, Beschäftigte oder Dritte gefährdet werden an den Verwaltungsbeauftragten.
   4. Die Einweisung des Personals in die technischen Funktionen von Geräten der Gruppe 1 und 3, soweit sie für die sachgerechte Handhabung relevant ist, in Zusammenarbeit mit dem Geräteverantwort-

lichen und der Pflegedienstleitung.
5. Die technische Beratung des Betreibers bzw. der Geräteverantwortlichen bei der Geräteneubeschaffung.
6. Die technische Übernahme neubeschaffter Geräte und die Mitteilung der relevanten Daten zur Eintragung ins Gerätebuch an den Verwaltungsbeauftragten.

IV. Verantwortungsbereiche des Anwenders

1. Grundsatz
Wer ein medizinisch-technisches Gerät anwendet, haftet zivil- und strafrechtlich für etwaige Fehlleistungen. Jeder Mitarbeiter, dem die Anwendung eines medizinisch-technischen Gerätes übertragen wird, hat ungeachtet der ihm erteilten Bescheinigung über die erfolgte Einweisung seine Kenntnisse und Fähigkeiten stets auch selbst zu überprüfen. Stellt er Mängel oder Lücken fest, so hat er für seine entsprechende Weiter- und Fortbildung zu sorgen. Wird die Bescheinigung über erfolgte Einweisung auf einzelne medizinisch-technische Geräte oder Gruppen medizinisch-technischer Geräte beschränkt, so hat der Anwender diese Begrenzung zu beachten.
2. Funktionsprüfung
Der Anwender ist verpflichtet, sich vor jeder Anwendung eines medizinisch-technischen Gerätes von der Funktionstauglichkeit ausdrücklich zu überzeugen. Mängel am Gerät, die offensichtlich eine Funktionseinschränkung hervorrufen, sind schriftlich festzuhalten und dem medizinisch-technischen Servicezentrum zu melden. Geräte, von denen Gefahren für Patienten, Anwender oder Dritte ausgehen können, sind aus dem Verkehr zu ziehen und gegen versehentliche Ingebrauchnahme zu sichern. Der Geräteverantwortliche und/oder Gerätebeauftragte sowie das medizinisch-technische Servicezentrum ist darüber zu unterrichten.
3. Begleitkarte für Geräte der Gruppe 2
Der Anwender medizinisch-technischer Geräte der Gruppe 2 füllt die Begleitkarte mit den verschiedenen Angaben aus oder sorgt dafür, daß die Eintragungen vorgenommen werden. Er hat sie zu unterzeichnen.
Folgende Eintragungen sind vorzunehmen:
— Datum der Implantation
— Name der Person, die die Implantation verantwortlich durchgeführt hat
— Zeitpunkt und Ergebnis nachfolgender Kontrolluntersuchungen
Das Doppel der Begleitkarte ist zu den Krankenakten zu nehmen.
4. Unfall- und Schadensanzeige.
Der Anwender unterrichtet den Geräteverantwortlichen und/oder Gerätebeauftragten unverzüglich schriftlich über Funktionsausfälle oder Funktionsstörungen an medizinisch-technischen Geräten der Gruppe 1 und 3, die zu einem Personenschaden geführt haben. Dieser leitet die Mitteilung an den Vertreter des Betreibers in der Verwaltung weiter. Das Gerät ist außer Betrieb zu setzen und gegen versehentliche Ingebrauchnahme zu sichern.
5. Mitwirkung bei der Anwendung von Geräten.
Personen, die nicht in die sachgerechte Handhabung der medizinisch-technischen Geräte der Gruppe 1 und 3 eingewiesen sind, dürfen bei der Anwendung dieser Geräte nur insoweit mitwirken, als ihre unmittelbare Anleitung und Überwachung durch einen dazu qualifizierten Anwender sichergestellt ist.
6. Verhalten in Notfällen
Die Verpflichtung zur Hilfeleistung in Notfällen bleibt durch diese allgemeinen Weisungen unberührt. In Notfällen haben Geräteverantwortliche, Anwender und Hilfspersonen die beste Hilfe zu leisten, zu der sie nach ihren persönlichen Kenntnisse, Fähigkeiten und Erfahrungen imstande sind.
7. Geltungsbereich der Bescheinigung über die erfolgte Einweisung
Die aufgrund dieser Dienstanweisung erteilte Bescheinigung über erfolgte Einweisung gilt, soweit sie keine Einschränkung vorsieht, für alle Abteilungen und Institute des Klinikums.

V. Übergangsregelung für die vorhandenen Geräte

1. Grundsatz
Auch die medizinisch-technischen Geräte, die im Zeitpunkt des Inkrafttretens bereits betrieben werden, unterfallen den Vorschriften der MedGV. Lediglich für die Geräte der Gruppe 1 gelten übergangsweise vereinfachte sicherheitstechnische Vorschriften.
2. Mitteilungspflichten der Geräteverantwortlichen

Die Geräteverantwortlichen übermitteln dem Verwaltungsbeauftragten auf Anforderung die zur Erstellung des Bestandsverzeichnisses sowie des Gerätebuches notwendigen Daten, soweit ihre Erhebung nicht Dritten übertragen ist.

Soweit die Wartung von Geräten bisher vom Geräteverantwortlichen und/oder -anwender veranlaßt oder vorgenommen wurde, teilt er dem Betreiber Zeitpunkt und Ergebnis der letzten sowie den Termin der nächsten sicherheitstechnischen Untersuchung für die medizinisch-technischen Geräten seines Bereiches mit. Hält der Geräteverantwortliche den Betrieb vorhandener medizinisch-technischer Geräte für nicht mehr mit den Vorschriften der MedGV vereinbar, so teilt er dies dem Betreiber unverzüglich mit.

3. Mitteilungspflicht des Betreibers
Der Betreiber teilt dem Geräteverantwortlichen mit, welche Geräte, für die er die sicherheitstechnischen Untersuchungen veranlaßt oder vorgenommen hat, den Vorschriften der MedGV entsprechen und unter Beachtung von Ziffer I—IV dieser Dienstanweisung und den Vorschriften der MedGV betrieben werden können.

Diese Dienstanweisung wird allen am Klinikum tätigen Personen, die medizinisch-technische Geräte anwenden oder dabei Hilfe leisten, gegen Bescheinigung ausgehändigt.

Ulm, den

Sachregister

Ableitstrom 21, 23
Absorberkalk 170
Accusat 190 ff.
Aerosolerzeugung 165
Air-Fluidised-System 253
Alphabed 253
Anästhesieventilator AV 1 176 ff.
Anemone 157 ff.
Anti-Dekubitus-Systeme 253 f.
Anwenderqualifikation 7, 9, 17
Anwendungsteil 20
Aquapor 150 ff.
Arzneimittelgesetz 3
Astotherm IFT 200/220 251 f.
Atemgasbefeuchter 150 ff.
Atemkalk 170
Atemtherapiegeräte 162 ff.
Atemvolumenmessung 156 ff., 170 f.

Babylog 1 HF 121 ff.
—, Grundeinstellungen 126 ff.
Babylog-Monitor 123 ff.
Barolog A 156
Barolog P 126
Barotrauma 101
Beatmung 98 ff.
—, Einstellparameter 99 f.
—, Entwöhnung 103 ff.
—, Indikationsstellung 98 f.
—, Langzeit- 99, 101, 115 ff.
—, Monitoring 106 f., 170
—, Muster 99 ff.
—, Narkose- 99, 101, 166 ff.
—, Notfall- 99, 101, 108 ff.
Beatmungsdruckmessung 101, 126, 156 ff., 171 f.
Beatmungsgeräte 108 ff.
—, Alarmfunktionen 106 f., 148 ff., 169 ff.
—, Einteilungs- und Funktionsprinzipien 115 ff.
—, Funktionskontrolle 118 ff.
—, Grundeinstellungen 99 ff.
—, Hygiene 118 ff.
—, Langzeit- 115 ff.
—, Monitoring 106 f., 148 ff. 169 ff.
—, Narkose- 166 ff.
—, Notfall- 108 ff.
—, Steuerung 116 f.
—, Trigger 103 f.
—, Wiederaufbereitung 118 ff.
Belastungs-EKG 61
Berührungsspannung 20
Betabed 253
Betriebsisolierung 20

Bildzeichen 29
Blutdruckmessung 35
—, intravasal 35 ff.
—,—, Dämpfung 35
—,—, Resonanz 35
—,—, Störquellen 37 f.
—, nichtinvasiv 34, 65 ff.
Blutgasanalyse 256, 259 ff.
Blutwärmegerät 251 f.
Blutzuckerbestimmung 254 f., 257 ff.
Boyle-Mariotte'sches Gesetz 25
Brandschutz 25 ff.
Brennstoffzelle 154
Bronchoskope 246 ff.
—, Gerätespezifikationen 250
—, Reinigung 249 f.
Bülau-Flasche 235, 238
Burst Stimulation 222, 225

Calciumbestimmung 255, 259 ff.
Cardiac Index Computer SP 1435 71 ff.
Cardiovit AT-6 61 ff.
Cefar dual 225
Cefar mini 225 f.
Clinitron-Bett 253 f.
CMS-Patientenmonitor 55 ff.
CO_2-Absorption 170
Compliance 106 f.
Conchatherm III 152 ff.
Continuous-Flow-Systeme 106, 165
CPAP 84 165

Defibrillation 75 ff.
—, Fehlermöglichkeiten 78
—, Indikation 75
—, Vorgehen 75 ff.
Dekubitus 253
Demand-Flow-Ventile 105 f.
Demand-Schrittmacher 84
Desinfektion 28 f.
Diascope 1 42
Diascope 521 41 f.
Dienstanweisung 4, 273
Dinamap 845 XT 67 f.
Dinamap 1846/8100 68 f.
Direktantrieb 118
Doppelkreissysteme 118
Double Burst Stimulation (DBS) 228
Dreigasmischer 962 149 f.
Druckgeneratoren 116
Druckreduzierventil 25
Dysäquilibrium 239

Eichung 6, 40, 61, 67
Einheiten 30
—, physikalische 30
—, Système International d'Unités (SI) 30
Ejektorprinzip 235 f.
Elektrischer Strom 19 ff.
—, Anwendungssicherheit 23
—, biologische Wirkungen 19
—, intrakardiale Anwendung 22
—, physikalische Grundlagen 19 f.
—, sicherheitstechnische Vorkehrungen 20 ff.
Elektroenzephalogramm 40
Elektrogeräteklassifikation 23
Elektrokardiogramm 33 f., 61
—, Fehlerquellen 34, 61
Elektrokauter
s. Hochfrequenzchirurgiegeräte
Elektronikventilator
EV-A 131 ff.
Elektrostimulation 222 ff.
EPIX TENS-System 226 f.
Erdschlußüberwachung 22
Ergometrie 61
Ernährungspumpe 219 ff.
Ernährungssonden 219
Ersatzstromversorgung 22
Erwartungsfenster 103 f.
EV-A
s. Elektronikventilator EV-A
Evita 133 ff.
Exit-Block 89
Explosionsschutz 25 ff.
Externer bifokaler Schrittmacher EDP 30 86 f.
Externer Schrittmacher 146/146 F 84 f.

Floating In-/Output 20
Flowzerhacker 117
Flußgeneratoren 116
Frischgas-Flow 166 ff.

Gasflaschen 25
—, Füllmengenfeststellung 25
—, Sicherheitsregeln 25
Gasmischer 121 ff., 148 ff.
Gasversorgung 24 f.
Gebrauchsanweisung 3, 4
Gerätebuch 4, 6, 7
Gerätehygiene 28 f.
Gerätepflege 6, 28 f.
Gerätesicherheitsgesetz 2
Geschlossenes System 166
Gesetz über technische Arbeitsmittel 2

Hämatokritbestimmung 255, 259 ff.
Hämodiafiltration 243
Hämodynamische Berechnungen 70 f.
Hämofiltration 238 ff.
Hämoglobinbestimmung 255, 259 f.
Halbgeschlossenes System 168
Halboffenes System 168
Handbeatmungsbeutel 108 ff.
Heberprinzip 235, 238
Herzschrittmacher 24, 34, 41, 45, 83 ff., 224, 228, 233
—, Code 84
—, Funktionsstörungen 89
—, Indikation 83 f.
—, Sicherheitsregeln 89
Herzzeitvolumenmessung 50, 70 f.
—, Meßfehler 71
—, Thermodilutionskurven 73
High-Flow-Systeme 253 f.
Hirndrucksonde 38 f.
Hochfrequenzbeatmung 101, 184 ff.
Hochfrequenzchirurgiegeräte 23 f., 41, 89
Hygieneplan 28

Imed Serie 922 203 ff.
Imed Serie 960 208
Impedanzüberwachung 34, 46
Implantate 3
Infusion 196 ff.
—, Alarmüberwachung 198 f.
—, pumpengetrieben 199 ff.
—, Regelung 197 f.
Infusionspumpen 198, 199 ff.
Infusionsspritzenpumpen 198, 209 ff.
Infusomat II 199 ff.
Infusomat secura 202 f.
Inhalog 1/2 162 f.
Inspektion 6, 28
Instandhaltung 6, 28
Intraaortale Ballongegenpulsation 90
Intrakranielle Druckmessung 38 f.
Iris 172 ff.

Jet-Ventilation 101, 184 ff.

Kaliumbestimmung 255, 259 ff.
Kapazitive Aufladung 20, 24
Kapnometer 47210 A 194 ff.
Kapnometrie 193 f.
Kardioversion 75 ff.
—, Fehlermöglichkeiten 78
—, Indikation 75
—, Vorgehen 75 ff.

KinAir-Bett 254
Klebeelektroden 33
Kohlendioxydabsorption 170
Kolloidosmotischer Druck 256 f., 262 ff.
Kompatibilitätsbescheinigung 3
Konformitätsnachweis 61
Kreisteil 7a/8 ISO 169 f., 174

Laborgeräte 3, 254 ff.
Lebensmittel- und Bedarfsgegenständegesetz 3
Lifepak 5 79 f.
Low-Flow-System 168
—, Narkose 168
—, Lagerung 253

Medizingeräteverordnung 6 ff.
—, Anwender- und Betreiberpflichten 6 ff.
—, Durchführung 9 ff., 273 ff.
—, Inhalt der Teilabschnitte 3 ff.
—, neue Bundesländer 5 f.
—, Rechtsgrundlagen 2 f.
—, Text 265 ff.
Medizinisch-technische Geräte 3 ff.
—, Gruppeneinteilung 3, 265, 272
Meßkette 32
Meßtechnik 32 ff.
Minimal-Flow-System 166 f.
Mobile Versorgungseinheit 108
Monitore 41 ff.
Monitoring 32 ff.

Nadelelektroden 24, 40
Narkosegasabsaugung 19, 24, 174
Narkosemittelmonitoring 171 ff.
Narkosemittelverdampfer 171, 174 ff.
Narkosespiromat 656 178 ff.
Narkosesysteme 166 ff.
Natriumbestimmung 255, 259 ff.
Netzteil 20
Neugeborenenversorgung 244 ff.
Neurostim T 4 231 f.
NFG O5 SN 239 ff.
Niederdrucksystem 174
Normung 18 f.
Notstromversorgung
s. Ersatzstromversorgung
Nullabgleich 37, 39
Nutromat S/Päd S 219 ff.

Offenes System 168
Ohio NICC 244 ff.
On-Demand-Analgesie 215 ff.
Onkometer BMT 921 262 ff.
Oszillometrie 66

Overwedging 38
Oxydig 154 ff.
Oxygen Blender 149
Oxylog 112 ff.

Pace 100 H 86
Pace 500 D 87 ff.
Pacing 83
— Defekt 89
Patientenkontrollierte Analgesie 215 ff.
Perfusor secura 209
Perfursor secura FT 210
Plateaudruck 101 f.
Plethysmographie 34 f.
Polarisationsspannung 33
Polymed 201 121 ff.
Polymed 203 148
Positiv endexspiratorischer Druck (PEEP) 102 f.
Potential 19
Potentialausgleich 20 f.
Power pack 108
Precom 171
Primär-/Sekundärsysteme 118
Program 1 212 ff.
Prominject 215 ff.
Pulmolog
s. SIMV-Pulmolog
Pulmonalarterieller Druck 38, 70
Pulmonalarterienkatheter 70
Pulsoximeter N-100 E 188 ff.
Pulsoximetrie 186 ff.
Pulsplethysmographie 34 f.

Raumklassifikation 22
Rechtsherzkatheter
s. Pulmonalarterienkatheter
Reflolux II 257 ff.
Relaxometrie 227 f.
Resistance 107
Röntgenverordnung 3
Rückatmung 50, 166, 170

Sauerstoffmeßgeräte 154 ff.
Sauerstoffsättigung 186 f.
Schmerzmittelpumpe 215 ff.
Schwebende Kopplung 20
Schutzklassen 23
Schutzkontakt 20
Schutzleiterwiderstand 23
Sensing 83
—, Block bzw. -Defekt 89
Sentinel Seal 237 f.
Servo Ventilatoren 138 ff.
Seufzer 103
Sicherheitstechnische Kontrolle 6, 28
SIMV-Pulmolog 144 ff.
Single-Needle-Technik 242 f.
Sirecust 311 43

Sirecust 341   44 ff.
Sirecust 401   46
Sirecust 402   46 f.
Sirecust 404-1   47 ff.
Sirecust 1280/1281   50 ff.
Soft key   48, 51
Spiralog 1   156 f.
Spirolog 1 N   156
Spirolog 2   157
Spitzendruck   101 f.
Spontanatemformen   100 ff.
Stat Profile   259 ff.
Sterilisation   28 f.
Stimuplex S   234
System 90   90 ff.

Temperaturhomöostase   251
Temperaturmessung   39 f.
TENS 2000   226
Theracard PM   81 ff.

Thermodilution   70
Thermodilutionskurven   73
Thoraxdrainagesysteme   235 ff.
Train of four (T 4)   228
Transkutare elektrische Nervenstimulation (TENS)   41, 222 ff.

Ultraschallvernebler U 0805   165 ff.
Unfallverhütungsvorschriften   2, 18 f.
Universal-Jet-Ventilator AMS 1000   184 ff.
Universalventilatoren UV 1/UV 2   147 ff.

Vakuumquellen   235 f.
Vapor 19.1   175 ff.

Ventilog   183 f.
Venturi-Prinzip   165, 184, 235 f.
Vernebler   165
Videomonitor VM 2   162
Volumeter   170 f.
Vorwärtsleckage   108

Wartung   6, 28
Wedge-Position   70
Wheatstone-Brücke   37
Wundliegen   253

Zentralvenöser Druck (ZVD)   37
Zone G   27
Zone M   27
Zweigasmischer 960/961/965   148 f.

Hähnel

Medizinische Gerätekunde für klinische Anwender

ISBN 3 432 99211 4

Zur Verbesserung zukünftiger Auflagen ist Ihre Meinung über dieses Buch für uns von großem Interesse. Wir bitten Sie deshalb um Beantwortung der nachfolgenden Fragen (bitte gut lesbar ausfüllen, nicht mit Bleistift):

Welche Passagen sollten präzisiert, korrigiert oder verändert dargestellt werden (ggfs. bitte auf Rückseite oder eigenem Blatt ausführen)?

Welche „Tips und Tricks" bei den behandelten Geräten sollten zusätzlich erwähnt werden?

Welche Geräte sollten in einer künftigen Auflage nicht mehr berücksichtigt werden?

Folgende Geräte sollten statt dessen beschrieben werden:

_____

_____

_____

_____

_____

Sonstige Anmerkungen, Kritik, Hinweise auf Fehler, Anregungen:

_____

_____

_____

_____

_____

Wir nehmen Sie gerne in unsere Informationskartei auf.
Dazu bitten wir Sie um folgende Angaben:

Name, Vorname

_____

Adresse

_____

_____

Beruf

_____

_____

Bitte trennen Sie dieses Blatt heraus und senden Sie es im Kuvert an:

Ferdinand Enke Verlag, Postfach 10 12 54, D-7000 Stuttgart 10

Besten Dank für Ihre Bemühungen!